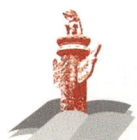

国家出版基金项目
NATIONAL PUBLICATION FOUNDATION

"十三五"国家重点出版物出版规划项目

中医药传承图萃丛书

岭南道地药材与外来药物图萃

曹晖 张英 吴孟华 主编

暨南大学出版社
JINAN UNIVERSITY PRESS

中国·广州

图书在版编目（CIP）数据

岭南道地药材与外来药物图萃 / 曹晖，张英，吴孟华主编. —广州：暨南大学出版社，2021.11
（中医药传承图萃丛书）
ISBN 978 - 7 - 5668 - 2773 - 9

Ⅰ. ①岭…　Ⅱ. ①曹…②张…③吴…　Ⅲ. ①中药材—广东—图集　Ⅳ. ①R282-64

中国版本图书馆 CIP 数据核字（2019）第 225070 号

岭南道地药材与外来药物图萃
LINGNAN DAODI YAOCAI YU WAILAI YAOWU TUCUI
主　编：曹　晖　张　英　吴孟华

出 版 人：张晋升
责任编辑：黄圣英　冯　琳　黄佳娜
责任校对：詹建林　林玉翠
责任印制：周一丹　郑玉婷

出版发行：暨南大学出版社（510630）
电　　话：总编室（8620）85221601
　　　　　营销部（8620）85225284　85228291　85228292　85226712
传　　真：（8620）85221583（办公室）　85223774（营销部）
网　　址：http://www.jnupress.com
排　　版：广州良弓广告有限公司
印　　刷：深圳市新联美术印刷有限公司
开　　本：787mm×1092mm　1/16
印　　张：20.75
字　　数：596 千
版　　次：2021 年 11 月第 1 版
印　　次：2021 年 11 月第 1 次
定　　价：198.00 元

作者简介

曹 晖

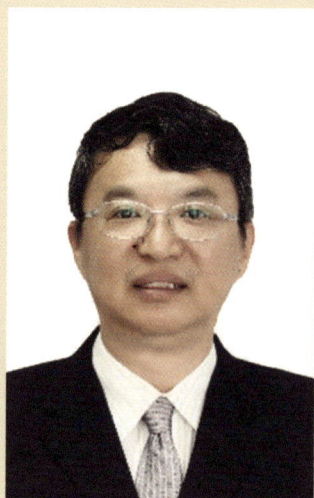

　　香港中文大学哲学博士，暨南大学岭南传统中药研究中心主任、教授、博士生导师，国家中药现代化工程技术研究中心主任，俄罗斯自然科学院外籍院士，首批全国老中医药专家与国家级非物质文化遗产炮制代表性传承人王孝涛学术经验继承人和第一代传人，第六批全国名老中医药专家学术经验指导老师，兼任国家药典委员会药材饮片专委会副主任委员、中华中医药学会中药炮制分会副秘书长，曾任职于日本国立富山大学、日本津村顺天堂生物化学研究所、香港中文大学。编纂出版《本草品汇精要（研究校注本）》《国家非物质文化遗产：中药炮制传统技艺图典》《中国传统道地药材图典》《中药采制与炮制技术》《香港市售药材图录　花类篇》《香港市售药材图录　果类篇》《中医古籍名家点评丛书　炮炙大法》《全国中药炮制经验与规范集成（增修本）》等学术著作二十余部。

张 英

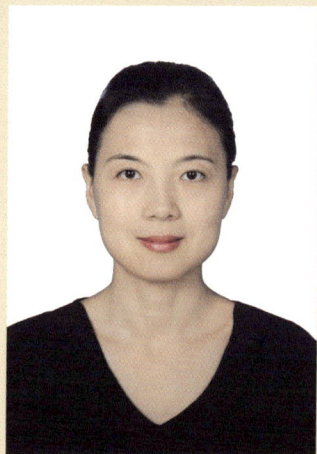

　　北京中医药大学医学博士，暨南大学副教授、硕士生导师，第六批全国名老中医药专家学术经验继承人。主要从事中药资源品质评价研究、中药鉴定、中药炮制、中药材及饮片质量标准研究。兼任中华中医药学会中药炮制分会常务委员、世界中医药学会联合会中药煮散研究专业委员会常务理事、世界中医药学会联合会中药饮片质量专业委员会理事、中国药学会药学史专业委员会委员、中国中药协会中药数字标准化专业委员会委员等。主持国家级及省部级课题6项，参与编写《中国药学文物图集》《新编中国药材学》《常用中药饮片炮制规范及操作规程研究》等学术著作十余部。

吴孟华

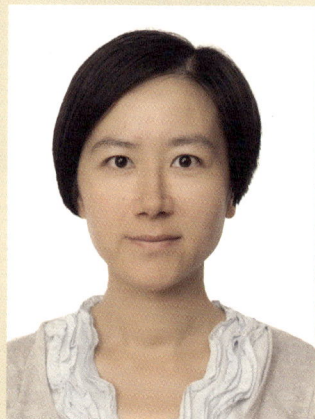

　　香港浸会大学哲学博士，暨南大学岭南传统中药研究中心副教授、硕士生导师。师承国家级非物质文化遗产炮制代表性传承人王孝涛老先生。兼任本草读书会秘书长、广东省药学会岭南中草药资源专业委员会秘书长、中国药学会药学史专业委员会委员、中华中医药学会中药炮制分会委员、《中药材》杂志编委会委员、广东省中药协会理事等。曾任职于葛兰素史克制药（重庆）有限公司、香港浸会大学。参与编写《中医古籍名家点评丛书　炮炙大法》《当代药用植物典》《中药材鉴定图典》《香港中药材图鉴》《中国药学文物图集》《新编中国药材学》等学术著作十余部。

　　岭南最早属于九州之一的扬州，原是唐代行政区岭南道之名。经历各朝行政区划变动，现在"岭南"一词，指中国一个特定的环境区域，即南岭之南的地区，包括广东、广西、海南三省、自治区和香港、澳门两个特别行政区。这些地区不仅地理环境相近，而且在生活习俗方面也有很多相同之处。

　　有关岭南药事活动，现存最早的历史遗存是广州的西汉南越王墓，出土有铜杵、铁杵和铜臼等捣药工具以及沉香、没药等药材。唐朝后期，广东罗浮开始大规模的农田围垦，带动了药材的种植和发展，罗浮也因此成为当时岭南地区最大的药材集散地。

　　道地药材是中药材货真、质优、疗效好的代名词。它是指在一特定的自然条件、生态环境的地域内所生产的药材，历史悠久，产地适宜，品种优良，产量宏丰，炮制考究，疗效突出，具有地域特点。早在东汉时期，我国最早的药物学专著《神农本草经》就记载"药有土地所出，真伪新陈"，强调区分药材的产地，讲究道地的重要性。道地药材是中华民族的瑰宝，更是中医药领域的精华，在医药事业的发展中具有举足轻重的地位。岭南道地药材，作为中华传统医药文化的重要组成部分，因种类繁多，地域特色和优势鲜明，形成了独具地方特色的"南药"系统，为岭南地区的文化、医疗、保健、养生等方面的形成与发展提供了坚实的物质基础和重要的资源保障。

　　岭南医药学家对道地药材的研究记录可见于东汉杨孚《异物志》(现存最早的关于岭南风俗志、动植物志)，西晋嵇含《南方草木状》，五代李珣《海药本草》，宋陈昭遇《开宝新详定本草》，明陆坼《本草丹台录》、丘浚《本草格式》、王纶《本草集要》，清翟登云《集简本草》、何梦瑶《本草韵语》、何克谏《生草药性备要》《增补食物本草备考》、赵寅谷《本草求原》、翟玉华《药性对答》、何耀庚《本草摄要》及民国萧步丹《岭南采药录》、胡真《山草药指南》、陈仁山《药物出产辨》、徐子真《生草药实用撮要》等，历代岭南本草药书籍所收载之药物品种众多，内容详尽，为岭南道地药材资源的研究和开发利用留下了宝贵的历史资料。

自古以来，南方的海上贸易不断发展，岭南由于地理位置的优势，一直就是我国对外交流的窗口和通商贸易口岸，频繁的贸易交流和人口流动，使岭南中医药地域文化呈现出一种开放的姿态。岭南中医药文化在形成自身文化的同时，也受到了外来文化的影响。作为历史上著名的海上丝绸之路重要节点，海外药物经海上丝绸之路源源不断地传入中国，进入岭南地区。因此，很多常见的岭南道地药材实际上是随着中国古代对外交流的渐渐繁荣从国外进口而来的。宋明以来，中国开始出现大型的航海船，纷繁热闹的海上贸易给中国带回更多世界各地的药物。这些海外药物大多传入岭南，沿用至今，在中医药和中国饮食中担任着重要的角色，补充和丰富了我国的传统中医药。五代波斯籍商人李珣著书《海药本草》，因此使外来药物又有了"海药"的称法。其记录的120余种药材中有96种注明产地为外国，而且这些海外药物大多数为香料。主要原因是，香料体积小而价值大，在当时的国际贸易中，香料买卖能减少巨额运输成本而带来巨大的利益。自唐至宋，外来药物逐步被赋予中药化的功效阐释。很多外来药物在它们原生地仅仅作为贵重香料，在传入中国经历中医药文化的接受、吸纳和消化后，不断融入中药取材广泛的环境中，与传统中药的界限逐渐模糊，并得到传统中医对其性味功效的阐释。外来血统渐渐隐藏起来，慢慢跻身于中药的行列，并在随后的岁月里，融合为中药大家庭的成员，变成道地的"中"药材。另外，唐代一些昂贵的香药，如乳香等，在宋代逐渐平民化。一些外来药材不再仅仅是达官贵人的奢侈品，也开始大量进入中下层平民的日常生活，涉及饮食、熏香、医疗等诸多方面。究其原因，一方面是宋代《太平惠民和剂局方》中外来药物的普遍使用，另一方面是宋代的香药摊派。此外，由于岭南亚热带气候和地理环境非常有利于药材的繁育生长，在唐代，外来药物仍以进口为主，仅有少数外来药物在中国引种栽培，但到了宋代，外来药物的引种栽培开始发展。总之，外来药物的输入在唐宋时期进入一个新的历史转折点，为岭南道地药材的丰富和中国传统医学的发展做出了重大贡献。

岭南地区地跨热带、亚热带，气候炎热且多雨，背山面海，山地、丘陵、平原错交复杂，河流四伏，树木茂盛。独特的气候与独有的地理环境，聚集了众多独具特色的道地药材。据统计，岭南地区药用资源占全国药用资源的36%。据第三次全国中药资源普查，广东省（包括当时归属广东的海南）中药材资源共有2 645种，其中药用植物2 500种，药用动物120种，药用矿物25种；广西的中药材资源也极为丰富，广西全区拥有中药物种4 000余种。

根据国家《中药材保护与发展规划（2015—2020）》，2017年3月1日广东省以地方立法形式实施《广东岭南中药材保护条例》。同时，国家也先后发布了《中国的中医药》白皮书，颁布了《中华人民共和国中医药法》。因此，在国家正式立法保护中药材的大背景下，对于岭南道地药材的研究任重而道远，应继续加强对岭南道地药材研究的深度、力度及广度。

目前虽然已有少数关于岭南医药文化、历史发展、道地药材方面的研究书籍出版，如《岭南道地药材研究》（2007）、《广西道地药材》（2007）、《岭南医药文化》（2013）、《岭南医学史（图谱册）》（2015）等，但它们主要涉及历史、文化、药材来源、性状等内容，配以彩色照片，缺乏本草古籍图像资料。编者《"一带一路"中医药文物图谱集》中收载部分有关岭南道地药材本草图谱，但缺乏详细文字描述。因此关于岭南道地药材和外来药物古代图谱的研究，仍是空白。加之古代印刷术的限制、中医药行业"口传心授"的传承模式，历代本草彩绘图谱多属于中国传统文化的珍贵资料，藏于图书馆善本库，难以被利用，迄今相关的传统岭南道地药材图谱挖掘研究工作严重滞后。

编者长期从事中药本草文献和道地药材研究，在数十年的工作中搜集了国内外保存的古代文献中近万幅中药传统道地药材彩绘图谱资料。历代正统本草明确道地药材产区的最早文献是明代中期官修的《本草品汇精要》，本书循本草文献之图谱冠以岭南产地名称的道地药材为主线，以科学性、学术性、艺术性三者兼顾为原则，以明代官修《本草品汇精要》宫廷彩绘图谱为主，辅以明宫廷绘本《食物本草》《补遗雷公炮制便览》、明末吴门女画家文俶《金石昆虫草木状》、周祜和周禧姊妹《本草图谱》及波兰传教士卜弥格《中华植物志》拉丁文版彩绘本、法国传教士汤执中《中华药用植物图谱》法文版彩绘本。

在此对本书图谱来源说明如下：

① "《品汇》弘治本"指日本大阪杏雨书屋藏《本草品汇精要》明弘治原本；

② "《品汇》东京本"指原藏伦敦图书馆（London Library），后归东京北里东洋医学综合研究所大塚恭男藏《本草品汇精要》明抄本；

③ "《品汇》罗马本"指意大利罗马国立中央图书馆（Biblioteca Nazionale Centrale di Roma）藏《本草品汇精要》明抄本；

④ "《品汇》柏林本"指德国柏林国家图书馆（Staatsbibliothek zu Berlin）和中国上海图书馆藏《本草品汇精要》明抄本；

⑤ "《品汇》巴黎本Ⅰ"指法国国家图书馆（Bibliothèque Nationale de France）藏传教士汤执中（Pierre Noël Le Cheron d'Incarville）和韩国英（Pierre-Martial Cibot）传摹《本草品汇精要》清乾隆易名抄本；

⑥ "《品汇》巴黎本Ⅱ"指巴黎法兰西学院图书馆（Bibliothèque Institut de France）藏传教士汤执中和韩国英传摹《本草品汇精要》清乾隆易名抄本；

⑦ "《食物》Ⅰ"指中国国家图书馆藏《食物本草》明宫廷绘本；

⑧ "《食物》Ⅱ"指日本杏雨书屋藏《绣像食物本草》明宫廷绘本；

⑨ "《便览》" 指中国中医科学院图书馆藏《补遗雷公炮制便览》明万历宫廷绘本；

⑩ "《草木状》" 指台湾 "国家图书馆" 藏明文俶《金石昆虫草木状》万历彩绘本；

⑪ "《图谱》" 指中国国家图书馆和中国中医科学院图书馆、故宫博物院藏明周祜、周禧《本草图谱》崇祯彩绘本；

⑫ "《植物志》" 指波兰传教士卜弥格（Michał Boym）《中华植物志》（*Flora Sinensis*）拉丁文版彩绘本，1656 年维也纳影印；

⑬ "《植物图谱》" 指法国巴克霍兹（Pierre-Joseph Buc'hoz）汤执中原稿之《中华药用植物图谱》（*Herbier ou Collection des Plantes Médicinales de la Chine*）法文版彩绘本，1781 年巴黎影印。

本书遴选出 100 余种古代岭南药物，配以 10 余种抄本中 800 余幅彩绘图谱精心考究整理，并参考《中华本草》《中药大辞典》《中国药典》《中华大典》等设置名称、出处、别名、来源、原植物、性状、产地、炮制、性味归经、功能主治、用法用量等条目予以解释说明。

本书为集中展现岭南道地药材和外来药物的专门图萃，读者可跨越时空藩篱，将古代岭南药物精美绘画尽收眼底。本书的面世必将对学界研究者和业余爱好者鉴藏带来启发性影响，既可供国内外中医药学界、中医药企业界人士参考，也可供从事岭南传统文化之历史、考古、艺术等专业人士及一般业余爱好者阅读。

编　者

2021 年 9 月

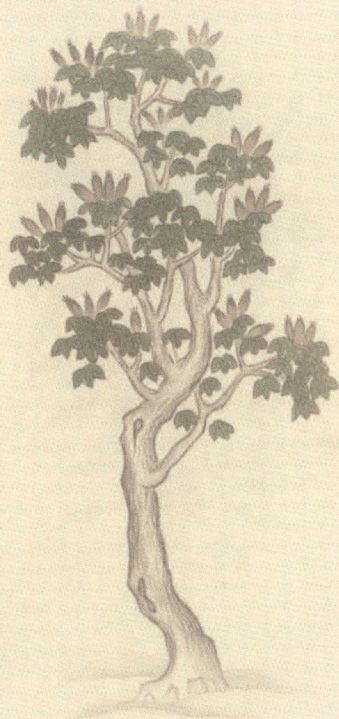

目录

动物篇

矿物篇

索　引

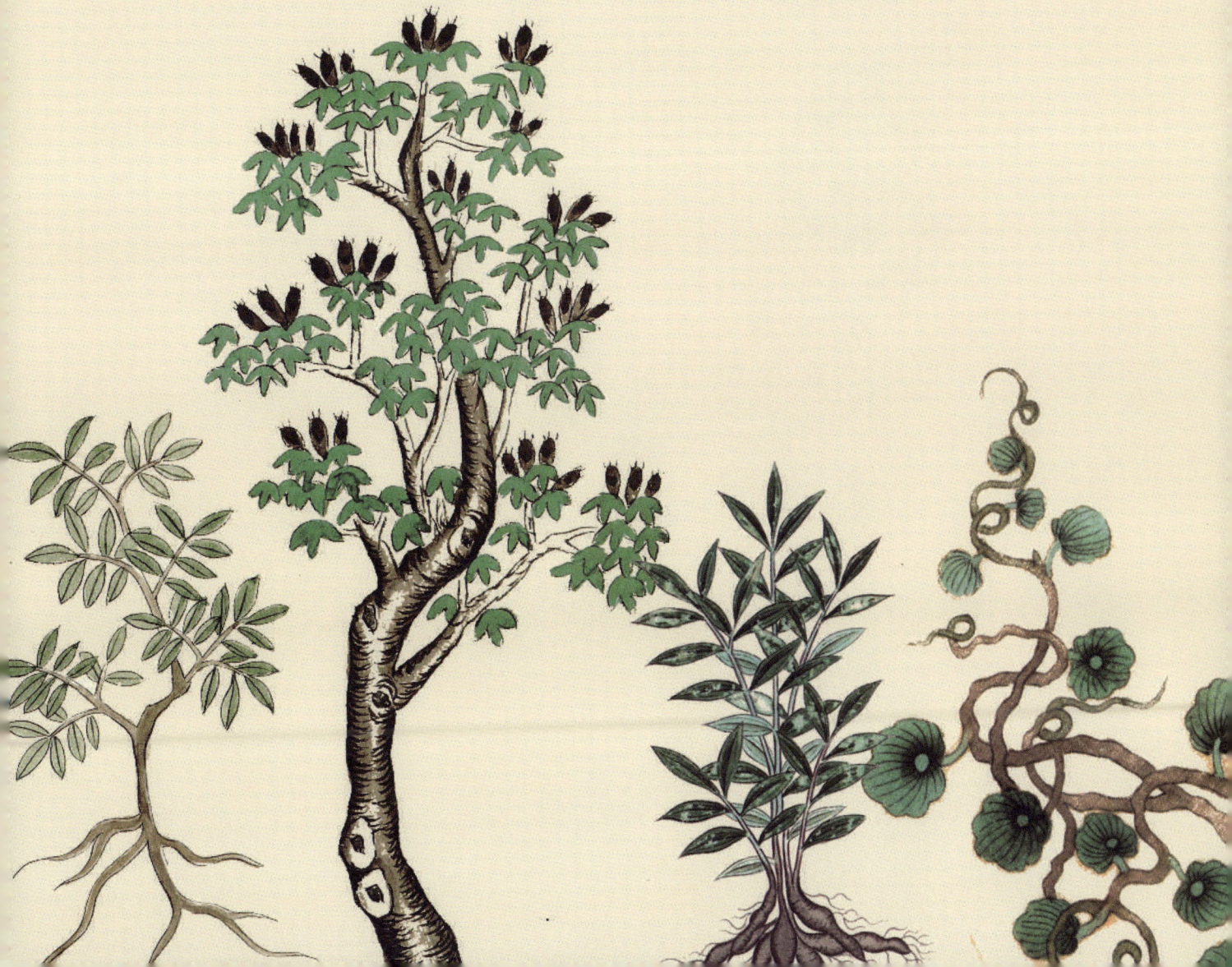

丁 香

【图谱来源】

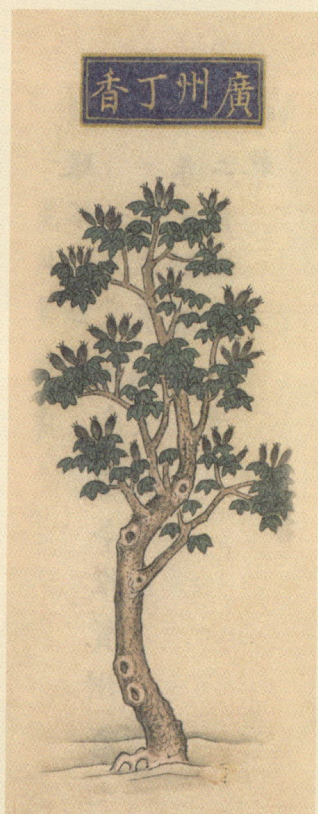

《品汇》弘治本

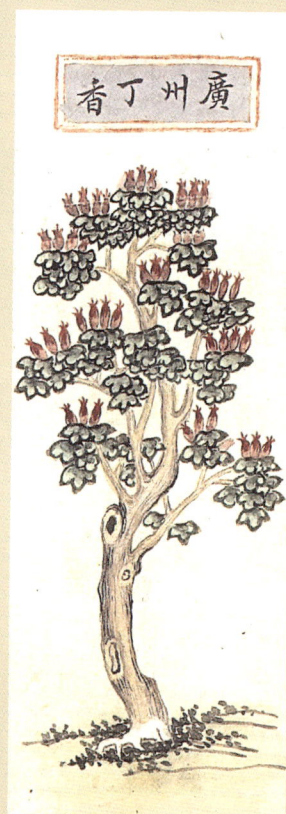

《品汇》东京本

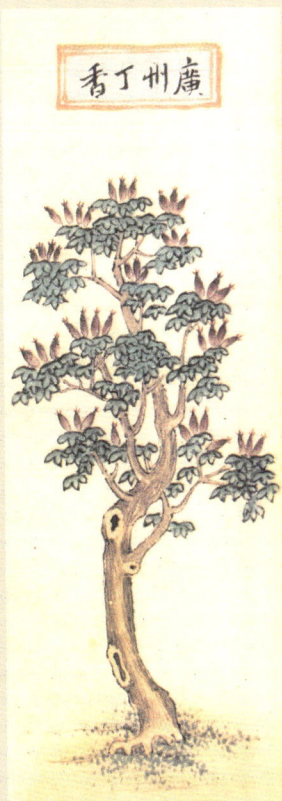

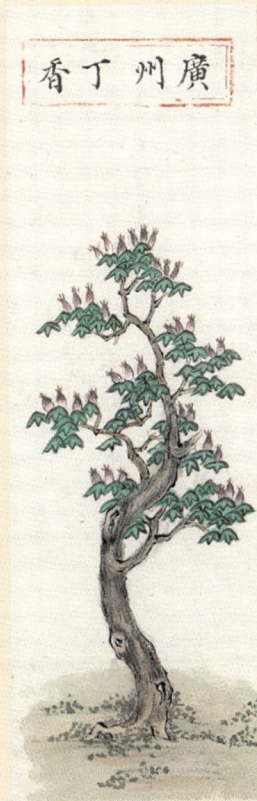

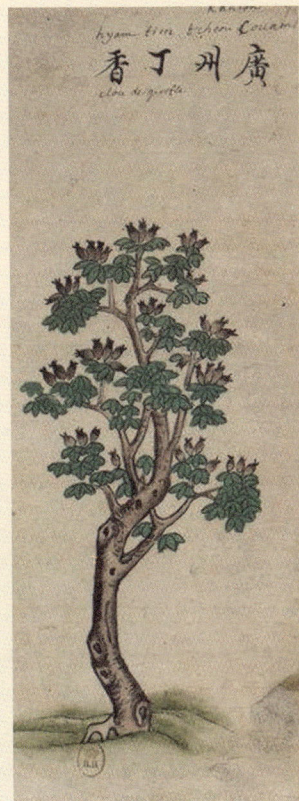

《品汇》罗马本　　　　　　　《品汇》柏林本　　　　　　　《品汇》巴黎本Ⅰ

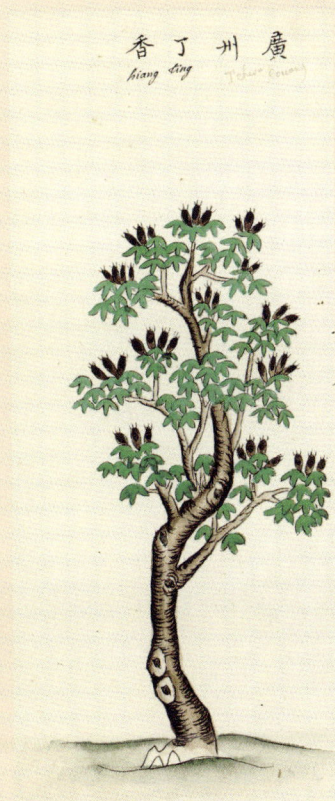

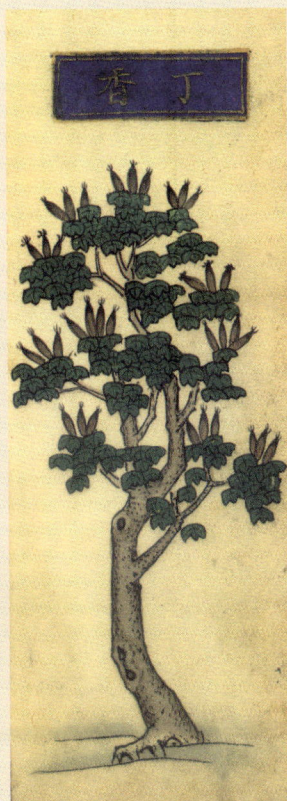

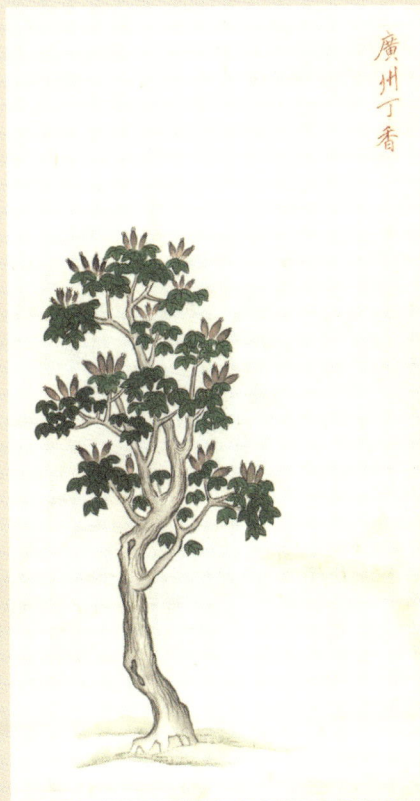

《品汇》巴黎本Ⅱ　　　　　　《便览》　　　　　　　　《草木状》

【出处】 南朝宋·雷敩《雷公炮炙论》

【别名】 丁子香（《齐民要术》），支解香、雄丁香（《本草蒙筌》），公丁香（花蕾）（《本草原始》）等。

【来源】 为桃金娘科植物丁香 *Eugenia caryophllata* Thunb. 的干燥花蕾。

【原植物】 为常绿乔木，高达 10m。叶对生；叶柄明显；叶片长方卵形或长方倒卵形，长 5~10cm，宽 2.5~5cm，先端渐尖或急尖，基部狭窄常下展成柄，全缘。花芳香，成顶生聚伞圆锥花序，花径约 6mm；花萼肥厚，绿色后转紫色，长管状，先端 4 裂，裂片三角形；花冠白色，稍带淡紫，短管状，4 裂；雄蕊多数，花药纵裂；子房下位，与萼管合生，花柱粗厚，柱头不明显。浆果红棕色，长方椭圆形，长 1~1.5cm，直径 5~8mm，先端宿存萼片。种子长方形。分布于马来群岛及非洲，我国广东、广西等地有栽培。

【性状】 研棒状，长 1~2cm，红棕色至暗棕色。下部为圆柱状略扁的萼管，长 0.7~1.4cm，直径 3~6mm，基部渐狭小，表面粗糙，刻之有油渗出，萼管上端有 4 片三角形肥厚的萼。上部近圆球形；直径 3~5mm，具花瓣 4 片，互相抱合。将花蕾剖开，可见多数雄蕊，花丝向中心弯曲，中央有一粗壮直立的花柱。质坚实而重，入水即沉；断面有油性，用指甲划之可见油质渗出。气强烈芳香，味辛。以个大、粗壮、鲜紫棕色、香气强烈、油多者为佳。

【产地】 主产坦桑尼亚、马来西亚、印度尼西亚等地。我国广东有少量出产。

【性味归经】 辛，温。归胃、脾、肾、肺经。

【功能主治】 温中降逆，补肾助阳。用于脾胃虚寒，呃逆呕吐，食少吐泻，心腹冷痛，肾虚阳痿。

【用法用量】 煎服，1~3g；或入丸、散。外用研末调敷。

【各家论述】 ①《海药本草》："按《山海经》云：生东海及昆仑国。三月、二月花开，紫白色。至七月方始成实，大者如巴豆，为之母丁香；小者实为之丁香。主风疳，骨槽劳臭，治气，乌髭发，杀虫，疗五痔，辟恶去邪，治奶头花，止五色毒痢，正气，止心腹痛。树皮亦能治齿痛。"
②《开宝本草》："丁香，二月、八月采。按广州送丁香图，树高丈余，叶似栎叶，花圆细，黄色，凌冬不雕。医家所用惟用根。子如钉，长三四分，紫色。中有粗大如山茱萸者，俗呼为母丁香，可入心腹之药尔。"
③《全国中草药汇编》："原产于非洲摩洛哥，现我国广东也有种植。"

八角茴香

【图谱来源】

《品汇》弘治本

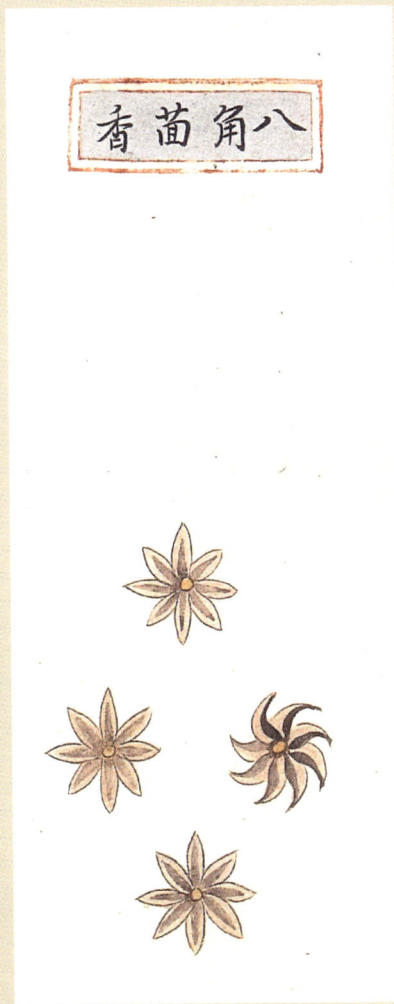

《品汇》东京本

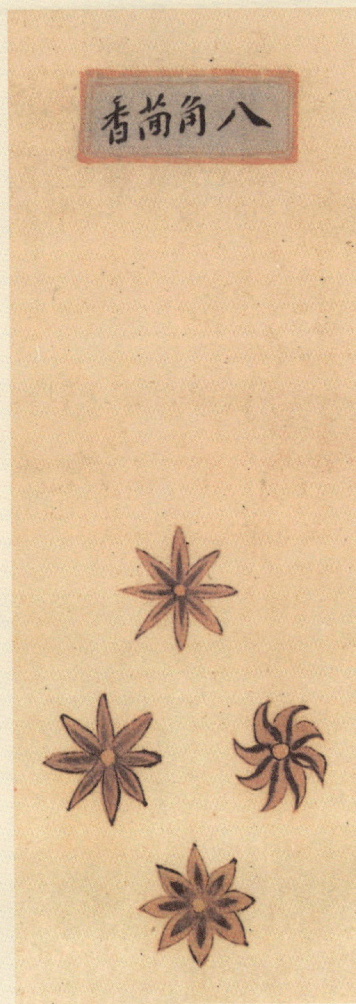

《品汇》罗马本

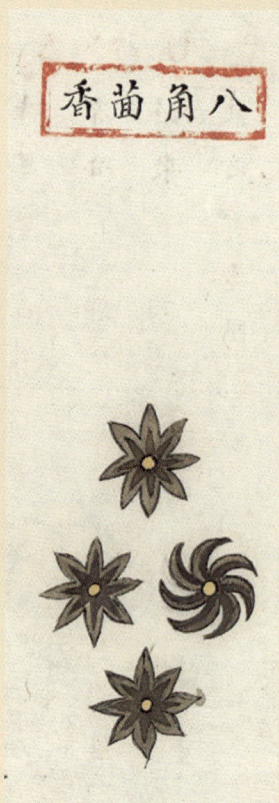

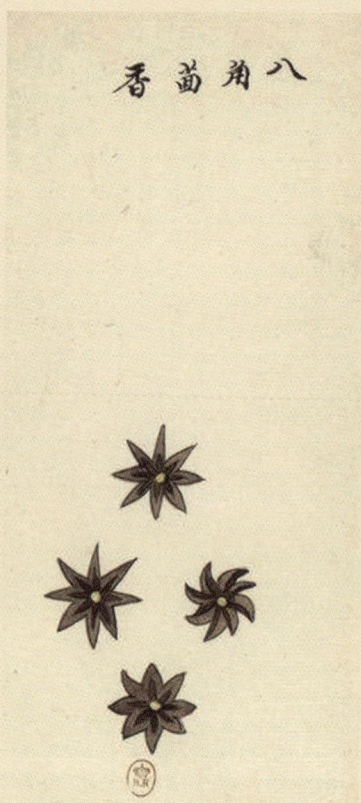

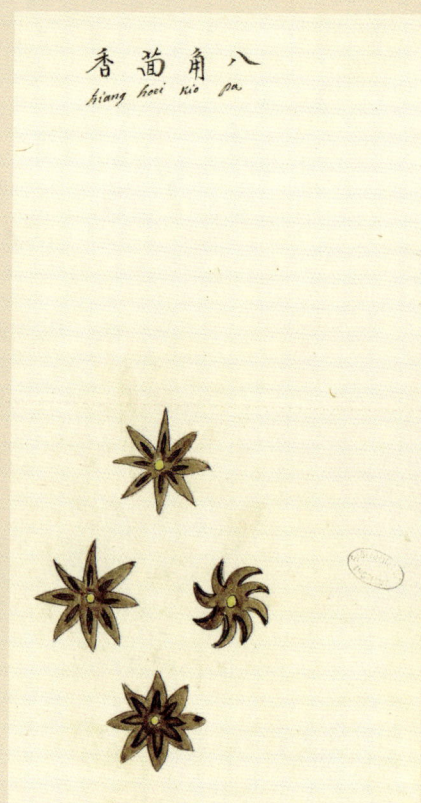

《品汇》柏林本　　　　　　　　　《品汇》巴黎本Ⅰ　　　　　　　　《品汇》巴黎本Ⅱ

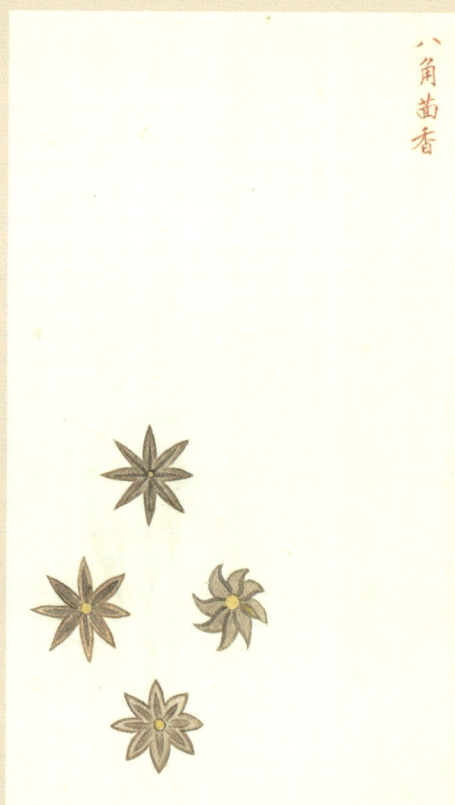

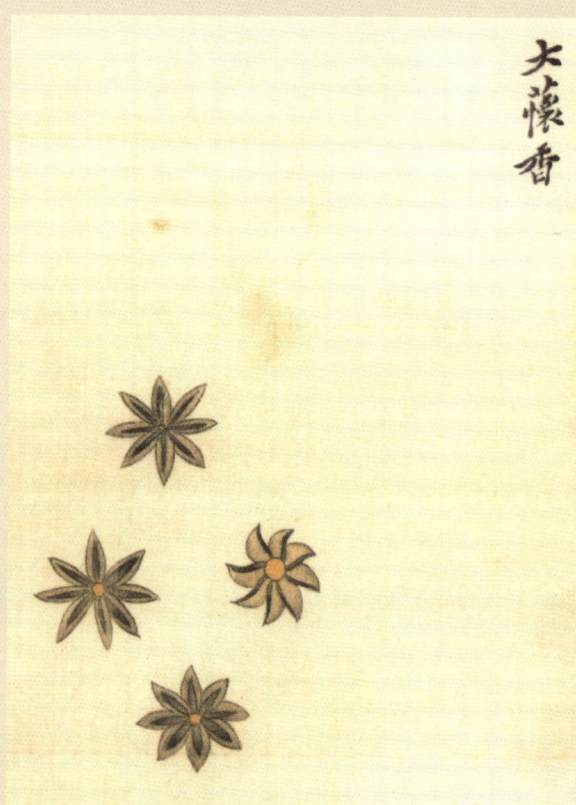

《草木状》　　　　　　　　　　　　　　《图谱》

【出处】　明·刘文泰等《本草品汇精要》

【别名】　舶上茴香（《脚气治法总要》），大茴香（《卫生杂兴》），舶茴香、茴香八角珠（《本草纲目》），八角香、八角大茴（《本草求真》），八角（《本草求原》），原油茴（《药材资料汇编》），大八角（《药材学》）等。

【来源】　为木兰科植物八角茴香 *Illicium verum* Hook. f. 的干燥成熟果实。

【原植物】　常绿乔木。单叶互生，披针形至长椭圆形，先端急尖或渐尖，基部楔形，全缘；叶柄粗壮。花单生于叶腋，花圆球形，花被肉质；花瓣 6~9，淡粉红色或深红色，广卵圆形或长圆形。果成星芒状排列，幼时绿色，成熟时红棕色，开裂。种子扁卵形，棕色有光泽。分布于福建、广东、广西、云南、贵州、台湾等地。

【性状】　果实由 8 个蓇葖果集成聚合果，放射状排列，中轴下有一钩状弯曲的果柄。蓇葖果小艇形，长 10~20mm，高 6~10mm，宽 3~5mm，顶端钝尖而平直，上缘开裂。果皮外表面红棕色，多数有皱纹，内表面淡棕色，有光泽，内含种子 1 粒。种子扁卵形，长约 6mm，宽 4mm，厚 2mm；种皮棕色或灰棕色，光亮，一端有小种脐，旁有明显珠孔，另一端有合点，种脐与合点之间有淡色的狭细种脊。种皮质脆，内含白色种仁，富油质。味微甜，有特殊香气。以个大、色红、油多、香浓者为佳。

【产地】　主产广西、广东、云南等地。

【炮制】　筛去泥屑种子，拣去果柄杂质，置沸水中略烫后干燥或直接干燥。

【性味归经】　辛，温。归脾、肾、肝、胃经。

【功能主治】　温阳散寒，理气止痛。用于寒疝腹痛，肾虚腰痛，胃寒呕吐，脘腹冷痛。

【用法用量】　煎服，3~6g；或入丸、散。

【各家论述】　①《本草纲目》："八角茴香，古时多从舶来。"
　　　　　　　②《本草蒙筌》："盐酒炒用。"
　　　　　　　③《中华本草》："现产于我国福建、台湾、广西、广东、贵州、云南等地。"

山　奈

【图谱来源】

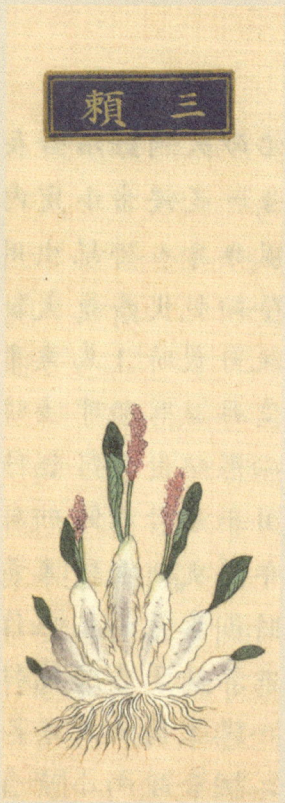

《品汇》弘治本

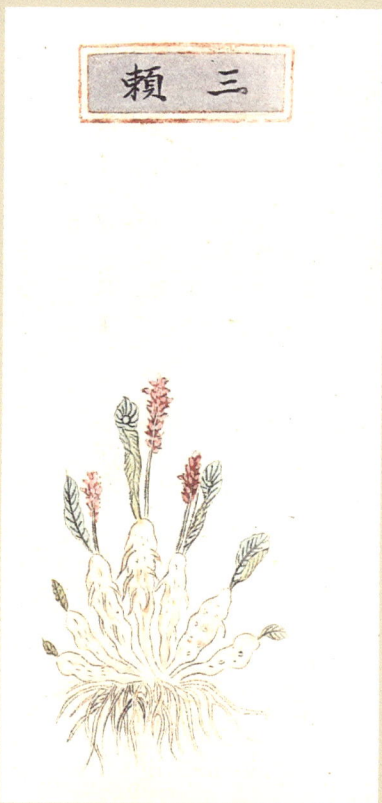

《品汇》东京本

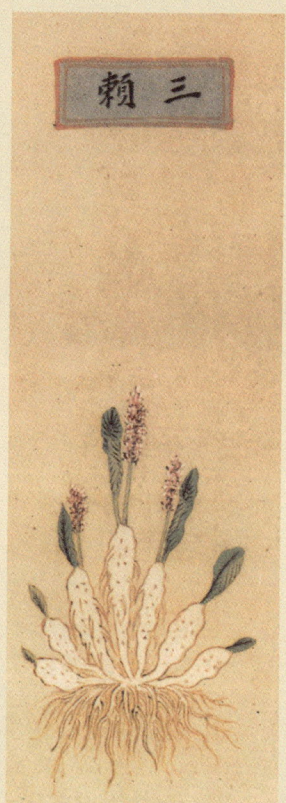

《品汇》罗马本

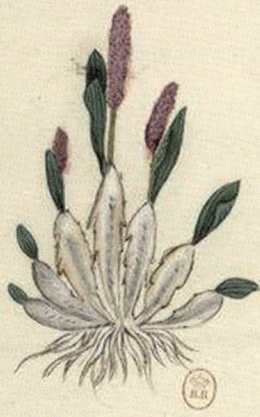

颕 三

《品汇》巴黎本Ⅰ

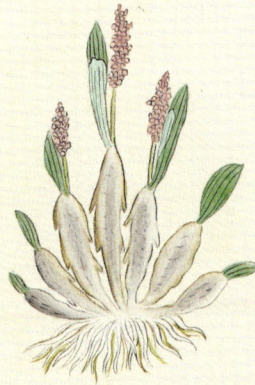

頼 三
Lai San

《品汇》巴黎本Ⅱ

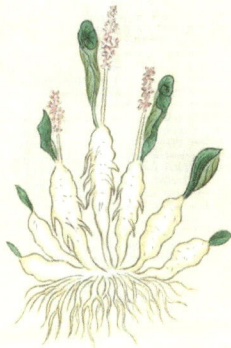

三
頼

《草木状》

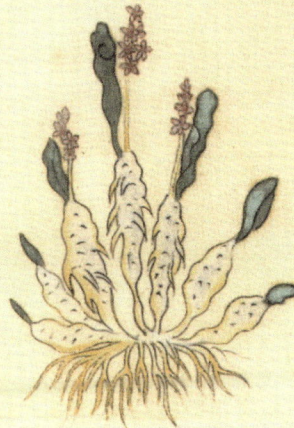

山柰

《图谱》

【出处】明·李时珍《本草纲目》

【别名】三奈子（《海上方》），三赖（《本草品汇精要》），三奈、山辣（《本草纲目》），三藾（《南越笔记》），沙姜（《岭南采药录》）等。

【来源】为姜科植物山奈 *Kaempferia galanga* L. 的干燥根茎。

【原植物】多年生宿根草本。块状根茎，单生或数枚连接，淡绿色或绿白色，芳香；根粗壮。无地上茎。叶2枚，几无柄，平卧地面上；圆形或阔卵形，长8~15cm，宽5~12cm，先端急尖或近钝形。基部阔楔形或圆形，质薄，绿色，有时叶缘及尖端有紫色渲染；叶脉10~12条；叶柄下延成鞘，长1~5cm。穗状花序自叶鞘中出生，具花4~12朵，芳香；苞片披针形，绿色，长约2.5cm，花萼与苞片等长；花冠管细长，长2.5~3cm；花冠裂片狭披针形，白色，长1.2~1.5cm；唇瓣阔大，径约2.5cm，中部深裂，2裂瓣顶端各微凹白色，喉部紫红色；侧生的退化雄蕊花瓣状，倒卵形，白色，长约1.2cm；药隔宽，顶部与方形冠筒连生；子房下位，3室，花柱细长，基部具2细长棒状附属物，柱头盘状，具缘毛。果实为蒴果。花期8—9月。栽培于台湾、广东、广西、云南等地。

【性状】圆形或近圆形的横切片，直径1~2cm，厚3~5mm。外皮浅褐色或黄褐色，皱缩，有时可见根痕、鳞叶残痕及环纹。断面灰白色，富于粉质，光滑而细腻，略凸起，而外皮皱缩，习称"缩皮凸肉"。质脆，易折断。气芳香，略同樟脑；味辛辣（但与姜味不同）。以色白、粉性足、饱满、气浓厚而辣味强者为佳。

【产地】主产广西。云南、广东、台湾亦产。

【炮制】拣去杂质，筛去灰屑。

【性味归经】辛，温。归胃经。

【功能主治】行气温中，消食，止痛。用于胸膈胀满，脘腹冷痛，饮食不消。

【用法用量】煎服，3~6g；或入丸、散。外用捣敷、研末调敷或㗜鼻。

【各家论述】①《本草正义》："山奈，李氏《纲目》称其辛温，谓暖中，辟瘴疠恶气，治心腹冷气痛，寒湿霍乱。盖味辛温而气芳香，辟寒行气，因亦与砂仁、蔻仁诸物相近，故治疗亦约略似之。又谓治风虫牙痛，则亦专行阳明，可作引经药，用与甘松同，必非辛温之物，可以独治阳明风火。"

②《本草易读》："根叶皆如生姜。"

广豆根

【图谱来源】

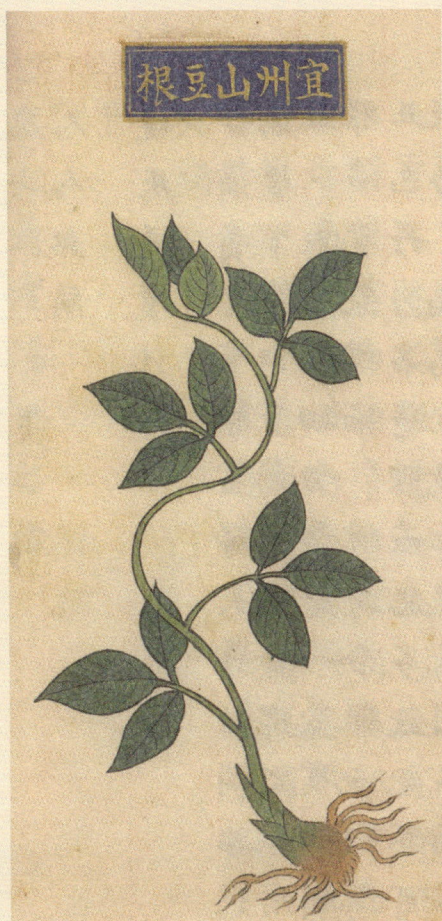

《品汇》弘治本

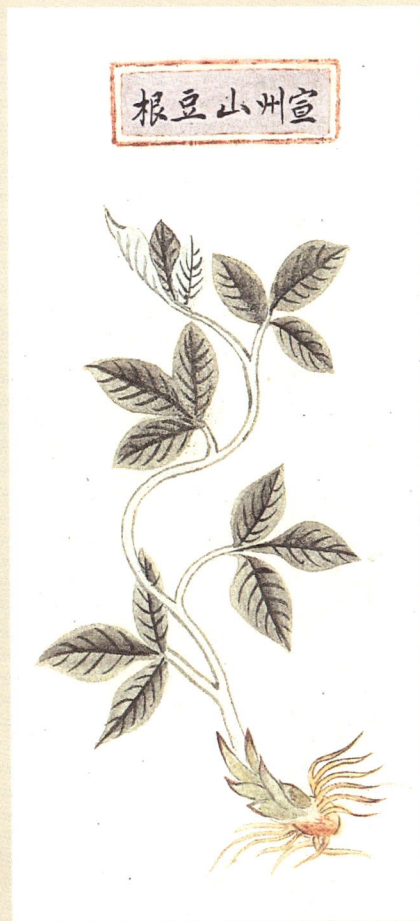

《品汇》东京本

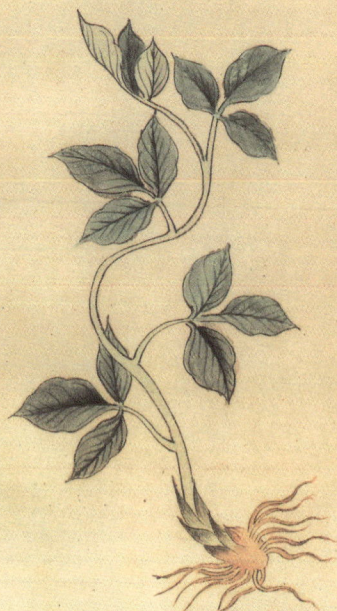

《品汇》罗马本

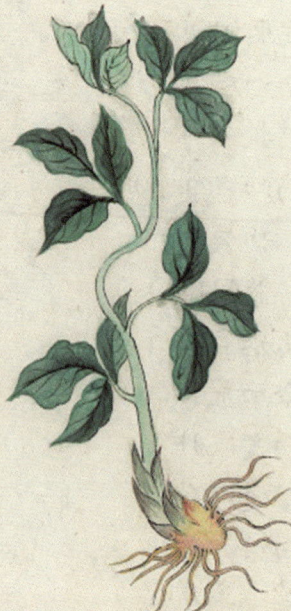

《品汇》柏林本

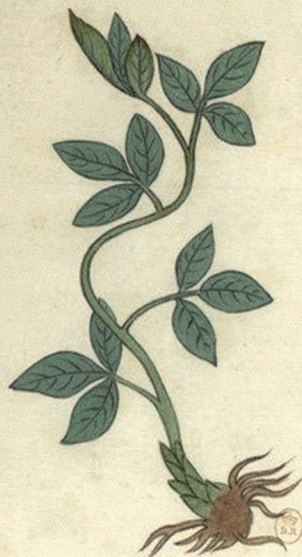

《品汇》巴黎本 I

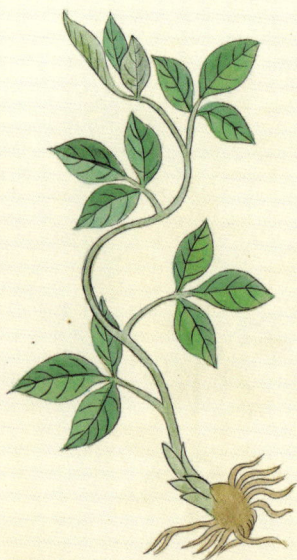

《品汇》巴黎本 II

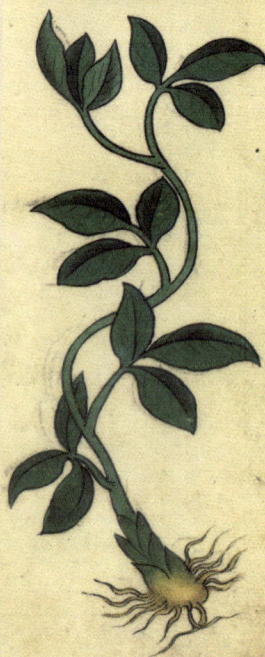

《便览》

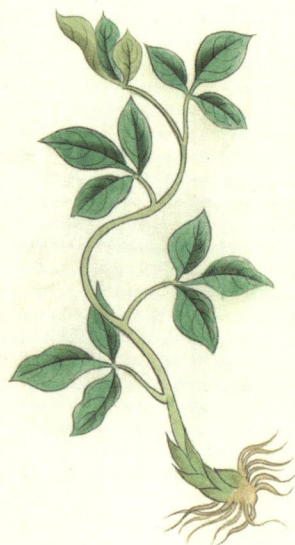

《草木状》

012

【出处】 宋·刘翰等《开宝本草》

【别名】 山大豆根、黄结（《经验方》），苦豆根（《中药材手册》）等。

【来源】 主要为豆科植物广豆根 *Sophora subprostrata* Chun et T. Chen 的干燥根及根茎。岭南地区以广豆根入药为山豆根。

【原植物】 灌木，直立或近平卧，高 1~2m。根通常 2~5 条，圆柱形，黄褐色。茎圆柱形，表面具沟槽，密被短柔毛，茎上部常作"之"字形弯曲。单数羽状复叶，互生，小叶片 11~17，长圆状卵形或卵形，长 1~2.5cm，宽 0.5~1.5cm，顶端 1 小叶较大，多为椭圆形，全缘，上面深绿色，被短毛，下面灰棕色，密被灰棕色短柔毛；小叶柄短，密被短柔毛。总状花序顶生；长 12~15cm，密被短毛；花萼阔钟状，外被稀毛，顶端有 5 个三角状的短齿；蝶形花冠黄白色；雄蕊 10，花药背着，花丝细长；雌蕊 1，子房上位，圆柱形，花柱弯曲，柱头圆形，簇生长柔毛。荚果紫黑色，串珠状。花期 4—5 月。分布于我国南部。

【性状】 不规则的结节状，顶端常残留茎基或茎痕，其下着生数条根。根为长圆柱形，有时分枝，略弯曲，长 10~36cm，直径 0.3~1cm；表面棕色至黑棕色，有纵皱纹及横长略凸起的皮孔。质硬难折断，断面略平坦、浅棕色，并可见环状形成层，中心无髓。气微弱，味极苦。以粗壮块大、粉多者为佳。

【产地】 主产广西。

【炮制】 拣净杂质，粗细分档，用水浸泡，捞出，润透后切片，晒干。

【性味归经】 苦，寒。归心、肺、大肠经。

【功能主治】 清火，解毒，消肿，止痛。用于喉痛，喉风，喉痹，牙龈肿痛，喘满热咳，黄疸，下痢，痔疾，热肿，秃疮，疥癣，蛇、虫、犬咬伤。

【用法用量】 煎服，9~15g；或磨汁。外用含漱或捣敷。

【各家论述】 ①《证类本草》："苗蔓如豆；叶青翠，经冬不凋。"
②《本草经疏》："凡痛必因于热，毒解热散，则痛自止，疮肿自消。急黄，乃血热极所发，故必发热，热气上熏则发咳嗽。诸虫亦湿热所化，故悉主之，而多获奇效也。"

山姜

【图谱来源】

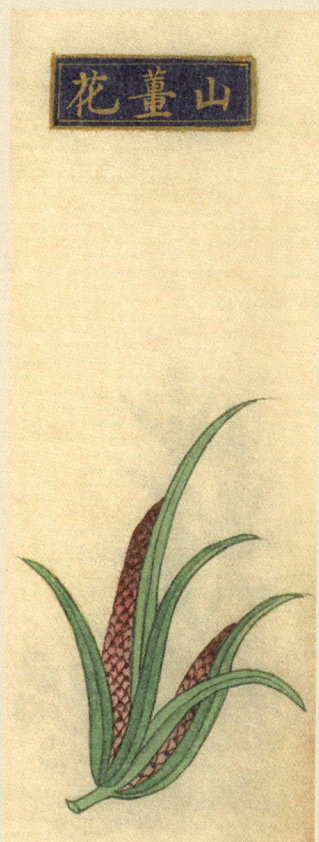

《品汇》弘治本

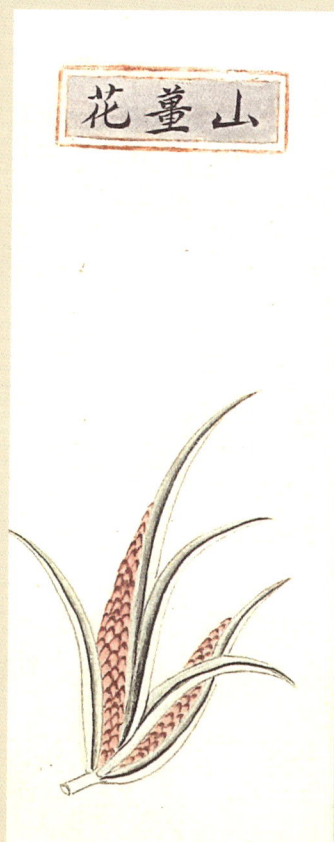

《品汇》东京本

014

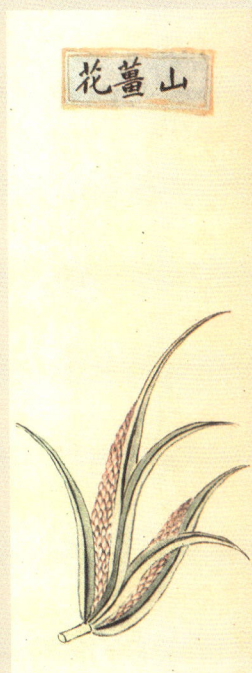

《品汇》罗马本

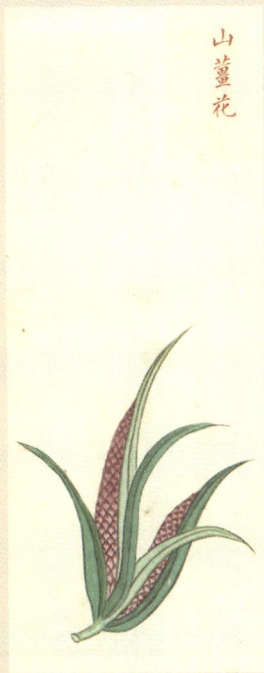

《草木状》

【出处】　五代吴越·日华子（大明）《日华子本草》

【来源】　为姜科植物山姜 *Alpinia japonica* Miq. 的根茎或全草。

【原植物】　多年生草本，高 40~60cm。根茎分歧。单叶互生，3~4 片，2 裂，叶片长椭圆形或阔披针形，长 20~40cm，宽 6~7cm，先端尖，基部楔形，全缘，上面光滑无毛，下面密被茸毛。总状花序，密被锈色茸毛，长 10~15cm；花白色带红条纹，长约 25mm；花萼圆筒状，长 1cm，直径 4mm，先端 3 裂；花冠长圆形，先端 3 裂，花萼与花冠均被绢毛；唇瓣卵形，有波状缺刻，橙红色；雄蕊 1；花柱 1，超过药隔，子房下位。果实阔椭圆形，直径约 1cm，红色，表面被细毛；种子多数。花期 5—6 月。果期 9—10 月。分布于湖北、四川、浙江、福建、台湾、广东、广西、贵州、湖南等地。

【性味归经】　辛，温；无毒。

【功能主治】　①《日华子本草》：“调中下气，消食，杀酒毒。”
②《本草图经》：“以盐杀治暴干者，煎汤服之，极能除冷气，止霍乱，消酒食毒甚佳。”

【各家论述】　①《本草拾遗》：“山姜根及苗，并如姜而大，作樟木臭。”
②《本草图经》：“山姜花、茎叶皆姜也，但根不堪食，足与豆蔻花相乱而微小耳。花生叶间，作穗如麦粒，嫩红色。”
③《本草纲目》：“山姜，生南方。叶似姜，花赤色，甚辛；子似草豆蔻，根如杜若及高良姜。今人以其子伪充草豆蔻，然其气甚猛烈。”

千金藤

岭南道地药材与外来药物图萃

【图谱来源】

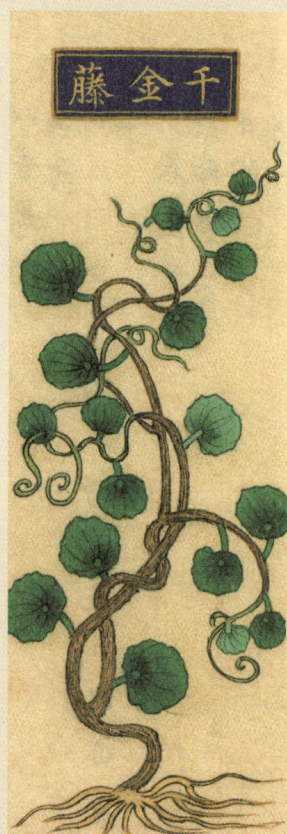

《品汇》弘治本

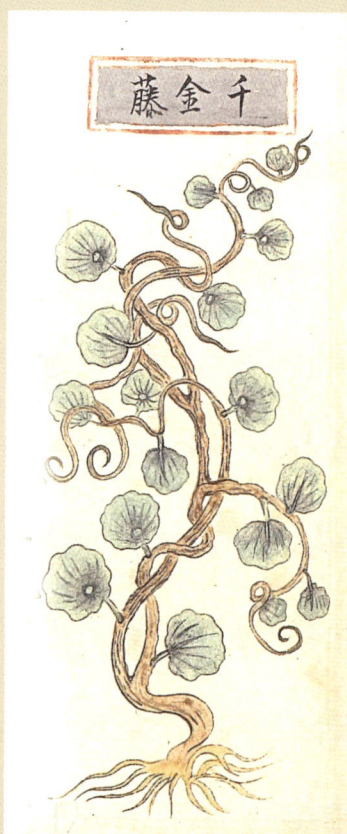

《品汇》东京本

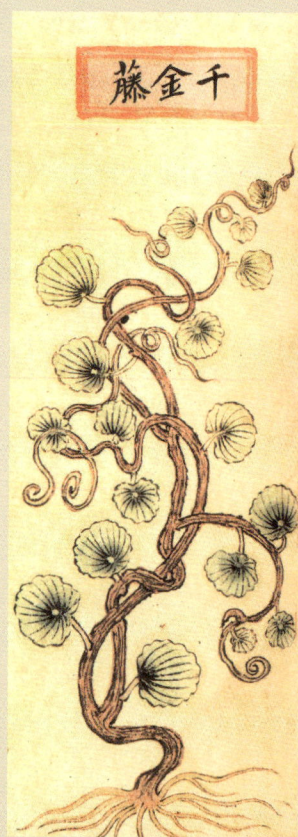

《品汇》罗马本

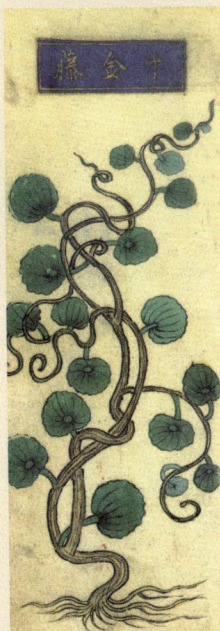
《便览》

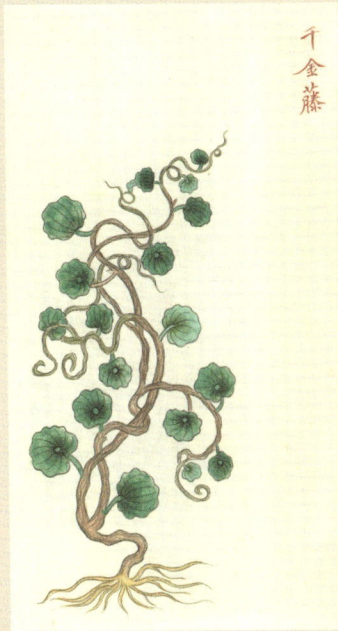
《草木状》

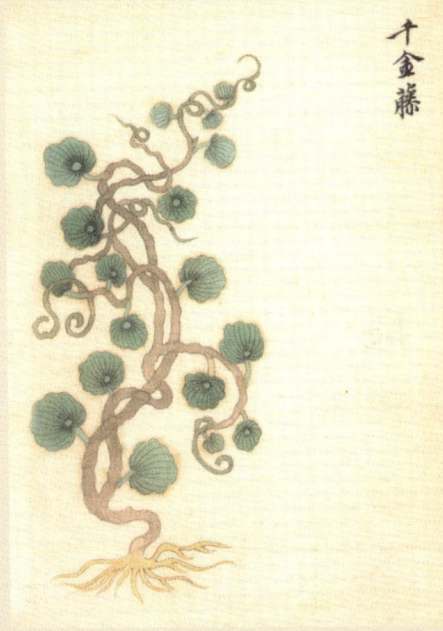
《图谱》

【出处】 唐·陈藏器《本草拾遗》

【别名】 公老鼠藤、野桃草、爆竹消（《湖南药物志》），朝天药膏、合钹草、土番薯、野薯藤（《浙江民间常用草药》），金盆寒药、山乌龟（《四川常用中草药》）等。

【来源】 为防己科植物千金藤 *Stephania cepharatha* Hayata 的根或茎叶。

【原植物】 草质藤本，长 1~2m，全体无毛。块茎团块状。小枝紫红色。叶纸质，互生，宽卵形或近圆形，长 2~6cm，宽 2.5~6.5cm，先端钝，基部圆形、近截形或微心形，全缘，掌状脉 7~9 条；叶柄盾状着生，长 1.5~7cm。花单性，雌雄异株；花序伞状至聚伞状，腋生；总花梗长 2.5~4cm，分枝 4~8；花小，淡绿色，有梗；雄花萼片 6~8，卵形或倒卵形；花瓣 3~5；雄蕊花丝愈合成柱状体；雌花萼片 3~5；花瓣与萼片同数；无退化雄蕊；花柱 3~6 裂，外弯。核果近球形，径约 6mm，红色。分布于我国华东、华中、西南和华南等地。

【性味归经】 苦，寒。归肺、脾、大肠经。

【功能主治】 清热解毒，消肿止痛。用于风湿痹痛，水肿，淋浊，咽喉肿痛，痈肿，疮疖。

【用法用量】 煎服，9~12g；或研末送服。外用捣敷或磨汁含咽。

【各家论述】 ①《海药本草》："谨按《广州记》云：生岭南山野。陈氏云：呼为石黄香。味苦，平，无毒。主天行时气，能治野蛊诸毒，痈肿发背，并宜煎服。浸酒治风，轻身也。"
②《本草拾遗》："千金藤，有数种，南北名目不同，大略主疗相似，或是皆近于藤。又一种似荷叶，只钱许大，亦呼为千金藤，一名古藤，主痢及小儿大腹。千金者，以贵为名，岂俱一物，亦状异而功名同。"

广藿香

【图谱来源】

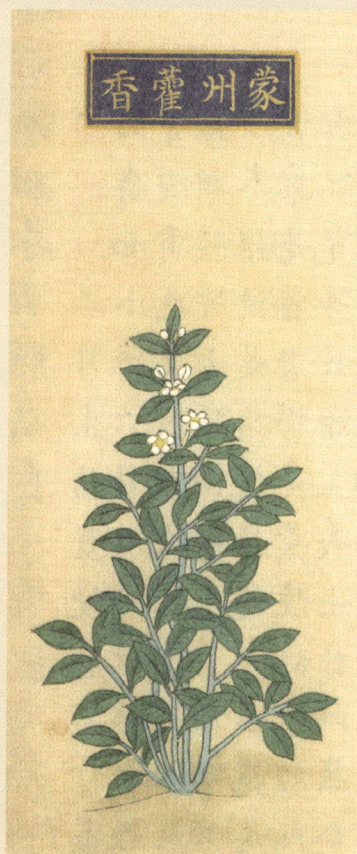

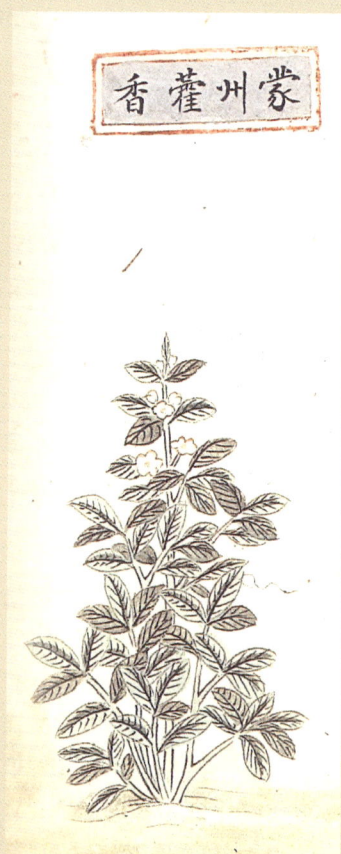

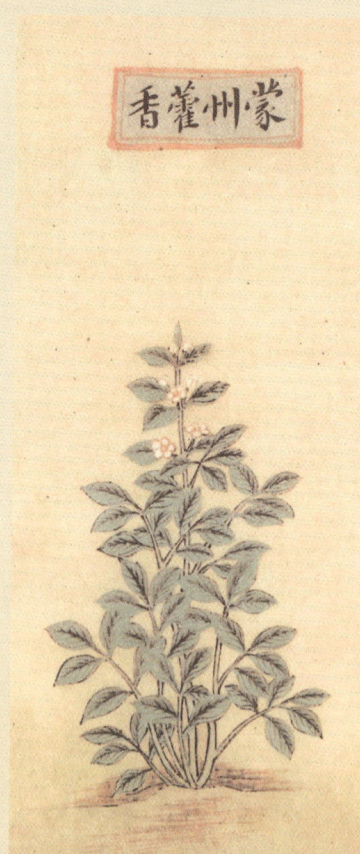

《品汇》弘治本　　　　　　　　《品汇》东京本　　　　　　　　《品汇》罗马本

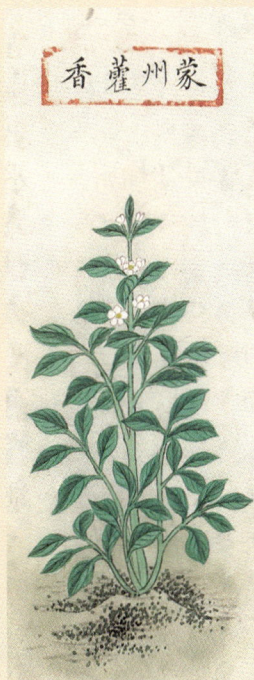

《品汇》柏林本

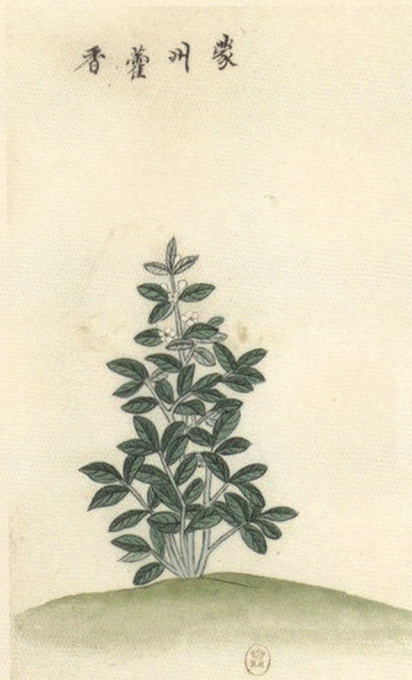

《品汇》巴黎本 I

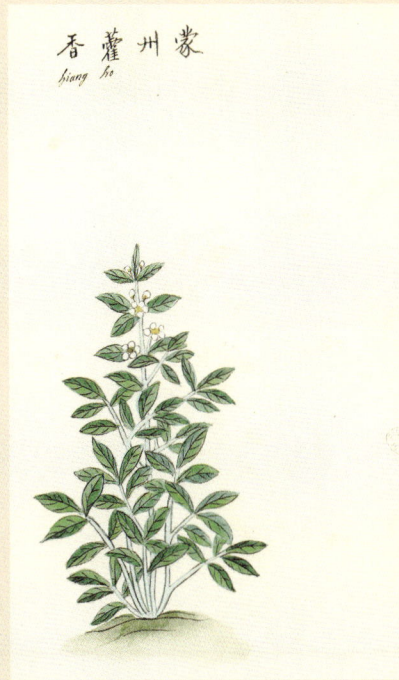

《品汇》巴黎本 II

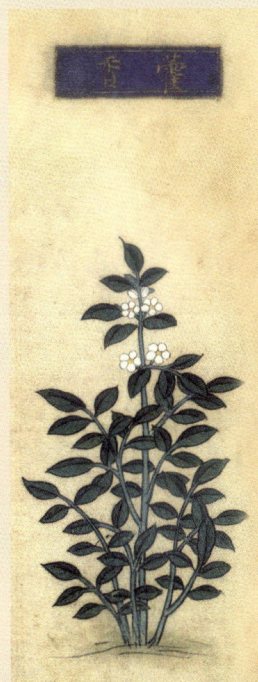

《便览》

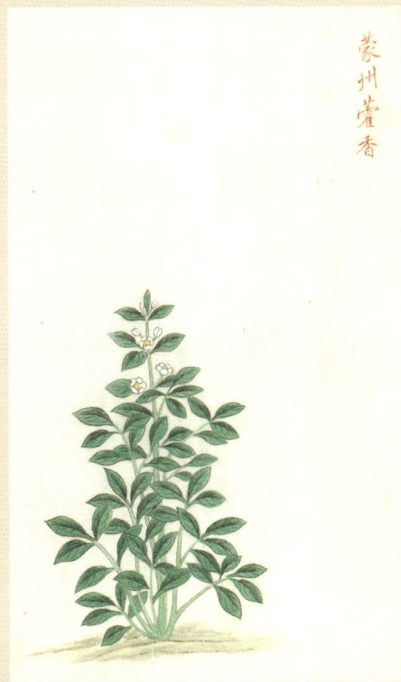

《草木状》

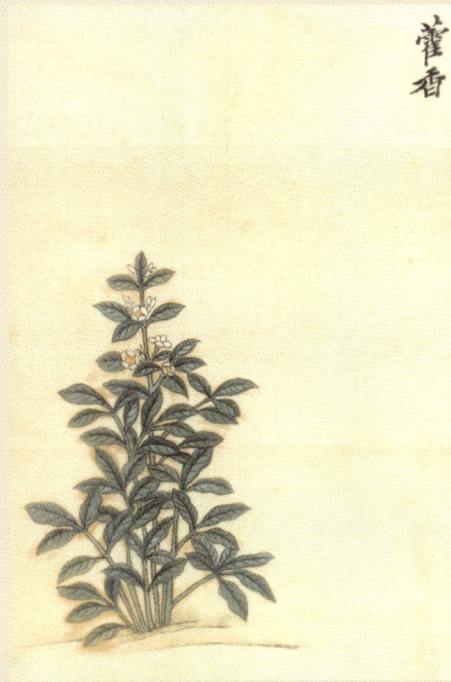

《图谱》

【出处】● 魏晋·佚名《名医别录》

【别名】● 藿香、牌香、湛香、琼香、枝香（《中药大辞典》）。

【来源】 为唇形科植物广藿香 *Pogostemon cablin* (Blanco) Benth. 的干燥地上部分。

【原植物】 多年生草本，高 30~100cm，揉之有香气。茎直立，粗壮，四棱形，密被灰黄色长柔毛，上部多分枝。叶对生，阔卵形、卵形或卵状椭圆形，长 5~10cm，宽 1.5~4cm，下部的叶较小，先端钝尖，基部阔楔形或近心形，边缘具不整齐的钝锯齿，两面均密被灰白色短柔毛，沿叶脉处最多；叶柄长 2~3cm，密被灰黄色柔毛。轮伞花序密集成穗状，顶生或腋生，长 2~8cm，直径 1~2cm；萼 5 裂，萼筒长 6~8mm，较苞片为长；花冠唇形，淡紫红色，长约 8mm，裂片 4 裂（下唇 3 裂），近等长，先端钝，全缘；雄蕊 4，突出，花丝有髯毛；子房上位，柱头 2 裂。小坚果椭圆形，平滑。花期 1—2 月，但很少开花。
按产地不同，广藿香又可分为石牌广藿香与海南广藿香。石牌广藿香枝条较瘦小，叶表面较皱缩，灰黄色或灰褐色，节间长 3~7cm，叶痕较大而凸出，中部以下被栓皮，纵皱较深，断面渐呈类圆形，髓部较小。叶片较小而厚，暗绿褐色或灰棕色。海南广藿香枝条较粗壮，表面较平坦，灰棕色至浅紫棕色，节间长 5~13cm，叶痕较小，不明显凸出，枝条近下部始有栓皮，纵皱较浅，断面呈钝方形。叶片较大而薄，浅棕褐色或浅黄棕色。广东等地有栽培。

【性状】 干燥全草长 30~60cm，分枝对生。老茎略类圆柱形，直径约 1~1.2cm，表面灰棕色或灰绿色，毛茸较少，质坚不易折断，断面粗糙，黄绿色，中央有白色髓。嫩茎略呈方形，直径 0.2~0.7cm，密被毛茸，质脆易断，断面灰绿色。叶片呈灰绿色或黄绿色，多皱缩或破碎，两面均密生毛茸，质柔而厚。气香特异，味微苦。以茎粗、结实、断面发绿、叶厚柔软、香气浓厚者为佳。

【产地】 产广东、海南。

【炮制】 拣去杂质，除去残根及老茎，先将叶摘下另放，茎用水润透，切段，晒干，然后与叶和匀。

【性味归经】 辛，微温。归肺、脾、胃经。

【功能主治】 芳香化浊，和中止呕，发表解暑。用于湿浊中阻，脘痞呕吐，暑湿表证，湿温初起，发热倦怠，胸闷不舒，寒湿闭暑，腹痛吐泻，鼻渊头痛。

【用法用量】 煎服，4.5~9g；或入丸、散。外用煎水含漱，或烧存性研末调敷。

【各家论述】 ①《本草图经》："藿香，岭南郡多有之，人家亦多种植。二月生苗，茎梗甚密，作丛。叶似桑而小薄。六月、七月采之，暴干，乃芳香，须黄色，然后可收。"
②《本草纲目》："藿香，方茎有节，中虚，叶微似茄叶。洁古、东垣惟用其叶，不用枝梗，今人并枝梗用之，因叶多伪故耳。《唐史》云，顿逊国出藿香，插枝便生，叶如都梁者，是也。刘欣期《交州记》言藿香似苏合香者，谓其气相似，非谓形状也。"

辛　夷

【图谱来源】

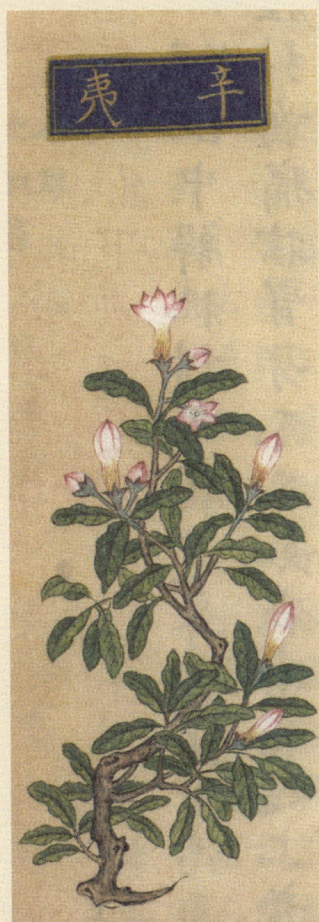

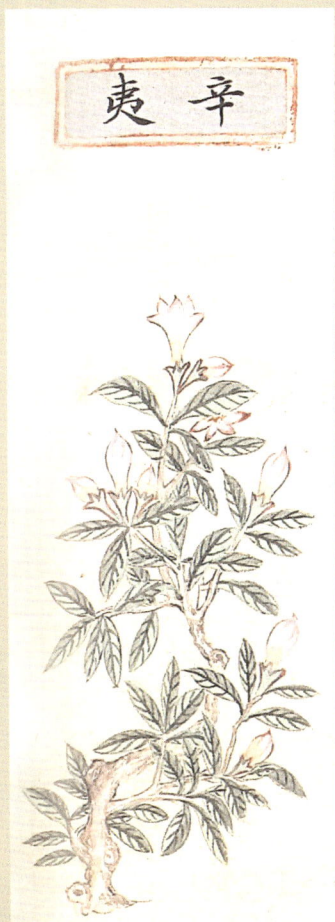

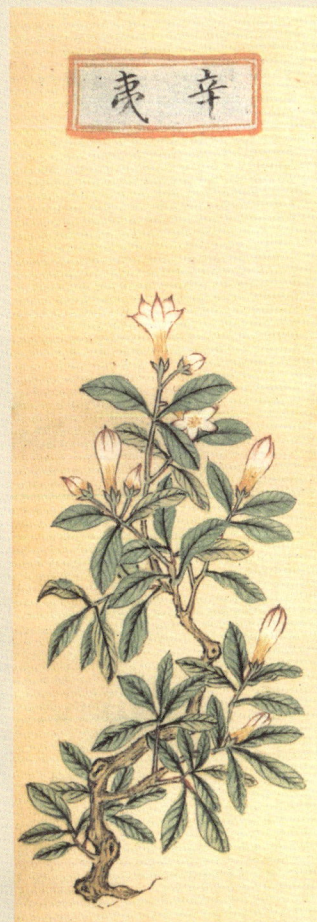

《品汇》弘治本　　　　　　　《品汇》东京本　　　　　　　《品汇》罗马本

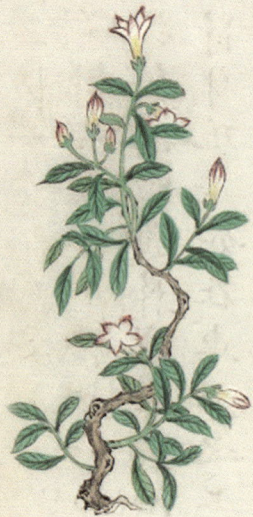

《品汇》柏林本

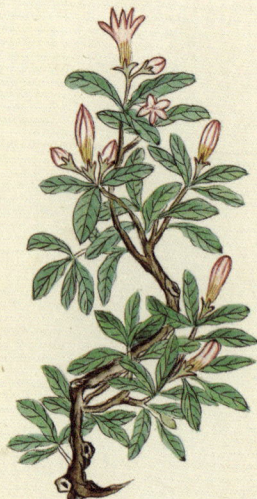

《品汇》巴黎本Ⅱ

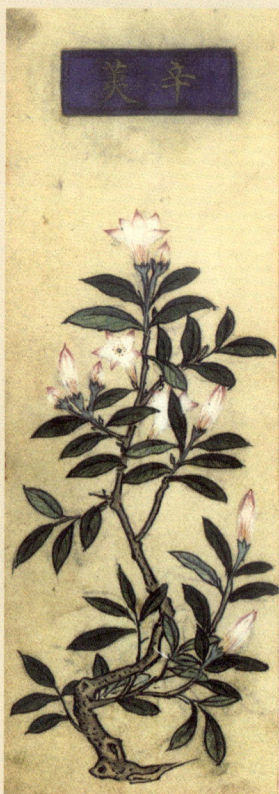

《便览》

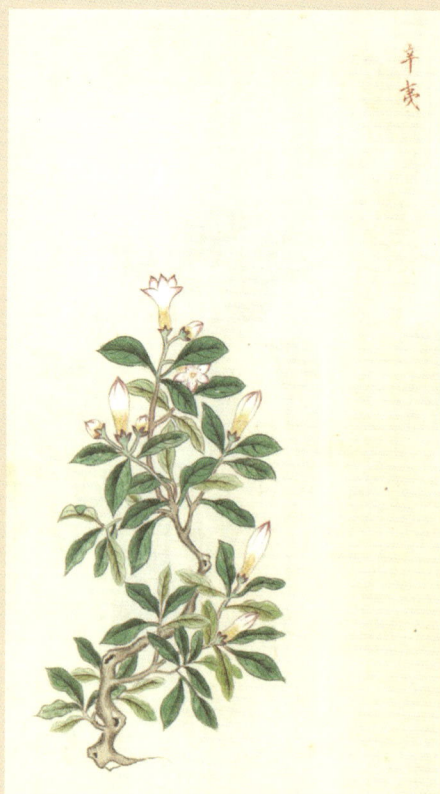

《草木状》

【出处】 《神农本草经》

【别名】 辛矧、侯桃、房木（《神农本草经》），新雉（《甘泉赋》），迎春（《本草拾遗》），木笔花（《蜀本草》），毛辛夷、辛夷桃（《山西中药志》），姜朴花（《四川中药志》）等。

【来源】 为木兰科植物辛夷 *Magnolia liliflora* Desr. 的干燥花蕾。

【原植物】 落叶灌木，高 3~4m。干皮灰白色；小枝紫褐色，平滑无毛，具纵阔椭圆形皮孔，浅白棕色；顶生冬芽卵形，长 1~1.5cm，被淡灰绿色绢毛，腋芽小，长 2~3mm。叶互生，具短柄，柄长 1.5~2cm，无毛，有时稍具短毛；叶片椭圆形或倒卵状椭圆形，长 10~16cm，宽 5~8.5cm，先端渐尖，基部圆形，或呈圆楔形，全缘，两面均光滑无毛，有时于叶缘处具极稀短毛，表面绿色，背面浅绿色，主脉凸出。花于叶前开放，或近同时开放，单一，生于小枝顶端；花萼 3 片，绿色，卵状披针形，长约为花瓣的 1/4~1/3，通常早脱；花冠 6 片，外面紫红色，内面白色，倒卵形，长 8cm 左右，雄蕊多数，螺旋排列，花药线形，花丝短；心皮多数分离，亦螺旋排列，花柱短小尖细。果实长椭圆形，有时稍弯曲。花期 2—5 月。原分布于湖北、安徽、浙江、福建一带，现在野生较少，在山东、四川、江西、湖北、云南、陕西南部、河南等地广泛栽培。

【性状】 倒圆锥状，形如毛笔头，基部带有木质短枝。花蕾长 1~4cm，中部直径 0.7~2cm。外裹苞片 2 枚成两层，两层之间尚可见小芽鳞。苞片表面密被黄绿色柔软长毛，毛茸长约 5mm，内表面平滑，棕紫色。除去苞片后可见 3 片花萼与 6~9 或 9~12 片紧密相包的棕紫色花瓣，其内有多数棕黄色雄蕊与 1 枚褐色雌蕊。质脆易破碎。有特殊香气，味辛凉而稍苦。以花蕾未开、身干、色绿、无枝梗者为佳。

【产地】 全国大部分地区有产，主产河南、四川、安徽、浙江、陕西、湖北等地。

【炮制】 拣去枝梗杂质，捣碎用。

【性味归经】 辛，温。归肺、胃经。

【功能主治】 散风寒，通鼻窍。用于风寒头痛，鼻塞流涕，鼻衄，鼻渊。

【用法用量】 煎服，3~9g；或入丸，散。外用研末塞鼻或水浸蒸馏滴鼻。

【各家论述】 ①《唐本草》："辛夷，是树花。未开时收之，正月、二月好采。……其树大连抱，高数仞，叶大于柿叶，所在皆有。实臭，不任药也。"
②《本草衍义》："辛夷有红紫二本：一本如桃花色者，一本紫者，今入药当用紫色者。"
③《本草纲目》："辛夷花，初出枝头，苞长半寸，而尖锐俨如笔头，重重有青黄茸毛顺铺，长半分许，及开则似莲花而小如盏，紫苞红焰，作莲及兰花香。亦有白色者，人呼为玉兰。又有千叶者。"

木鳖子

岭南道地药材与外来药物图萃

【图谱来源】

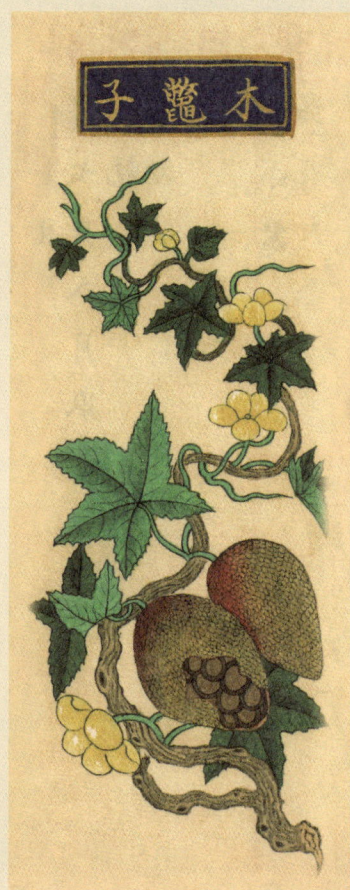

《品汇》弘治本

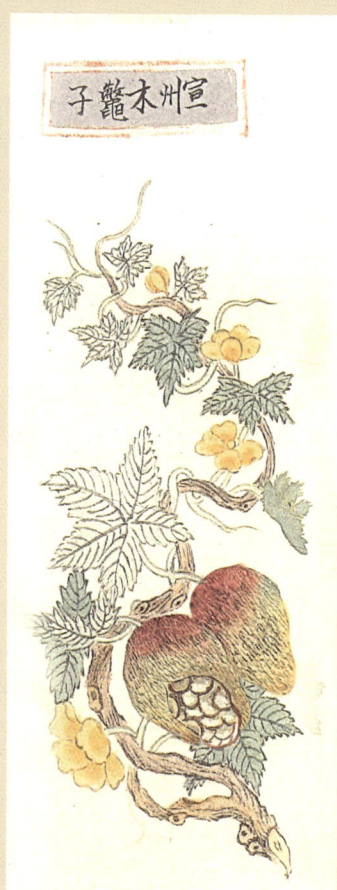

《品汇》东京本

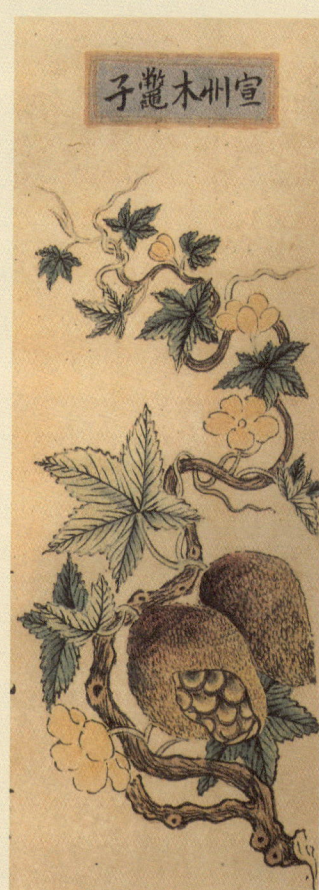

《品汇》罗马本

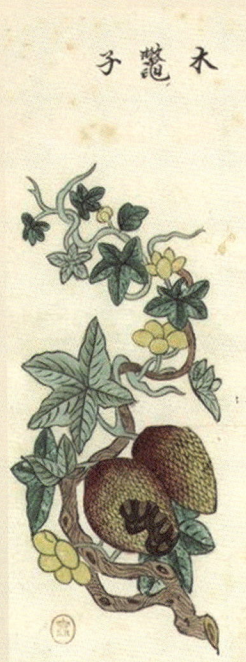

《品汇》巴黎本 I

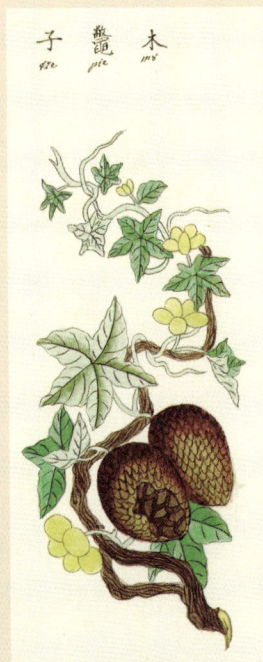

《品汇》巴黎本 II

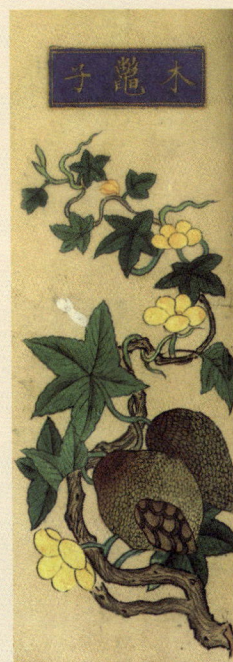

《便览》

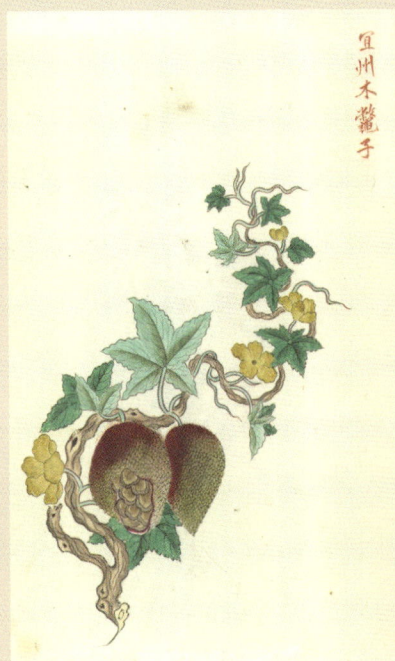

《草木状》

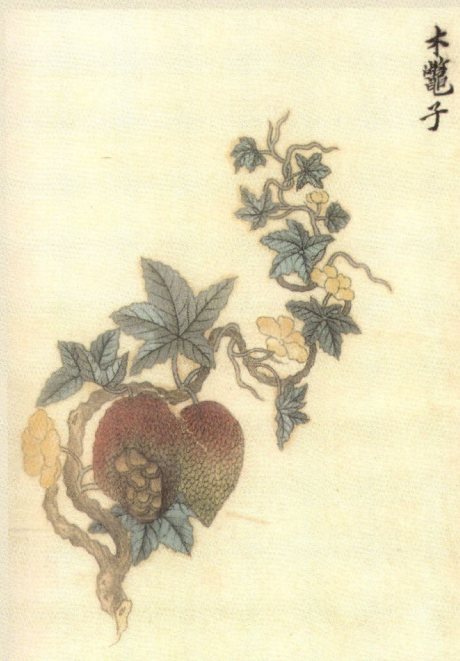

《图谱》

【出处】　宋·刘翰等《开宝本草》

【别名】　木蟹（《开宝本草》），土木鳖（《医宗金鉴》），壳木鳖（《药材资料汇编》），漏苓子（《中药志》），地桐子、藤桐子（《中药材手册》），鸭屎瓜子（《药材学》），木鳖瓜（广州部队《常用中草药手册》）等。

【来源】 为葫芦科植物木鳖 *Momordica cochinchinensis* (Lour.) Spreng. 的干燥成熟种子。

【原植物】 多年生粗壮大藤本，长达 15m。具块状根。全株近无毛或稍被短柔毛。卷须较粗壮，光滑无毛，不分歧。叶柄粗壮，长 5~10cm，初时被黄褐色柔毛，后近无毛，在基部和中部有 2~4 个腺体；叶片卵状心形或宽卵状圆形，质稍硬，长宽均为 10~20cm，3~5 中裂至深裂或不分裂，叶脉掌状。雌雄异株。雄花单生于叶腋或有时 3~4 朵着生于极短的总状花序梗轴上，花梗粗壮，近无毛，单生时，花梗长 6~12cm，顶端有 1 大型苞片，苞片无梗，兜状，圆肾形，两面被短柔毛；花萼筒漏斗状，裂片宽披针形或长圆形；花冠黄色，裂片卵状长圆形，密被长柔毛，基部有齿状黄色腺体，外面 2 枚稍大，内面 3 枚较小，基部有墨斑；雄蕊 3，2 枚 2 室，1 枚 1 室。雌花单生于叶腋，花梗长 5~10cm，近中部生 1 苞片；苞片兜状，长宽均为 2mm；花冠花萼同雄花，子房卵状长圆形，长约 1cm，密生刺状毛。果实卵球形，先端有 1 短喙，基部近圆形，长达 12~15cm，成熟时红色，肉质，密生 3~4mm 的具刺状凸起。种子多数，卵形或方形，干后黑褐色，长 26~35mm，宽 18~20mm，厚 5~6mm，边缘有齿，两面稍拱起，具雕纹。花期 6—8 月。果期 8—10 月。分布于我国中南、华东、西南等地。

【性状】 扁平圆板状，中间稍隆起，直径约 2~4cm，厚约 5mm。表面灰褐色或灰黑色，粗糙，有凹陷的网状花纹，周边两侧均有十数个相对的锯齿状凸起。外种皮质坚而脆，内种皮薄膜状，表面灰绿色，绒毛样，其内为两片大形肥厚子叶，黄白色，富油质。有特殊的油腻气，味苦。以籽粒饱满、不破裂、体重、内仁黄白色、不泛油者为佳。

【产地】 主产广西、四川、湖北。

【炮制】 除去杂质，洗净，晒干。用时连壳打碎，或去壳取仁。

【性味归经】 苦、微甘，凉；有毒。归肝、脾、胃经。

【功能主治】 散结消肿，攻痛疗疮。用于疮疡肿毒，乳痈，瘰疬，痔瘘，干癣，秃疮。

【用法用量】 外用研末调敷、磨汁涂或煎水熏洗。内服多入丸、散。

【各家论述】 ①《本草图经》："木鳖子出郎州及南中，今湖、岭诸州及杭、越、全、岳州亦有之。"
②《本草正》："木鳖子，有大毒，《本草》言其甘温无毒，谬也。今见毒狗者，能毙之于顷刻，使非大毒而有如是乎？人若食之，则中寒发噤，不可解救。若其功用，则惟以醋磨，用敷肿毒乳痈，痔漏肿痛及喉痹肿痛，因此醋漱于喉间，引痰吐出，以解热毒，不可咽下。或同朱砂、艾叶卷筒熏疥，杀虫最效。或用熬麻油，擦癣亦佳。"

乌　药

【图谱来源】

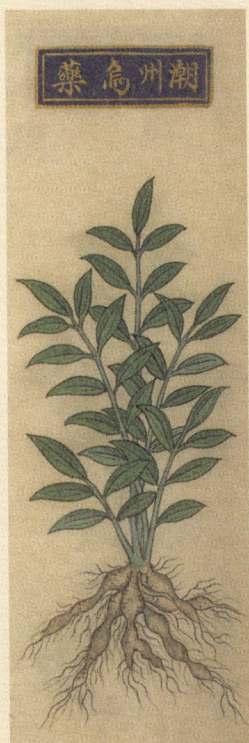

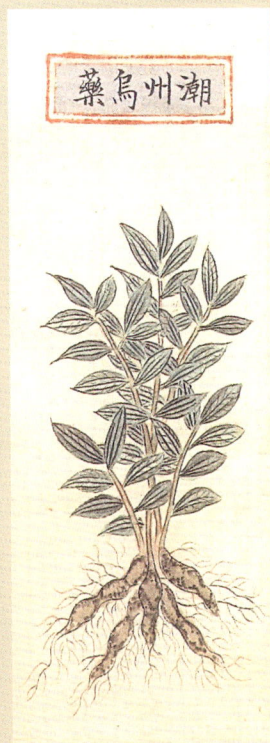

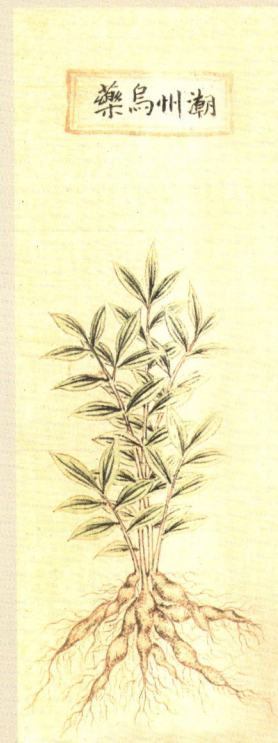

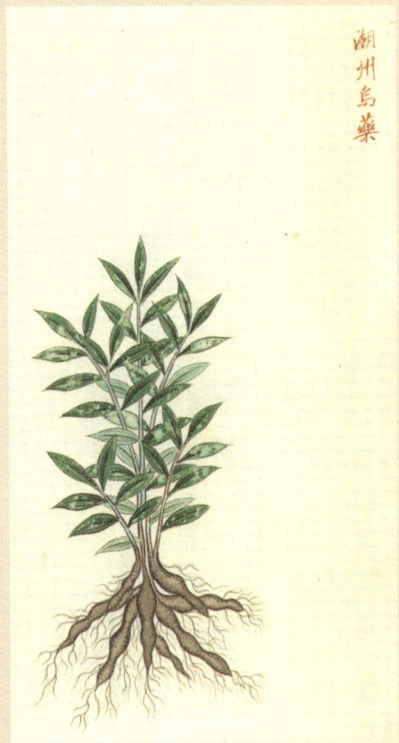

《品汇》弘治本　　　《品汇》东京本　　　《品汇》罗马本　　　《草木状》

【出处】 唐·陈藏器《本草拾遗》

【别名】 旁其（《本草拾遗》），鰟魮、矮樟（《本草纲目》）等。

【来源】 为樟科植物乌药 *Lindera aggregata* (Sims) Kosterm. 的干燥块根。

【原植物】 常绿灌木或小乔木，高达 4~5m。根木质，膨大粗壮，略呈念珠状。树皮灰绿色。小枝幼时密被锈色短柔毛，老时平滑无毛；茎枝坚韧，不易断。叶互生，革质，椭圆形至广倒卵形，长 3~8cm，宽 1.5~5cm，先端渐尖或尾状渐尖，基部圆形或广楔形，全缘，上面绿色，有光泽，除中脉外，均光滑无毛，下面灰白色，被淡褐色长柔毛，后变光滑，叶脉 3 条，基出，极明显；叶柄短，有短柔毛。伞形花序腋生，几无总梗；小花梗长 1.5~3mm，被毛，簇生多数小花；花单性，雌雄异株，黄绿色；花被 6 片，大小几相等，广椭圆形，雄花有雄蕊 9 枚，排成 3 轮，最内一轮的基部有腺体，花药 2 室；雌花有退化雄蕊多枚，子房上位，球形，1 室，胚珠 1 枚。核果近球形，初绿色，成熟后变黑色。花期 3—4 月。果期 10—11 月。分布于我国华东、中南等地。

【性状】 乌药片分薄片与厚片，均为类圆形片状，厚片有时斜切成椭圆形，直径 1~2cm，厚约 1.5mm；薄片厚 1mm 以下。平整而有弹性。切面黄白色至淡棕色而微红，有放射状纹理及环纹。气香，味微苦、辛，有清凉感。以平整不卷、色淡、无黑斑、不破碎者为佳。

【产地】 主产浙江、湖南、安徽、广东、广西等地。

【炮制】 挖取后，除去须根，刮去栓皮，切片，烘干者，称为"乌药片"。拣去杂质，分开大小条，用水泡透，根据季节注意换水，防止发臭，及时捞出切片。如已在鲜时切片者，筛去灰屑。

【性味归经】 辛，温。归脾、肺、肾、膀胱经。

【功能主治】 行气止痛，温肾散寒。用于寒凝气滞，胸腹胀痛，气逆喘急，膀胱虚冷，遗尿尿频，疝气疼痛，经寒腹痛。

【用法用量】 煎服，4.5~9g；磨汁或入丸、散。

【各家论述】 ①《本草拾遗》："乌药，生岭南邕州、容州及江南。树生似茶，高丈余。一叶三丫，叶青阴白。根状似山芍药及乌樟根，色黑褐，作车毂纹，横生。八月采根，直者不用。"
②《本草图经》："乌药，木似茶槚，高五、七尺。叶微圆而尖，作三丫，面青背白。五月开细花，黄白色，六月结实。如山芍药，而有极粗大者，又似钓樟根。然根有二种，岭南者黑褐色而坚硬，天台者白而虚软，并八月采。根似作车毂形如连珠状者佳。或云天台出者香白可爱，而不及海南者力大。"

水斳

【图谱来源】

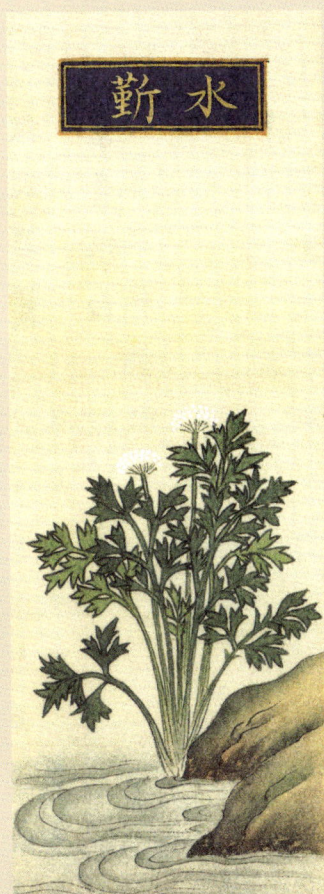

《品汇》弘治本

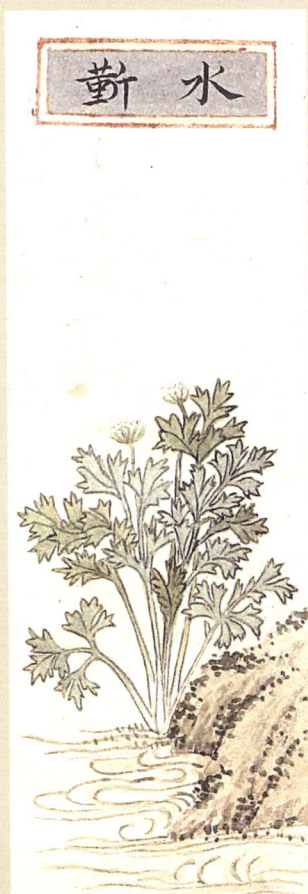

《品汇》东京本

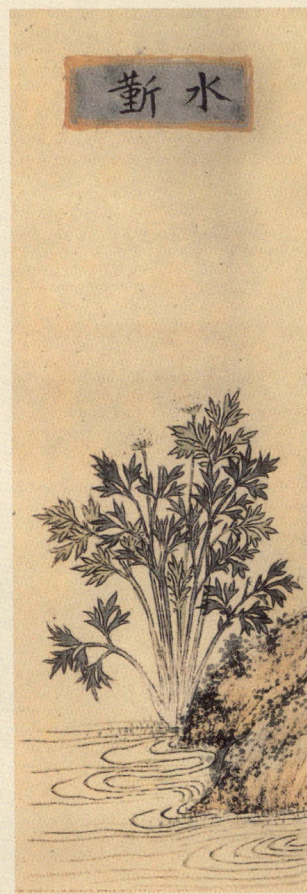

《品汇》罗马本

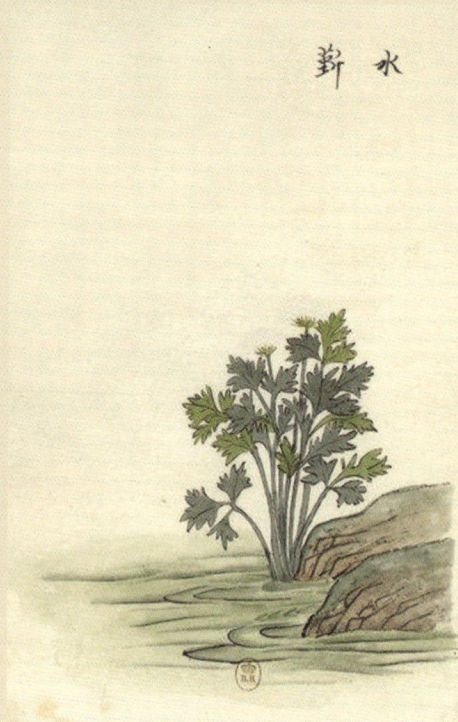

斤 水

《品汇》巴黎本Ⅰ

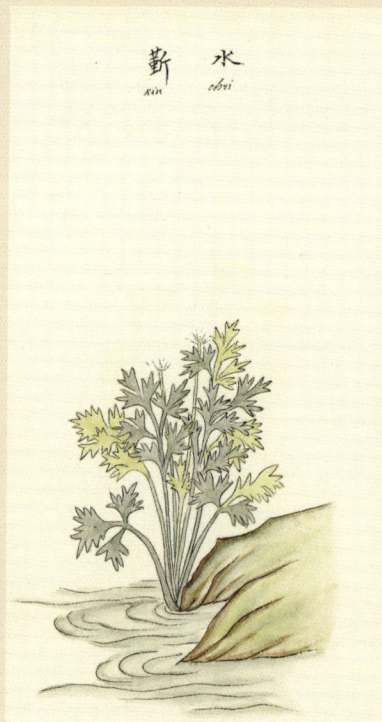

斤 水
xin chi

《品汇》巴黎本Ⅱ

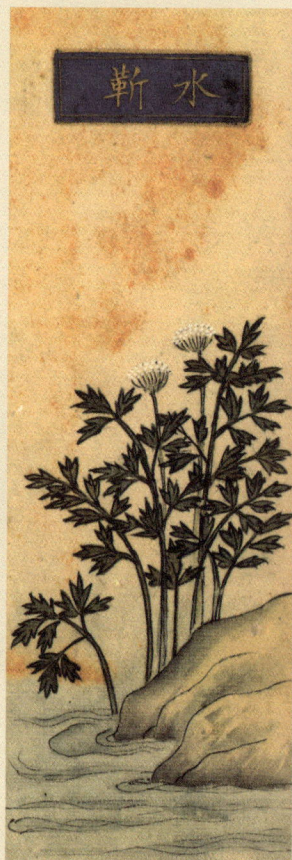

斤 水

《便览》

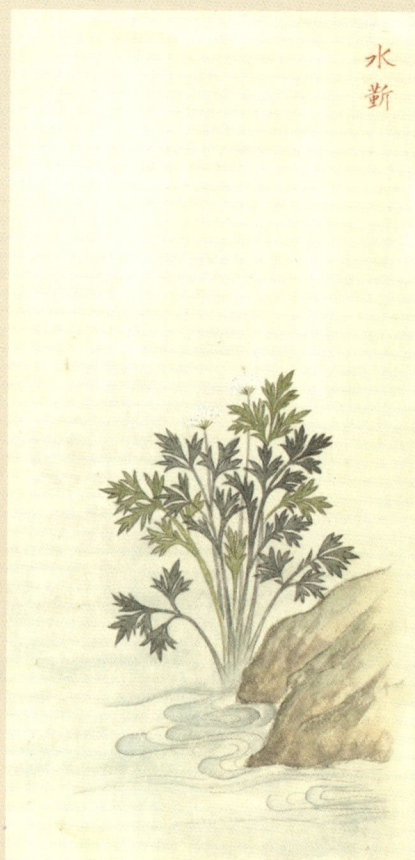

水 斤

《草木状》

【出处】 《神农本草经》

【别名】 楚葵（《尔雅》），水英（《本经》），芹菜（《尔雅》郭璞注），水芹菜（《滇南本草》），水芹（《中药大辞典》），野芹菜（《湖南药物志》）等。

【来源】 为伞形科植物水芹 *Oenanthe javanica* (Bl.) DC. 的全草。

【原植物】 多年生湿生或水生草本，全体光滑无毛，具匍匐茎。茎圆柱形，长可达 1m，中空，直立或由匍匐的基部向上伸直，上部多分枝，常伸出水面，下部每节略膨大，通常生多数白色须根；茎表面绿色，有纵条纹。复叶互生，具柄及叶鞘，着生在茎下部的叶柄长达 10cm，鞘两边呈膜状；叶片 1~2 回羽状分裂；小叶或裂片卵圆形至菱状披针形，长 2~5cm，宽 1~2cm，先端尖，边缘具大小不等的尖齿或圆齿状锯齿，基部两侧不等；着生在茎上部的叶近于无柄。复伞形花序顶生，通常与顶生的叶相对；小伞形花序 6~20；总苞无，小总苞 2~8，线形；花白色，有柄，丝状而柔；萼齿 5，形小，短尖；花瓣 5，倒卵形，先端向内凹入，基部具短爪；雄蕊 5，花丝长而微弯，花药线形而短；子房下位，2 室，每室有胚珠 1，花柱叉状，基部圆柱形。双悬果椭圆形或近圆锥形，上端有宿存的萼齿和花柱，果棱显著隆起，侧棱较其他 3 棱稍宽，木栓质。花期 4—5 月。分布于河南、江苏、浙江、安徽、江西、湖北、湖南、四川、广东、广西、台湾等地。

【性味归经】 甘、辛，凉。归肺、胃经。

【功能主治】 清热，利水。用于暴热烦渴，黄疸，水肿，淋病，带下，瘰疬，痄腮。

【用法用量】 煎服，30~60g；或捣汁。外用捣敷。

【各家论述】 ①《名医别录》："水芹，生南海池泽。""二月、三月作英时，可作菹及熟瀹食之。又有渣芹，可为生菜，亦可生啖。"
②《本草图经》："生水中，叶似芎藭，花白色而无实，根亦白色。"

天竺黄

【图谱来源】

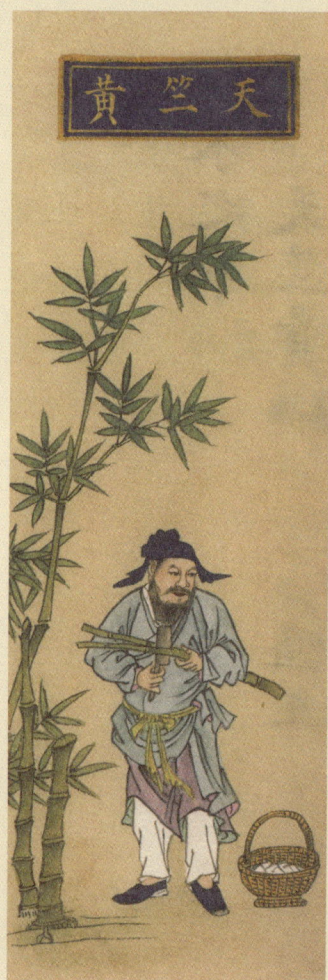

《品汇》弘治本

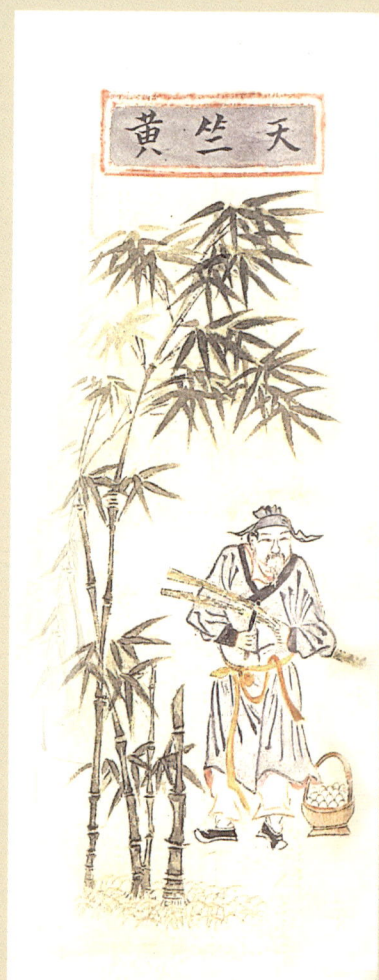

《品汇》东京本

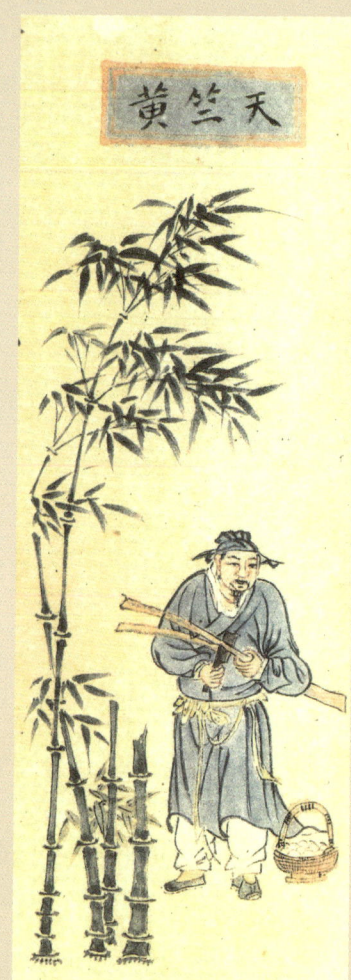

《品汇》罗马本

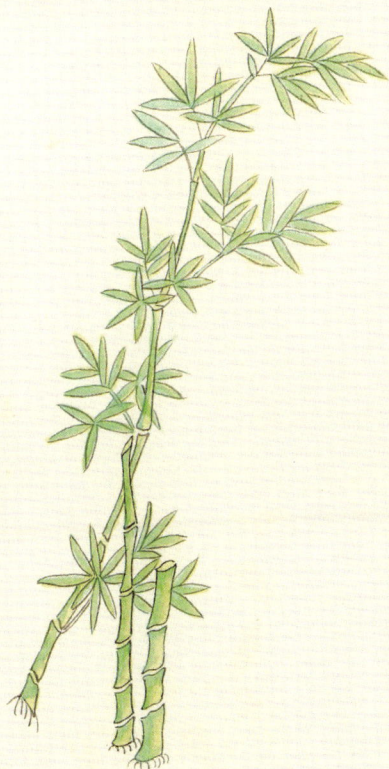

《品汇》巴黎本 II

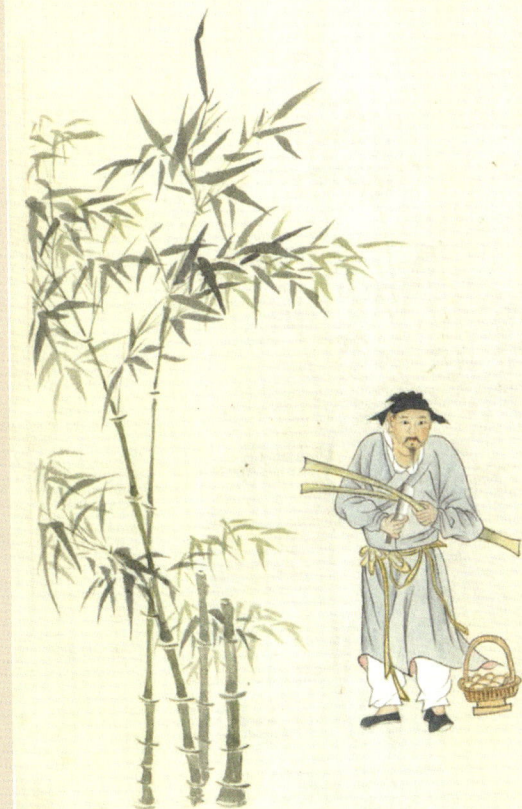

《草木状》

【出　处】　五代·韩保昇《蜀本草》

【别　名】　竹膏（《开宝本草》），天竹黄（《本草衍义》），竹黄（《本草纲目》），竹糖（《伪药条辨》）等。

【来　源】　为禾本科植物青皮竹 *Bambusa textilis* McClure 等竿内的分泌液干燥后的块状物。

【原植物】　竿高 8~10m，直径 3~5cm，尾梢弯垂，下部挺直；节间长 40~70cm，绿色，幼时被白蜡粉，并贴生淡棕色刺毛，后变无毛；分枝常自竿中下部第 7~11 节开始，以数枝或多枝簇生，中央 1 枝略较粗长。箨鞘早落；箨耳较小，不相等，大耳狭长，圆形至披针形；箨舌边缘齿裂；箨片直立，易脱落。叶鞘无毛，背部具脊，纵肋隆起；叶耳通常呈镰刀形，边缘具弯曲而呈放射状的繸毛；叶舌边缘啮蚀状；叶片线状披针形至狭披针形，先端渐尖具钻状细尖头，基部近圆形或楔形。分布以我国南方为主。

【性状】 不规则多角形的块状或片状物，表面乳白色、灰白色或灰蓝色相杂。质轻，松脆，易破碎。断面光亮，稍显粉性，触之有滑感。吸水力强，置水中有气泡产生，不溶于水。味甘有凉感，舐之黏舌。气微，味淡。以干燥、块大、淡黄白色、光亮、吸水力强者为佳。

【产地】 主产云南、广东、广西等地。

【性味归经】 甘，寒。归心、肝、胆经。

【功能主治】 清热豁痰，凉心定惊。用于热病神昏，中风痰迷，小儿痰热惊痫、抽搐、夜啼。

【用法用量】 煎服，3~9g；或入丸、散。

【各家论述】
① 《蜀本草》："竹节间黄白者，味甘，名竹黄。"
② 《开宝本草》："按《临海志》云：生天竺国，今诸竹内往往得之。"
③ 《本草纲目》："按吴僧赞宁云：竹黄，生南海镛竹中。"

无患子

【图谱来源】

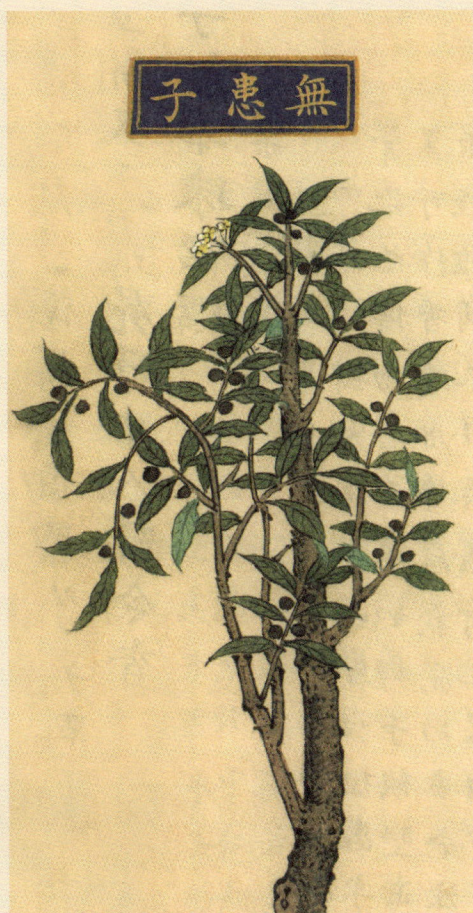

《品汇》弘治本

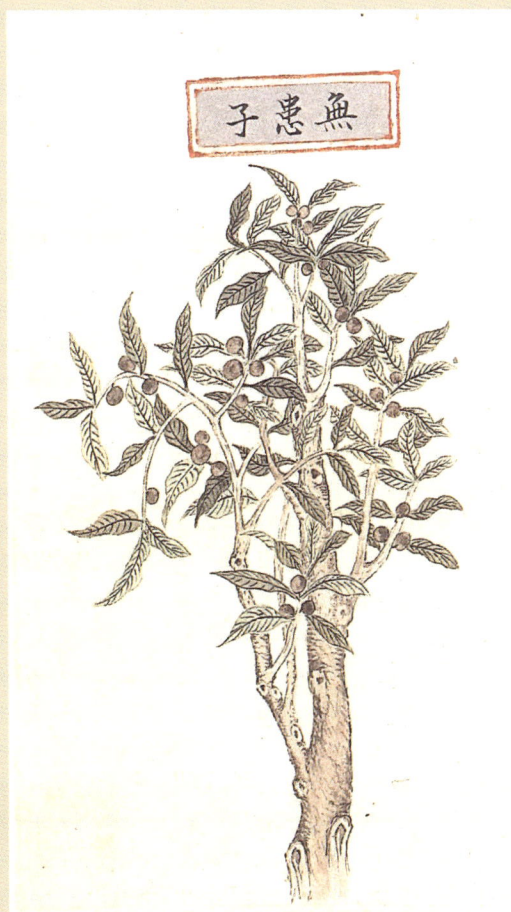

《品汇》东京本

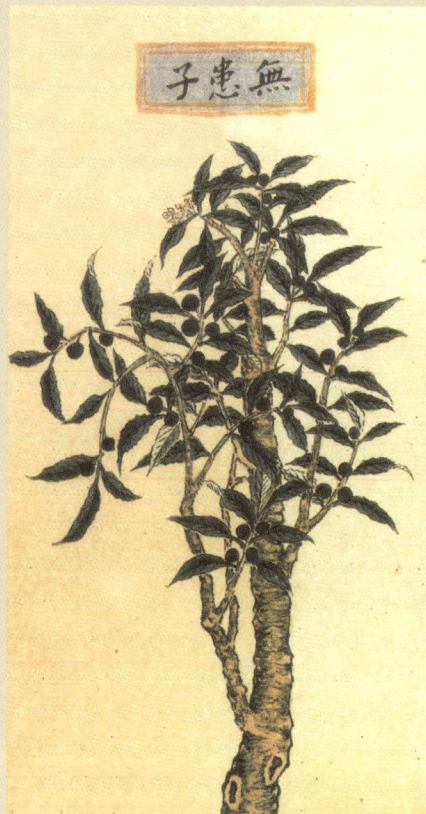

《品汇》罗马本

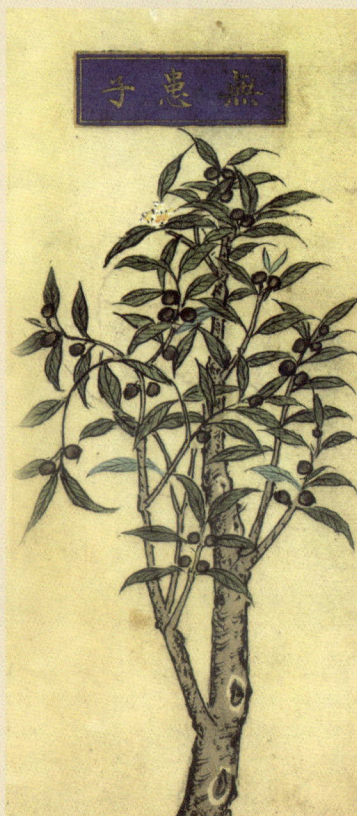

《便览》

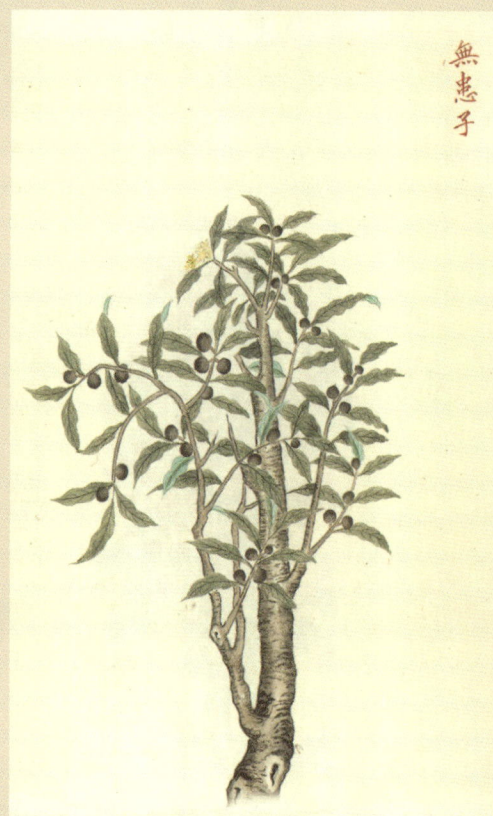

《草木状》

【出处】● 唐·陈藏器《本草拾遗》

【别名】● 樧子（《多能鄙事》），木患子、肥珠子、油珠子、菩提子（《本草纲目》），木槵子、油患子（《中国树木分类学》），圆肥皂、桂圆肥皂（《现代实用中药》），洗手果、苦枝子（《广西中兽医药用植物》）等。

【来源】● 为无患子科植物无患树 *Sapindus mukorossi* Gaertn. 的干燥成熟种子。

【原植物】● 落叶或常绿乔木，高达 25m。枝开展，小枝无毛，密生多数皮孔；冬芽腋生，外有鳞片 2 对，稍有细毛。通常为双数羽状复叶，互生；无托叶；有柄；小叶 8~12 枚，广披针形或椭圆形，长 6~15cm，宽 2.5~5cm，先端长尖，全缘，基部阔楔形或斜圆形，左右不等，革质，无毛，或下面主脉上有微毛；小叶柄极短。圆锥花序，顶生及侧生；花杂性，小形，无柄，总轴及分枝均被淡黄褐色细毛；萼 5 片，外 2 片短，内 3 片较长，圆形或卵圆形；花冠淡绿色，5 瓣，卵形至卵状披针形，有短爪；花盘杯状；雄花有 8~10 枚发达的雄蕊，着生于花盘内侧，花丝有细毛，药背部着生；雌花，子房上位，通常仅 1 室发育；两性花雄蕊小，花丝有软毛。核果球形，径约 15~20mm，熟时黄色或棕黄色。种子球形，黑色，径约 12~15mm。花期 6~7 月。果期 9—10 月。分布于我国长江以南大部地区。

【性状】● 球形，径长 14mm。外表黑色光滑。种脐线形，周围附有白色茸毛。种皮骨质，坚硬。无胚乳，子叶肥厚，黄色，胚粗壮稍弯曲。

【产地】● 产广东、广西等地。

【性味归经】● 苦，平。

【功能主治】● 清热祛痰，消积杀虫。用于喉痹肿痛，咳喘，食滞，白带，疳积，疮癣，肿毒。

【用法用量】● 煎服 9~30g，研末或煨食。外用研末吹喉、擦牙，或煎汤洗、熬膏涂。

【各家论述】● ①《鸡肋篇》："浙中少皂荚，澡面、浣衣皆用肥珠子。木亦高大，叶如槐而细，生角长者不过三数寸，子圆黑肥大，肉亦厚，膏润于皂荚，故一名肥皂。"
②《本草纲目》："山人呼为肥珠子、油珠子，因其肥如油、圆如珠也。"

化橘红

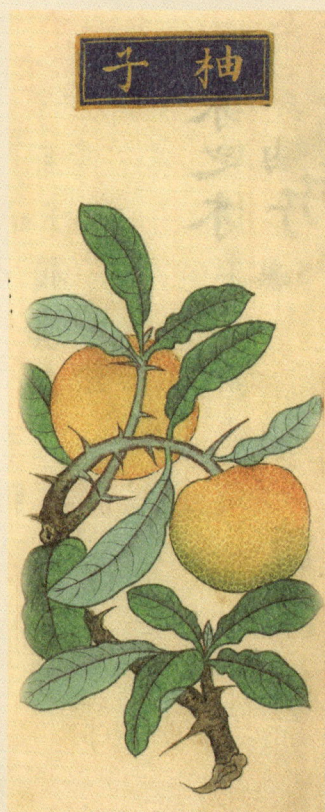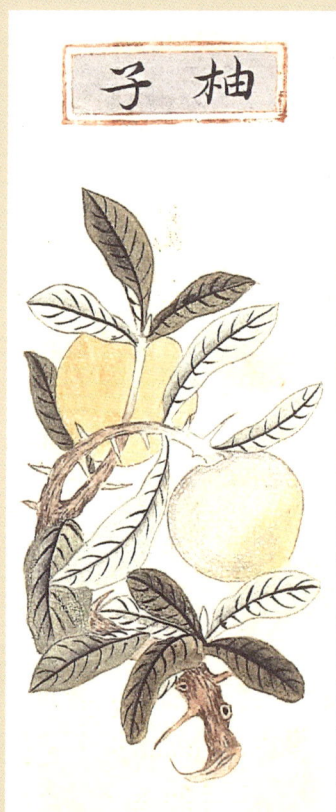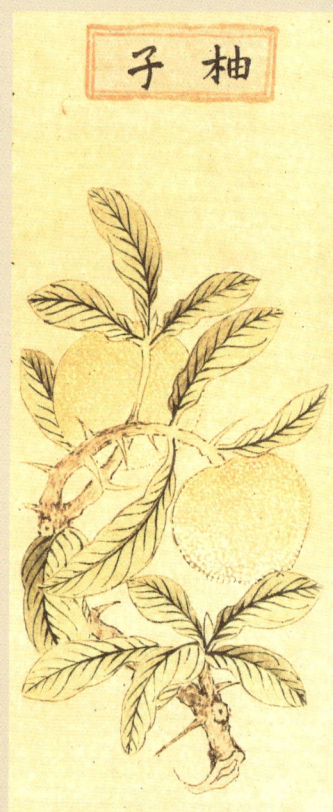

岭南道地药材与外来药物图萃

【图谱来源】

《品汇》弘治本　　　　　《品汇》东京本　　　　　《品汇》罗马本

038

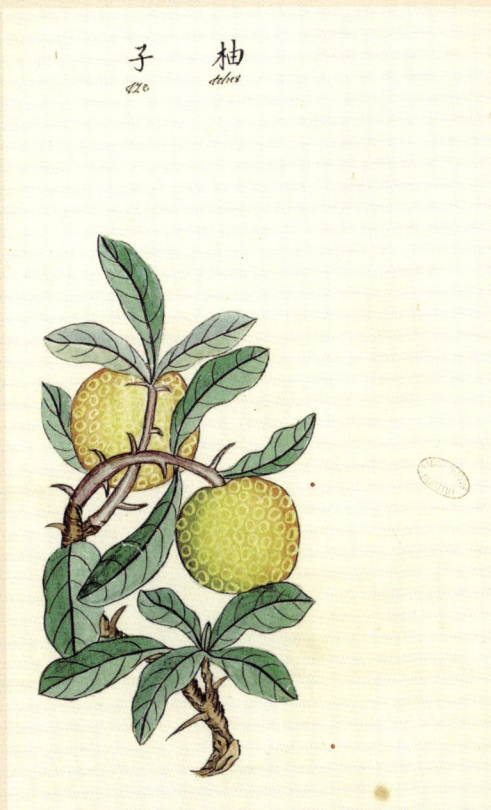

《品汇》巴黎本Ⅱ

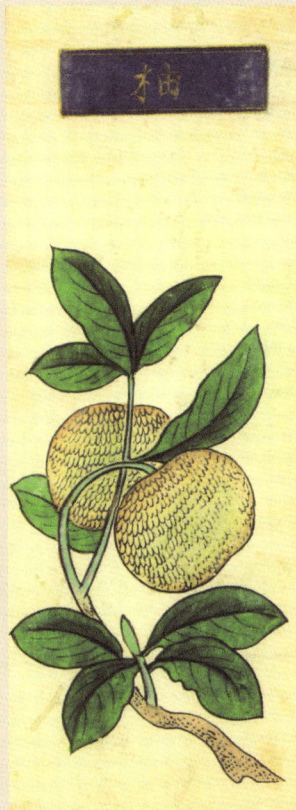

《食物》Ⅰ

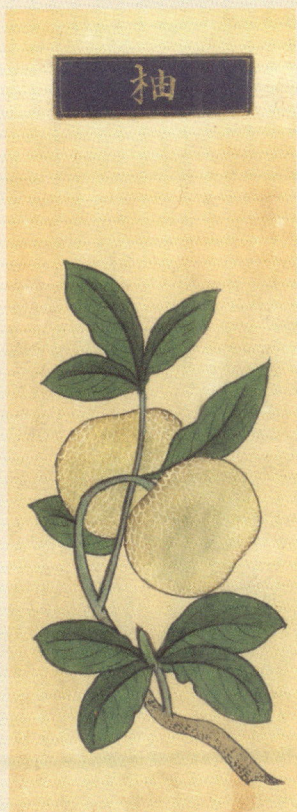

《食物》Ⅱ

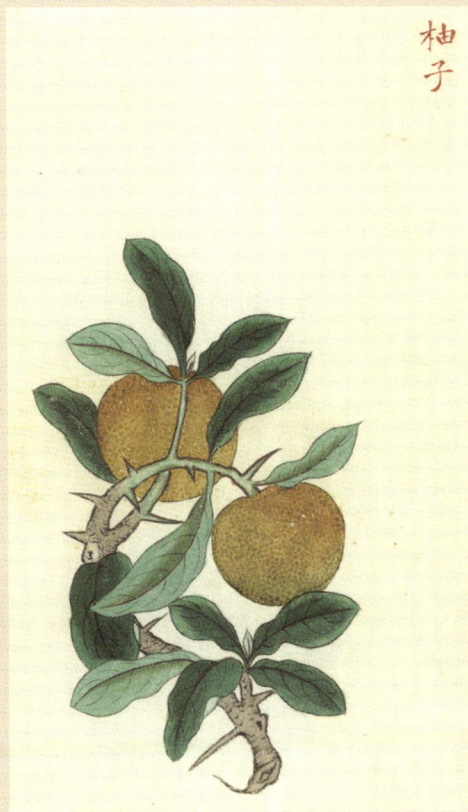

《草木状》

【出处】 《识药辨微》（引自清·赵学敏《本草纲目拾遗》）

【别名】 化皮（《岭南杂记》），化州橘红（《岭南随笔》），化州陈皮（《本草从新》），柚皮橘红（《中药志》），毛化（《广西中药志》）等。

【来源】 为芸香科植物化州柚 *Citrus grandis* 'Tomentosa' 的未成熟果实或近成熟的干燥外层果皮。

【原植物】 常绿小乔木，高 3~3.5m。枝条粗壮斜生，幼枝被浓密柔毛，并有微小针刺。叶互生；叶柄的叶翼倒心脏形；有毛，主脉及叶翼边缘尤多；叶片长椭圆形，长 8~13cm，宽 3~6cm，先端浑圆或微凹入，基部圆钝，边缘浅波状，两面主脉上均有柔毛；叶质肥厚柔软。花极香，单生或腋生花序；萼 4 浅裂；花瓣白色，矩圆形；雄蕊 20~25；子房圆形，花柱柱状，柱头极大。果实圆形或略扁，一般高 10~15cm，宽 11~13cm，柠檬黄色，油室大而明显，幼果密被白色茸毛；果顶圆钝，顶端内凹，果蒂四周略有棱状突起；果皮不易剥离，厚约 2cm；瓤囊 16 瓣，中心柱充实，果肉浅黄色，汁胞长大似纺锤形，味极酸。种子 80 粒以上，扁圆形，合点浅紫色。花期 3 月。果期 8—9 月。广东（化州）、广西（玉林）有栽培。

【性状】 呈扁圆形、椭圆形或对折的七角、六角或五角星形，展开后直径 15~28cm，厚 2~5mm。外皮黄色或黄绿色，密布毛茸，有皱纹及小凹点，多作成七角形，习称"黄七爪""绿七爪"；单片呈柳叶状者，习称"尖化红"，或称"柳叶橘红"。内表面多为黄白色，有脉络纹。质脆，易折断，断面不齐，外侧有一列不整齐的油点，内侧黄白色。气芳香，味苦、微辛。以皮厚、毛多、气味浓厚者为佳。

【产地】 主产广东、广西等地。

【炮制】 拣去杂质，刷净，用时擘碎。

【性味归经】 苦、辛，温。归脾、肺经。

【功能主治】 理气宽中，燥湿化痰。用于咳嗽痰多，食积伤酒，呕恶痞闷。

【用法用量】 煎服，3~6g；或入丸、散。

【各家论述】 ①《列子》："吴、楚之国，有大木焉，其名为櫾，碧树而冬生，实丹而味酸。食其皮汁，已愤厥之疾。"
②《本草从新》："化州陈皮，消痰至灵，然消伐太峻，不宜轻用。"

巴戟天

【图谱来源】

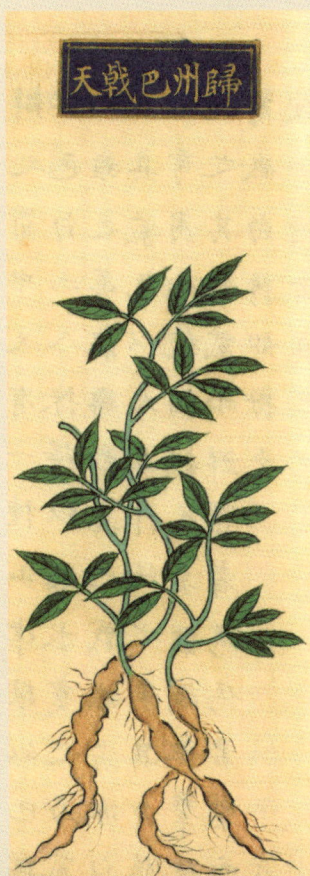

《品汇》弘治本

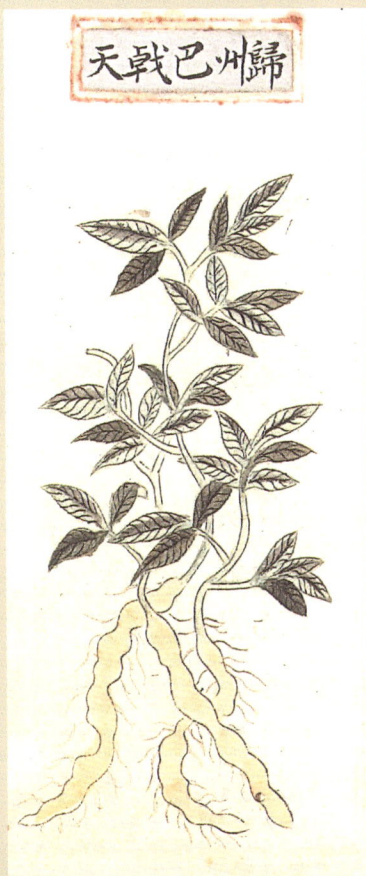

《品汇》东京本

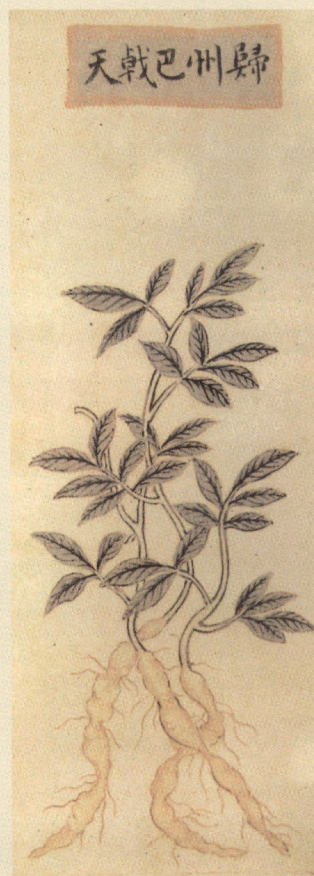

《品汇》罗马本

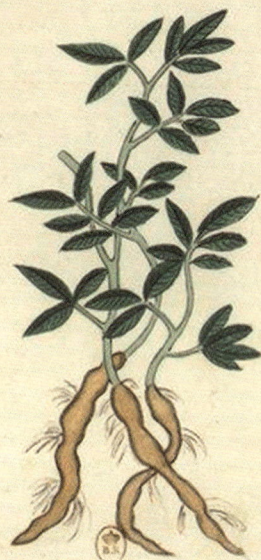

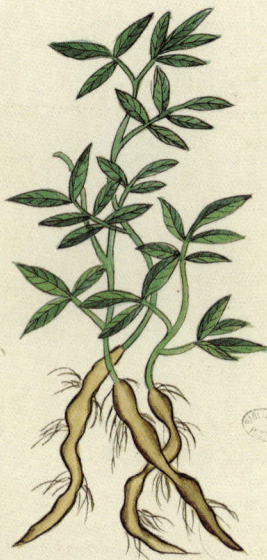

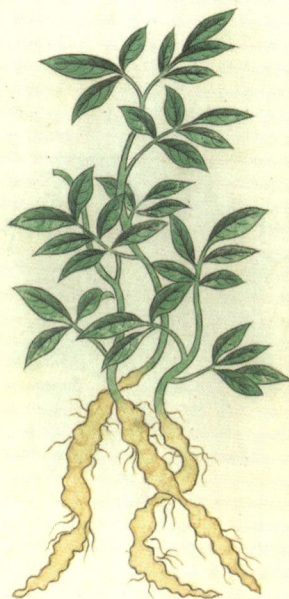

《品汇》巴黎本Ⅰ   《品汇》巴黎本Ⅱ   《草木状》

【出处】　《神农本草经》

【别名】　巴戟（《本草图经》），鸡肠风（《中药志》），兔子肠（《中药材手册》）等。

【来源】　为茜草科植物巴戟天 *Morinda officinalis* How 的干燥根。

【原植物】　缠绕或攀缘藤本。根茎肉质肥厚，圆柱形，支根多呈念珠状，鲜时外皮白色，干时暗褐色。有蜿蜒状条纹，断面呈紫红色。茎圆柱状，有纵条棱，小枝幼时有褐色粗毛，老时毛脱落后表面粗糙。叶对生，长椭圆形，长 3~13cm，宽 1.5~5cm，先端短渐尖，基部楔形或阔楔形，全缘，下面沿中脉上被短粗毛，叶缘常有稀疏的短睫毛；叶柄有褐色粗毛；托叶鞘状。花序头状，花 2~10 朵，生于小枝顶端，罕为腋生；花萼倒圆锥状，长 3~4mm，先端有不规则的齿裂或近平截；花冠肉质白色，花冠管的喉部收缩，内面密生短毛，通常 4 深裂；雄蕊 4 枚，花丝极短；子房下位，4 室，花柱 2 深裂。浆果近球形，直径 5~9mm，成熟后红色，顶端有宿存的筒状萼管。花期 4—5 月。果期 9—10 月。分布于广东、广西、福建等地。

【性状】扁圆柱形，略弯曲，长度不等，直径 0.5~2cm。表面灰黄色或暗灰色。有粗而不深的纵皱纹及深陷的横纹，甚至皮部断裂而露出木部，形成长 1~3cm 的节，形如鸡肠，故土名"鸡肠风"。折断面不平，横切面多裂纹；皮部呈鲜明的淡紫色，木部黄棕色，皮部宽度为木部的 2 倍。气微，味甘而微涩。以条大、肥壮、连珠状、肉厚、色紫者为佳；条细瘦、肉薄、色灰者质次。

【产地】主产广东、广西等地。

【炮制】巴戟天：拣去杂质，用热水泡透后，趁热抽去木心，切段，晒干。

炙巴戟：取甘草，捣碎，置锅内加水煎汤，捞去甘草渣，加入拣净的巴戟天，煮至松软能抽出木心时（此时余汤不宜多），取出，趁热抽去木心，晒干（每巴戟天 50kg，用甘草 3.12kg）。

盐巴戟：取拣净的巴戟天，用盐水拌匀，入笼蒸透，抽去木心，晒干（每巴戟天 50kg，用盐 1kg，加适量开水化开澄清）。

【性味归经】辛、甘，微温。归肝、肾经。

【功能主治】补肾阳，强筋骨，祛风湿。用于阳痿遗精，宫冷不孕，月经不调，少腹冷痛，风湿痹痛，筋骨痿软。

【用法用量】煎服，4.5~9g；或入丸、散，浸酒或熬膏。

【各家论述】《证类本草》："陶隐居云：今亦用建平、宜都者，状如牡丹而细，外赤内黑，用之打去心。唐本注云：巴戟天苗，俗方名三蔓草。叶似茗，经冬不枯；根如连珠，多者良，宿根青色，嫩根白紫。用之亦同。连珠肉浓者为胜。"

马槟榔

【图谱来源】

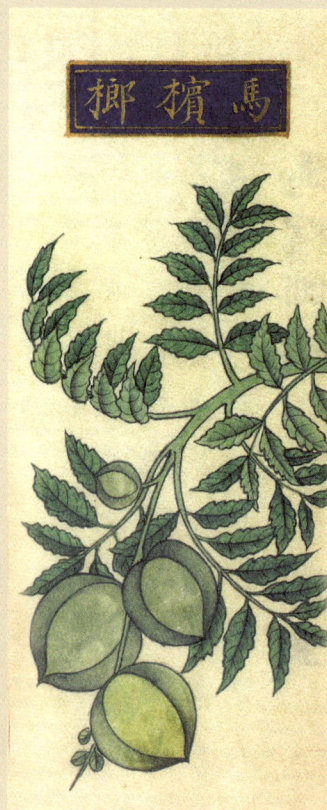

《品汇》弘治本

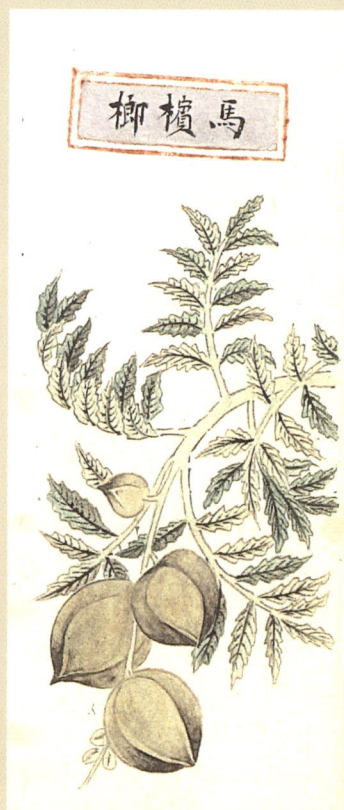

《品汇》东京本

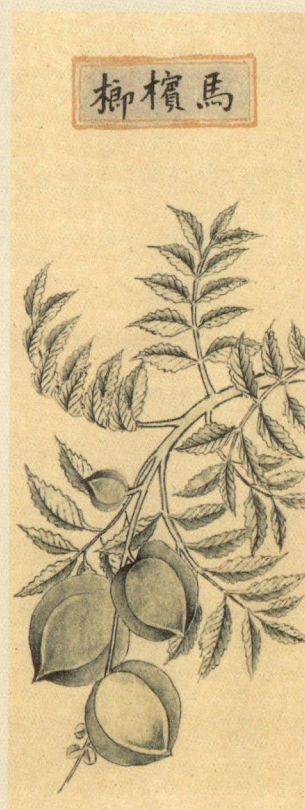

《品汇》罗马本

044

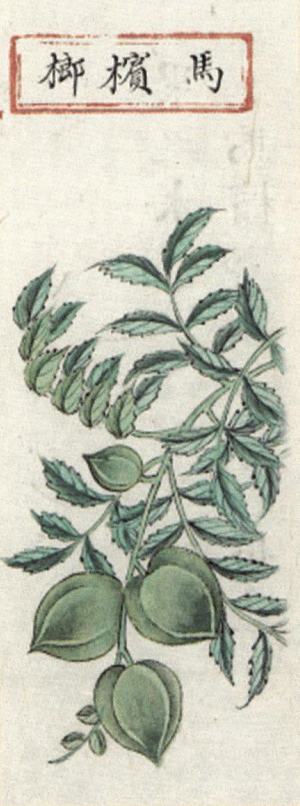

《品汇》柏林本

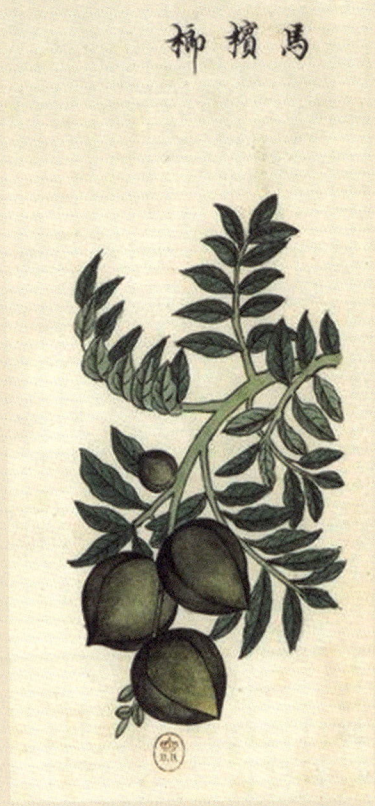

《品汇》巴黎本Ⅰ

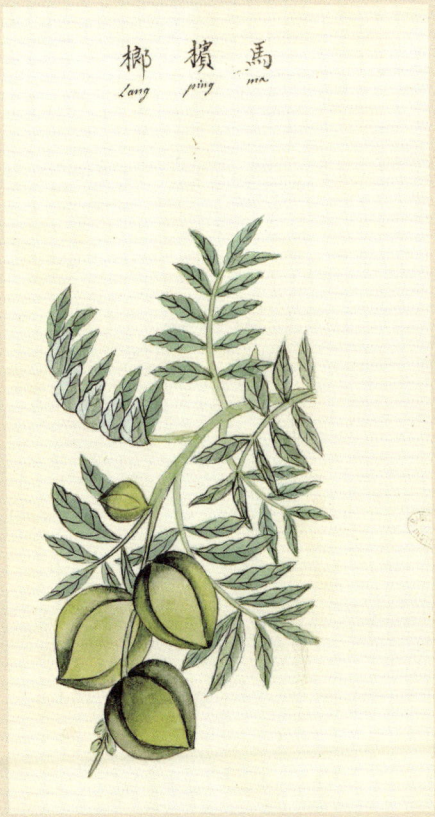

《品汇》巴黎本Ⅱ

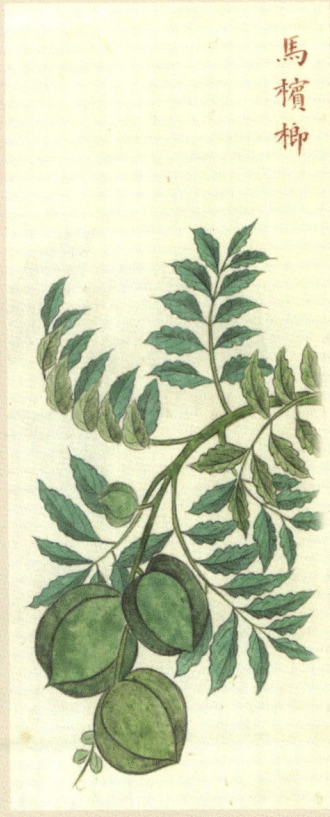

《草木状》

【出处】 明·刘文泰等《本草品汇精要》

【别名】 马金南（《记事珠》），马金囊（《云南志》），紫槟榔（《本草纲目》），水槟榔、太极子（《中药形性经验鉴别法》），屈头鸡（《广西中药志》）等。

【来源】 为白花菜科植物水槟榔 *Capparis pterocarpa* Chun 或马槟榔 *Capparis masaikai* Levl. 的干燥成熟种子。

【原植物】 ①水槟榔：藤状灌木，高达 3m 以上。老枝光滑，幼枝先端密被黄褐色毛。单叶互生，叶片矩圆状卵形或椭圆形，长 8~20cm，全缘，上面深绿色，下面灰绿色至黄褐色，两面均无毛，唯嫩叶常被棕褐色毡样毛；叶柄有凹槽，刺状托叶 2 枚，质硬，下弯。花黄色，顶生或腋生，由多个伞形或伞房状花序组成硕大的圆锥花序；总花柄长 1~4cm，小花柄长 1~2.5cm，密被咖啡色短茸毛；萼片 4，2 轮，阔倒卵形，长 1~2cm，两面均被咖啡色短毛；花瓣 4，长倒卵形，长 1.3~1.7cm，被白色柔毛；雄蕊多数；子房卵形，子房柄长 4cm，花柱不明显。果实球形，径约 4~8cm，黄红色，表面有不规则纵皱。种子数枚，黄白色或猩红色。花期 4 月。果期 11 月。分布广东、广西、云南等地。
②马槟榔：攀援灌木。老枝褐色，幼枝密被褐色毛。单叶互生或对生，有短柄；叶片椭圆形，长 7~12cm，宽 4~7cm，先端钝尖，基部阔楔形，全缘，表面绿色光亮，背面灰绿色，有细毛，叶脉羽状，两面突起，叶片干后为褐色；托叶有时变为钩刺。花白色；花萼 4，两轮排列；花瓣 4，覆瓦状排列；雄蕊多数；子房柄粗，长达 3cm，木质。果实卵形或近球形，长达 2cm，外果皮皱缩，有不规则棱及粗短的棘状突起。种子黑褐色或灰褐色。花期 3—6 月。果期 8—12 月。分布于云南、广西、广东、贵州等地。

【性状】 ①水槟榔：肾形或圆形而扁，一端常呈鸟喙状，径 1~1.8cm。外表光滑或略粗糙，黄白色、红棕色或青灰色不等。种子中央有一半环状痕迹，一端与种脐相遇。种脐明显，种脊通常不明显。种皮坚脆，厚约 1mm，种皮内面灰白色至黄白色，有纵纹理，并有薄膜紧贴于种皮上。胚白色至微黄色，部分有紫晕。子叶弯生成卷旋状。味先略苦而后甜。
②马槟榔：与上种相似，唯种子外表灰褐色或黑褐色。
均以新鲜、饱满、种仁黄白色者为佳。

【产地】 主产广西、云南、广东。

【性味归经】 甘，寒。

【功能主治】 清热，生津，止渴。用于伤寒热病，暑热口渴，麻疹，喉痛，食滞胀满，肿毒。

【用法用量】 内服：生嚼或煎汤，3~6g。外用：捣涂。

甘　蕉

【图谱来源】

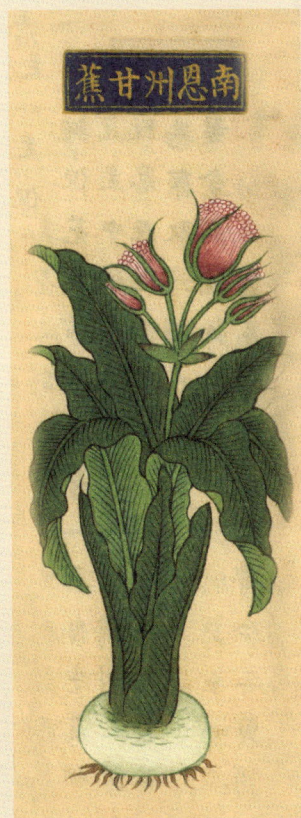
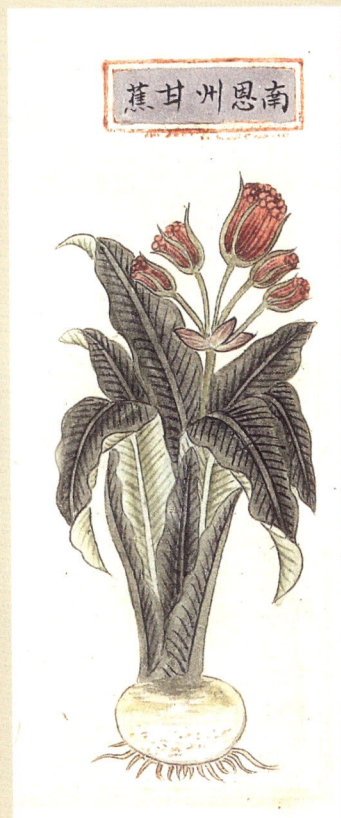
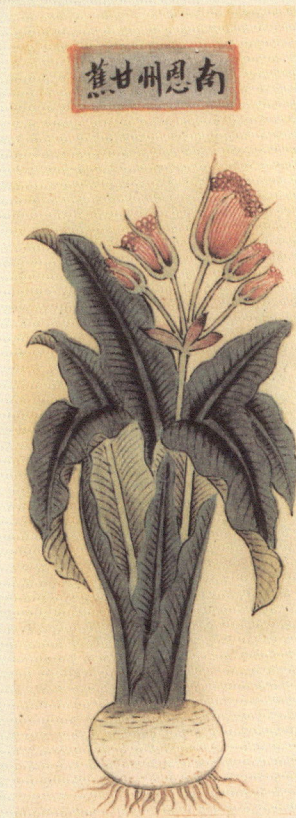
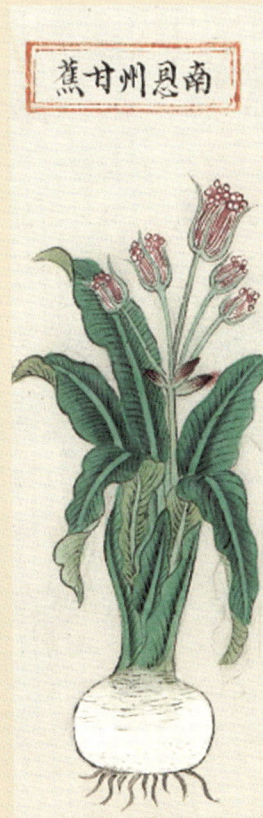

《品汇》弘治本　　　　《品汇》东京本　　　　《品汇》罗马本　　　　《品汇》柏林本

岭南道地药材与外来药物图萃

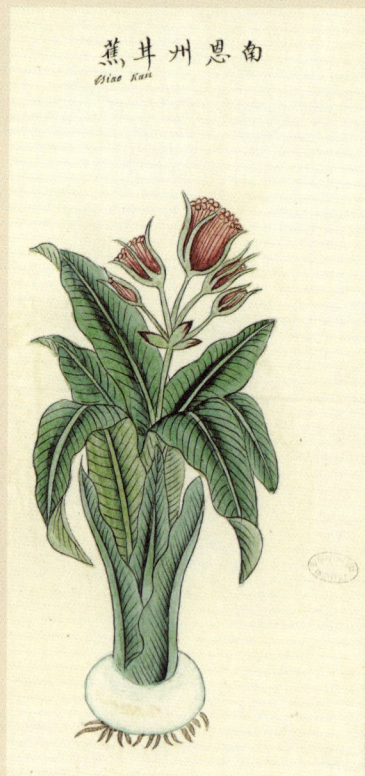

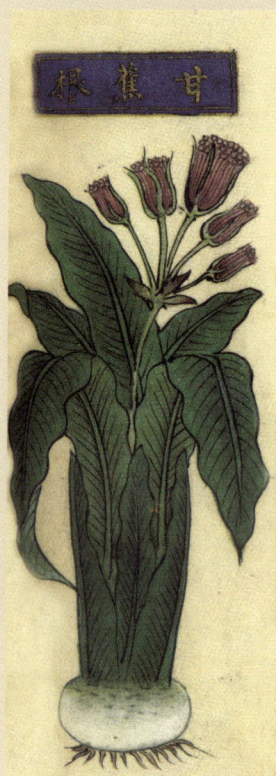

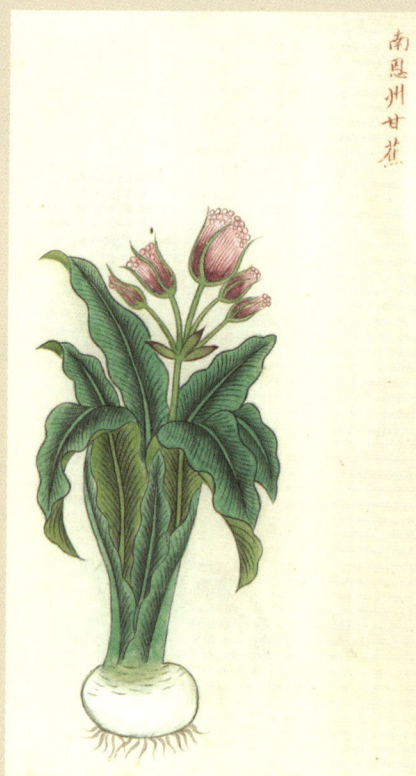

《品汇》巴黎本Ⅱ　　　　　　《便览》　　　　　　《草木状》

【出处】 晋·徐衷《南方草木状》

【别名】 大蕉、香蕉、香牙蕉、龙奶奶（《本草纲目拾遗》），蕉子（《桂海虞衡志》），蕉果（《本草求原》），粉芭蕉（《云南中药资源名录》），芭蕉（广东）等。

【来源】 芭蕉科植物甘蕉 *Musa paradisiaca* L. var. *sapientum* O. Ktze. 的成熟果实。

【原植物】 多年生草本，高 3~7m。具匍匐茎，假茎厚而粗重，被白粉。叶柄甚伸长，长在 30cm 以上，多白粉，叶翼闭合；叶直立或上举，长圆形，长 1.5~3m，宽 40~60cm，叶面深绿色，叶背淡绿，被明显的白粉，基部近圆形，近对称，先端钝圆。穗状花序下垂，花序轴密被褐色毛，苞片卵形或卵状披针形，长 15~30cm，脱落，外面呈紫红色，内面深红色，每苞片有花 2 列，雄花脱落；花被片黄白色，合生花被片长 4~6.5cm，离生花被片长约为合生花被片长之半，为透明蜡质，具光泽，长圆形或近圆形，先端具小突尖、锥尖或卷曲成一囊。果序由 7~8 段至数十段的果束组成。果长圆形，按长宽比例较短粗，果身直或微弯曲，长 10~20cm，棱角明显，果柄短，果肉松软，紧实，未成熟前味涩，成熟时味甜或略带酸味，香味特浓，无种子。花、果期全年。原产印度、马来西亚等地，我国福建、台湾、广东、广西、云南、四川等地有栽培。

【性味归经】 甘，寒。

【功能主治】 清热，润肺，滑肠，解毒。用于热病烦渴，肺燥咳嗽，便秘，痔疮。

【用法用量】 内服，生食或炖熟。

【各家论述】 ①《南方草木状》："甘蔗，望之如树，株大者一围余，叶长一丈或七八尺，广尺余二尺许。花大如酒杯，形色如芙蓉，着茎末百余子大，名为房，相连累。甜美，亦可蜜藏。根如芋魁，大者如车毂。实随华，每华一阖，各有六子，先后相次。子不俱生，花不俱落。一名芭蕉，或曰巴苴，剥其子上皮，色黄白，味似蒲萄，甜而脆，亦疗饥。此有三种：子大如拇指，长而锐，有类羊角，名羊角蕉，味最甘好；一种子大如鸡卵，有类牛乳，名牛乳蕉，微减羊角；一种大如藕，子长六七寸，形正方，少甘，最下也。其茎解散如丝，以灰练之，可纺织为绐绤，谓之蕉葛，虽脆而好，黄白，不如葛赤色也。交广俱有之。《三辅黄图》曰：汉武帝元鼎六年，破南越，建扶荔宫，以植所得奇草异木，有甘蔗二本。"

②《本草经集注》："本出广州，今都下、东间并有。根叶无异，惟子不堪食尔。"

③《唐本草》："岭南者子大，味甘冷，不益人。此间但有花汁无实。"

④《本草图经》："今出二广，闽中、川蜀者有花，闽广者实极美，可啖。他处虽多，而作花者亦少。近岁都下往往种之甚盛，皆芭蕉也。蕉类亦多，此云甘蕉乃是有子者，叶大抵与芭蕉相类，但其卷心中抽杆作花，初生大萼，如倒垂菡萏，有数十层，层皆作瓣，渐大则花出瓣中，极繁盛。红者如火炬，谓之红蕉；白者如蜡色，谓之水蕉。其花大类象牙，故谓之牙蕉。其实亦有青、黄之别，品类亦多，食之大甘美。亦可暴干寄远，北土得之以为珍果。闽人灰埋其皮，令锡滑，绩以为布，如古之锡衰焉。其根极冷，捣汁以傅肿毒，蓐妇血妨亦可饮之。"

⑤《桂海虞衡志》："蕉子芭蕉，极大者凌冬不凋，中抽干，长数尺，节节有花，花褪叶根有实。去皮取肉，软烂如绿柿，极甘冷，四季恒实。土人或以饲小儿，云性凉，去客热。以梅汁渍，暴干，按令扁，味甘酸有微霜，世所谓芭蕉干者是也。鸡子，小如牛蕉，亦四季实。芽蕉子，小如鸡蕉，尤香嫩甘美，秋初实。"

⑥《本草纲目》："海南芭蕉常年开花结实，有二种：板蕉大而味淡，佛手蕉小而味甜。通呼为蕉子。不似江南者，花而不实。"

⑦《植物名实图考》："甘蔗，《别录》下品。生岭北者开花，花苞有露极甘，通呼甘露。生岭南者有实，通呼蕉子，种类不一，具详《桂海虞衡志》诸书。李时珍以甘露为荷，说本杨慎，殊不确。"

甘 蔗

【图谱来源】

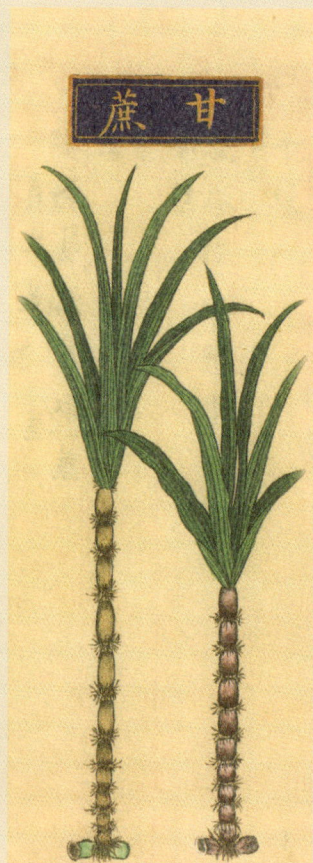

《品汇》弘治本

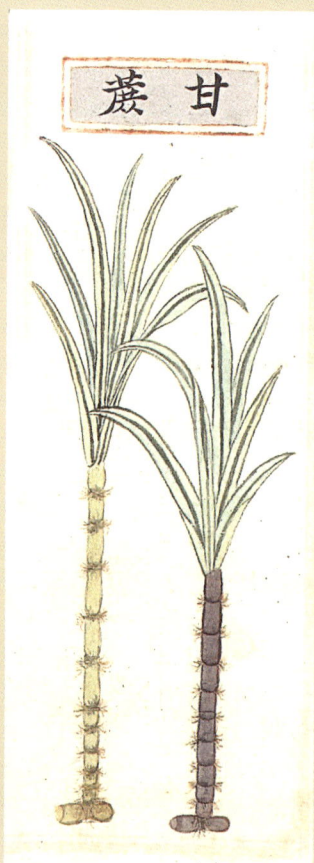

《品汇》东京本

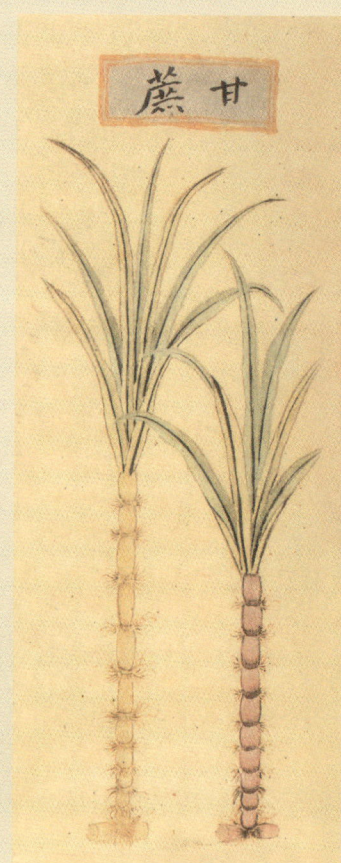

《品汇》罗马本

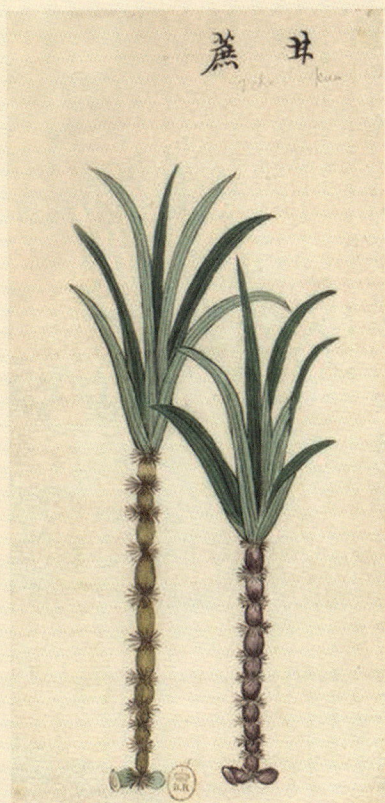

《品汇》巴黎本 I

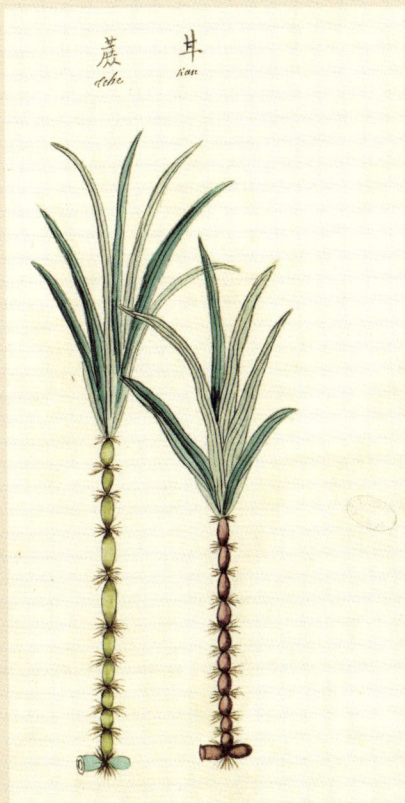

《品汇》巴黎本 II

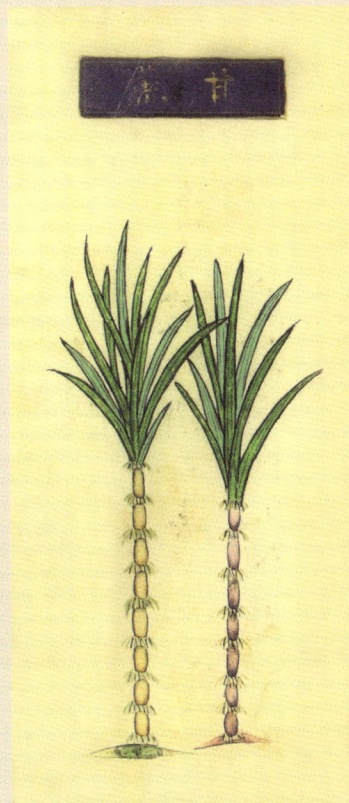

《食物》I

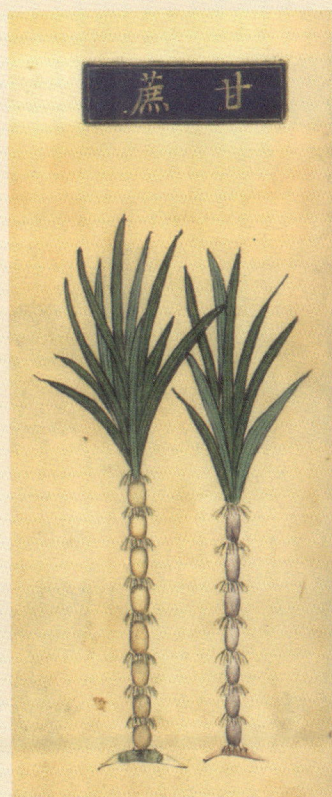

《食物》II

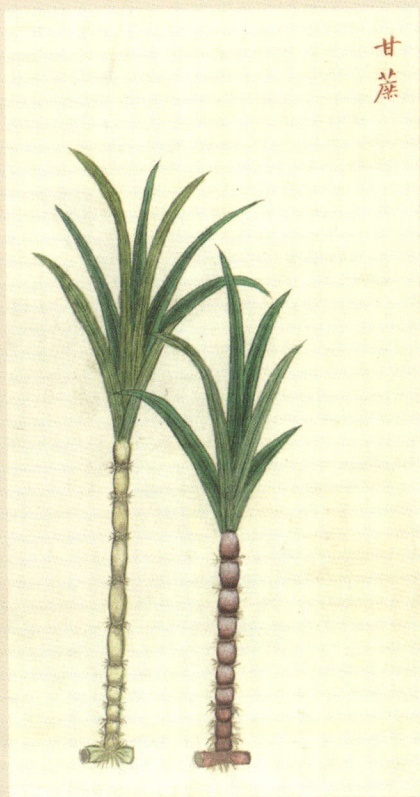

《草木状》

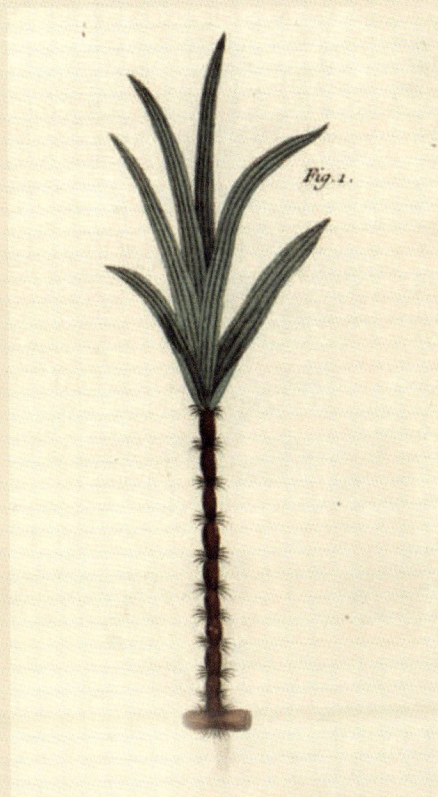

《植物图谱》

【出　处】　魏晋·佚名《名医别录》

【别　名】　薯蔗（《南都赋》），干蔗（《南方草木状》），接肠草（《重庆堂随笔》），竿蔗（《随息居饮食谱》），糖梗（《国药的药理学》）等。

【来　源】　为禾本科植物甘蔗 *Saccharum sinensis* Roxb. 的茎秆。

【原植物】　多年生草本。秆直立，粗壮，坚实，高 2~4m，径 2~5cm，绿色、淡黄或淡紫色，表面常被白粉。叶片阔而长，长 0.5~1m，宽 2.5~5cm，两面粗糙，边缘粗糙或具小锐齿，中脉粗厚，白色，鞘口有毛。圆锥花序大，长 40~80cm，白色，生于秆顶，花序柄无毛；分枝纤细，长 10~30cm，节间无毛；小穗长 3~4mm，小穗柄无毛；基盘微小，被白色丝状长毛，毛长约为小穗的 2 倍；第一颖无毛，近纸质；第二颖约与第一颖等长；不孕小花中性；结实小花的外稃甚狭或缺；内稃小，披针形。春季抽穗。广植于温带及热带地区。我国中南与西南地区均有栽培。

【性味归经】　甘，寒。归肺、胃经。

【功能主治】　清热，生津润燥，下气。用于热病津伤，心烦口渴，反胃呕吐，肺燥咳嗽，大便燥结，解酒毒。

【用法用量】　内服，甘蔗汁 60~120g。外用捣敷。

【各家论述】　①《食疗本草》："蔗有赤色者，名昆仑蔗；白色者，名荻蔗。竹蔗以蜀及岭南者为胜，江东虽有，而劣于蜀产。会稽所作乳糖，殆胜于蜀。"
②《本草纲目》："蔗皆畦种，丛生，最困地力。茎似竹而内实，大者围数寸，长六七尺，根下节密，以渐而疏。抽叶如芦叶而大，长三四尺，扶疏四垂。八、九月收茎，可留过春，充果食。按王灼《糖霜谱》云：蔗有四色：曰杜蔗，即竹蔗也，绿嫩薄皮，味极醇厚，专用作霜；曰西蔗，作霜色浅；曰芳蔗，亦名蜡蔗，即荻蔗也，亦可作沙糖；曰红蔗，亦名紫蔗，即昆仑蔗也，止可生啖，不堪作糖。凡蔗榨浆饮固佳，又不若咀嚼之味隽永也。"

石斛

【图谱来源】

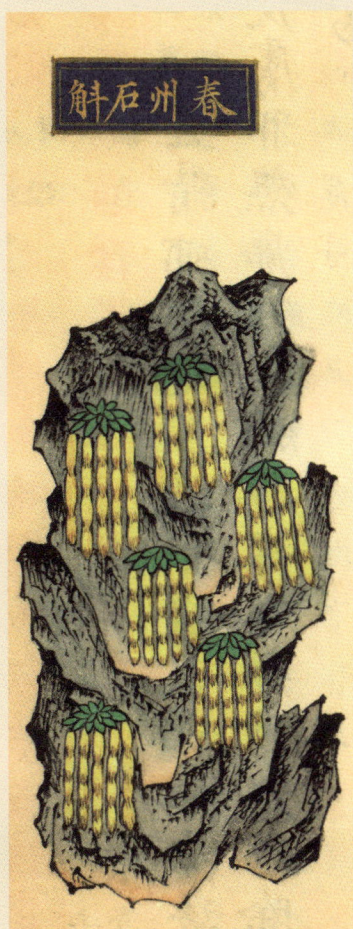

《品汇》弘治本

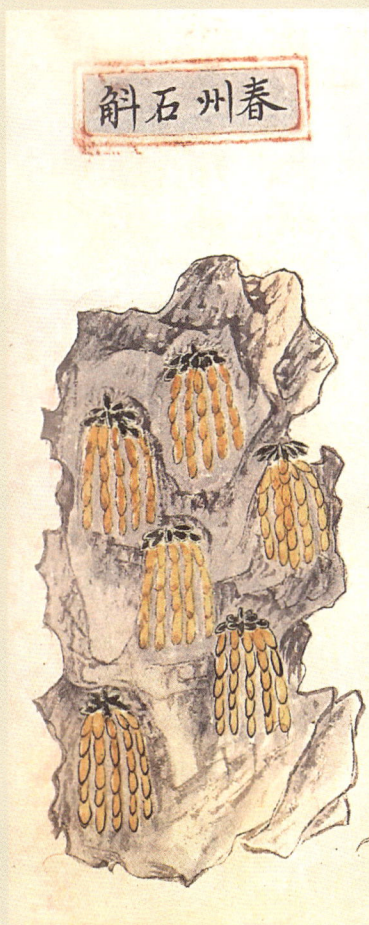

《品汇》东京本

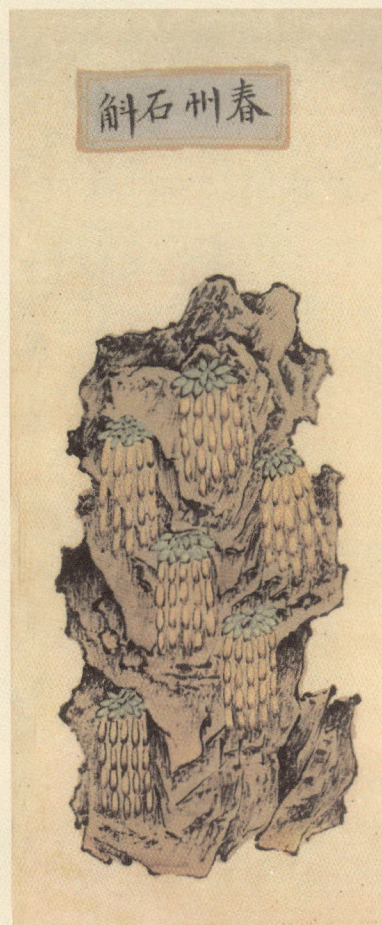

《品汇》罗马本

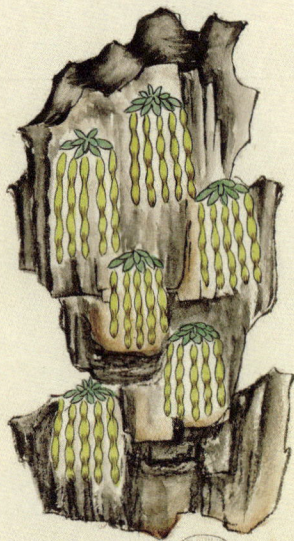

《品汇》巴黎本Ⅱ

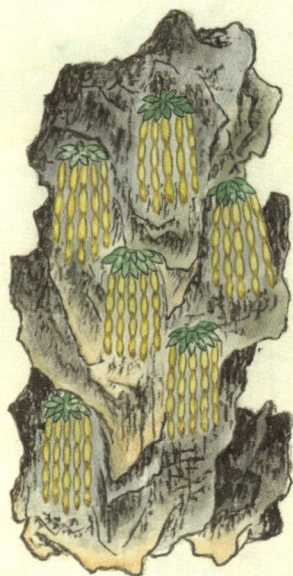

《草木状》

【出处】　《神农本草经》

【别名】　林兰、禁生（《神农本草经》），杜兰、石蓫（《名医别录》），金钗花、千年润（《本草纲目》），黄草（《药物出产辨》），吊兰花（《中国药植志》）等。

【来源】　为兰科植物金钗石斛 Dendrobium nobile Lindl. 或其同属植物近似种的新鲜或干燥茎。

【原植物】　多年生附生草本，高 30~50cm。茎丛生，直立，直径 1~1.3cm，黄绿色，多节，节间长 2.5~3.5cm。叶无柄，近革质，常 3~5 片生于茎的上端；叶片长圆形或长圆状披针形，长 6~12cm，宽 1.5~2.5cm，先端钝，有偏斜状的凹缺，叶脉平行，通常 9 条，叶鞘紧抱于节间，长 1.5~2.7cm。总状花序自茎节生出，通常具花 2~3 朵；苞片膜质，小，卵形；花甚大，下垂，直径 6~8cm；花萼及花瓣白色，末端呈淡红色；萼 3 片，中萼片离生，两侧萼片斜生于蕊柱足上，几相等，长圆形，长 3.5~4.5cm，宽 1.2~1.5cm，先端急尖或钝形；花瓣卵状长圆形或椭圆形，与萼片几等长，宽 2.1~2.5cm，唇瓣生于蕊柱足的前方，近圆卵形，长 4~4.5cm，宽 3~3.5cm，先端圆形，基部有短爪，下半部向上反卷包围蕊柱，两

面被茸毛，近基部的中央有一块深紫色的斑点；合蕊柱高 6~7mm，连足部长约 12mm；雄蕊呈圆锥状，花药 2 室，长约 3mm，花粉块 4，蜡质。蒴果。花期 5—6 月。分布于我国西南、湖北、广西、台湾等地。

【性状】 长 20~40cm，直径 0.4~0.6cm，基部为圆柱形，中部及上部为扁圆柱形，茎节微向左右弯曲，表面金黄色而微带绿色，有光泽，具纵沟纹，节明显，棕色，有时节部稍膨大，节间长 2.5~3cm，向上渐短。体轻而质致密，易折断，断面类白色，散布有深色的小点。气微，味苦。以身长、色金黄、质致密、有光泽者为佳。

【产地】 主产我国西南、华南及湖北等地。

【炮制】 鲜石斛：临用时剪下，搓去膜质叶鞘、洗净、剪段。干用者，去根洗净，搓去薄膜状叶鞘，晒干或烘干。干石斛：先将石斛置开水中略烫，再晒干或烘干。此外，铁皮石斛等少数品种之嫩茎，还可进行特殊加工，即以长 8cm 左右的石斛茎洗净晾干，用文火均匀炒至柔软，搓去叶鞘，趁热将茎扭成螺旋状或弹簧状，反复数次，最后晒干，商品称为耳环石斛，又名枫斗。

【性味归经】 甘，微寒。归胃、肾经。

【功能主治】 益胃生津，滋阴清热。用于热病津伤，口干烦渴，胃阴不足，食少干呕，病后虚热不退，阴虚火旺，骨蒸劳热，目暗不明，筋骨痿软。

【用法用量】 煎服，干品 6~12g，先煎；鲜品 15~30g。亦可熬膏或入丸、散。

【各家论述】 ①《唐本草》："作干石斛，先以酒洗，捋蒸炙成，不用灰汤。今荆、襄及汉中、江左，又有二种：一者似大麦，累累相连，头生一叶而性冷（名麦斛）；一种大如雀髀，名雀髀斛，生酒渍服，乃言胜干者，亦如麦斛，叶在茎端。其余斛如竹，节间生叶也。"
②《本草衍义》："石斛，细若小草，长三四寸，柔韧，折之如肉而实。今人多以木斛浑行，医工亦不能明辨。世又谓之金钗石斛，盖后人取象而言之。然甚不经，将木斛折之，中虚如禾草，长尺余，但色深黄光泽而已。"
③《百草镜》："石斛，近时有一种形短只寸许，细如灯心色青黄，咀之味甘，微有滑涎，系出六安及颍州府霍山县，名霍山石斛，最佳。嚼之无涎者，系生木上，不可用。"
④张寿颐："石斛，古人惟以色黄如金，茎壮如钗者为贵。又曰川产最良。然今市肆中之所谓川斛，则细小干枯，最为贱品。金钗斛则躯干较伟，色泽鲜明，能清虚热而养育肺胃阴液者，以此为佳。"

仙茅

【图谱来源】

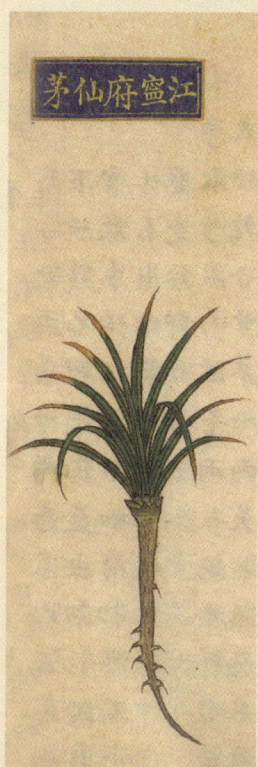

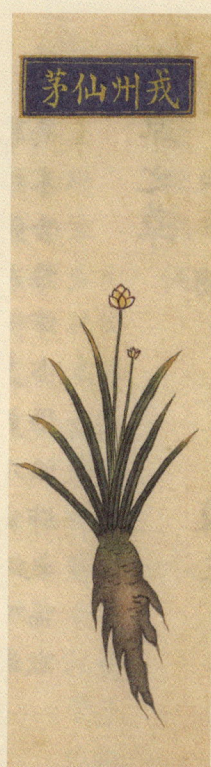

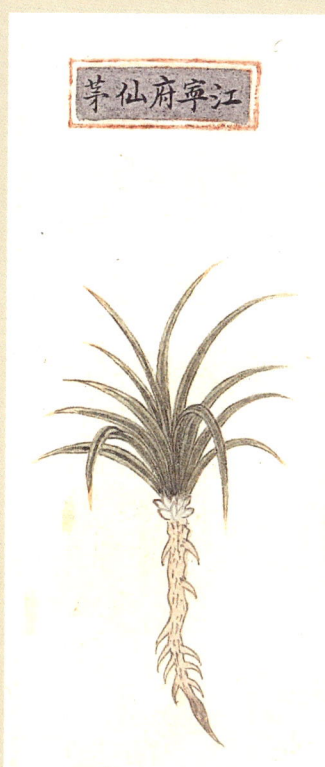

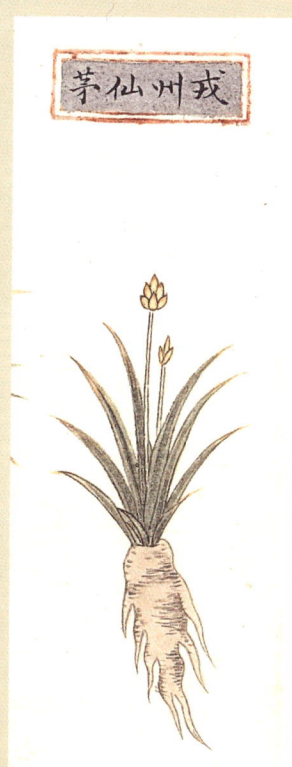

《品汇》弘治本　　　　《品汇》弘治本　　　　《品汇》东京本　　　　《品汇》东京本

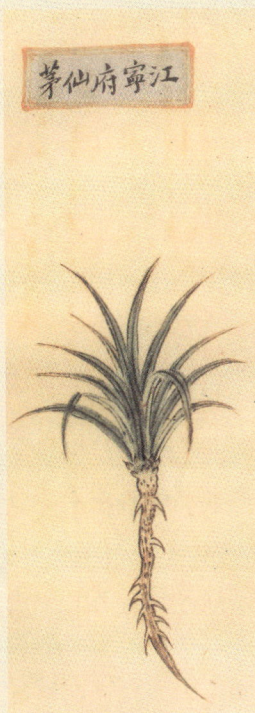

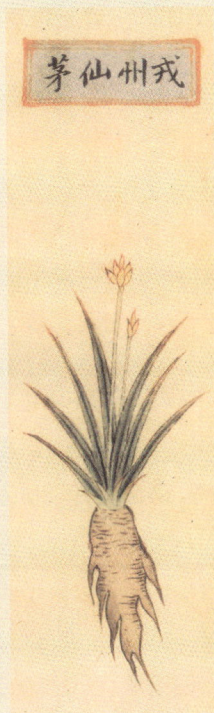

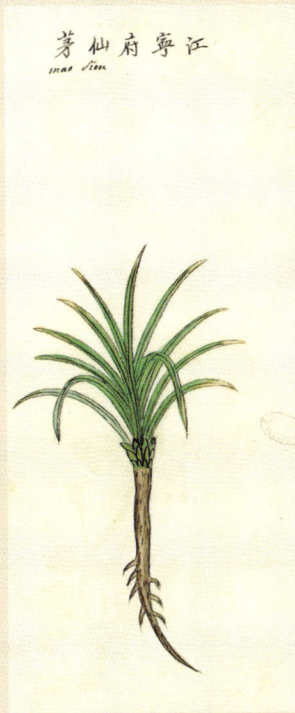

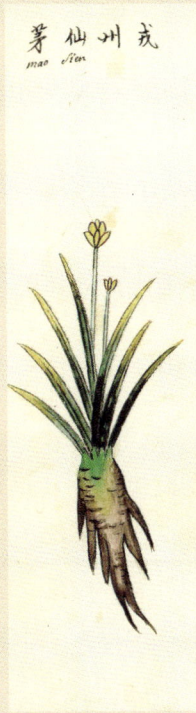

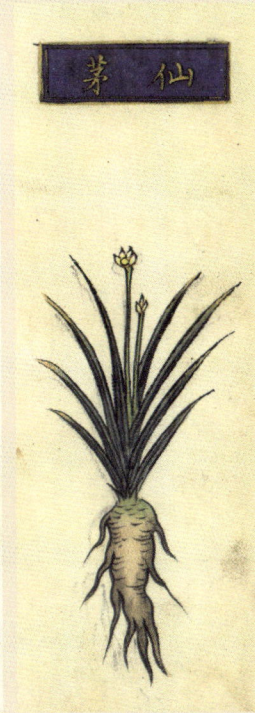

《品汇》罗马本　　　《品汇》罗马本　　　《品汇》巴黎本Ⅱ　　　《品汇》巴黎本Ⅱ　　　《便览》

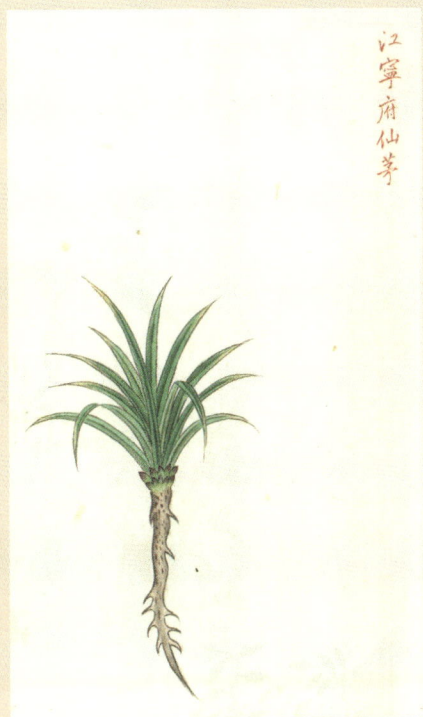

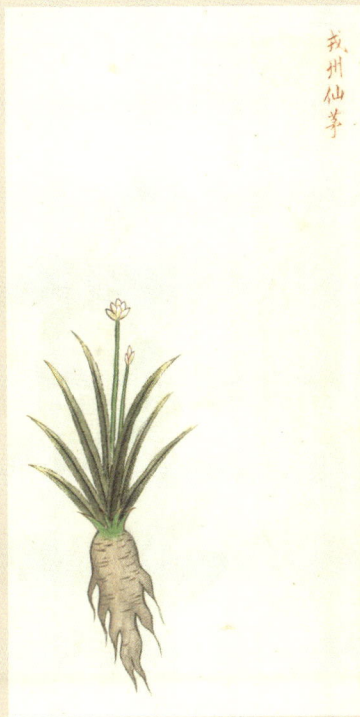

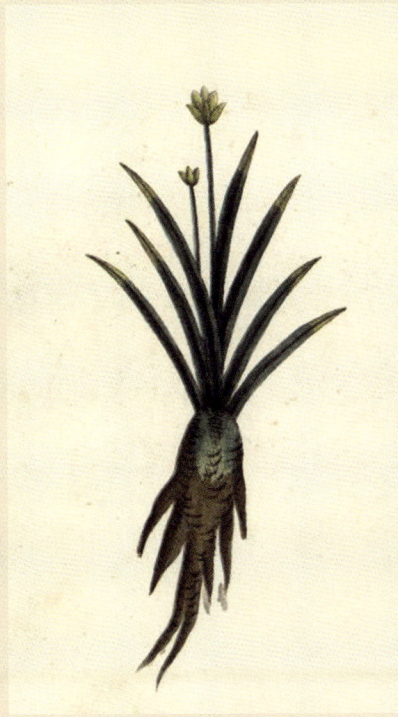

《草木状》　　　　　　　《草木状》　　　　　　　《植物图谱》

【出处】 五代·李珣《海药本草》

【别名】 独茅根、茅爪子、婆罗门参（《开宝本草》），独脚仙茅、蟠龙草（《生草药性备要》），风苔草、冷饭草（《质问本草》），小地棕根（《草木便方》），地棕根（《分类草药性》），仙茅参（《中药志》），独脚丝茅（《江西中药》），黄茅参、独脚黄茅（《广西中药志》），独足绿茅根（《四川中药志》），天棕、山棕、土白芍、平肝薯、盘棕、山兰花（《草药单方临床病例经验汇编》）等。

【来源】 为石蒜科植物仙茅 *Curculigo orchioides* Gaertn. 的干燥根茎。

【原植物】 多年生草本。根茎延长，长可达 30cm，圆柱状，肉质，外皮褐色；根粗壮，肉质，地上茎不明显。叶 3~6 片根出，狭披针形，长 10~25cm，先端渐尖，蓉部下延成柄，再向下扩大呈鞘状，长 4~10cm，绿白色，边缘膜质；叶脉显明，有中脉；两面疏生长柔毛，后渐光滑。花腋生；花梗长 1~2.5cm，藏在叶鞘内；花杂性，上部为雄花，下部为两性花；苞片披针形，绿色，膜质，被长柔毛；花的直径约 1cm，花被下部细长管状，长约 2cm 或更长，上部 6 裂，裂片披针形，长 8~12mm，内面黄色，外面白色，有长柔毛；雄蕊 6，花丝短；子房狭长，被长柔毛。蒴果椭圆形，稍肉质，长约 1.2cm，先端有喙，被长柔毛；种子稍呈球形，亮黑色，有喙，表面有波状沟纹。花期 6—8 月。分布于我国华东、中南、西南等地。

【性状】 圆柱形，略弯曲，两端平，长 3~10cm，直径 0.4~1.2cm。表面棕褐色或黑褐色，粗糙，皱缩不平，有细密而不连续的横纹，并散布有不甚明显的细小圆点状皮孔。未去须根者，在根茎的一端常丛生两端细、中间粗的须根，长 3~6cm，有极密的环状横纹，质轻而疏松，柔软而不易折断。根茎质坚脆，易折断，断面平坦，微带颗粒性（经蒸过者略呈透明角质状），皮部浅灰棕色或因糊化而呈红棕色，靠近中心处色较深。气微香，味微苦、辛。以根条粗长、质坚脆、表面黑褐色者为佳。

【产地】 主产四川、云南、贵州。此外，广东、广西等地亦产。

【炮制】 酒仙茅：取净仙茅用黄酒拌匀，润透后，置锅内微炒至干，取出，晾干（每仙茅 50kg，用黄酒 5~10kg）。

【性味归经】 辛，热；有毒。归肾、肝、脾经。

【功能主治】 补肾阳，强筋骨，祛寒湿。用于阳痿精冷，筋骨痿软，腰膝冷痛，阳虚冷泻。

【用法用量】 煎服，4.5~9g；或入丸、散。外用捣敷。

岭南道地药材与外来药物图萃

【各家论述】 ① 《雷公炮炙论》："凡采得后，用清水洗令净，刮上皮，于槐砧上用铜刀切豆许大，却用生稀布袋盛，于乌豆水中浸一宿，取出，用酒拌湿蒸之，从巳至亥，取出暴干。"

② 《海药本草》："生西域。粗细有筋，或如笔管，有节文理。其黄色多涎，梵云呼为阿输干陀。味甘，微温，有小毒。主风，补暖腰脚，清安五藏，强筋骨，消食。久服轻身，益颜色。自武城来，蜀中诸州皆有。叶似茅，故名曰仙茅。味辛，平，宣而复补，无大毒，有小热，有小毒。主丈夫七伤，明耳目，益筋力，填骨髓，益阳不倦。用时竹刀切，糯米泔浸。"

③ 《本草图经》："仙茅，今蜀川、江湖、两浙诸州亦有之。叶青如茅而软，复稍阔。面有纵理，又似棕榈。至冬尽枯，春初乃生。三月有花如栀子黄，不结实。其根独茎而直，傍有短细根相附，肉黄白，外皮稍粗，褐色，二月、八月采根曝干用。衡山出者，花碧，五月结黑子。谨按：《续传信方》叙仙茅云，主五劳七伤，明目，益筋力，宣而复补。……八、九月时采得，竹刀子刮去黑皮，切如豆粒，米泔浸两宿，阴干捣筛，熟蜜丸如梧子。每旦空肚酒饮任使下二十丸，禁食牛乳及黑牛肉，大减药力也。"

④ 《植物名实图考》："仙茅，今大庾岭产甚夥，土人以为茶饮。盖岭北泉涧阴寒，借此辛烈以为温燥。服食者少，或有中其毒者。川中产亦多。"

艾 纳 香

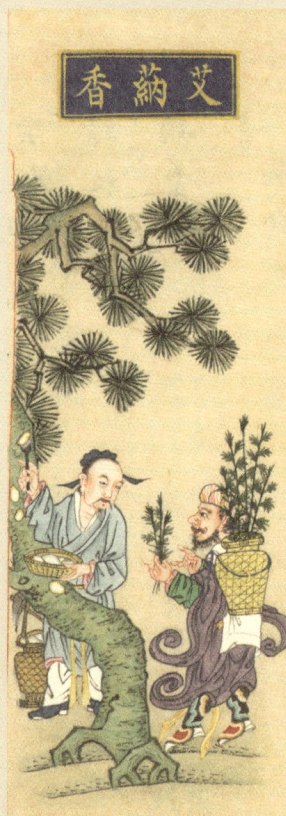

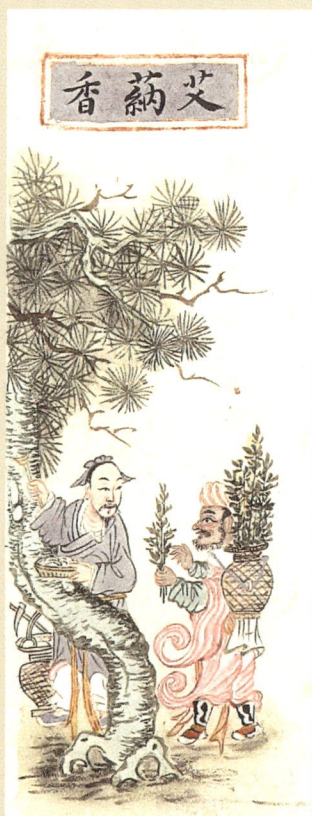

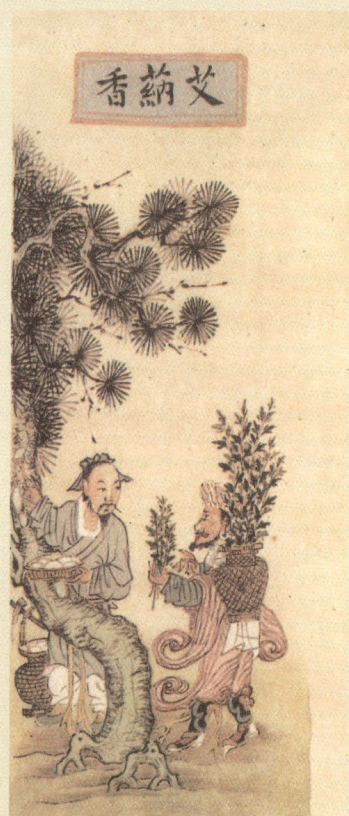

岭南道地药材与外来药物图萃

【图谱来源】

《品汇》弘治本　　　　《品汇》东京本　　　　《品汇》罗马本

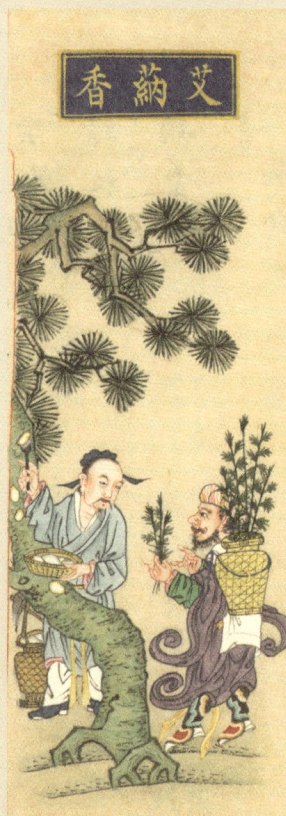
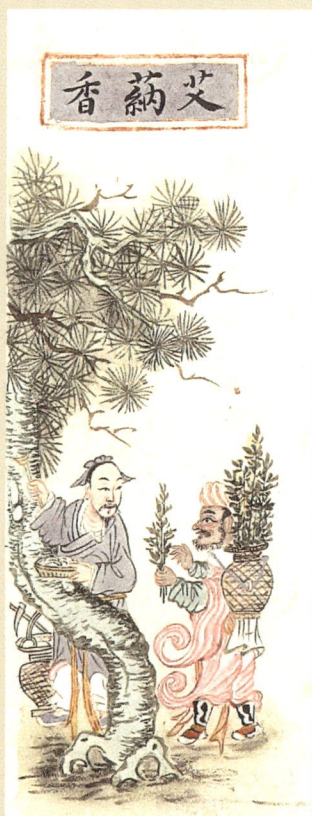
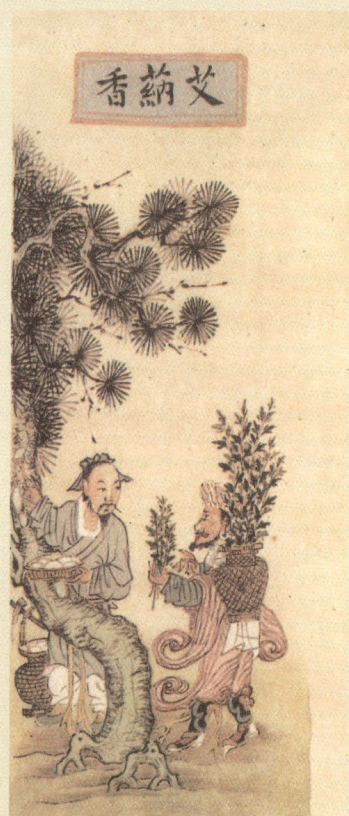

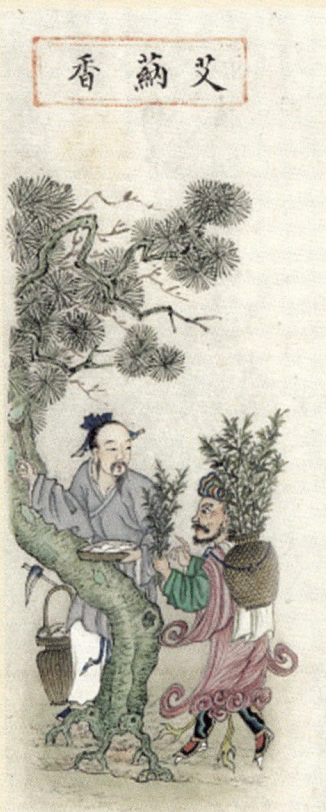

《品汇》柏林本

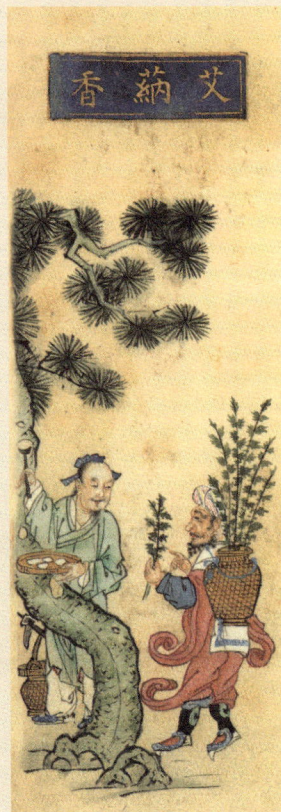

《便览》

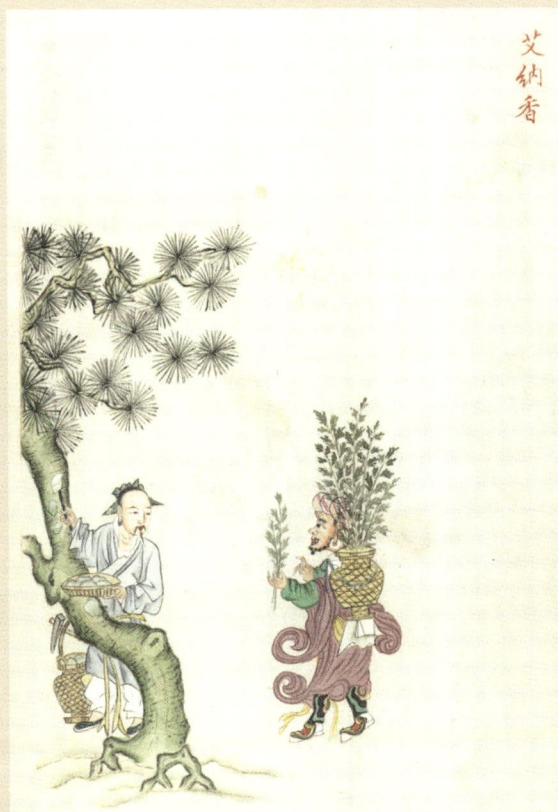

《草木状》

【出处】 宋·刘翰等《开宝本草》

【别名】 大风艾、牛耳艾、大风叶、紫再枫（《生草药性备要》），再风艾（《岭南采药录》），大艾、大枫草（《中国树木分类学》），大骨风（《南宁市药物志》），大黄草（《中药志》），大毛药（《贵州植药调查》），冰片艾（广州部队《常用中草药手册》）等。

【来源】 为菊科植物艾纳香 *Blumea balsamifera* DC. 的叶及嫩枝。

【原植物】 多年生木质草本，高 1~3m，全体密被黄色茸毛或绢毛，揉碎时有冰片香气。叶互生；叶片椭圆形或矩圆状披针形，长 10~17cm，宽 1.2~2.5cm，先端尖，基部狭窄，下延呈叶柄状，或近深裂，边缘具不规则锯齿，两面密被茸毛。头状花序顶生，伞房状；总苞片数轮，外轮较内轮短；管状花黄色，异形，缘花雌性，盘花两性，先端 5 裂；聚药雄蕊 5；雌蕊 1，子房下位，柱头 2 裂，线状。瘦果具 10 棱，冠毛淡白色。花期 3—5 月。果期 9—10 月。分布于广东、广西、云南等地。

【性状】 略皱缩或破碎，边缘具细锯齿，上面灰绿色，略粗糙，被短毛，下面密被白色长绢毛，嫩叶两面均密被银色长绢毛，叶脉带黄色，下面突出较显；叶柄半圆形，密被短毛。叶质脆，易碎。

【产地】 产广东、广西、贵州等地。

【炮制】 采收后洗净，鲜用或阴干用。

【性味归经】 辛、苦，温。

【功能主治】 温中活血，祛风除湿，杀虫。用于寒湿泻痢，腹痛肠鸣，肿胀，筋骨疼痛，跌打损伤，癣疮。

【用法用量】 煎服，9~18g。外用煎水洗或研末调敷。

【各家论述】 ①《广志》："艾纳香，出西国，似细艾。又有松树皮上绿衣亦名艾纳香，可以和合诸香烧之，能聚其烟，青白不散，而与此不同。"
②《海药本草》："谨按《广志》云：生剽地。温，平。主伤寒五泄，主心腹注气，下寸白，止肠鸣，烧之辟温疫……甚良。"

龙脑香

【图谱来源】

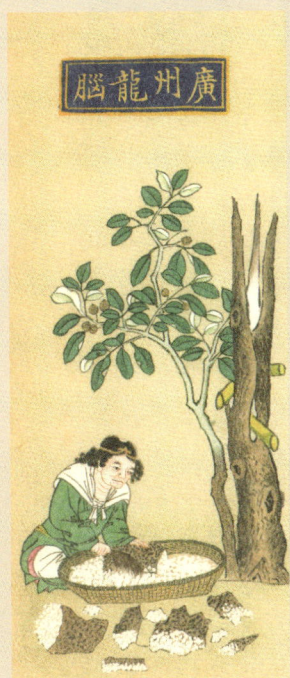

《品汇》弘治本

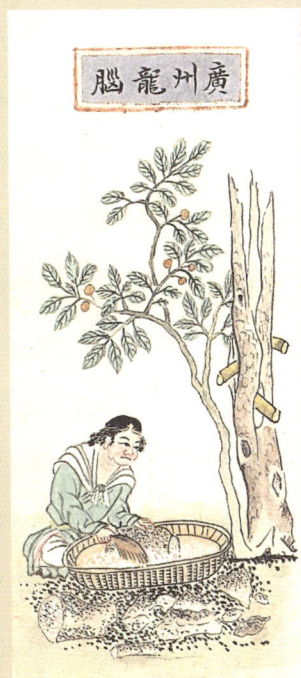

《品汇》东京本

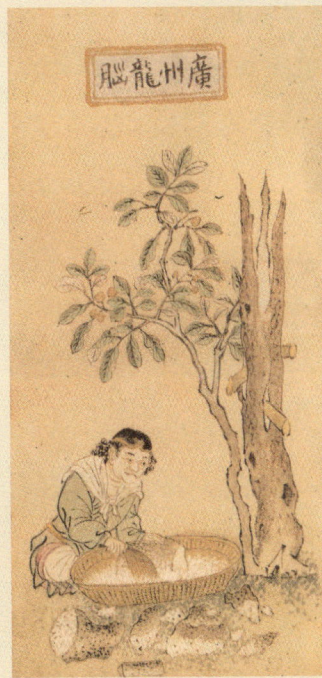

《品汇》罗马本

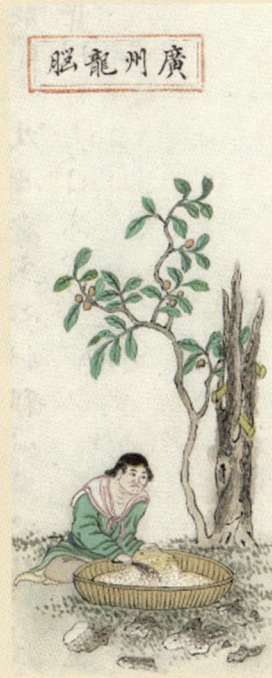

《品汇》柏林本

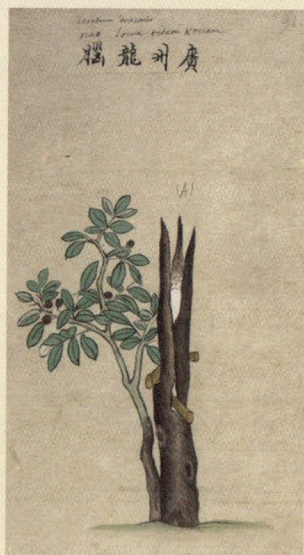

《品汇》巴黎本 I

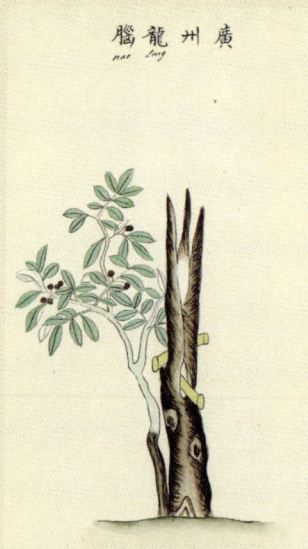

《品汇》巴黎本 II

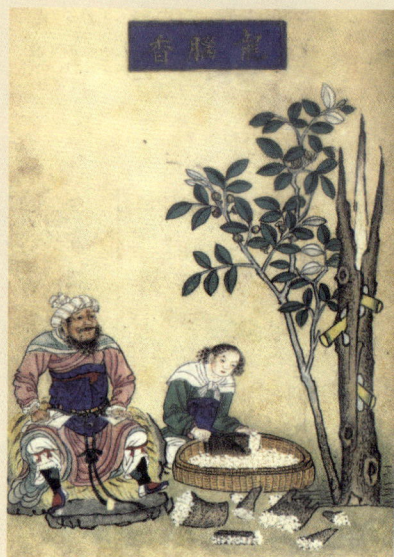

《便览》

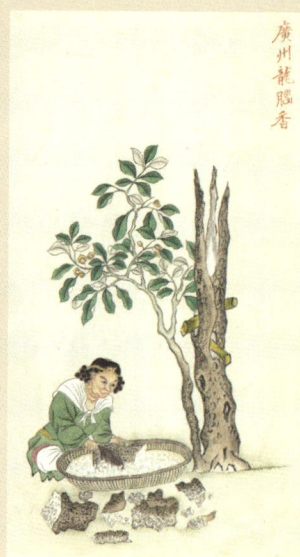

《草木状》

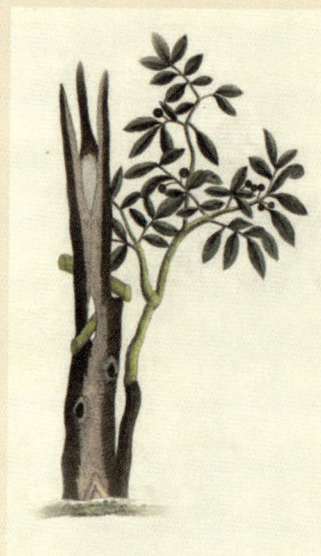

《植物图谱》

【出处】 唐·苏敬等《唐本草》

【别名】 龙脑膏香、婆律膏（《唐本草》），羯布罗香（《本草衍义》），固不婆律（《酉阳杂俎》），龙脑油（《南海药谱》），婆律香（《本草纲目》）等。

【来源】 为龙脑香科植物龙脑香 *Dtyobalanops aromatica* Gaertn. f. 的树脂。

【原植物】 常绿乔木，高达 5m，光滑无毛，树皮有凹入的裂缝，外有坚硬的龙脑结晶。叶互生，革质；叶柄粗壮；叶片卵圆形，先端尖；基部钝圆形或阔楔形，全缘，两面无毛，有光泽，主脉明显，侧脉羽状，先端在近叶缘处相连。圆锥状花序，着生于枝上部的叶腋间，花两性，整齐；花托肉质，微凹；花萼5，覆瓦状排列，花后继续生长；花瓣5，白色；雄蕊多数，离生，略呈周位状，花药线状，药室内向，边缘开裂，药隔延长呈尖尾状，花丝短；雌蕊1，由3心皮组成，子房上位，中轴胎座，3室，每室有胚珠2枚，花柱丝状。干果卵圆形，果皮革质，不裂，花托呈壳斗状，边缘有5片翼状宿存花萼。种子1~2枚，具胚乳。分布于南洋群岛一带。

【性状】 呈半透明块状、片状或颗粒状结晶，直径1~7mm，厚约1mm，类白色至淡灰棕色。气清香，味辛、凉，嚼之则慢慢融化。微量升华后，在显微镜下观察，其结晶为棒状或多角形。燃烧时无黑烟或微有黑烟。以片大而薄、色洁白、质松、气清香纯正者为佳。

【产地】 主产印度尼西亚的苏门答腊等地。

【炮制】 龙脑香系从龙脑香树干的裂缝处，采取干燥的树脂进行加工而成。或砍下树干及树枝，切成碎片，经水蒸气蒸馏升华，冷却后即成结晶。

【性味归经】 辛、苦，凉。归心、肺经。

【功能主治】 通诸窍，散郁火，去翳明目，消肿止痛。用于中风口噤，热病神昏，惊痫痰迷，气闭耳聋，喉痹，口疮，中耳炎，痈肿，痔疮，目赤翳膜，蛲虫病。

【用法用量】 内服入丸、散，0.15~0.3g；外用研末撒或调敷。

【各家论述】 ①《唐本草》："龙脑香及膏香，形似白松脂，作杉木气，明净者善，久经风日或如雀屎者不佳。合粳米、相思子贮之则不耗。""树似杉，言婆律膏是树根下清脂，龙脑是树根中干脂。"
②《西阳杂俎》："龙脑香树，出婆利国，呼为固不婆律，亦出波斯国。树高八丈，大可六七围，叶圆而背白，无花实。其树有肥有瘦，瘦者出龙脑香，肥者出婆律膏。香在木心中，断其树，取之，膏于树端流出，砍树作坎而承之。入药用别有法。"
③《海药本草》："谨按陶弘景云：生西海律国，是波律树中脂也，如白胶香状。味苦、辛，微温，无毒。主内外障眼，三虫，治五痔，明目，镇心，秘精。又有苍龙脑，主风疮黡䵟，入膏煎良，用点眼，则有伤。《名医别录》云：妇人难产，取龙脑研末少许，以新汲水调服，立瘥。又唐太宗时，西海律国贡龙脑香，是知彼处出耳。"
④《南海药谱》："龙脑油，本出佛誓国，此油从树所取。"
⑤《本草纲目》："龙脑香，南番诸国皆有之。……龙脑者，因其状加贵重之称也。以白莹如冰，及作梅花片者为良，故俗呼为冰片脑，或云梅花脑。番中又有米脑、速脑、金脚脑、苍龙脑等称，皆因形色命名，不及冰片、梅花者也。清者名脑油，《金光明经》谓之羯婆罗香。"

龙眼肉

岭南道地药材与外来药物图萃

【图谱来源】

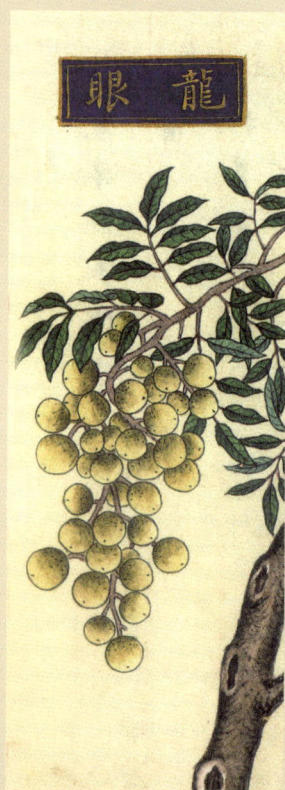

《品汇》弘治本

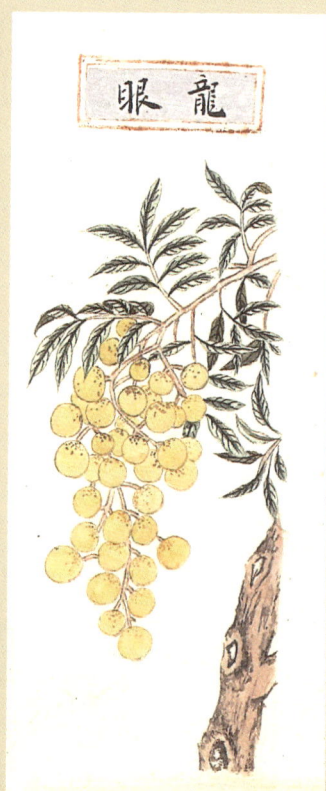

《品汇》东京本

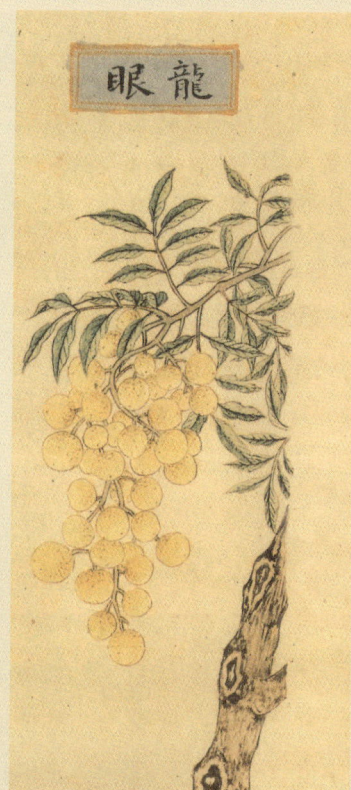

《品汇》罗马本

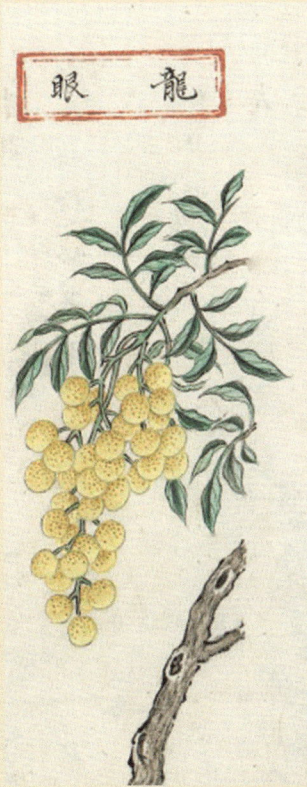

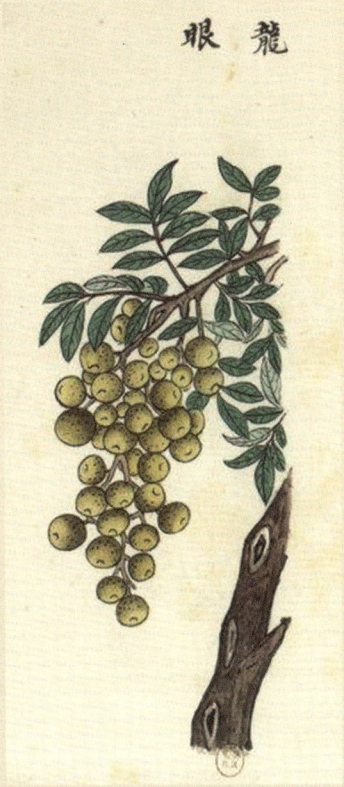

眼龍

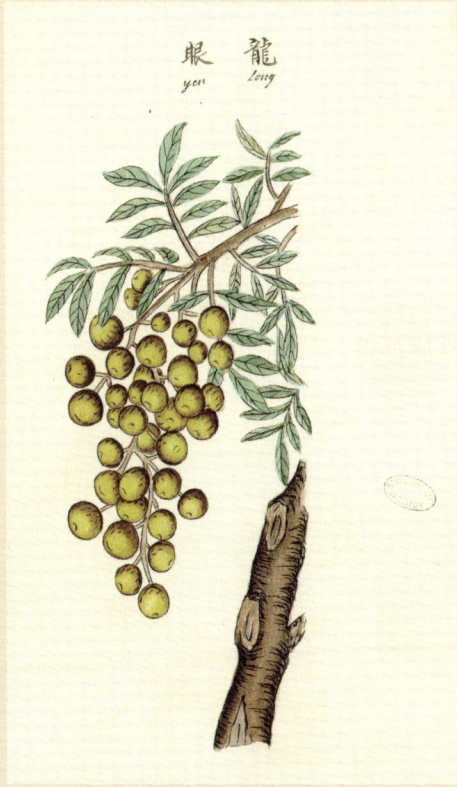

眼龍
yen long

《品汇》柏林本　　　　　　《品汇》巴黎本Ⅰ　　　　　　《品汇》巴黎本Ⅱ

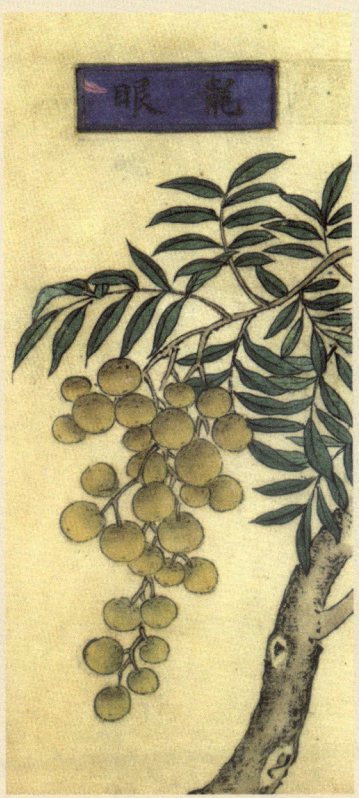

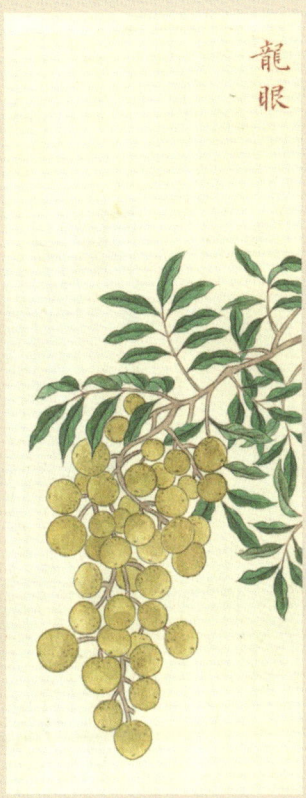

龍眼

《便览》　　　　　　　　　　《草木状》

【出 处】 宋·刘翰等《开宝本草》

【别 名】 益智（《神农本草经》），蜜脾（《本草纲目》），龙眼干（《泉州本草》）等。

【来 源】 为无患子科植物龙眼 *Dimocarpus longan* Lour. 的假种皮。

【原植物】 常绿乔木，高达 10m 以上。幼枝被锈色柔毛。双数羽状复叶，互生，长 15~20cm；小叶 2~5 对，通常互生，革质，椭圆形至卵状披针形，长 6~15cm。先端短尖或钝，基部偏斜，全缘或波浪形，暗绿色，嫩时褐色，下面通常粉绿色。花两性，或单性花与两性花共存；为顶生或腋生的圆锥花序；花小，黄白色，直径 4~5mm，被锈色星状小柔毛；花萼 5 深裂，裂片卵形；花瓣 5，匙形，内面有毛；雄蕊通常 8；子房 2~3 室，柱头 2 裂。核果球形，直径 1.5~2cm，外皮黄褐色，粗糙，假种皮白色肉质，内有黑褐色种子 1 颗。花期 3—4 月。果期 7—9 月。分布福建、台湾、广东、广西与西南等地。

【性 状】 不规则块片，或呈囊状，长约 1.5cm，宽 2~4cm，厚约 1mm。表面黄棕色，半透明；靠近果皮的一面皱缩不平，粗糙；靠近种皮的一面光亮而有纵皱纹。质柔韧而微有黏性，常黏结呈块状。气微香，味甜。以片大、肉厚、质细软、色棕黄、半透明、味浓甜者为佳。

【产 地】 主产广西、福建、广东、四川、台湾等地。

【炮 制】 7—10 月果实成熟时采摘，烘干或晒干，剥去果皮，取其假种皮。或将果实入开水中煮 10 分钟，捞出摊放，使水分散失，再烤一昼夜，然后剥取假种皮，晒干。

【性味归经】 甘，温。归心、脾经。

【功能主治】 补益心脾，养血安神。用于气血不足，心悸怔忡，健忘失眠，血虚萎黄。

【用法用量】 煎服，6~15g；熬膏、浸酒或入丸剂。

【各家论述】 ①《开宝本草》："《本经》云一名益智者，盖甘味归脾而能益智，非今益智子尔。"
②《本草纲目》："龙眼正圆，《别录》、苏恭比之槟榔，殊不类也。其木性畏寒，白露后方可采摘，晒焙令干，成朵干者名龙眼锦。按范成大《桂海志》有山龙眼，出广中，色青，肉如龙眼，夏月实熟可啖，此亦龙眼之野生者欤？"

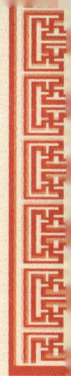

白豆蔻

【图谱来源】

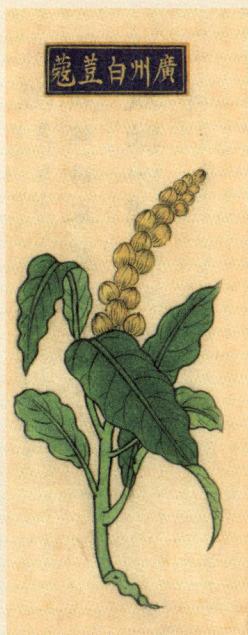

《品汇》弘治本

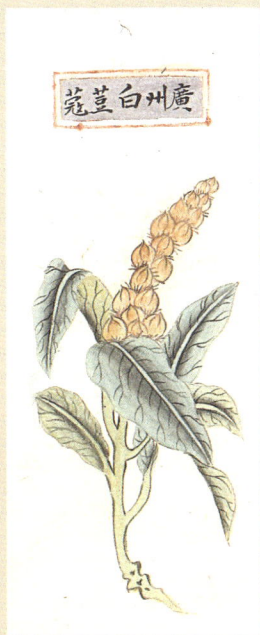

《品汇》东京本

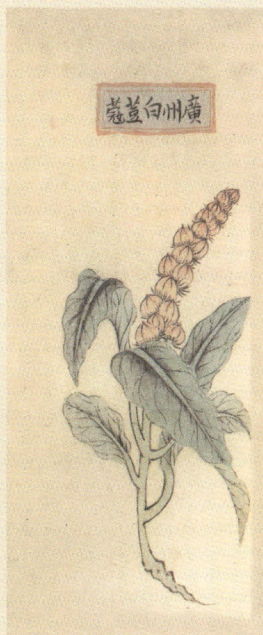

《品汇》罗马本

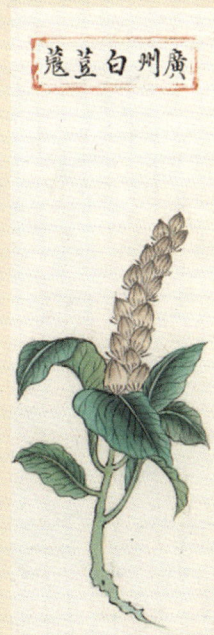

《品汇》柏林本

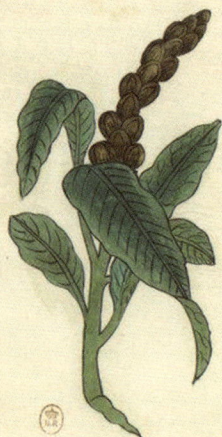

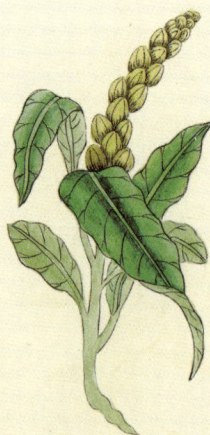

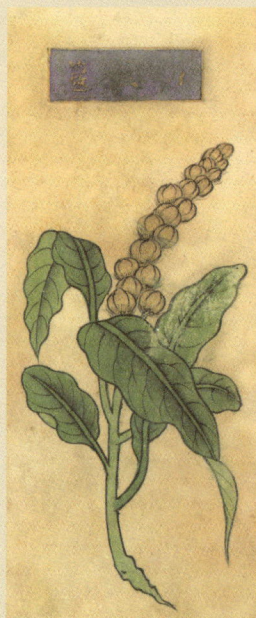

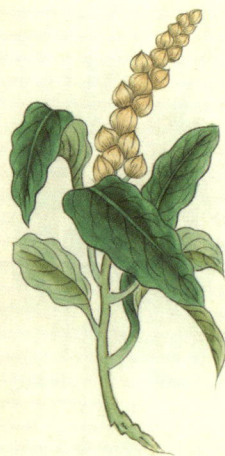

《品汇》巴黎本Ⅰ　　　　《品汇》巴黎本Ⅱ　　　　《便览》　　　　《草木状》

【出处】 ● 唐·陈藏器《本草拾遗》

【别名】 ● 多骨（《本草拾遗》），壳蔻（《本经逢原》），白蔻（《本草经解》）等。

【来源】 ● 为姜科植物白豆蔻 *Amomum kravanh* Pirre ex Gagnep. 的干燥果实。

【原植物】 ● 多年生草本。根茎匍匐，粗大有节，近木质。茎直立，圆柱状，高2~3m。叶2列，无叶柄，叶片线状披针形、披针形或倒披针形，长达23cm，宽7.5cm，罕达10cm，先端狭渐尖，基部狭，边缘近波状，两面光滑，叶舌长达7mm，先端2裂，被长硬毛。穗状花序生于根茎上，花茎连花梗长达8cm；有卵圆形的鳞片，鳞片先端急尖，基部被短密绢毛；苞片卵圆形，先端急尖，被纤毛，灰色，长达3cm；小苞片管状，3齿裂，稍被绢毛，长15mm；花萼管状，3裂，被长柔毛，裂片刷状；花冠透明黄色，管部狭，长2cm，喉部被小柔毛。裂片钝，长约1cm，唇瓣倒卵形，长1.6cm，先端微呈3裂状，中间厚，被微柔毛，黄色或带赤色条纹；侧生退化雄蕊钻状，长3mm；花丝宽而有沟，长5mm，花药长3mm，药隔附属物3裂，3裂片等长，长方形反折；蜜腺2枚，半圆柱状，长2mm；子房下位，被绢毛，3室，胚珠多数。蒴果扁球形，直径约1.5cm，灰白色，3片裂。分布于东南亚、危地马拉及南美洲等地。我国广东、广西、云南等地亦有栽培。

【性状】 ● 类球形，具不显著的钝三棱，直径1.2~1.8cm。外皮黄白色，光滑，具隆起的纵纹25~32条，一端有小凸起，一端有果柄痕；两端的棱沟中常有黄色毛茸。果皮轻脆，易纵向裂开，内含种子20~30粒，集结成团，习称"蔻球"。蔻球分为3瓣，有白色隔膜，每瓣种

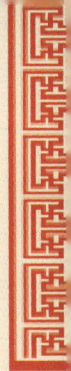

子约 10 粒，习称"白蔻仁"或"蔻米"，为不规则的多面体，直径 3~4mm，表面暗棕色或灰棕色，有微细的波纹，一端有圆形小凹点。质坚硬，断面白色，有油性。气芳香，味辛凉略似樟脑。以个大饱满，果皮薄而完整，气味浓厚者为佳。

【产地】 主产越南、泰国等地。

【炮制】 拣净杂质，筛去皮屑，打碎，或剥去果壳，取仁打碎用。

【性味归经】 辛，温。归肺、脾经。

【功能主治】 化湿行气，温中止呕，开胃消食。用于气滞，食滞，胸闷，腹胀，噫气，噎膈，吐逆，反胃，疟疾。

【用法用量】 煎服，1.5~6g，后下。或入丸、散。

【各家论述】
①《本草拾遗》："白豆蔻，其草形如芭蕉，叶似杜若，长八九尺而光滑，冬夏不凋；花浅黄色；子作朵如葡萄，初出微青，熟则变白，七月采之。"
②《海药本草》："生交趾。其根似益智，皮壳小厚。核如石榴，辛且香，药草树也。叶如芄兰而小，三月采其叶，细破阴干之。味近苦而有甘。"
③《开宝本草》："出伽古罗国，呼为多骨。形如芭蕉，叶似杜若，长八九尺，冬夏不凋，花浅黄色，子作朵如葡萄，其子初出微青，熟则变白，七月采。"
④《本草图经》："白豆蔻，出伽古罗国，今广州、宜州亦有之，不及蕃舶者佳。苗类芭蕉，叶似杜若，长八、九尺而光滑，冬夏不凋，花浅黄色，子作朵如葡萄，生青熟白，七月采。"
⑤《诸蕃志》："白豆蔻，出真腊、阇婆等番，惟真腊最多。树如丝瓜，实如葡萄，蔓衍山谷。春花夏实，听民从便采取。"
⑥《本草纲目》："白豆蔻子圆大如白牵牛子，其壳白厚，其仁如白砂仁。"

半边山

【图谱来源】

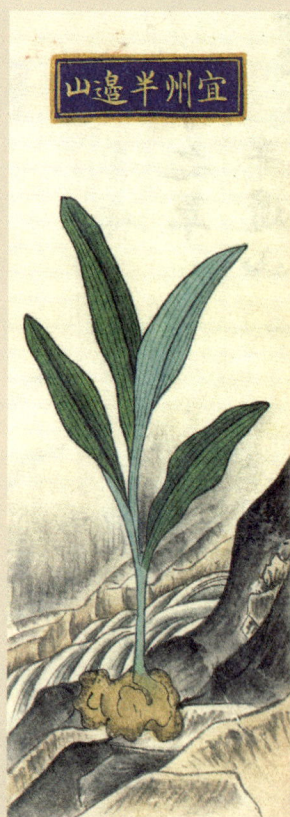

《品汇》弘治本

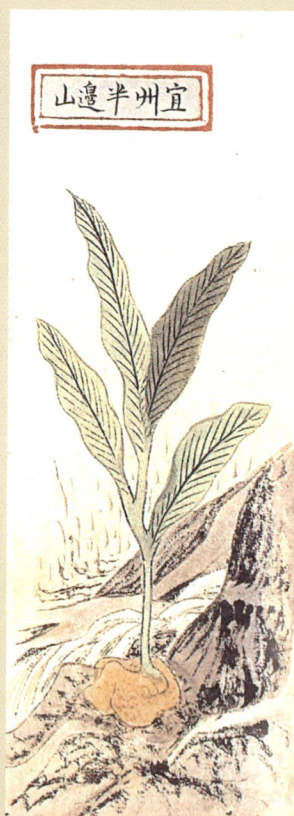

《品汇》东京本

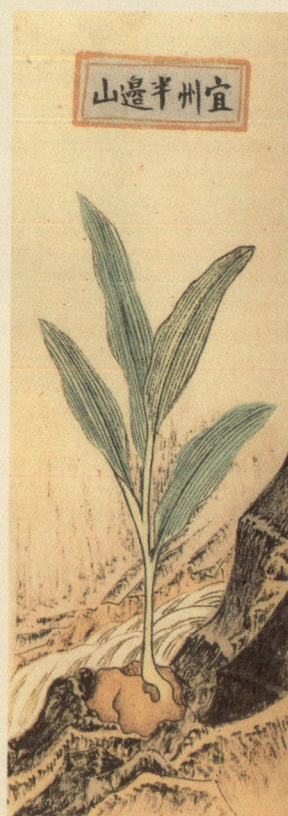

《品汇》罗马本

072

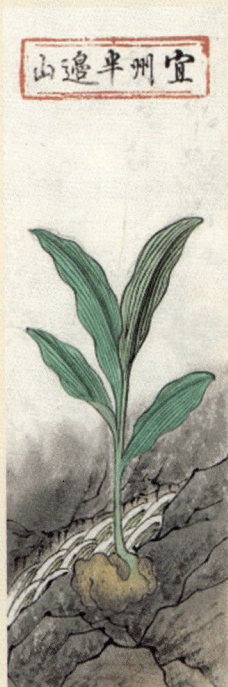

《品汇》柏林本

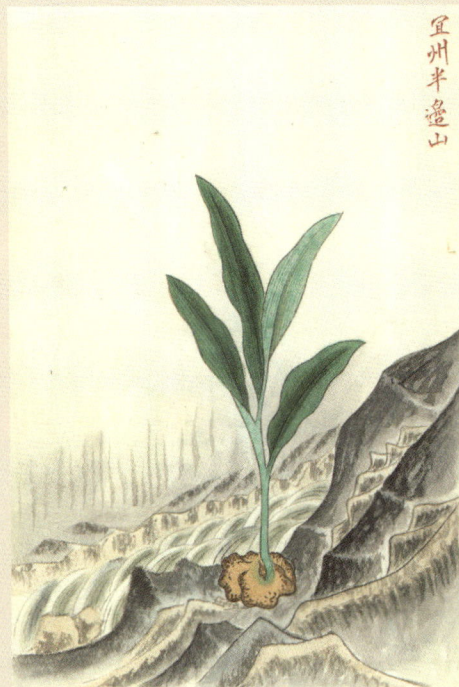

《草木状》

【出处】 《广西药用植物名录》

【来源】 为荨麻科植物条叶楼梯草 *Elatostema sublineare* W. T. Wang 带根茎的全草。

【原植物】 多年生草本。茎高达 25cm，上部被白色长柔毛及淡锈色鳞片。叶互生；无柄；黄绿色，斜倒披针形或条状披针形，长 6~10cm，宽 1.2~2.2（或 2.8）cm，先端渐尖或长渐尖，尖头全缘或基部有牙齿 1~2，基部在窄侧钝形，在宽侧心形，边缘有小齿，表面被疏毛，背面沿脉疏被白长柔毛，钟乳体明显，密生；羽状脉，侧脉 5~6 对。雄花序直径 9mm，具多花；花托不明显；苞片约 6，卵状三角形；花序梗长 6~10mm，被长柔毛。雄花花被片 4（或 5），椭圆形，长 2~2.5mm，基部联合，雄蕊 4（或 5），退化雌蕊无；雌花序具短梗或无梗，多花，花托近长圆形，长 5~7mm，不分裂或 2 裂；苞片多，三角形，具睫毛；小苞片多，线形或匙状线形。瘦果椭圆状卵形，长约 3mm，具 8 条纵肋。花期 3—5月。分布于湖北、湖南、广西、四川、贵州等地。

【性味归经】 微苦、甘，凉。

【功能主治】 接骨消肿，清肝解毒，利湿。用于跌打伤肿，骨折，风湿红肿，火眼，黄疸。

【用法用量】 煎服 6~15g。外用适量捣敷。

【各家论述】 《证类本草》："其根状似白术而软。叶似苦荬，厚而光。"

073

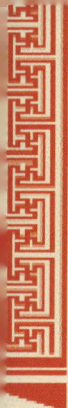

肉豆蔻

【图谱来源】

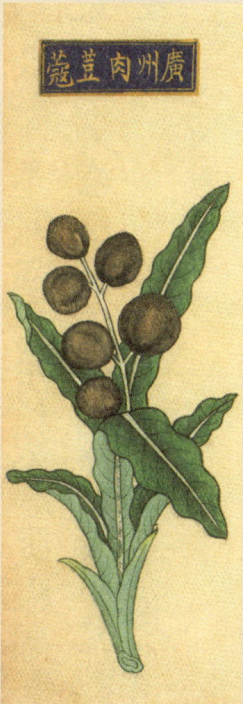

《品汇》弘治本

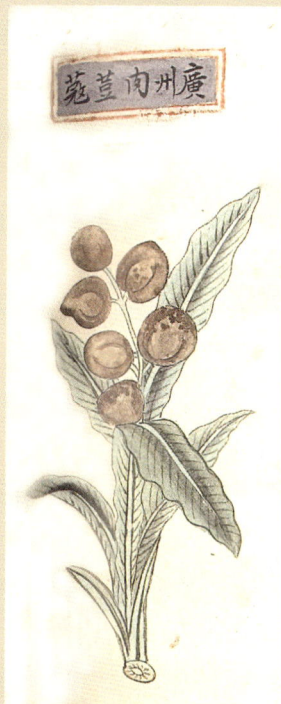

《品汇》东京本

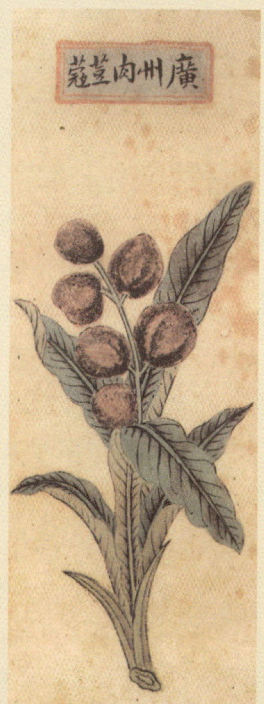

《品汇》罗马本

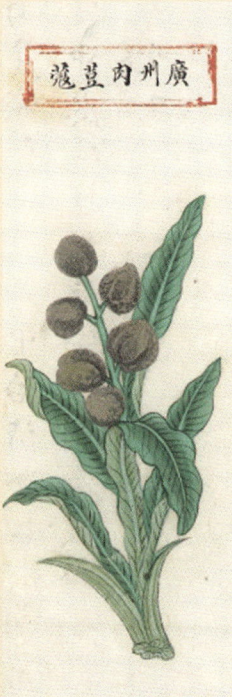

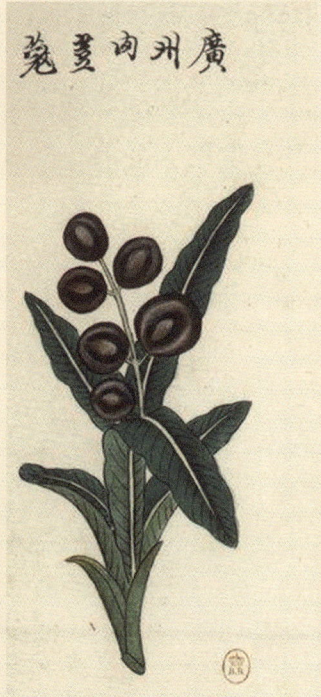

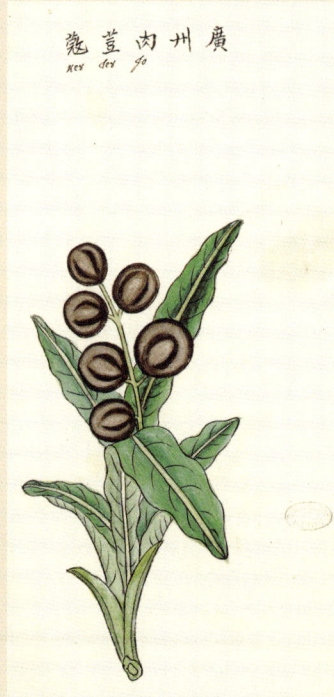

《品汇》柏林本 　　　　　　　《品汇》巴黎本Ⅰ 　　　　　　　《品汇》巴黎本Ⅱ

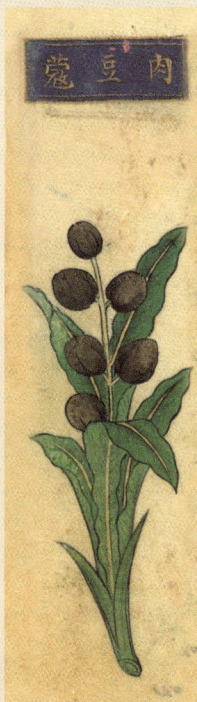

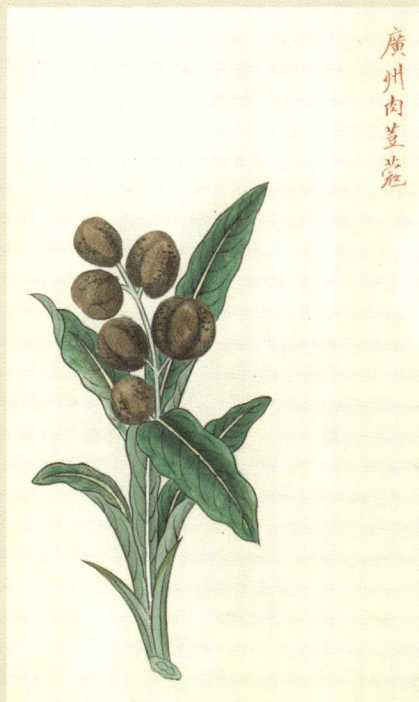

《便览》 　　　　　　　　　　　《草木状》

【出处】● 　唐·甄权《药性论》

【别名】● 　迦拘勒（《本草拾遗》），豆蔻（《续传信方》），肉果（《本草纲目》）等。

【来源】● 为肉豆蔻科植物肉豆蔻 *Myristica fragrans* Houtt. 的干燥种仁。

【原植物】● 常绿乔木，高可达 20m。叶互生；椭圆状披针形或长圆状披针形，长 5~15cm，革质，先端尾状，基部急尖，全缘，上面淡黄棕色，下面色较深，并有红棕色的叶脉；叶柄长 6~12mm。花雌雄异株；雄花的总状花序长 2.5~5cm；小苞片鳞片状；花疏生，黄白色，椭圆形或壶形，长 6mm，下垂；花药 9~12 个，连合成圆柱状有柄的柱。果实梨形或近于圆球形，下垂，长 3.5~6cm，淡红色或黄色，成熟后纵裂成 2 瓣，显出绯红色假种皮，种子长球形，种皮红褐色，木质。分布于马来西亚、印度尼西亚、巴西等地。

【性状】● 卵圆形或椭圆形，长 2~3cm，直径 1.5~2.5cm。外表灰棕色或灰黄色，粗糙，有网状沟纹，一侧有明显的纵沟（种脊部位），宽端有浅色圆形隆起（种脐部位），狭端有暗色凹陷（合点部位）。质坚硬。纵切面可见表层的暗棕色的外胚乳向内伸入类白色的内胚乳，交错而成大理石样纹理。在宽端有凹孔，其中可见干燥皱缩的胚。气香强烈，味辛。以个大、体重、坚实、香浓者为佳。

【产地】● 主产马来西亚及印度尼西亚。

【炮制】● 煨肉豆蔻（煨肉果）：洗净，取白面加水揉和包裹。另取蛤粉或滑石粉置锅内加热，将包好的肉豆蔻倒入，拌炒至外面的面呈焦黄色后取出，除去面皮，趁热切片。一法将原药用清水略淘捞起，放在箩内润 12 小时后，用麸皮置锅内加热炒至老黄色为度。取出，筛去麸皮，趁热切片。

【性味归经】● 辛，温。归脾、胃、大肠经。

【功能主治】● 温中行气，涩肠止泻。用于脾胃虚寒，久泻不止，脘腹胀痛，食少呕吐。

【用法用量】● 煎服，1.5~6g；或入丸、散。

【各家论述】● ①《本草拾遗》："大舶来即有，中国无。"
②《海药本草》："谨按《广志》云：生秦国及昆仑。味辛，温，无毒。主心腹虫痛，脾胃虚冷气，并冷热虚泄，赤白痢等。凡痢以白粥饮服，佳。霍乱气并以生姜汤服，良。"
③《本草图经》："肉豆蔻，今惟岭南人家种之。春生苗，花实似豆蔻而圆小，皮紫紧薄，中肉辛辣。六月、七月采。"
④《诸蕃志》："肉豆蔻，出黄麻、驻牛仑等深番。树如中国之柏，高至十丈，枝干条枝蕃衍，敷广蔽四五十人。春季花开，采而晒干；今豆蔻花是也。其实如榧子，去其壳、取其肉，以灰藏之，可以耐久。按本草，其性温。"

安石榴

【图谱来源】

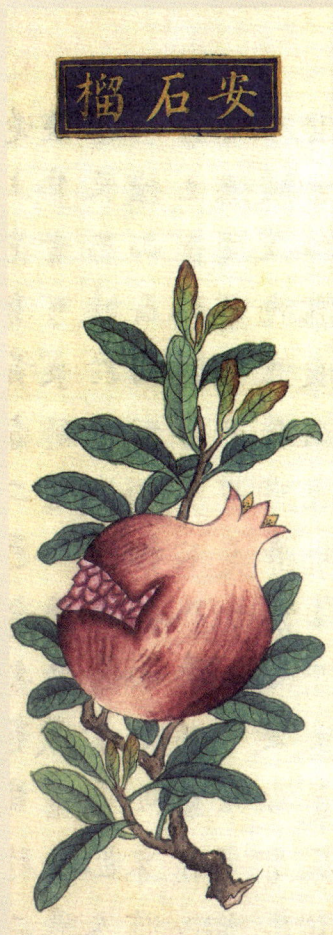

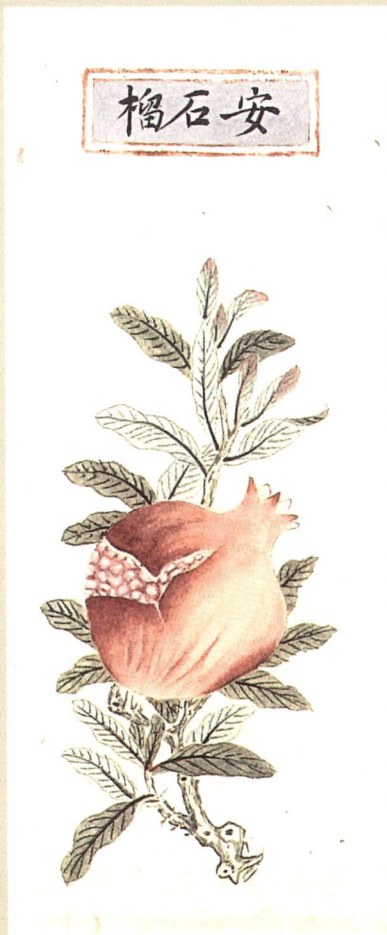

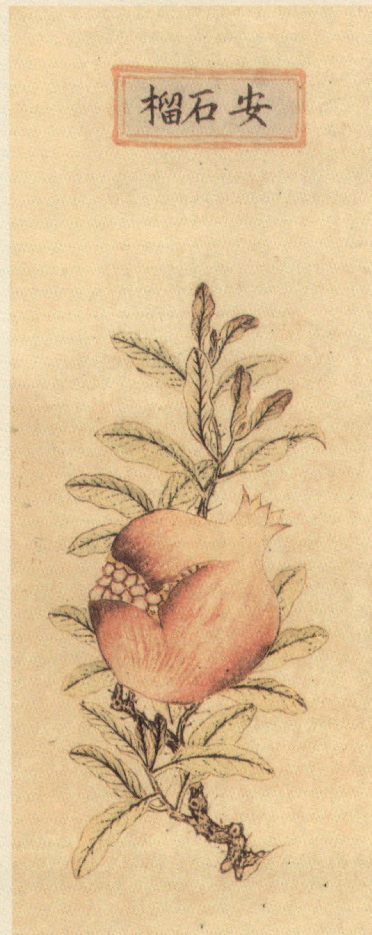

《品汇》弘治本　　　　　《品汇》东京本　　　　　《品汇》罗马本

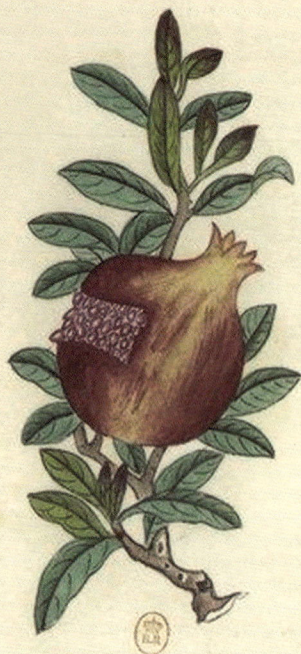

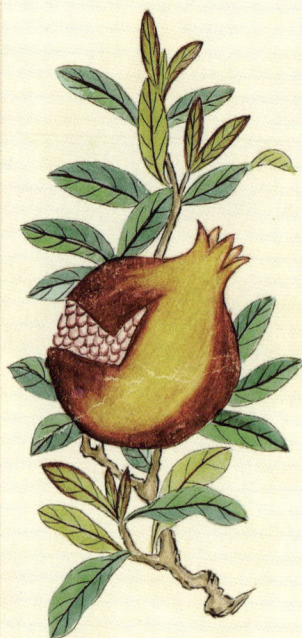

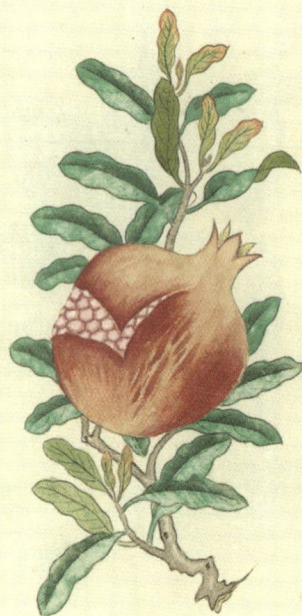

《品汇》巴黎本Ⅰ　　　　　　　《品汇》巴黎本Ⅱ　　　　　　　　《草木状》

【出处】● 晋·张华《博物志》

【别名】● 楷榴（《广雅》），石榴（《雷公炮炙论》），丹若（《酉阳杂俎》），金罂（《本草纲目》），金
庞（《群芳谱》），榭榴、海石榴、安息榴、西安榴、钟石榴（《中药大辞典》）等。

【来源】● 为石榴科植物石榴 *Punica granatum* L. 的果皮。

【原植物】● 落叶灌木或乔木，高 2~5m。树皮青灰色。幼枝近圆形或微呈四棱形，枝端通常呈刺状，
无毛。叶对生或簇生；叶片倒卵形至长椭圆形，长 2.5~6cm，宽 1~1.8cm，先端尖或微
凹，基部渐狭，全缘，上面有光泽，无毛，下面有隆起的主脉，具短柄。花 1 至数朵，
生小枝顶端或腋生，花梗长 2~3mm；花的直径约 3cm；萼筒钟状，肉质而厚，红色，裂
片 6，三角状卵形；花瓣 6，红色，与萼片互生，倒卵形，有皱纹；雄蕊多数，着生于萼
管中部，花药球形，花丝细短；雌蕊 1，子房下位或半下位，上部 6 室，具侧膜胎座，下
部 3 室，具中轴胎座，花柱圆形，柱头头状。浆果近球形，果皮肥厚革质，熟时黄色，

或带红色，内具薄隔膜，顶端有宿存花萼。种子多数，倒卵形，带棱角。花期5—6月。果期7—8月。我国大部分地区有分布。

【性状】 呈不规则形或半圆形的碎片状，厚2~3mm。外表面暗红色或棕红色。粗糙，具白色小凸点；顶端具残存的宿萼；基部有果柄。内面鲜黄色或棕黄色，并有隆起呈网状的果蒂残痕。质脆而坚，易折断。气微，味涩。以皮厚实，色红褐者为佳。

【炮制】 拣去杂质，去净残留的内瓤及子，洗净，切块，晒干。

【性味归经】 酸，温。归大肠、肾经。

【功能主治】 止血、杀虫。用于滑泻，久痢，崩漏，带下。

【用法用量】 内服捣汁，或烧存性研末。煎服，2.4~4.5g；或入散剂。外用煎水熏洗或研末调涂。

【各家论述】 ①《本草图经》："安石榴，旧不著所出州土，或云本生西域。陆玑《与弟云书》云，张骞为汉使外国十八年，得涂林安石榴，是也。今处处有之。木不甚高大，枝柯附干，自地便生，作丛。种极易息。折其条盘土中便生，花有黄、赤二色，亦有甘、酢二种。甘者可食，酢者入药。又有一种山石榴，形颇相类而绝小，不作房。生青、齐间甚多，不入药，但蜜渍以当果，或寄京下甚美。"
②《本草衍义》："安石榴，有酸、淡两种。旋开单叶花，旋结实，实中子红，孙枝甚多，秋后经雨，则自坼裂。河阴县最多。又有一种，子白莹澈如水晶者，味亦甘，谓之水晶石榴。惟酸石榴皮，合断下药，仍须老木所结，及收之，陈久者佳。"

安息香

【图谱来源】

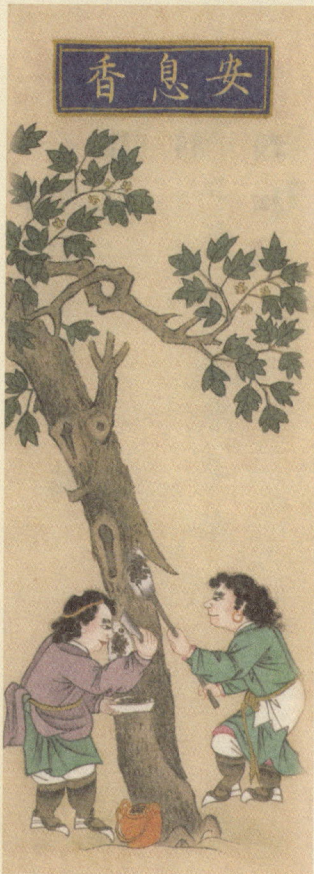

《品汇》弘治本

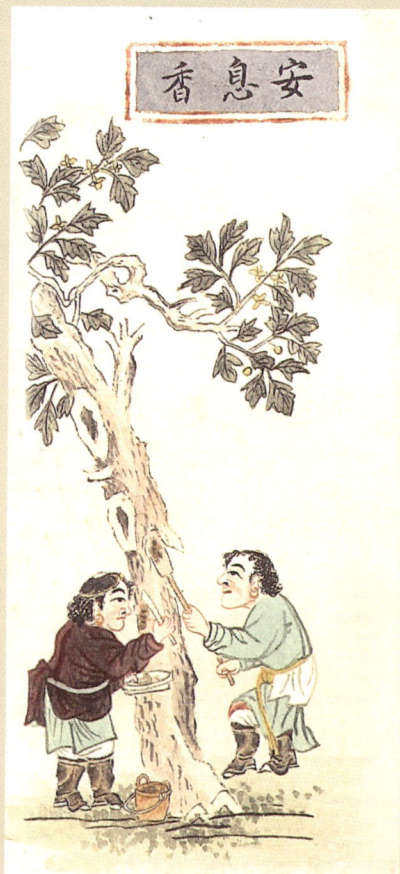

《品汇》东京本

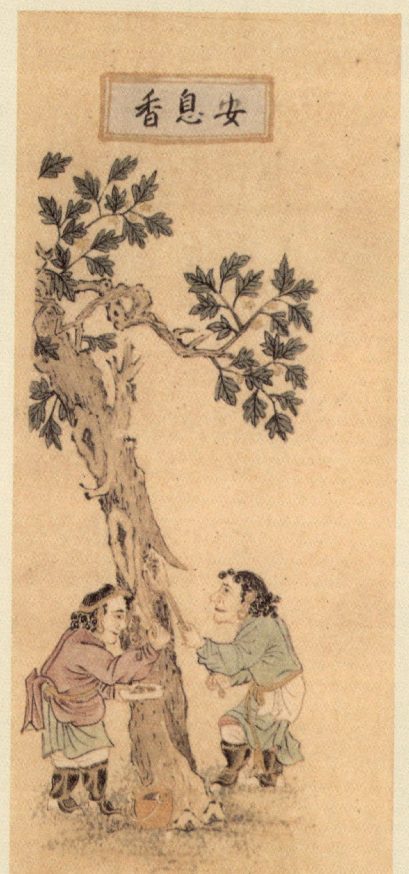

《品汇》罗马本

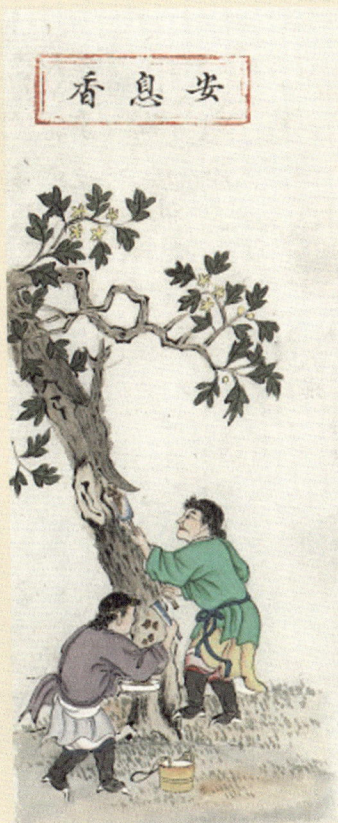

《品汇》柏林本

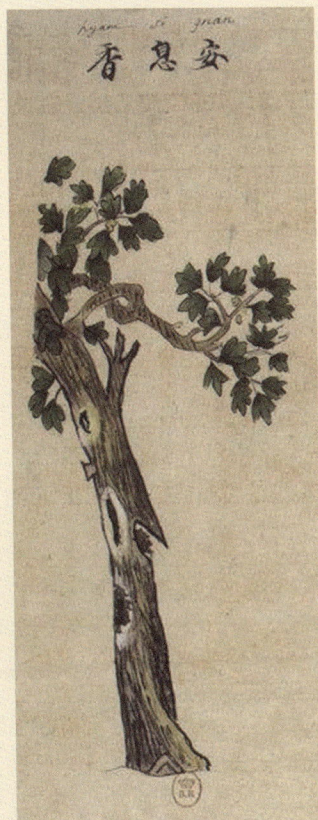

《品汇》巴黎本Ⅰ

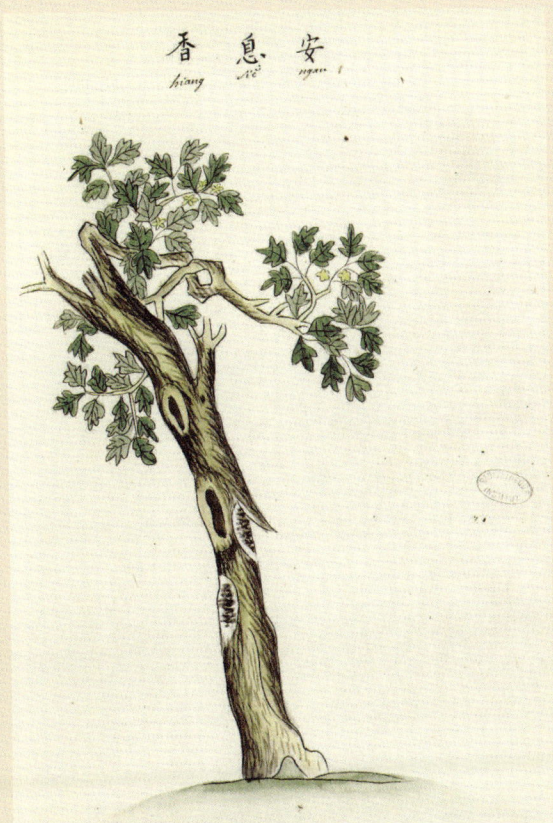

《品汇》巴黎本Ⅱ

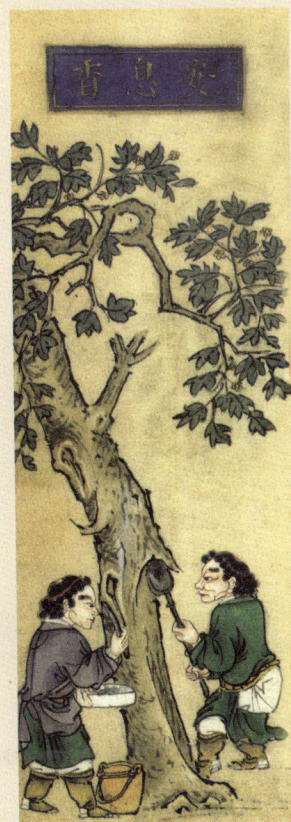

《便览》

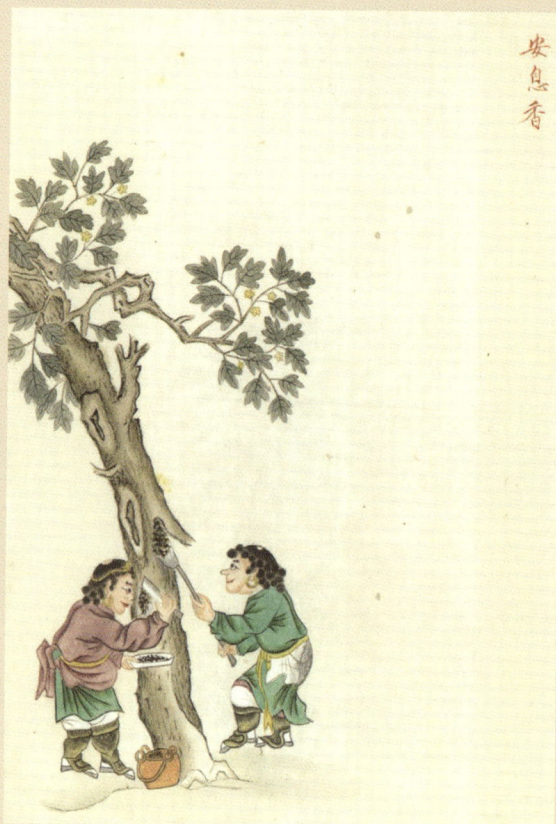

《草木状》

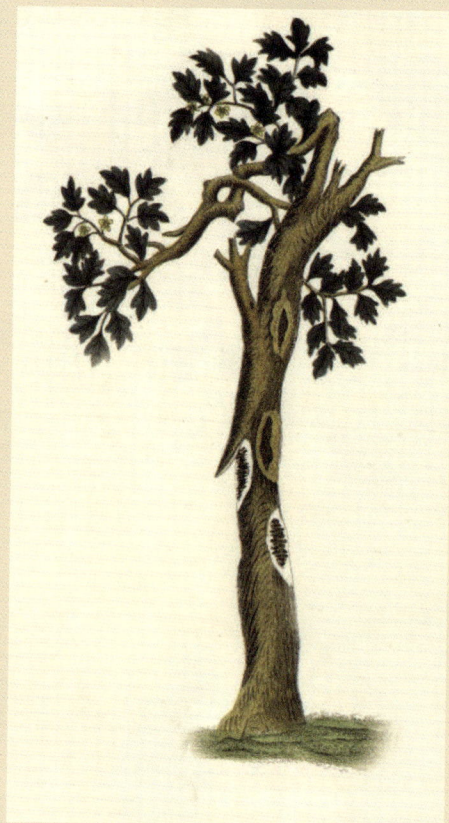

《植物图谱》

【出处】 ● 唐·苏敬等《唐本草》

【别名】 ● 白花榔、拙贝罗香（《海药本草集解》）。

【来源】 ● 为安息香科植物安息香树 *Styrax benzoin* Dryand. 或越南安息香 *Styrax tonkinensis*（Pier.） Craib 的树脂。

【原植物】 ● ①安息香树：为乔木，高 10~20m。树皮绿棕色，嫩枝被棕色星状毛。叶互生，长卵形，长达 11cm，宽达 4.5cm，叶缘具不规则齿牙，上面稍有光泽，下面密被白色短星状毛；叶柄长约 1cm。总状或圆锥花序腋生及顶生，被毡毛；苞片小，早落；花萼短钟形，5 浅齿；花冠 5 深裂，裂片披针形，长约萼筒的 3 倍；花萼及花瓣外面被银白色丝状毛，内面棕红色；雄蕊 8~10，花药线形，2 室；子房上位，卵形，密被白色茸毛，下部 2~3 室，上部单室，花柱细长，棕红色。果实扁球形，长约 2cm，灰棕色。种子坚果状，红棕色，具 6 浅色纵纹。分布于印度尼西亚的苏门答腊及爪哇。

②越南安息香：为乔木，高达 20m。树皮灰色，幼枝被棕黄色星状毛，后光滑。叶互生，卵形，长 4.5~10cm，宽 2.6cm，先端短急尖，基部圆或微楔形，全缘或近上部呈微齿状，上面光滑，下面除主脉和侧脉具棕黄色毛茸外，他处均被银白色毛茸；叶柄长 8~15mm。

花序圆锥状，腋生或顶生，被黄色星状毛；花多，白色；花萼高脚杯状，革质，有 5~6 短三角形的齿；花冠 5 裂，覆瓦状排列，裂片卵状披针形，花萼及花瓣外面密被黄色小星状毛；雄蕊 10，长为花冠裂片的 2/3；花药线形，花丝在管部不连接而分离，分离部分密被星状毛；子房半下位，卵形，扁压状，密被黄色星状毛，3 室，花柱无毛，细小。果实卵形，长 10~12mm，被灰色星状毛，3 瓣裂。种子 1 枚，偶 2 枚。分布于越南、老挝及泰国等地。我国云南普洱、广西亦产。

【性状】 ①苏门答腊安息香：为植物安息香树的干燥树脂，系球形颗粒压结成的团块，大小不等，外面红棕色至灰棕色，嵌有黄白色及灰白色不透明的杏仁样颗粒，表面粗糙，不平坦。常温下质坚脆，加热即软化。气芳香，味微辛，嚼之有沙粒感。
②越南安息香：为植物越南安息香的干燥树脂，系微扁圆的泪滴状物或团块。泪滴状物直径 1 至数厘米，厚约 1cm。外表面黄棕色或污棕色，内面乳白色。常温下质坚脆，加热则软化。气味与上种相似。

【产地】 苏门答腊安息香产印度尼西亚，越南安息香产越南、泰国等地。

【性味归经】 辛、苦，平。归心、脾经。

【功能主治】 开窍醒神，行气活血，止痛。用于中风痰厥，气郁暴厥，中恶昏迷，心腹疼痛，产后血晕，小儿惊风。

【用法用量】 内服，研末，0.3~1.5g；或入丸、散。外用烧烟熏。

【各家论述】 ①《海药本草》："谨按《广州记》云：生南海、波斯国。树中脂也，状若桃胶，以秋月采之。又方云：妇人夜梦鬼交，以臭黄合为丸，烧薰丹穴永断。又主男子遗精，暖肾，辟恶气。"
②《本草纲目》："叶廷珪《香谱》云，此乃树脂，形色类胡桃瓤，不宜于烧，而能发众香。汪机曰，或言烧之能集鼠者为真。"
③《本经逢原》："安息香，紫黑黄相和如玛瑙，研之色白者为上；粗黑中夹砂石、树皮者为次，乃渣滓结成也；有屑末不成块者为下，恐有他香夹杂也。修制最忌经火。"

红豆蔻

【图谱来源】

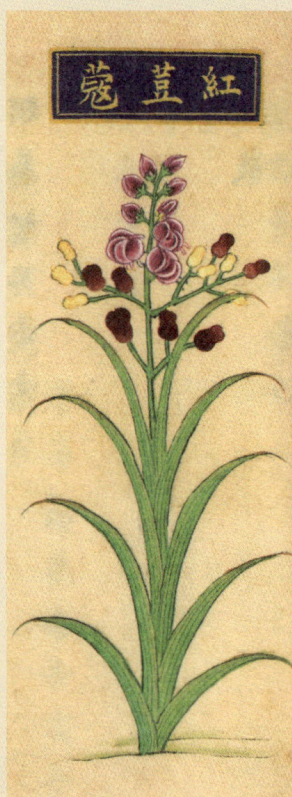

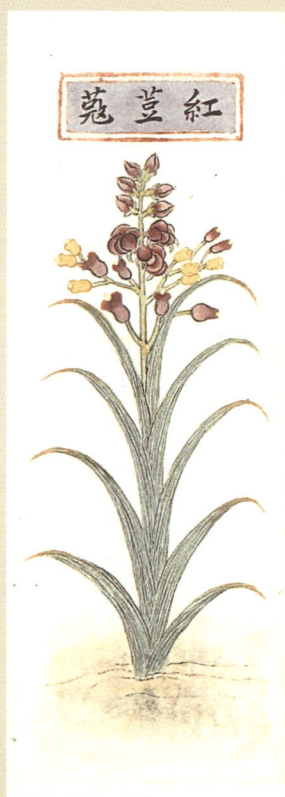

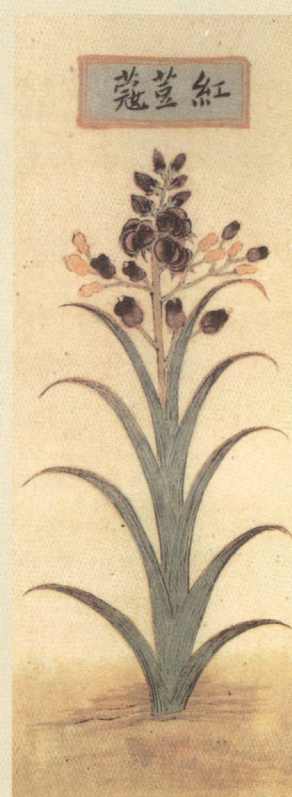

《品汇》弘治本　　　　　　《品汇》东京本　　　　　　《品汇》罗马本

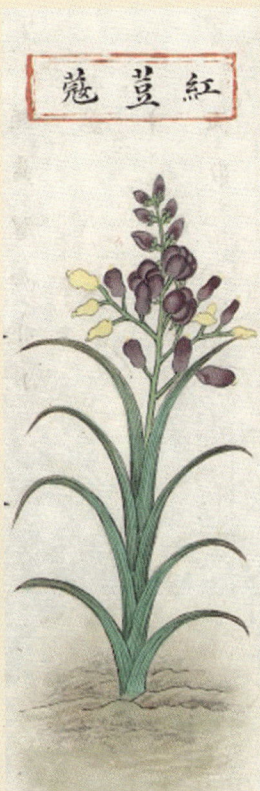

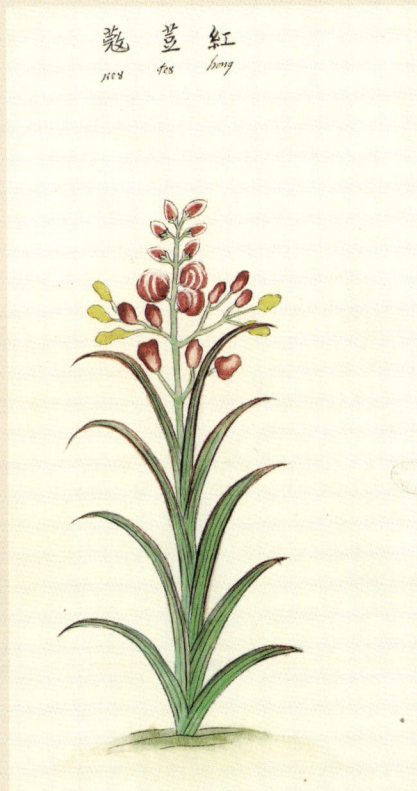

《品汇》柏林本　　　　　　　　　　《品汇》巴黎本Ⅱ

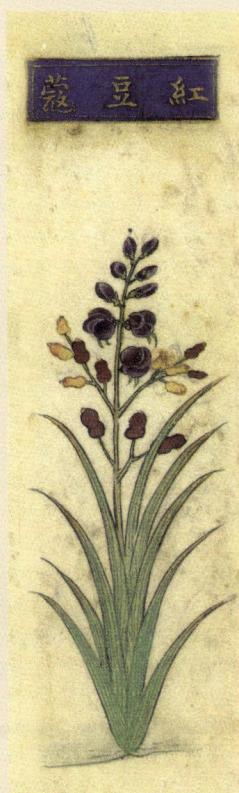

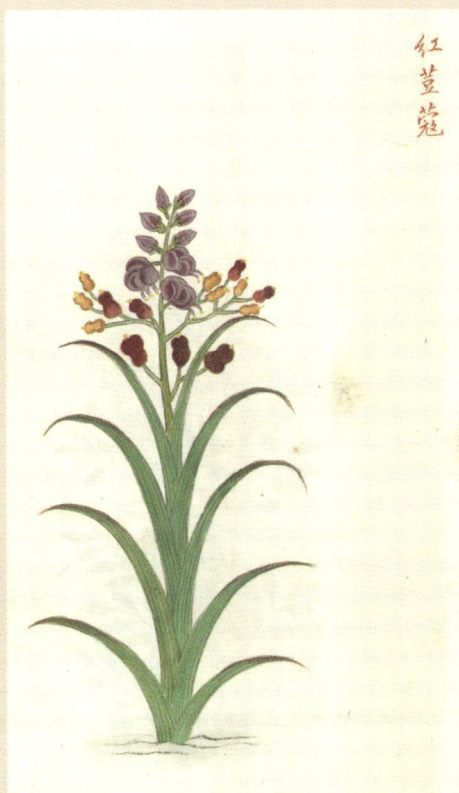

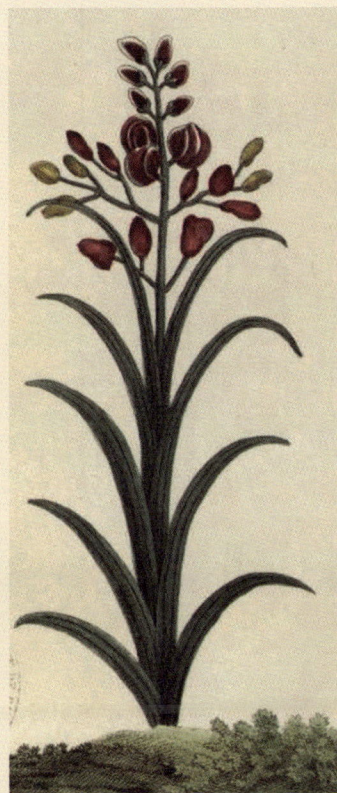

《便览》　　　　　　　　　《草木状》　　　　　　　　　《植物图谱》

【出处】 唐·甄权《药性论》

【别名】 红豆（王好古），红蔻（《本草述钩元》），良姜子（《广西中药志》）等。

【来源】 为姜科植物大高良姜 *Alpinia galanga* Willd. 的干燥成熟果实。

【原植物】 多年生丛生草本，高 1~2m。根状茎粗壮，圆形，有节，棕红色并略有辛辣味。叶 2 列，无叶柄或极短；叶片长圆形或宽披针形，长 25~35cm，宽 6~10cm，先端急尖，基部楔形；边缘钝，棕白色，两面无毛或背面有长柔毛；叶舌长约 5mm，先端钝。圆锥花序顶生，长 20~30cm，径 2~4cm，花序轴上密生柔毛，多分枝；总苞片线形，长约 18cm；小苞片披针形或狭长圆形，长 7~20mm；花绿白色，有异味；花萼管状，顶端不等的 3 浅裂，有缘毛；花冠管与萼管略等长，裂片 3，长圆形，唇瓣倒卵状匙形长达 2cm，基部成爪状，有红色条纹；雄蕊 1，与唇瓣等长；子房下位，无毛，花柱细长，柱头略膨大。蒴果长圆形，不开裂，长 1~1.5cm，宽约 7mm，中部稍收缩，熟时棕色或枣红色。种子多角形，棕黑色。花期 5—8 月。果期 9—11 月。分布于广东、海南、广西、云南、台湾等地。

【性状】 长球形，中部略细，长 0.7~1.2cm，直径 0.5~0.7cm。表面红棕色或暗红色，顶端有黄白色管状宿萼，基部有果柄痕，果皮薄，易破碎。种子 6，扁圆形或三角状多面形，黑棕色或红棕色，外被黄白色薄质假种皮，胚乳灰白色。气香，味辛辣。以颗粒饱满、气味辛辣者为佳。

【产地】 主产广东、广西、云南等地。

【炮制】 拣去杂质，筛去灰屑，用时捣碎。

【性味归经】 辛，温。归脾、肺经。

【功能主治】 散寒燥湿，醒脾消食。用于脘腹冷痛，食积胀满，呕吐泄泻，饮酒过多。

【用法用量】 煎服，2.4~4.5g。外用研末嗞鼻或调搽。

【各家论述】 《海药本草》："云是高良姜子，其苗如芦，叶似姜，花作穗，嫩叶卷而生，微带红色。择嫩者，加入盐，作朵不散落，须以朱槿染，令色深善，醒于醉，解酒毒。此外无诸要使也。生南海诸谷。"

红蓝花

【图谱来源】

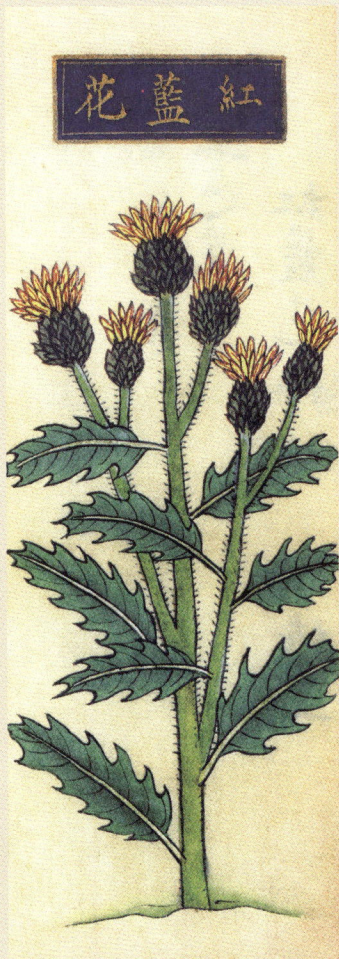

《品汇》弘治本

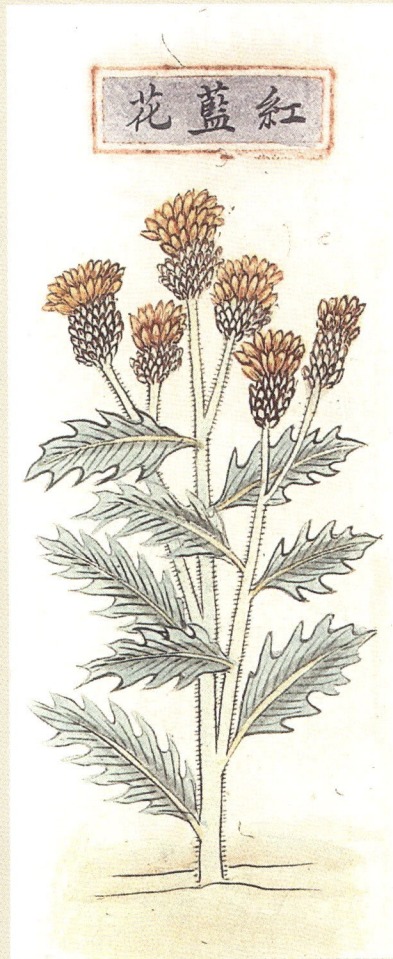

《品汇》东京本

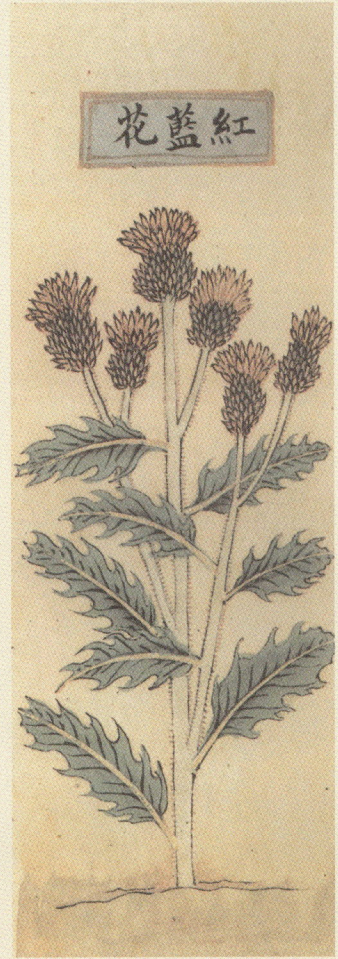

《品汇》罗马本

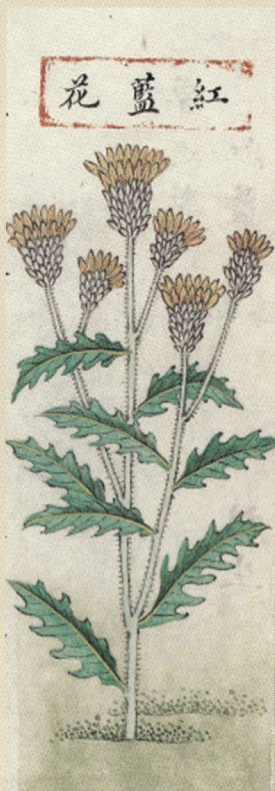

《品汇》柏林本

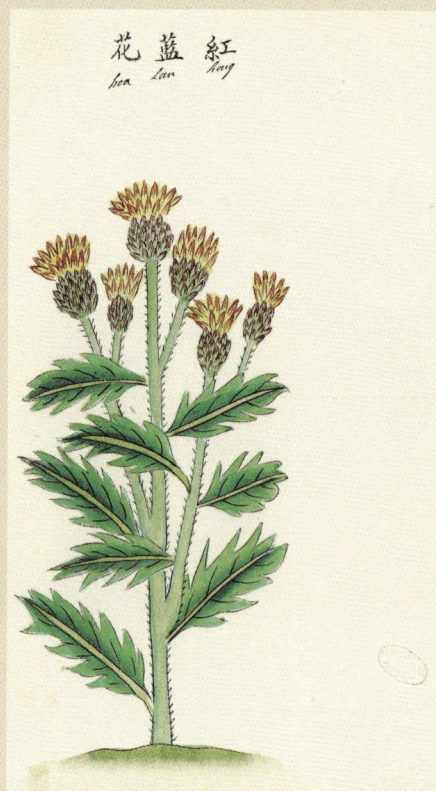

《品汇》巴黎本 Ⅱ

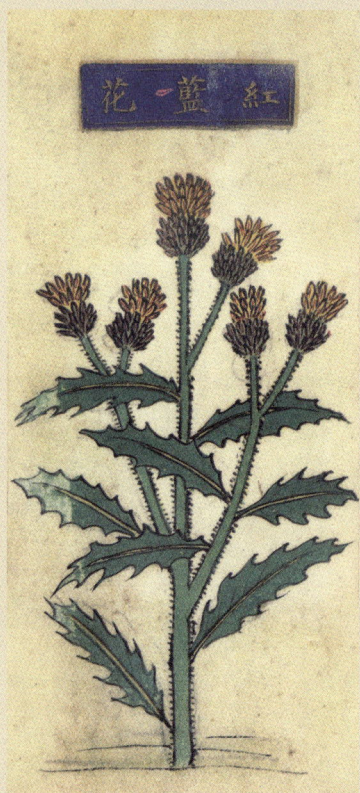

《便览》

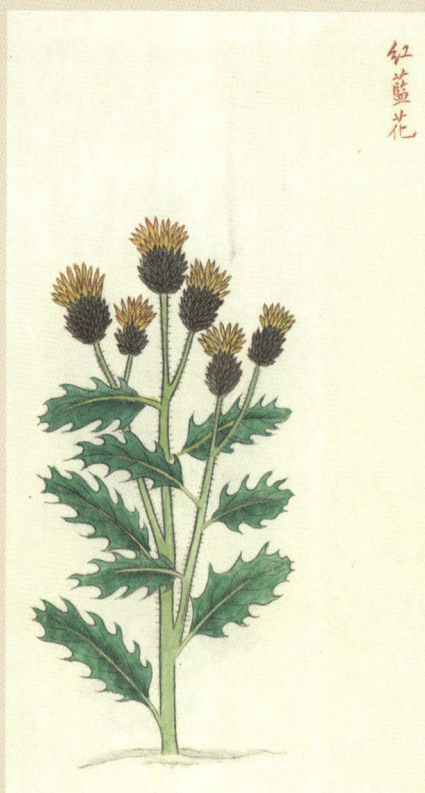

《草木状》

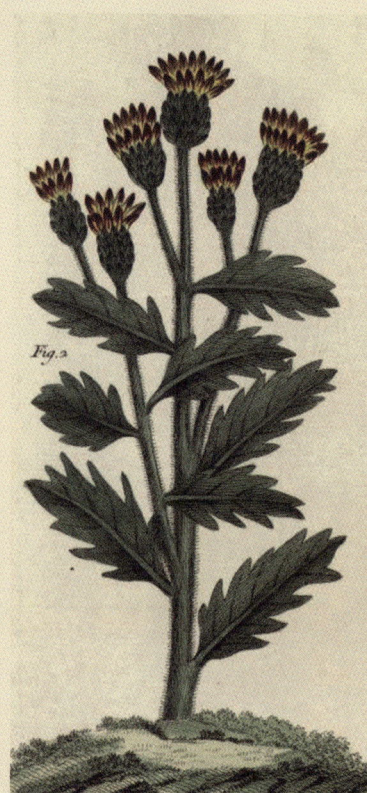

《植物图谱》

【出处】 汉·张仲景《金匮要略》

【别名】 红花（《本草图经》），刺红花（《四川中药志》），草红花（《陕西中药志》）等。

【来源】 为菊科植物红花 *Carthamus tinctorius* L. 的干燥管状花。

【原植物】 一年生草本，高 30~90cm，全体光滑无毛。茎直立，基部木质化，上部多分枝。叶互生，质硬，近于无柄而抱茎；卵形或卵状披针形，长 3.5~9cm，宽 1~3.5cm，基部渐狭，先端尖锐，边缘具刺齿；上部叶逐渐变小，成苞片状，围绕头状花序。花序大，顶生，总苞片多列，外面 2~3 列呈叶状，披针形，边缘有针刺；内列呈卵形，边缘无刺而呈白色膜质；花托扁平；管状花多数，通常两性，橘红色，先端 5 裂，裂片线形；雄蕊 5，花药聚合；雌蕊 1，花柱细长，伸出花药管外面，柱头 2 裂，裂片短，舌状。瘦果椭圆形或倒卵形，长约 5mm，基部稍歪斜，白色，具 4 肋。花期 6—7 月。果期 8—9 月。全国各地多有栽培。

【性状】 为不带子房的管状花，长 1~2cm。橙红色，花管狭细，先端 5 裂，裂片狭条形，长 5~8mm，雄蕊 5，花药黄色，联合成管，高出裂片之外，其中央有柱头露出。质柔软。气微香，味微苦。以花片长、色鲜红、质柔软者为佳。

【产地】 主产新疆、河南、浙江、四川等地。

【炮制】 拣净杂质，除去茎叶、蒂头，晒干。

【性味归经】 辛，温。归心、肝经。

【功能主治】 活血通经，去瘀止痛。用于经闭，癥瘕，难产，死胎，产后恶露不行、瘀血作痛，痈肿，跌扑损伤。

【用法用量】 煎服，3~6g；入散剂或浸酒，鲜者捣汁。外用研末撒。

【各家论述】《本草图经》："红蓝花，即红花也。生梁汉及西域，今处处有之。人家场圃所种，冬而布子于熟地，至春生苗，夏乃有花，下作柎汇多刺，花蕚出柎上，圃人承露采之，采已复出，至尽而罢。柎中结实，白颗如小豆大。其花暴干，以染真红及作燕脂。主产后血病为胜。其实亦同叶，颇似蓝，故有蓝名，又名黄蓝。《博物志》云：张骞所得也。"

阳春砂仁

岭南道地药材与外来药物图萃

【图谱来源】

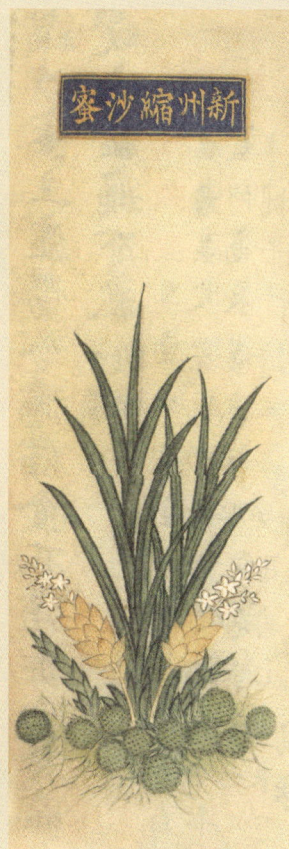

《品汇》弘治本

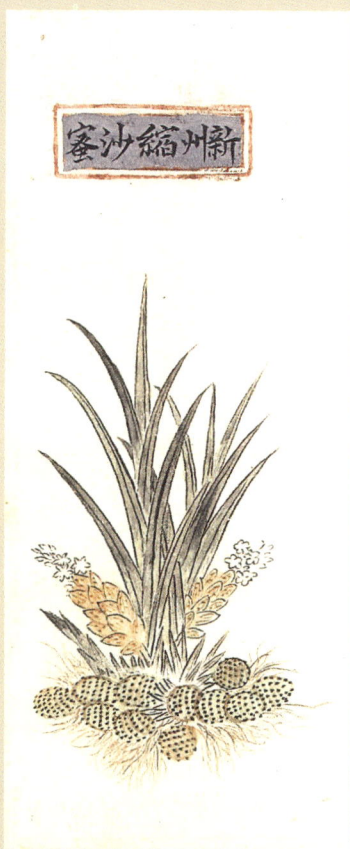

《品汇》东京本

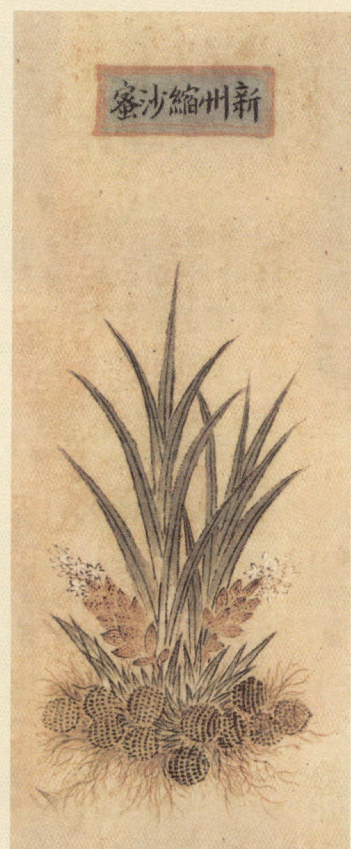

《品汇》罗马本

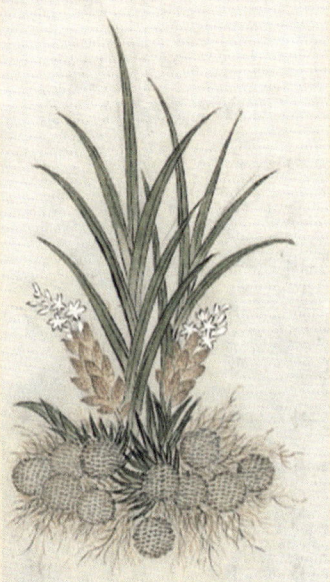

《品汇》柏林本

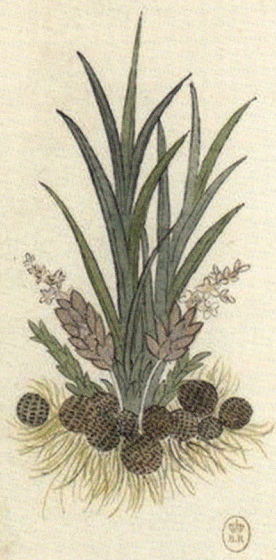

《品汇》巴黎本Ⅰ

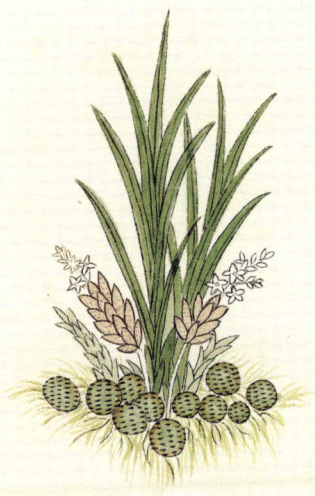

《品汇》巴黎本Ⅱ

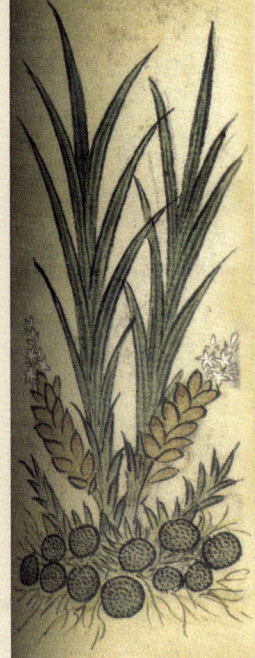

《便览》

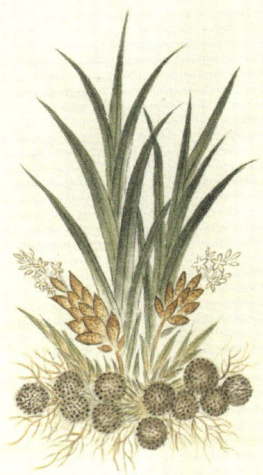

《草木状》

【出处】 清·李调元《南越笔记》

【别名】 缩砂仁、缩砂蜜（《药性论》），缩砂蜜（《海药本草》），砂仁（《本草原始》），春砂仁、蜜砂仁（《古今药物别名考》），土密砂（《增订伪药条辨》）等。

【来源】 为姜科植物阳春砂 *Amomum villosum* Lour. 的成熟果实或种子。

【原植物】 多年生草本，高达1.5m。根茎圆柱形，横走，细小有节，节上有筒状的膜质鳞片，棕色。茎直立。叶2列，无柄；叶片狭长圆形或线状披针形，长14~40cm，宽2~5cm，先端渐尖呈尾状或急尖，基部渐狭，全缘，上面光滑，下面被微毛或脱落；叶鞘开放，抱茎；叶舌短小，淡棕色。花茎由根茎抽出，被细柔毛，具有鳞片叶，淡棕色；穗状花序球形，疏松；苞片长椭圆形，光滑膜质；小苞片管状，顶端2裂，膜质；花萼管状，长约1.6cm，先端3浅裂，裂片近于三角形；花冠管细，长约1.8cm，3裂，裂片长圆形，白色，先端兜状；唇瓣倒卵状至匙形，白色，中部具有淡黄色及红色的斑点，先端有不整齐缺刻，基部具爪，侧生退化雄蕊呈细小的乳状凸起；雄蕊1，花药光滑，药隔附属物3裂，两侧裂片细小，中央裂片宽大而反卷，花丝扁短；子房下位，球形，有细毛，3室，每室胚珠多数，花柱细长，基部具2~3枚蜜腺，柱头近球形。蒴果，近球形，不开裂，直径约1.5cm，具刺状凸起，熟时棕红色。种子多数，芳香。花期3—6月。果期6—9月。分布于广东、广西、云南等地。

【性状】 椭圆或卵圆球形，略呈三棱状，长1.5~2cm，径1~1.5cm。表面棕褐色，密生刺状凸起，一端有小突起物，端有果柄痕。果皮薄，质轻脆，内含多数种子。种子团呈球形或长圆球形，具钝三棱分成3瓣，每瓣有种子5~26粒。种子为不规则的多面体，直径2~3mm，表面棕红色或暗褐色，有细皱纹。破开后，内部灰白色，油润。气芳香而浓烈，味辛凉、微苦。

【产地】 主产广东、广西等地。

【炮制】 砂仁：除去杂质及果壳，捣碎。

盐砂仁：取净砂仁，用盐水浸泡拌匀，文火炒至微干，取出放凉（每砂仁50kg用盐1.24kg，加适量开水溶化澄清）。

【性味归经】 辛，温。归脾、胃经。

【功能主治】 化湿行气，温脾开胃，止呕止泻，安胎。用于湿浊中阻，脘痞不饥，脾胃虚寒，呕吐泄泻，妊娠恶阻，胎动不安。

【用法用量】 煎服，先下，1.5~6g；或入丸、散。

【各家论述】 《海药本草》："今按陈氏，生西海及西戎诸地。味辛、咸，平。得诃子、鳖甲、豆蔻、白芜荑等良。多从安东道来。"

苏合香

【图谱来源】

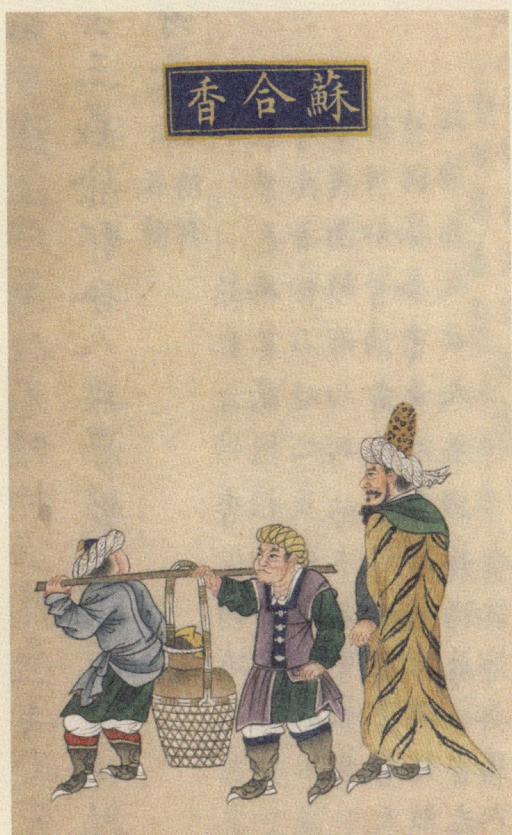

《品汇》弘治本

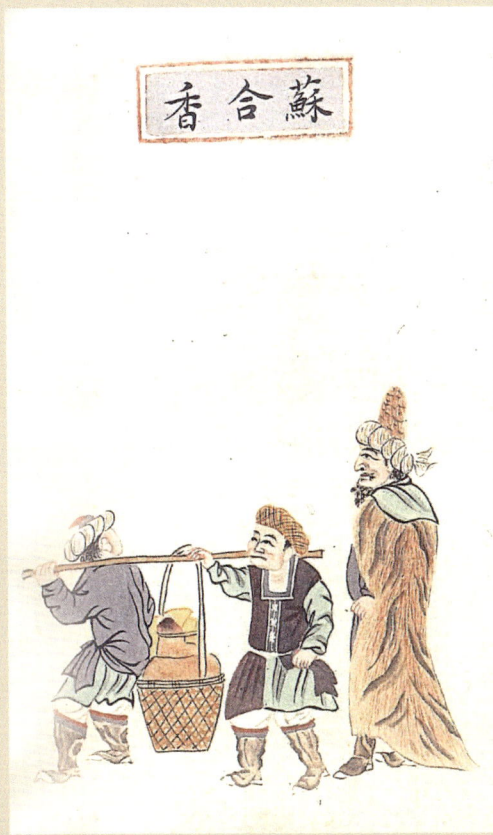

《品汇》东京本

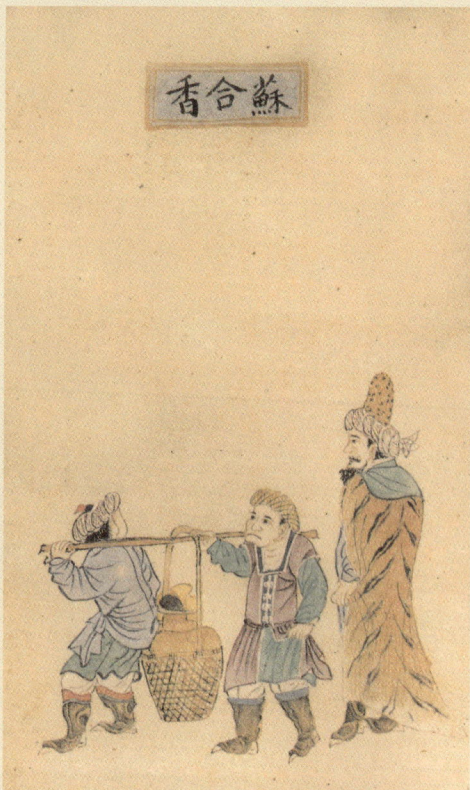

《品汇》罗马本

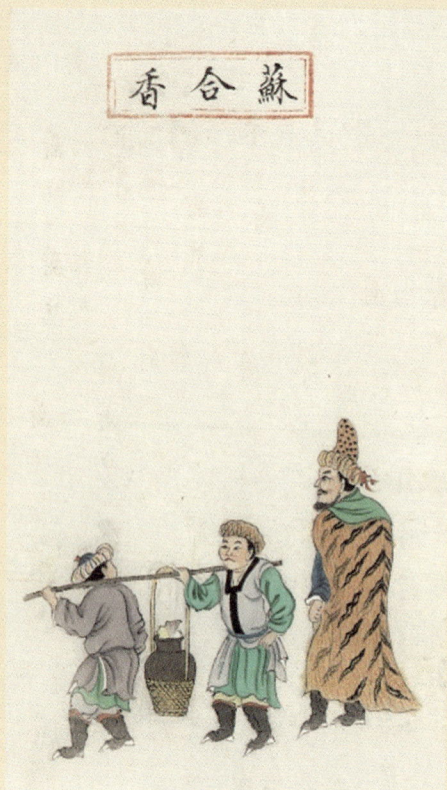

《品汇》柏林本

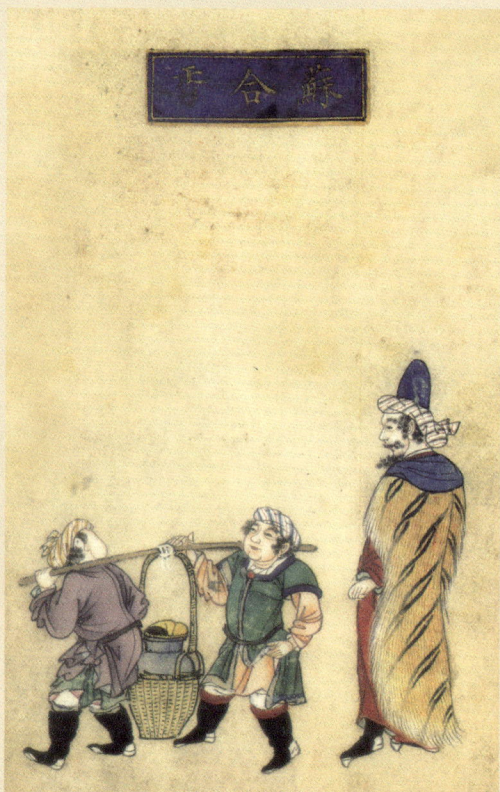

《便览》

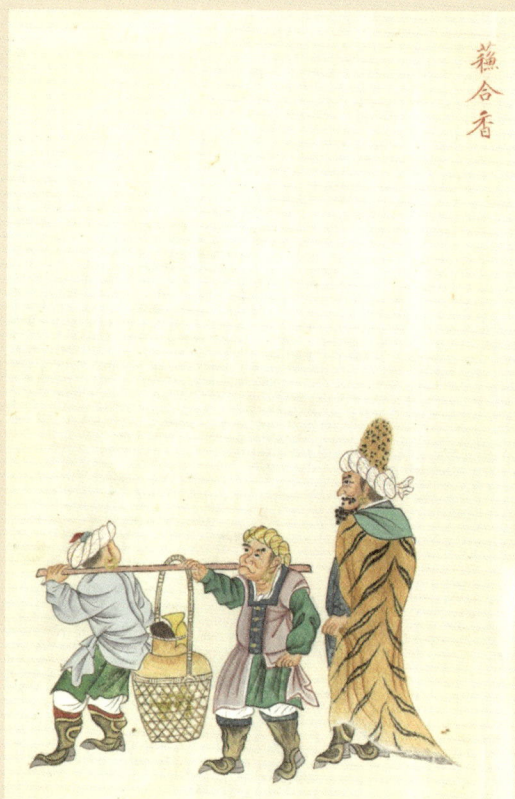

《草木状》

【出处】 魏晋·佚名《名医别录》

【别名】 帝膏（侯宁极《药谱》），苏合香油（《太平寰宇记》），苏合香油（《太平惠民和剂局方》），帝油流（《现代实用中药》）等。

【来源】 为金缕梅科植物苏合香树 *Liquidambar orientalis* Mill. 树干所分泌的树脂。

【原植物】 乔木，高 10~15m。叶互生；具长柄；托叶小，早落；叶片掌状 5 裂，偶为 3 或 7 裂，裂片卵形或长方卵形，先端急尖，基部心形，边缘有锯齿。花小，单性，雌雄同株，多数成圆头状花序，黄绿色。雄花的花序成总状排列；雄花无花被，仅有苞片；雄蕊多数，花药矩圆形，2 室纵裂，花丝短。雌花的花序单生；花柄下垂；花被细小；雄蕊退化；雌蕊多数，基部愈合，子房半下位，2 室，有胚珠数颗，花柱 2 枚，弯曲。果序圆球状，直径约 2.5cm，聚生多数蒴果，有宿存刺状花柱；蒴果先端喙状，成熟时顶端开裂。种子 1 或 2 枚，狭长圆形，扁平，顶端有翅。原产小亚细亚南部。我国广西、云南有栽培。

【性状】 半流动性的浓稠液体，棕黄色或暗棕色，半透明，质黏稠，挑起则连绵不断。体重，入水则沉。气芳香，味略苦辣而香。以色浅、半透明、有香味者为佳。

【产地】 主产土耳其西南部。

【性味归经】 辛，温。入心、脾经。

【功能主治】 开窍，辟秽，止痛。用于中风痰厥，猝然昏倒，胸痹心痛，胸腹冷痛，惊痫。

【用法用量】 内服入丸、散，0.3~1g，不入煎剂。外用适量，溶于酒精，涂敷。

【各家论述】 ①《后汉书》："出大秦国。"
②《梁书》："大秦人采苏合香，先煎其汁为香膏，乃卖其滓与诸国贾人。"
③《新修本草》："此香从西域及昆仑来。"
④《太平寰宇记》："苏合香油出安南、三佛齐诸国，树生膏，可为药，以浓而无滓者为上。"

芦荟

【图谱来源】

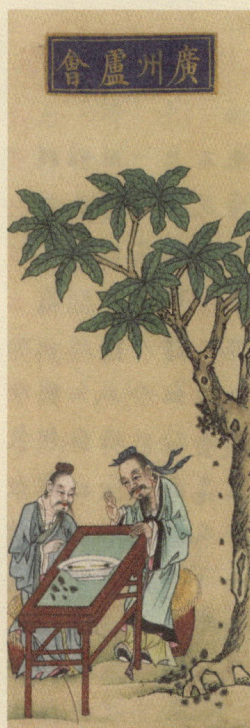

《品汇》弘治本

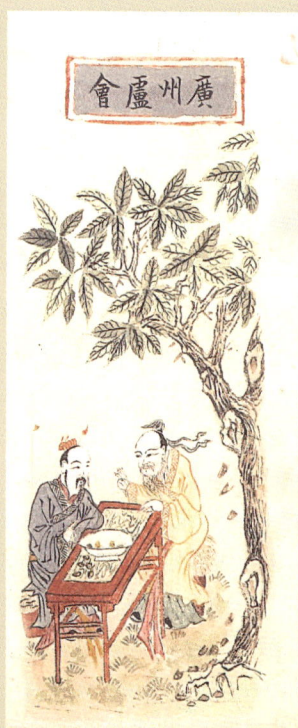

《品汇》东京本

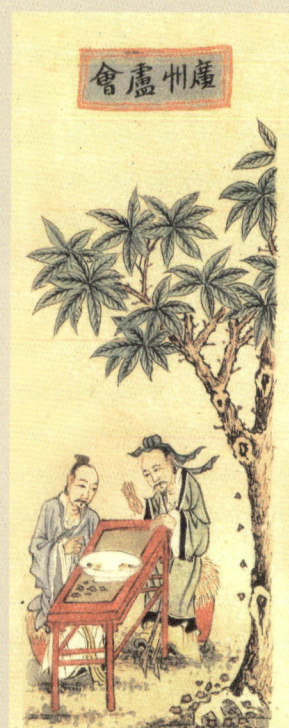

《品汇》罗马本

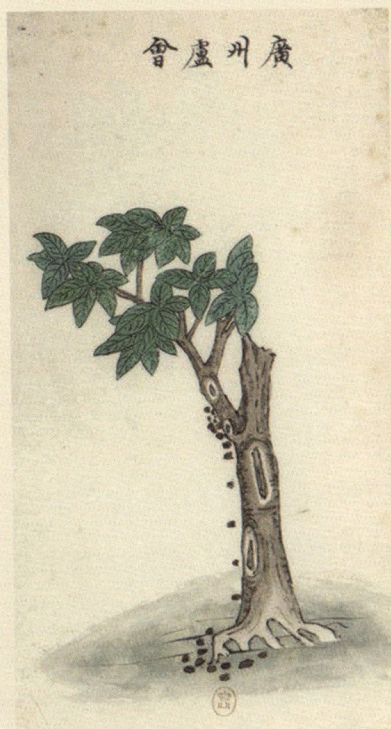

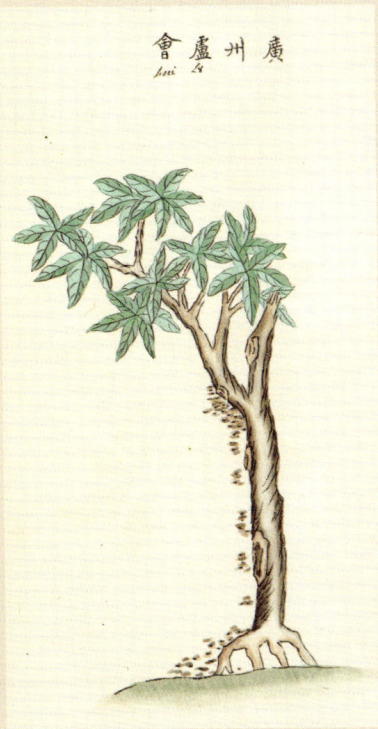

《品汇》巴黎本Ⅰ　　　　　　《品汇》巴黎本Ⅱ　　　　　　《草木状》

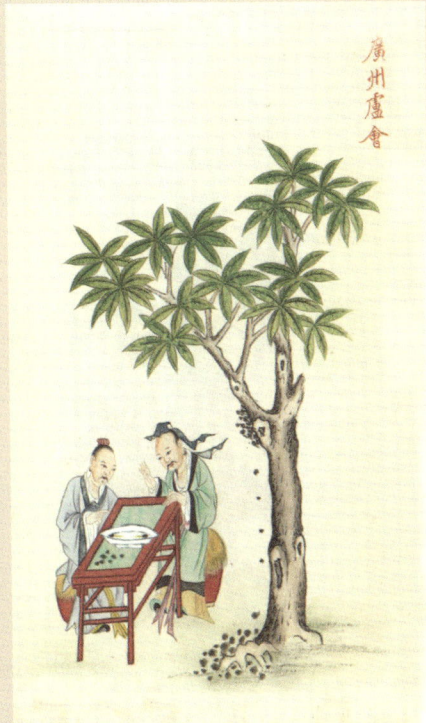

【出处】 宋·刘翰等《开宝本草》

【别名】 卢会（《药性论》），讷会（《本草拾遗》），象胆、奴会（《开宝本草》），劳伟（《生草药性备要》）等。

【来源】 为百合科植物库拉索芦荟 *Aloe barbadensis* Miller、好望角芦荟 *Aloe ferox* Miller 或其他同属近缘植物叶的汁液浓缩干燥物。

【原植物】 ①库拉索芦荟：多年生草本。茎极短。叶簇生于茎顶，直立或近于直立，肥厚多汁；呈狭披针形，长 15~36cm，宽 2~6cm，先端长渐尖，基部宽阔，粉绿色，边缘有刺状小齿。花茎单生或稍分枝，高 60~90cm；总状花序疏散；花点垂，长约 2.5cm，黄色或有赤色斑点；花被管状，6 裂，裂片稍外弯；雄蕊 6，花药丁字着生；雌蕊 1，3 室，每室有多数胚珠。蒴果，三角形，室背开裂。花期 2—3 月。原产非洲北部地区，目前广泛栽培于南美洲的西印度群岛，我国亦有栽培。
②好望角芦荟：茎直立，高 3~6m，叶 30~50 片，簇生于茎顶；叶片披针形，长达 60~80cm，宽 12cm，具刺，深绿色至蓝绿色，被白粉。圆锥状花序长 60cm 左右；花梗长约 3cm；花被 6，呈管状，基部连合，上部分离，微外卷，淡红色至黄绿色，带绿色条纹；雄蕊 6，花药与花柱外露。蒴果。分布于非洲南部地区。

【性状】 ①老芦荟：又名肝色芦荟，为植物库拉索芦荟的液汁浓缩而成。商品呈不规则的块状，常破裂为多角形，大小不等。暗红棕色或咖啡棕色，次品呈棕黑色。遇热不熔化。质轻而坚硬，不易破碎。断面平坦，蜡样，无光泽。具有令人不愉快的臭气，味极苦。以气味浓、溶于水中无杂质及泥沙者为佳。
②新芦荟：又名透明芦荟，为植物好望角芦荟的液汁浓缩而成。商品呈棕黑色而发绿。质轻而松脆，易破碎。断面平滑而具玻璃样光泽。遇热易熔化成流质。其余与老芦荟同。

【产地】 老芦荟产南美洲北岸附近的库拉索、阿律巴、博内尔等小岛，均系栽培；新芦荟产非洲南部，多为栽培，一般认为质量较老芦荟为差。

【炮制】 拣去杂质，斫成小块。

【性味归经】 苦，寒。归肝、胃、大肠经。

【功能主治】 泻下通便，清肝泻火，杀虫疗疳。用于热结便秘，惊痫抽搐，小儿疳积；外治癣疮。

【用法用量】 内服入丸、散，1.5~4.5g。外用研末调敷。

【各家论述】 ①《南海药谱》："芦荟，树脂也，《本草》不细委之，谓是象胆，殊非也。"
②《开宝本草》："卢会，俗呼为象胆，盖以其味苦如胆故也。"
③《本草纲目》："卢会原在草部。药谱及图经所状，皆言是木脂。而《一统志》云：爪哇、三佛齐诸国所出者，乃草属，状如鲨尾，采之以玉器捣成膏。与前说不同，何哉？岂亦木质草形乎？"

【附注】 历代本草所载芦荟非现代百合科植物，李时珍所引《大明一统志》爪哇等产即为今之芦荟。

杨 梅

【图谱来源】

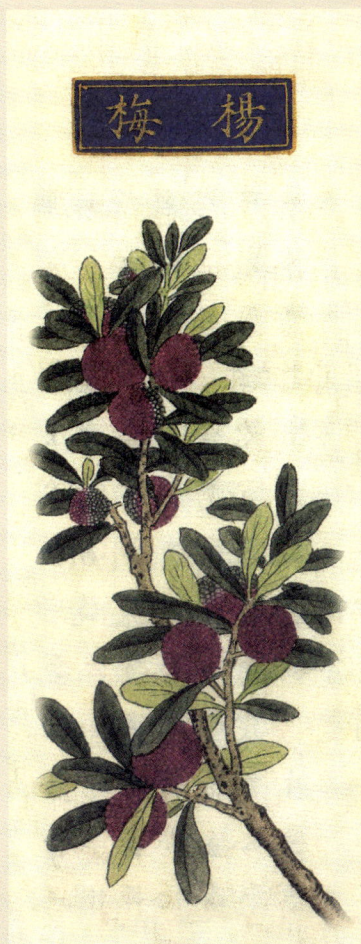

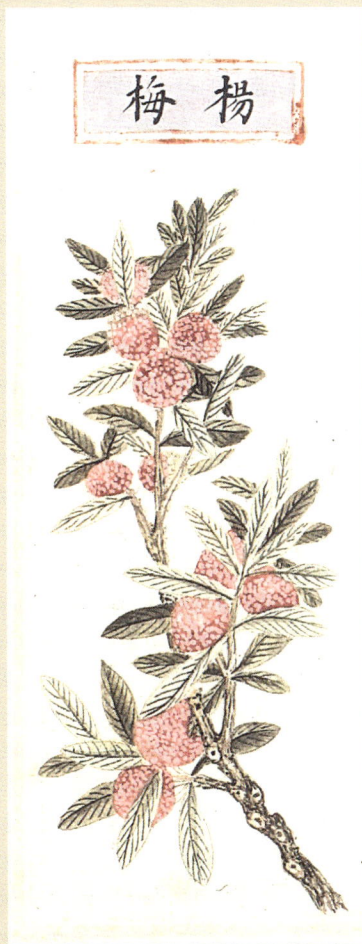

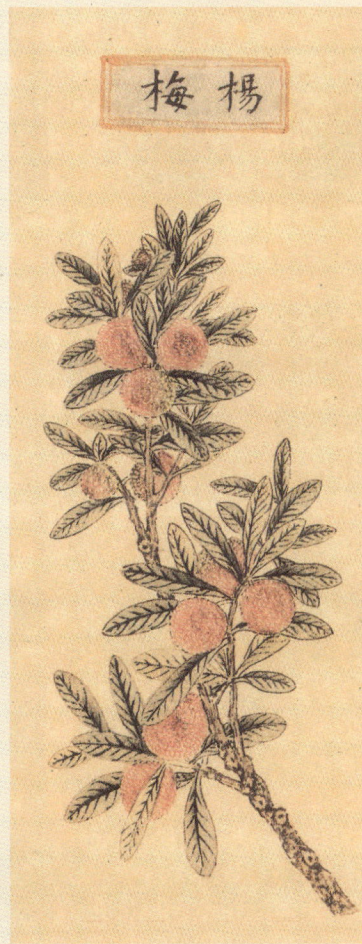

《品汇》弘治本　　　　　　　　《品汇》东京本　　　　　　　　《品汇》罗马本

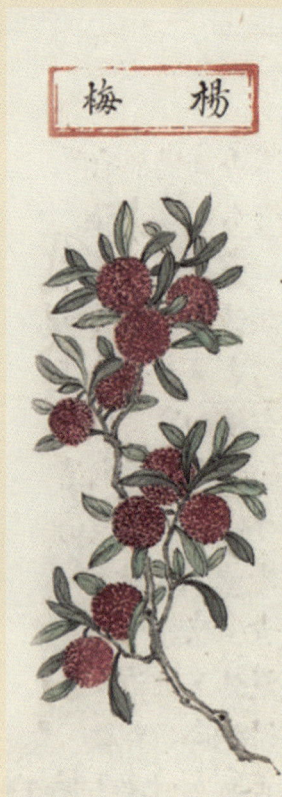

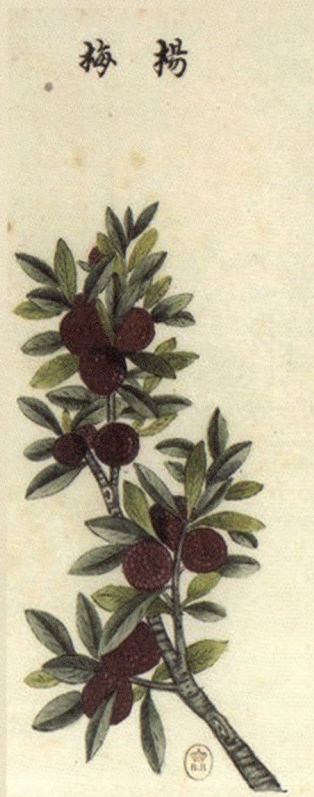

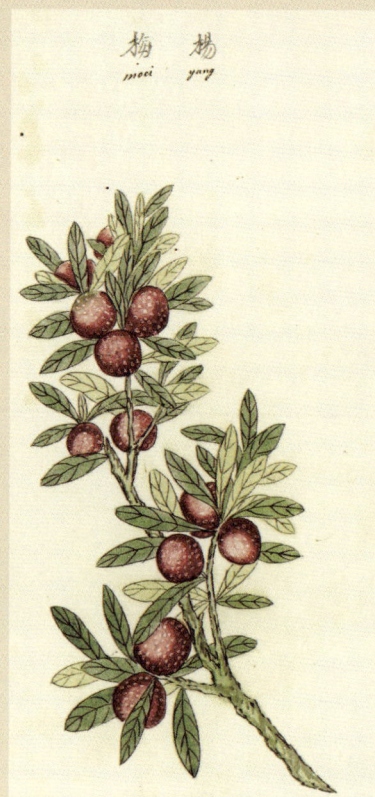

《品汇》柏林本　　　　　　　《品汇》巴黎本Ⅰ　　　　　　　《品汇》巴黎本Ⅱ

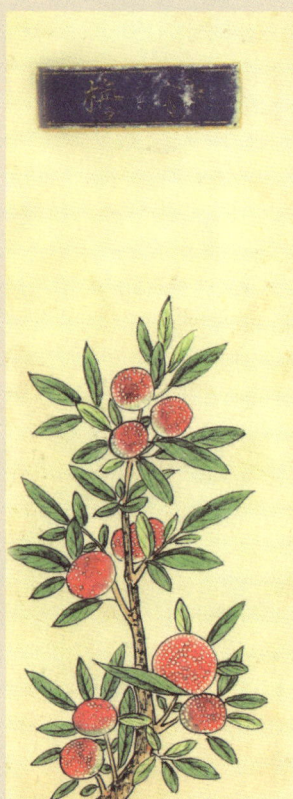

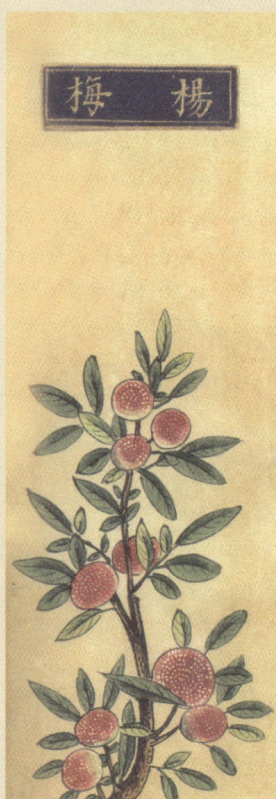

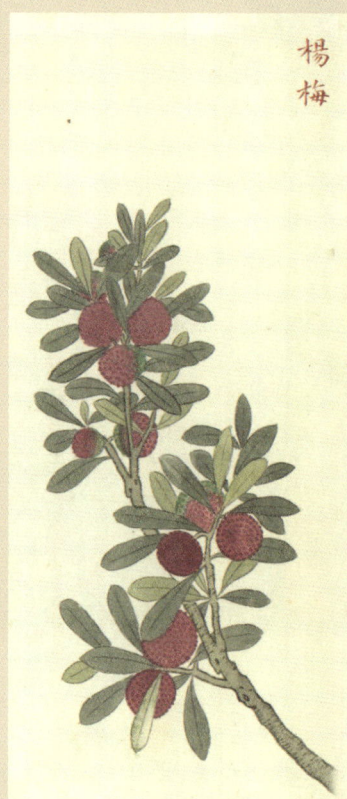

《食物》Ⅰ　　　　　　　　　《食物》Ⅱ　　　　　　　　　《草木状》

【出　处】● 唐·孟诜《食疗本草》

【别　名】● 机子（《北户录》），圣生梅、白蒂梅（《本草品汇精要》），朱红、树梅（《中国树木分类学》）等。

【来　源】● 为杨梅科植物杨梅 *Myrica rubra* Sieb.et Zucc. 的果实。

【原植物】● 常绿乔木，高可达 12m，树冠球形。单叶互生；长椭圆或倒披针形，革质，长 8~13cm，上部狭窄，先端稍钝，基部狭楔形，全缘，或先端有少数钝锯齿，上面深绿色，有光泽，下面色稍淡，平滑无毛，有金黄色腺体。花雌雄异株；雄花序常数条丛生于叶腋，圆柱形，长约 3cm，黄红色；雄花具 1 苞，卵形，先端尖锐，小苞 2~4，卵形，雄蕊 5~6；雌花序为卵状长椭圆形，长约 1.5cm，常单生于叶腋；雌花基部有苞及小苞，子房卵形，花柱极短。核果球形，径约 1.8cm，外果皮暗红色，由多数囊状体密生而成，内果皮坚硬，径约 9mm，内含无胚乳的种子 1 枚。花期 4 月。果期初夏。分布于我国东南各省。

【性味归经】● 甘、酸，温。归肺、胃经。

【功能主治】● 生津解渴，和胃消食。用于烦渴，吐泻，痢疾，腹痛。

【用法用量】● 内服生啖、浸酒、腌食或烧存性研末。外用捣敷，烧存性研末噙鼻或调敷。

【各家论述】● 《本草纲目》："杨梅有红、白、紫三种，红胜于白，紫胜于红，颗大而核细，盐藏、蜜渍、糖收皆佳。"

没　药

【图谱来源】

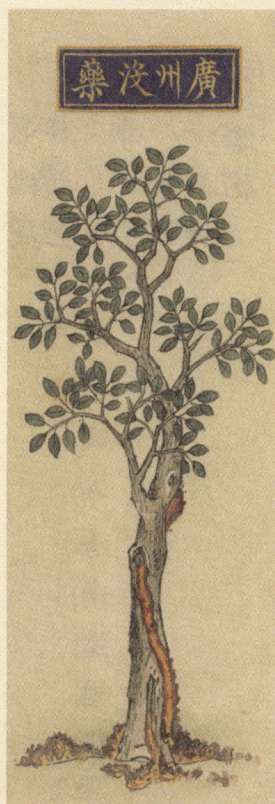

《品汇》弘治本

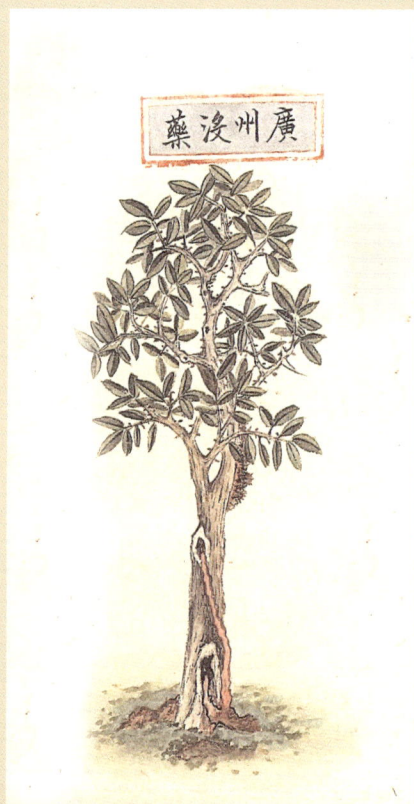

《品汇》东京本

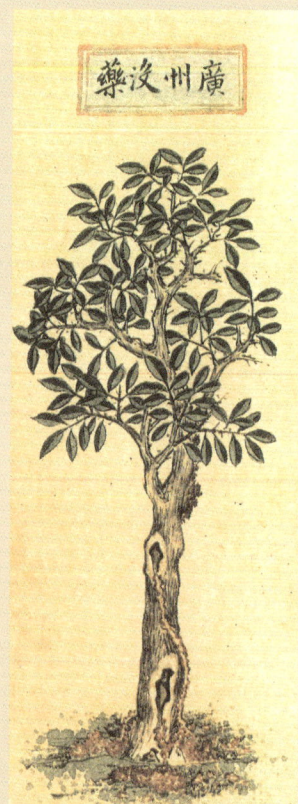

《品汇》罗马本

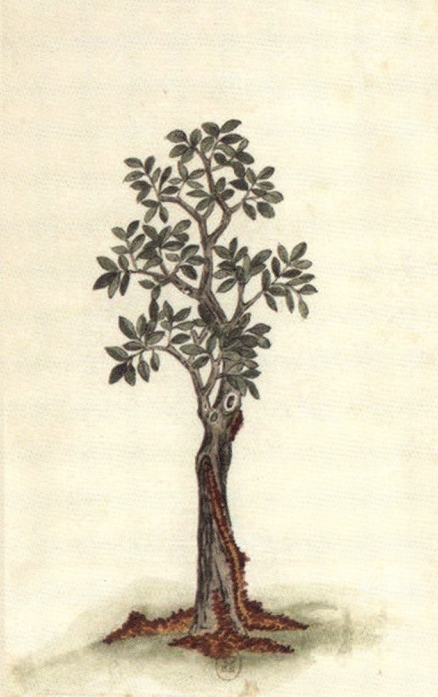

《品汇》巴黎本Ⅰ

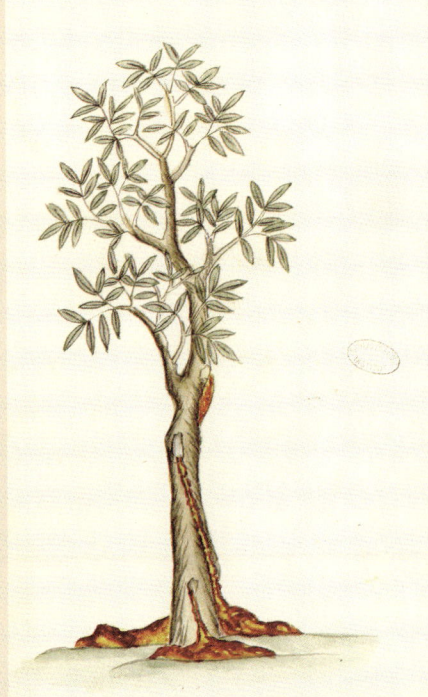

《品汇》巴黎本Ⅱ

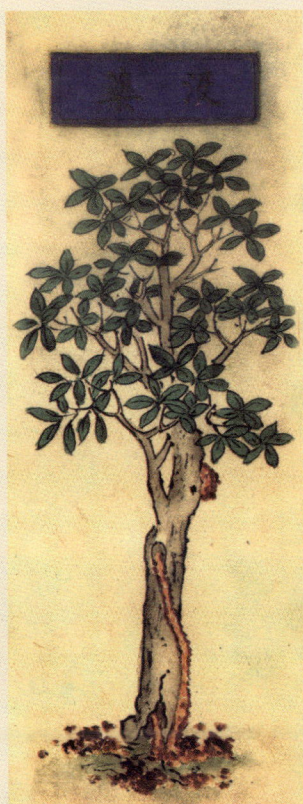

《便览》

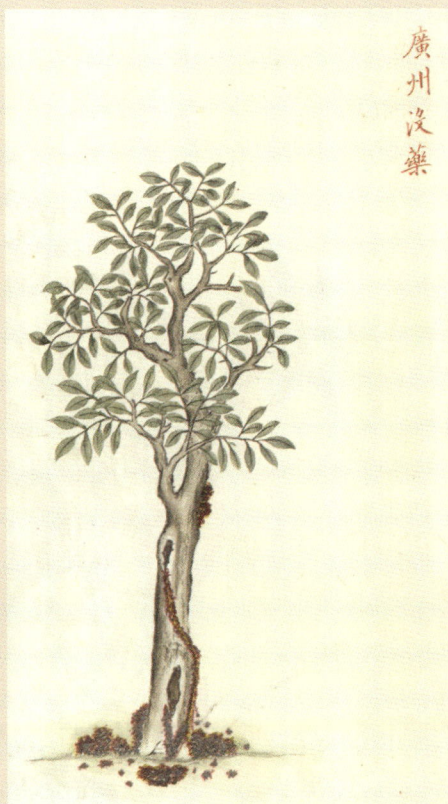

《草木状》

【出处】● 唐·甄权《药性论》

【别名】● 末药（《本草纲目》）。

【来源】● 为橄榄科没药属植物没药树 *Commiphora myrrha* Engl. [*C. molmol* Engl.] 及同属他种植物的树干皮部渗出的油胶树脂。

【原植物】● 低矮灌木或乔木，高约 3m。树干粗，具多数不规则尖刺状的粗枝。树皮薄，光滑，小片状剥落，淡橙棕色，后变灰色。叶散生或丛生，单叶或三出复叶；小叶倒长卵形或倒披针形，中央 1 片长 7~18mm，宽 4~8mm，远较两侧 1 对为大，钝头，全缘或于末端稍具锯齿。花小，丛生于短枝上；萼杯状，宿存，上具 4 钝齿；花冠白色，4 瓣，长圆形或线状长圆形，直立；雄蕊 8，自短杯状花盘边缘伸出，直立，不等长；子房 3 室，花柱短，柱头头状。核果卵形，尖头，光滑，棕色，外果皮革质或肉质。种子 1~3 颗，但仅 1 颗成熟，其余均萎缩。花期夏季。分布于非洲和亚洲西部。

【性状】● 不规则颗粒状或黏结成团块，大小不一，一般直径约 2.5cm，大者直径长达 6cm 以上。表面红棕色或黄棕色，粗糙，覆有粉尘。质坚脆，破碎面呈不规则颗粒状，带棕色油样光泽，并伴有白色小点或线纹，薄片半透明。与水共研则成黄色乳状液。有特异香气，味苦而微辛。以块大、棕红色、香气浓而杂质少者为佳。

【产地】● 主产索马里、埃塞俄比亚及阿拉伯半岛南部。以索马里所产者最佳。

【炮制】● 没药：拣去杂质，打成碎块。
制没药：取拣净的没药置锅内用文火炒至表面稍见熔化点，取出放凉。或炒至表面稍见熔化点时，喷洒米醋，继续炒至外层明亮光透，取出放凉（没药每 50kg，用醋 3kg）。

【性味归经】● 辛、苦，平。归心、肝、脾经。

【功能主治】● 散瘀定痛，消肿生肌。用于胸痹心痛，胃脘疼痛，痛经经闭，产后瘀阻，癥瘕腹痛，风湿痹痛，跌打损伤，痈肿疮疡。

【用法用量】● 煎服，3~6g；或入丸、散。外用研末调敷。

【各家论述】● ①《海药本草》："谨按徐表《南州记》：生波斯国，是彼处松脂也。状如神香，赤黑色。味苦、辛、温，无毒。主折伤马坠，推陈置新，能生好血。凡服皆须研烂，以热酒调服，近效。堕胎，心腹俱痛，及野鸡漏痔，产后血气痛，并宜丸散中服尔。"
②《本草图经》："没药，生波斯国，今海南诸国及广州或有之。木之根之株皆如橄榄，叶青而密，岁久者则有膏液流滴在地下，凝结成块。或大或小，亦类安息香。"

沉　香

【图谱来源】

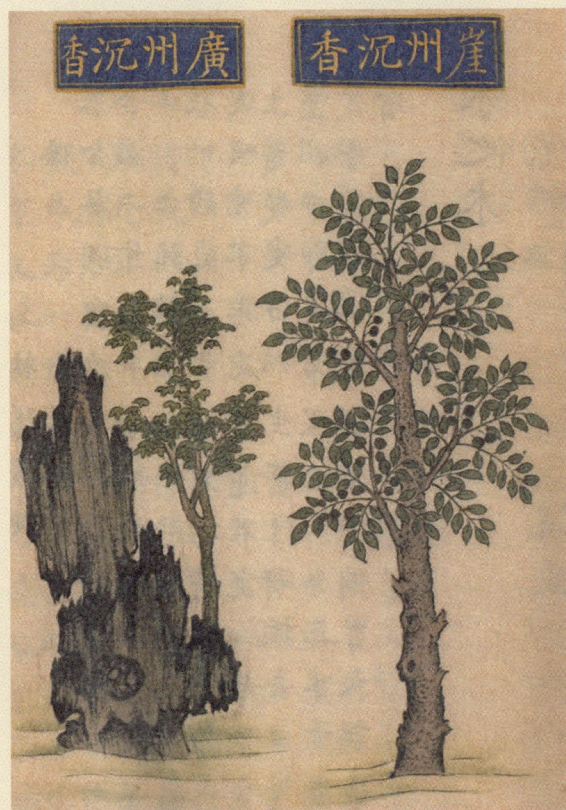

《品汇》弘治本

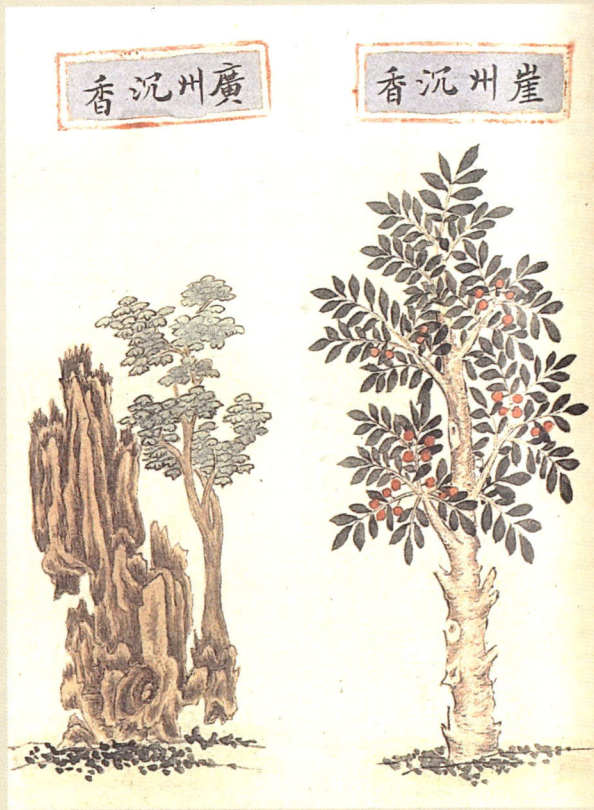

《品汇》东京本

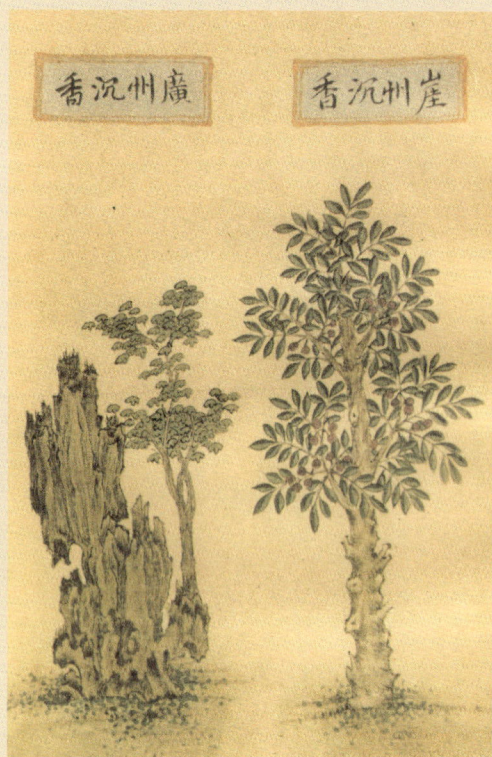

《品汇》罗马本

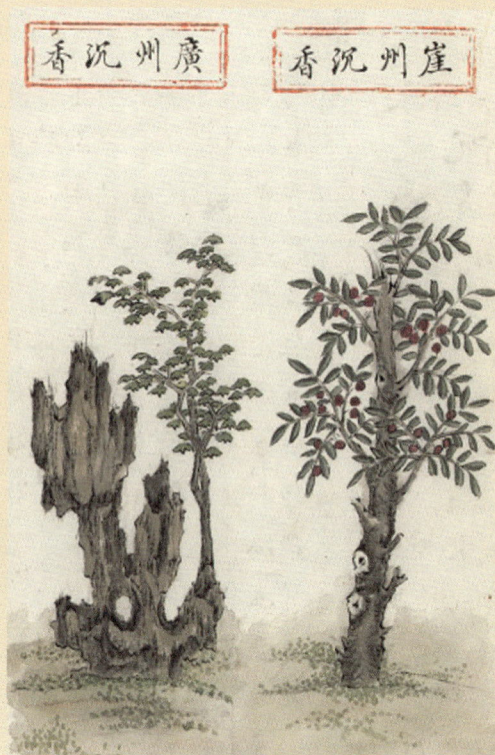

《品汇》柏林本

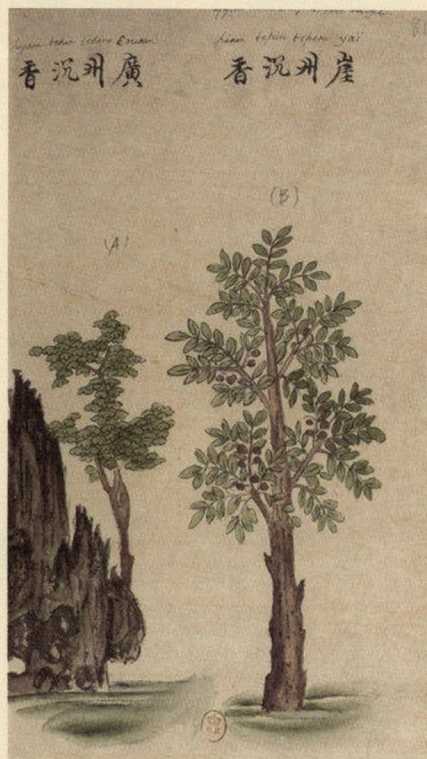

《品汇》巴黎本Ⅰ

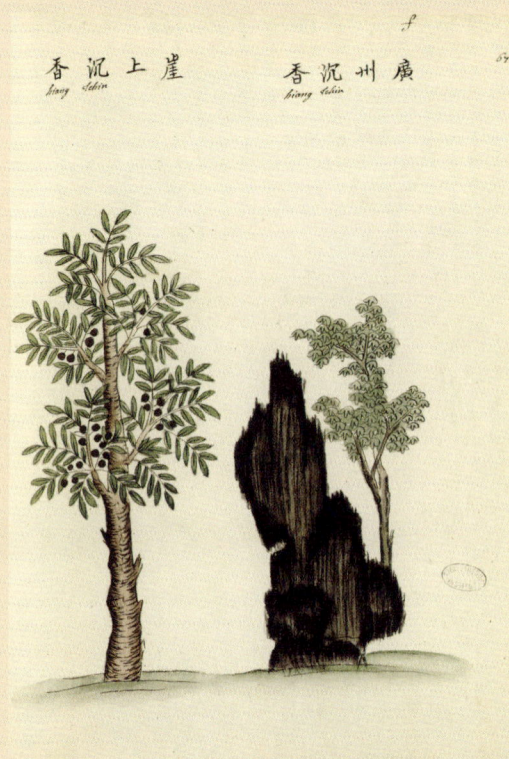

《品汇》巴黎本Ⅱ

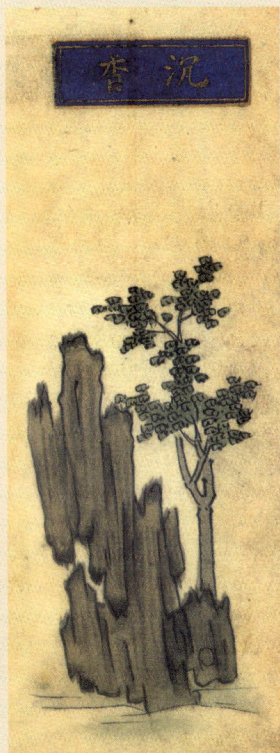

《便览》

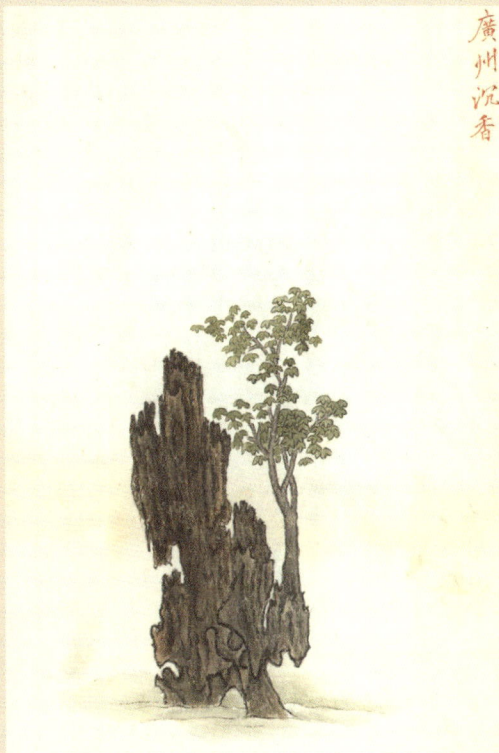

廣州沉香

《草木状》

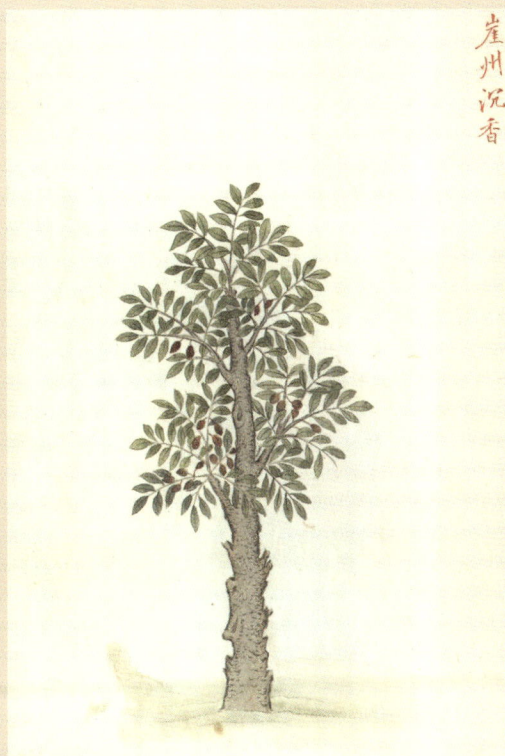

崖州沉香

《草木状》

【出处】 魏晋·佚名《名医别录》

【别名】 蜜香（《南方草木状》），沉水香（《桂海虞衡志》）等。

【来源】 为瑞香科植物沉香 *Aquilaria agallocha* Roxb. 或白木香 *Aquilaria sinensis* （Lour.）Gilg 含树脂的木材。

【原植物】 ①沉香：为常绿乔木，高达 30m。幼枝被绢状毛。叶互生，稍带革质，椭圆披针形、披针形或倒披针形，长 5.5~9cm，先端渐尖，全缘，下面叶脉有时被亚绢状毛；具短柄，长约 3mm。伞形花序；无梗，或有短的总花梗，被绢状毛；花白色，与小花梗等长或较短；花被钟形，5 裂，裂片卵形，长 0.7~1cm，喉部密被白色茸毛的鳞片 10，外被绢状毛，内密被长柔毛，花冠管与花被裂片略等长；雄蕊 10，着生于花被管上，其中有 5 枚较长；子房上位，长卵形，密被柔毛，2 室，花柱极短，柱头大，扁球形。蒴果倒卵形，木质，扁压状，长 4.6~5.2cm，密被灰白色绒毛，基部有略为木质的宿存花被。种子通常 1 枚，卵圆形，基部具有角状附属物，长约为种子的 2 倍。花期 3—4 月。果期 5—6 月。分布印度与东南亚。我国台湾、广东、广西有栽培。

②白木香：为常绿乔木。树皮灰褐色，小枝和花序被柔毛。叶互生，革质，长卵形、倒卵形或椭圆形，长 6~12cm，宽 2~4.5cm，先端渐尖而钝，基部楔形，全缘，两面被疏毛，后渐脱落，光滑而亮；叶柄长约 5mm，被柔毛。伞形花序顶生和腋生；总花梗被灰白色茸毛，小花梗长 0.5~1.2cm，被灰白色茸毛；花黄绿色，被茸毛；花被钟形，5 裂，矩圆形，长约 7mm，宽约 4mm，先端钝圆，花被管喉部有鳞片 10，密被白色茸毛，长约 5mm，基部连合成一环；雄蕊 10，花丝粗壮；子房卵形，密被茸毛。蒴果倒卵形，木质，扁压状，长 2.5~3cm，密被灰白色毛，基部具稍带木质的宿存花被。种子棕黑色，卵形，长约 1cm，先端渐尖，种子基部延长为角状附属物，红棕色，长达 2cm，上部扩大。花期 3—5 月。果期 5—6 月。分布于广东、广西、台湾。

【性状】 ①进口沉香：为植物沉香的含有树脂的木材，多呈盔帽形、棒状或片状，外形极不规则。表面褐色，常有黑色与黄色交错的纹理，平滑光润。质坚实，沉重，难折断，用刀劈开，破开面呈灰褐色。能沉于水或半沉半浮。有特殊香气，味苦。燃烧时有油渗出，香气浓烈。

②国产沉香：又名海南沉香。为植物白木香的含有树脂的木材，多呈不规则块状或片状。表面凹凸不平，有加工的刀痕。可见黑褐色的含树脂部分与黄色的木部相间，形成斑纹。其孔洞及凹窝的表面呈朽木状。质较轻，折断面刺状，棕色。大多不能沉水。气芳香，味苦。燃烧时有油渗出，发浓烟，香气浓烈。

沉香中油性足、体质重而性糯者，经精选加工后即为伽南香。

【产地】 进口沉香主产印度、马来西亚等地；国产沉香主产广东、海南，广西亦产。

【炮制】 刷净，劈成小块，用时捣碎或研成细粉。

【性味归经】 辛、苦，微温。归脾、胃、肾经。

【功能主治】 行气止痛，温中止呕，纳气平喘。用于胸腹胀闷疼痛，胃寒呕吐呃逆，肾虚气逆喘急。

【用法用量】 煎服，1.5~3g，后下；亦可磨汁或入丸、散。

【各家论述】 ①《南方草木状》："蜜香、沉香、鸡骨香、黄熟香、栈香、青桂香、马蹄香、鸡舌香，案此八物，同出于一树也。交趾有蜜香树，干似柜柳，其花白而繁，其叶如橘。欲取香，伐之经年，其根干枝节，各有别色也。木心与节坚黑，沉水者为沉香；与水面平者为鸡骨香；其根为黄熟香；其干为栈香；细枝紧实未烂者为青桂香；其根节轻而大者为马蹄香；其花不香，成实乃香，为鸡舌香。珍异之木也。"

②《唐本草》："沉香、青桂、鸡骨、马蹄、煎香等，同是一树。"

③《海药本草》："按《正经》生南海山谷。味苦，温，无毒。主心腹痛，霍乱，中恶邪鬼疰，清人神，并宜酒煮服。诸疮肿，宜入膏用。当以水试乃知子细，没者为沉香，浮者为檀，似鸡骨者为鸡骨香，似马蹄者为马蹄香，似牛头者为牛头香，枝条细实者为青桂，粗重者为笺香。以上七件，并同一树。梵云波律亦此香也。"

④《铁围山丛谈》："香木，初一种也，膏脉贯溢，则其结沉实，此为沉水香。然沉水香其类有四：谓之熟结，自然其间凝实者也；谓之脱落，因木朽而自解者也；谓之生结，人以刀斧伤之而后膏脉聚焉，故言生结也；谓之蛊漏，因伤蠹而后膏脉亦聚焉，故言蛊漏也。自然脱落为上，而其气和；生结、蛊漏，则其气烈，斯为下矣。沉水香过四者外，则有半结半不结，为弄水沉、弄水香者，蕃语名婆菜者是也。因其半结则实而色黑，半不结则不大实而色褐，好事者故谓之鹧鸪斑是也。婆菜中则复有名水盘头，水盘头结实厚者亦近乎沉水香，但香木被伐，其根盘必有膏脉涌溢，以涌溢故亦结，但数为雨淫，其气颇腥烈，故婆菜中水盘头为下矣。余虽有香气，既不大凝实。若是一品，号为笺香。大凡沉水、婆菜、笺香，此三名尝出于一种而每自有高下，其品类名号为多尔，不谓沉水、婆菜、笺香各别有种也。三者其产占城则不若真腊，真腊不若海南黎峒，又皆不若万安、吉阳两军之间黎母山，至是为冠绝天下之香，无能及之矣。"

⑤《本草衍义》："沉香，岭南诸郡悉有之，旁海诸州尤多……今南恩、高、窦等州，惟产生结香……沉之良者，惟在琼崖等州，俗谓之角沉。黄沉乃枯木中得者，宜入药用。依木皮而结者，谓之青桂，气尤清。在土中岁久，不待刊剔而成结，谓之龙鳞。亦有削之自卷，咀之柔韧者，谓之黄蜡沉，尤难得也。然《经》中止言疗风水毒肿，去恶气，余更无治疗。今医家用以保和卫气，为上品药，须极细为佳。今人故多与乌药磨服，走散滞气。独行则势弱，与他药相佐，当缓取效，有益无损。余药不可方也。"

⑥《本草求原》："咀之软，削之卷，色黄，锯处色黑，名黄蜡沉，俗名铜筋铁骨迦南；又杂以绿纹者，名孔雀迦，最良，难得。鹧鸪斑者，名黄沉，次之。如牛角，黑而松者，又次之。若黑而坚实不松，味不甘而苦，或带酸，或浮水，或半沉，则下品矣。"

诃　子

【图谱来源】

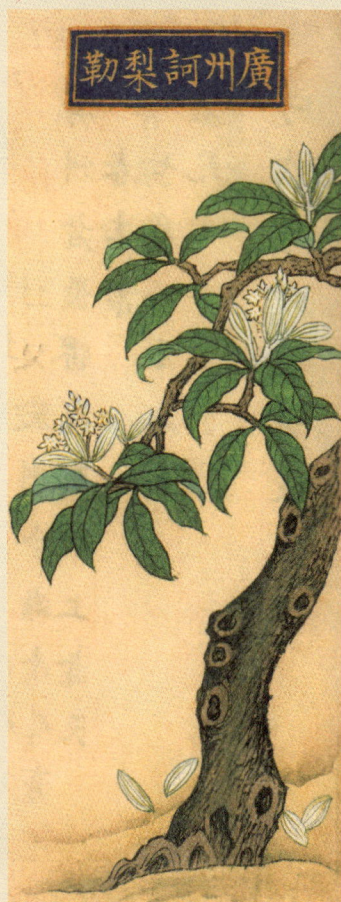

《品汇》弘治本

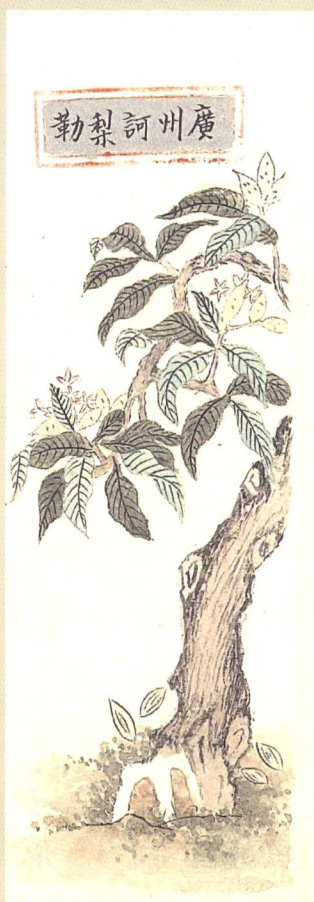

《品汇》东京本

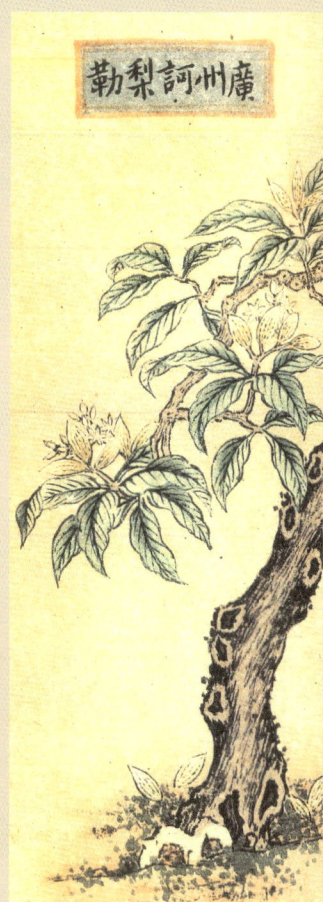

《品汇》罗马本

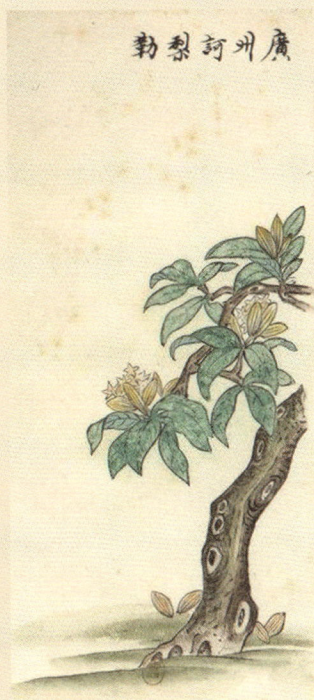

《品汇》巴黎本Ⅰ

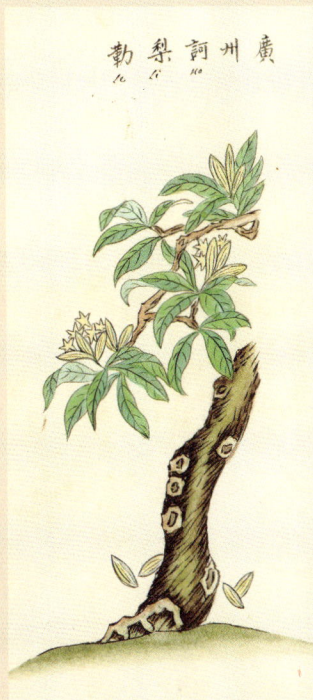

《品汇》巴黎本Ⅱ

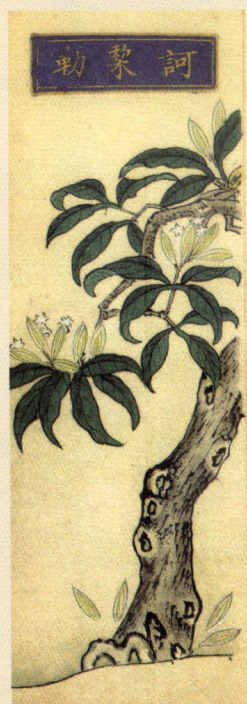

《便览》

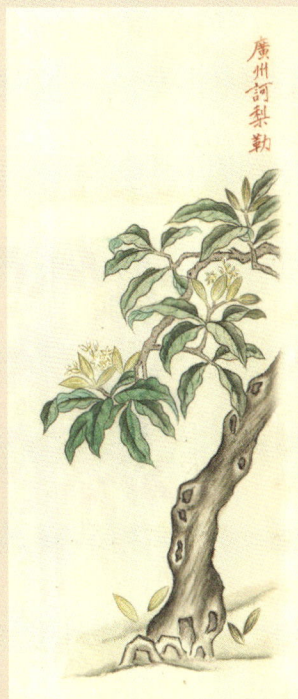

《草木状》

【出处】● 唐·甄权《药性论》

【别名】● 诃黎勒（《金匮要略》），诃黎（《千金方》），随风子（《传信方》）等。

【来源】 为使君子科植物诃子 *Terminalia chebula* Retz. 的果实。

【原植物】 大乔木，高达 20~30m。叶互生或近对生，卵形或椭圆形，长 7~25cm，宽 3~15cm，先端短尖，基部钝或圆，全缘，两面均秃净，幼时叶背薄被微毛；叶柄粗壮，长 1.5~2cm，有时于顶端有 2 个腺体。穗状花序生于枝顶或叶腋，花两性，黄色；萼杯状，长约 3mm，先端 5 裂，裂片三角形，先端尖锐，内面被毛；花瓣缺；雄蕊 10，着生于萼管上，花药黄色，心脏形；子房下位，1 室，胚珠 2，花柱长突出。核果倒卵形或椭圆形，长 2.5~4.5cm，幼时绿色，熟时黄褐色，表面光滑，干时有 5 棱。种子 1。花期 6—8 月。果期 8—10 月。原产印度、缅甸等处。我国西藏、云南、广东、广西等地均有分布。

【性状】 呈卵形或近圆球形，长 2~4cm，直径 2~2.5cm。表面黄绿色或灰棕色，微带光泽，有 5~6 条纵棱及多数纵皱纹，并有细密的横向纹理，基部有一圆形的果柄残痕。质坚实，断面灰黄色，显沙性，陈久则呈灰棕色。内有黄白色坚硬的核，钝圆形。核壳厚，砸碎后，内有白色细小的种仁。气微，味酸涩后甜。以黄棕色、有光泽、坚实者为佳。

【产地】 主产云南，广东、广西亦产。

【炮制】 诃子肉：用锤打开诃子果皮，除去果核即得。
炒诃子：清水洗净，晒干，入锅内用武火炒至表面深黄色为度，取出放凉。

【性味归经】 苦、酸、涩，平。归肺、大肠经。

【功能主治】 涩肠止泻，敛肺止咳，降火利咽。用于久泻久痢，便血脱肛，肺虚喘咳，久嗽不止，咽痛音哑。

【用法用量】 煎服，3~9g；或入丸、散。外用煎水熏洗。

【各家论述】 ①《海药本草》："按徐表《南州记》云：生南海诸地。味酸、涩，温，无毒。主五鬲气结，心腹虚痛，赤白诸痢，及呕吐，咳嗽，并宜使。其皮主嗽。肉炙，治眼涩痛。方家使陆路诃梨勒，即六棱是也。按波斯将诃梨勒、大腹等，舶上用防不虞。或遇大鱼放涎滑水中数里，不通舡也，遂乃煮此洗其涎滑，寻化为水。可量治气功力者乎。大腹、诃子、性焦者，是近铛下，故中国种不生。故梵云：诃梨恒鸡，谓唐言天堂，未并只此也。"
②《本草图经》："诃梨勒生交、爱州，今岭南皆有，而广州最盛。株似木梡，花白，子似栀子，青黄色，皮肉相着。七月、八月实熟时采，六路者佳。《岭南异物志》云：广州法性寺佛殿前有四五十株，子极小而味不涩，皆是六路。每岁州贡，只以此寺者。"
③《本草经疏》："诃黎勒其味苦涩，其气温而无毒。苦所以泄，涩所以收，温所以通，惟敛故能主冷气，心腹胀满；惟温故能下食。甄权用以止水道，萧炳用以止肠澼久泄，苏颂用以疗肠风泻血、带下，朱震亨用以实大肠，无非苦涩收敛、治标之功也。"

阿　魏

【图谱来源】

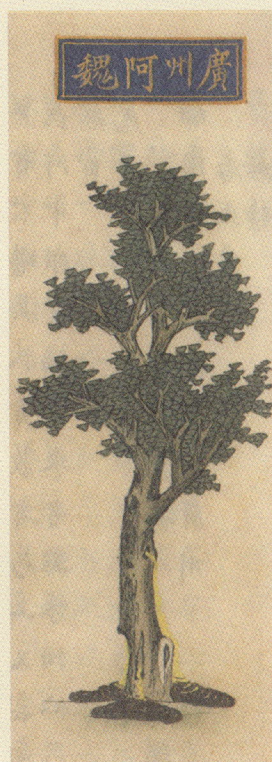

《品汇》弘治本

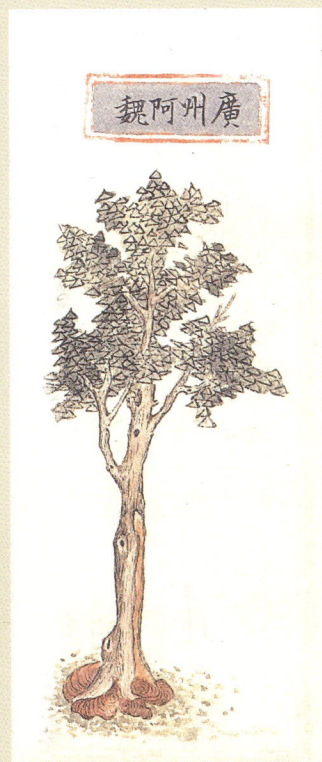

《品汇》东京本

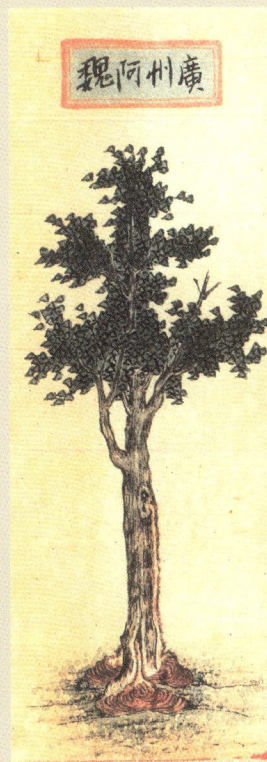

《品汇》罗马本

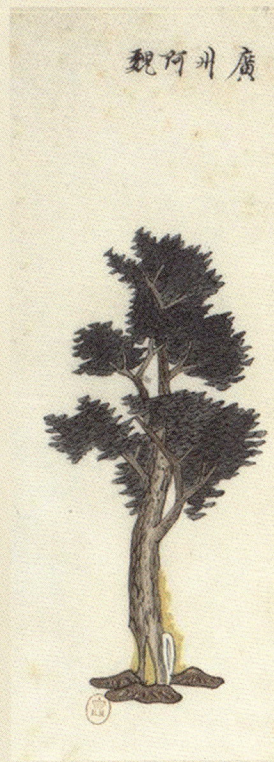

《品汇》巴黎本Ⅰ

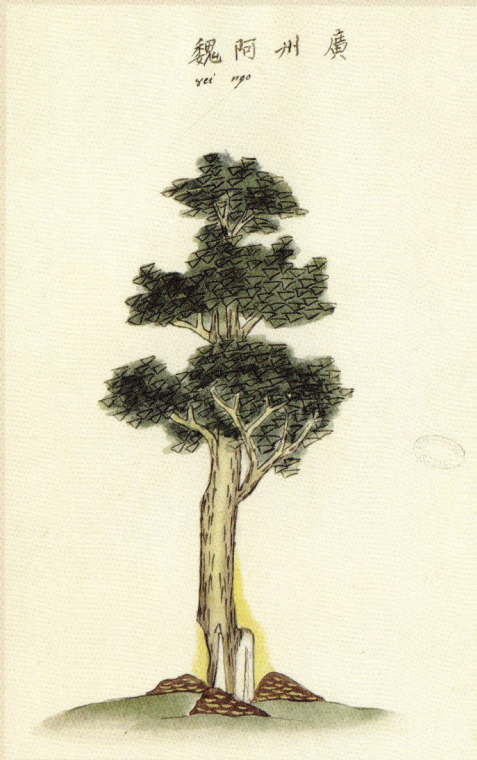

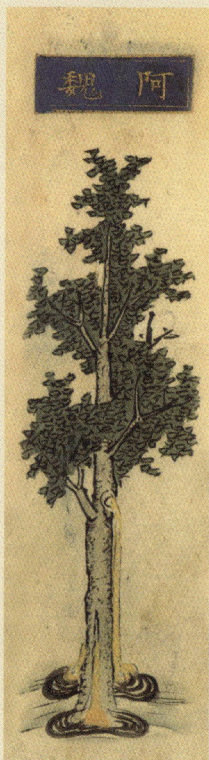

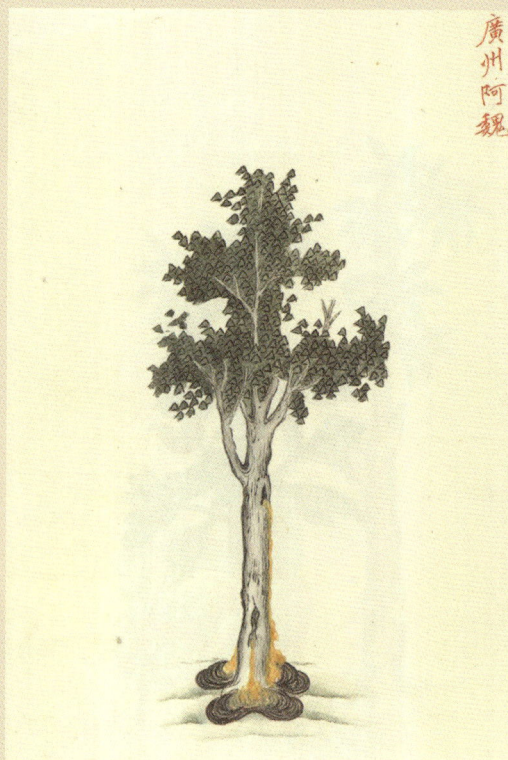

《品汇》巴黎本Ⅱ　　　　　《便览》　　　　　《草木状》

【出处】● 唐·苏敬等《唐本草》

【别名】● 熏渠（《唐本草》），魏去疾（侯宁极《药谱》），阿虞、形虞（《酉阳杂俎》），哈昔泥（《本草纲目》），五彩魏（《中药志》），臭阿魏（《新疆中草药手册》）等。

【来源】● 为伞形科植物阿魏 *Ferula assafoetida* L. 或新疆阿魏 *Ferula caspica* Marsh. –Bieb 的树脂。

【原植物】● ①阿魏：多年生草本，具强烈蒜臭。初生时只有根生叶，至第 5 年始抽花茎；花茎粗壮，高达 2m，具纵纹。叶近于肉质，早落。近基部叶为 3~4 回羽状复叶，长达 50cm，叶基部略膨大；最终裂片长方披针形或椭圆披针形，灰绿色，下面常有毛；茎上部叶 1~2 回。花单性或两性；复伞形花序，中央花序有伞梗 20~30 枝，每枝又有小伞梗多枝；两性花与单性花各成单独花序，或两性花序中央着生 1 个雌花序；两性花黄色，花萼有 5 微齿；花瓣 5；雄蕊 5，长于花瓣；雌蕊 2 心皮，上部扁平，几分离，无明显花柱；雄花与两性花相似，仅心皮内胚珠不育；雌花白色，花盘上位，肥大，2 心皮，合生，子房下位，被毛，2 室，胚珠 1。双悬果背扁，卵形、长卵形或近方形，背面有毛，具 10 肋，棕色。花期 3 月，果期 4 月，5 月植物枯萎死亡。分布于中亚地区及伊朗、阿富汗。
②新疆阿魏：为多年生草本，高 50~200cm。基生叶有长柄；茎生叶生 3~4 回羽状复叶，小叶片羽状深裂。复伞形花序，花黄色，小而密。双悬果扁椭圆形。分布我国新疆。

【性状】 由球粒凝聚而成的大小不等的块状。外表暗黄色或黑棕色，贮藏日久，则变为红棕色，新的破折面为乳白色或浅黄棕色，或红棕色交错，通称为"五彩阿魏"。新疆阿魏的树脂为灰白色至浅棕黄色的脂膏状物，硬度如白蜡，质轻，断面稍现孔隙，纯净而无杂质。加水研磨，成白色乳状液。具强烈而持久的大蒜样臭气，味辛辣，嚼之有灼烧感。

【产地】 产新疆。

【炮制】 拣去杂质，斫成小块。

【性味归经】 苦、辛，温。归肝、脾、胃经。

【功能主治】 消积，化癥，散痞，杀虫。用于肉食积滞，瘀血癥瘕，腹中痞块，虫积腹痛。

【用法用量】 内服入丸、散，0.9~1.5g。外用熬制药膏或研末入膏药内贴。

【各家论述】 ①《唐本草》："阿魏生西番及昆仑，今唯广州有之。苗叶根茎，酷似白芷。捣根汁，日煎作饼者为上，截根穿暴干者为次。体性极臭而能止臭，亦为奇物也。"

②《海药本草》："谨按《广志》，阿魏生石昆仑。是木津液，如桃胶状，其色黑者不堪，其状黄散者为上。其味辛，温。善主于风邪鬼疰，并心腹中冷服饵。又云南长河中亦有阿魏，与舶上来者滋味相似一般，只无黄色。"

③《酉阳杂俎》："阿魏，出伽阇那国，即北天竺也。伽阇那呼为形虞。亦出波斯国，波斯呼为阿虞。树长八九丈，皮色青黄。三月生叶，叶形似鼠耳。无花实。断其枝，汁出如饴，久乃坚凝，名阿魏。拂林僧弯所说，同摩伽陀僧提婆言，取其汁和米豆屑合成阿魏。"

④《本草纲目》："阿魏有草木二种：草者出西域，可晒可煎，苏恭所说是也。木者出南番，取其脂汁，李珣、苏颂、陈承所说是也。按《一统志》所载，有此二种云：出火洲及沙鹿海牙国者，草高尺许，根株独立，枝叶如盖，臭气逼人，生取其汁熬作膏，名阿魏；出三佛齐及暹逻国者，树不甚高，土人纳竹筒于树内，脂满其中，冬月破筒取之。观此，则其有二种明矣。盖其树低小，如枸杞、牡荆之类，西南风土不同，故或如草如木也。"

苏方木

【图谱来源】

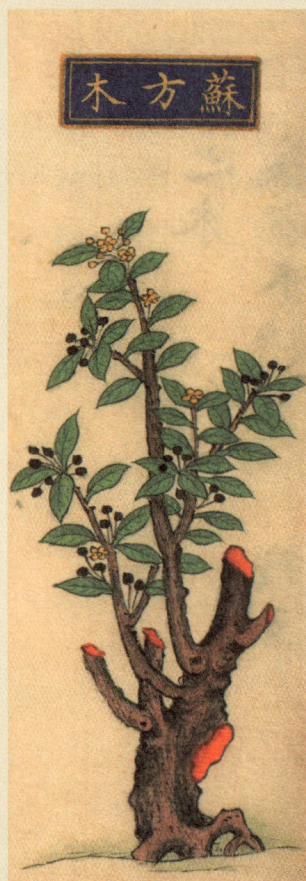

《品汇》弘治本

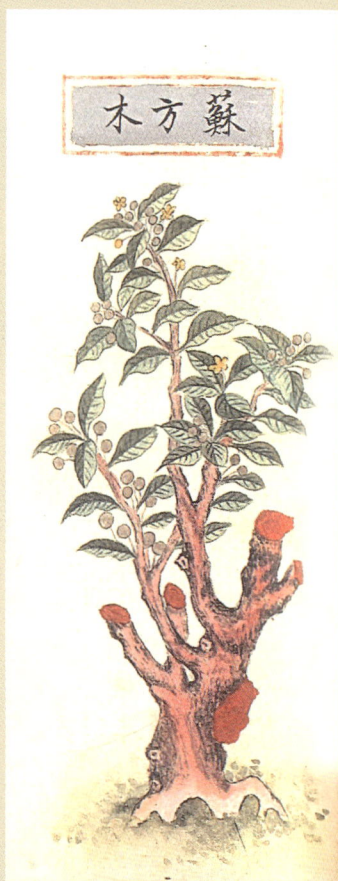

《品汇》东京本

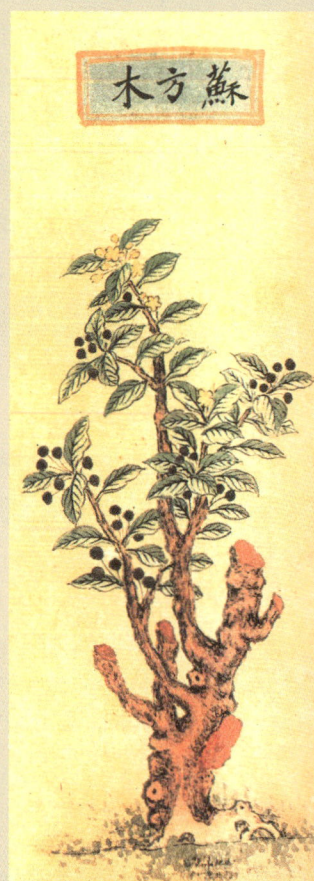

《品汇》罗马本

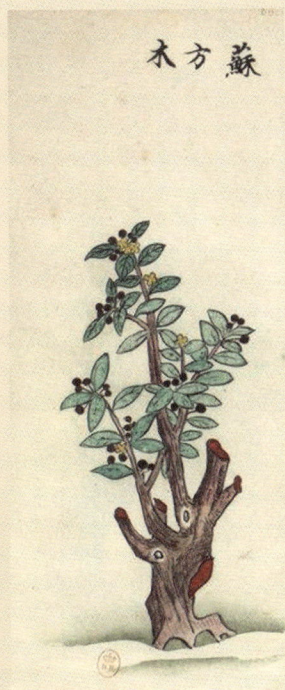

《品汇》巴黎本 Ⅰ

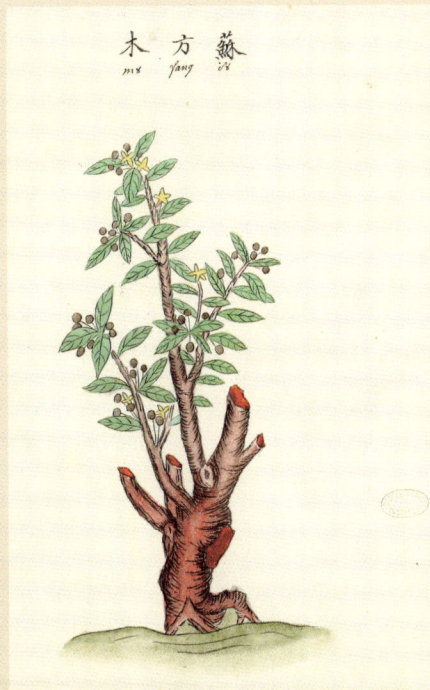

《品汇》巴黎本 Ⅱ

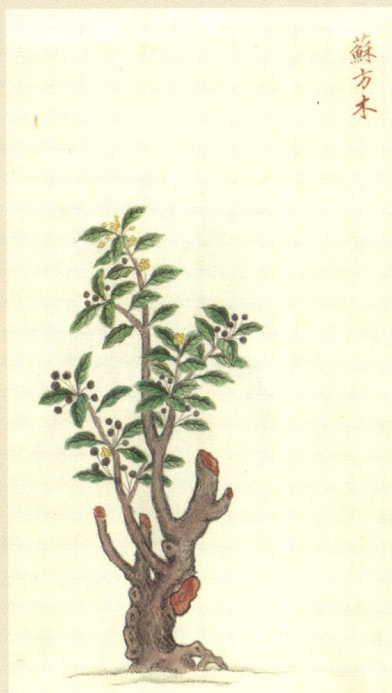

《草木状》

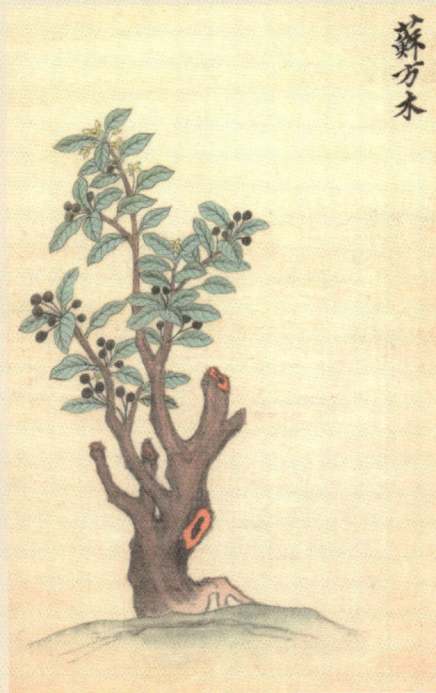

《图谱》

【出处】● 南朝宋·雷敩《雷公炮炙论》

【别名】● 苏枋（《南方草木状》），苏方（《肘后方》），苏木（《唐本草》），窊木（《诸蕃志》），棕木（《中国主要植物图说·豆科》），赤木（《兽医国药及处方》），红柴（《四川中药志》）等。

117

【来源】 为豆科植物苏木 *Caesalpinia sappan* L. 的干燥心材。

【原植物】 常绿小乔木，高可达 5~10m。树干有小刺，小枝灰绿色，具圆形凸出的皮孔，新枝被微柔毛，其后脱落。叶为 2 回双数羽状复叶，全长达 30cm 或更长；羽片对生，9~13 对，长 6~15cm，叶轴被柔毛；小叶 9~16 对，长圆形，长约 14mm，宽约 6mm，先端钝形微凹，全缘，上面绿色无毛，下面具细点，无柄；具锥刺状托叶。圆锥花序，顶生，宽大多花，与叶等长，被短柔毛；花黄色，径 10~15mm；萼基部合生，上部 5 裂，裂片略不整齐；花瓣 5，其中 4 片圆形，等大，最下 1 片较小，上部长方倒卵形，基部约 1/2 处窄缩成爪状；雄蕊 10，花丝下部被棉状毛；子房上位，1 室。荚果长圆形，偏斜，扁平，厚革质，无刺，无刚毛，顶端一侧有尖喙，长约 7.5cm，直径约 3.5cm，成熟后暗红色，具短茸毛，不开裂，含种子 4~5 枚。花期 5—6 月。果期 9—10 月。分布于广西、广东、台湾、贵州、云南、四川等地。

【性状】 呈圆柱形或对割半圆柱形，有的连接根部，呈不规则稍弯曲的长条状，长 10~100cm，直径 3~12cm。表面黄红色至棕红色，可见红黄色相间的纵走条纹，有刀削痕及细小的凹入油孔。横断面有显著的年轮，有时中央可见黄白色的髓，并具点状闪光。质致密，坚硬而重，无臭，味微涩。将本品投入热水中，水染成鲜艳的桃红色，加醋则变为黄色，再加碱又变为红色。气微，味微涩。以粗大、坚实、色红黄者为佳。
苏木刨片为不规则的长条形，约 0.5mm，宽狭不一，通常宽约 1cm，全体呈黄红色或棕红色，少数带有黄白色的边材；表面有纵纹。质脆，易断。

【产地】 产于广西、云南、台湾、广东、海南、四川等地。

【炮制】 锯成长约 3cm 的段，再劈成片或碾成粗粉。

【性味归经】 甘、咸，平。归心、肝、脾经。

【功能主治】 活血祛瘀，消肿止痛。用于跌打损伤，骨折筋伤，瘀滞肿痛，经闭痛经，产后瘀阻，胸腹刺痛，痈疽肿痛。

【用法用量】 煎服，3~9g 研末或熬膏。外用研末撒敷。

【各家论述】 ①《雷公炮炙论》："凡使（苏木），去上粗皮并节了……细锉了，重捣，拌细条梅枝蒸，从巳至申，出，阴干用。""苏方木，若有中心文横如紫角者，号曰木中尊色，其力倍常百等。"
②《蜀本草》："出南海、昆仑来，交州、爱州亦有。"
③《海药本草》："谨按徐表《南海记》，生海畔，叶似绛，木若女贞。味平，无毒。主虚劳血癖气壅滞，产后恶露不安，怯起冲心，腹中搅痛，及经络不通，男女中风，口噤不语。宜此法，细研乳头香细末方寸匕，酒煎苏方，去滓，调服，立吐恶物，差。"

山茎杜

【图谱来源】

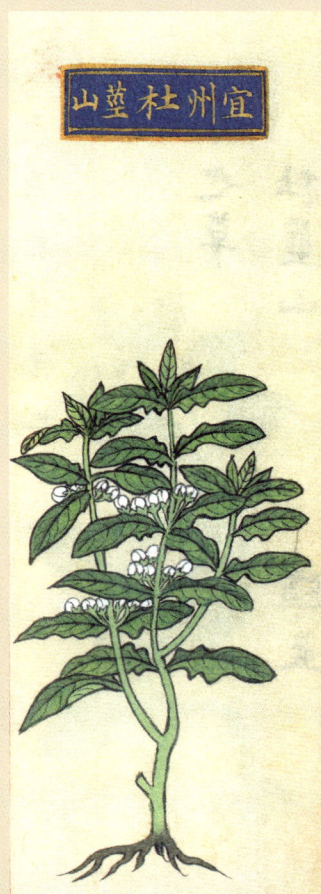

《品汇》弘治本

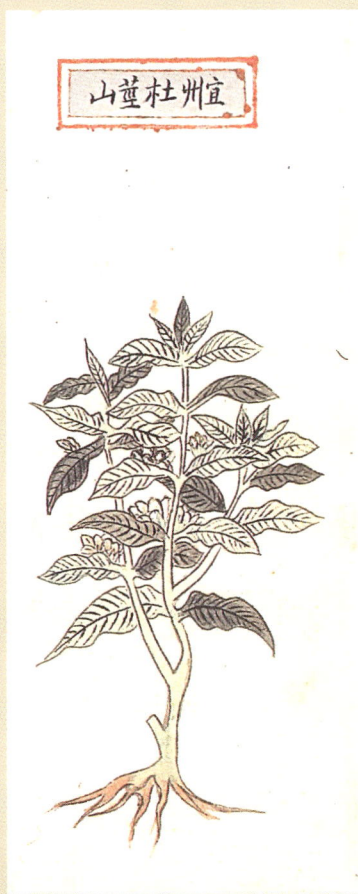

《品汇》东京本

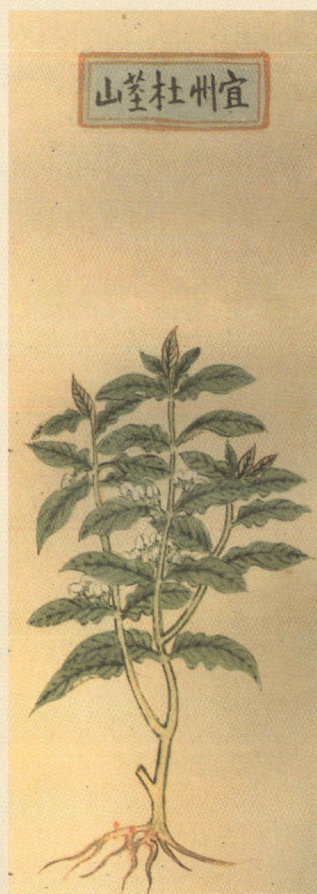

《品汇》罗马本

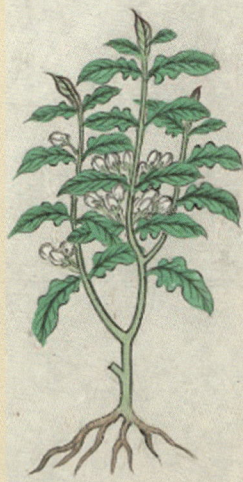

《品汇》柏林本

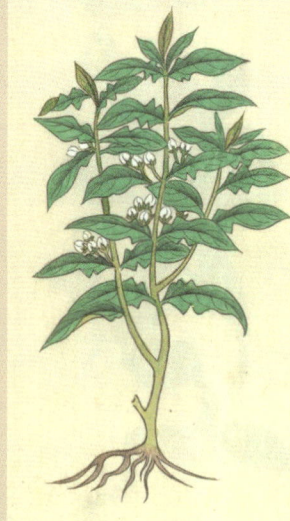

《草木状》

【出处】 宋·苏颂《本草图经》

【别名】 土恒山（《本草纲目》），踏天桥、水麻叶（《湖南药物志》），山茄子（《江西草药手册》）等。

【来源】 为紫金牛科植物杜茎山 *Maesa japonica* (Thunb.) Moritzi 的根、叶。

【原植物】 常绿灌木，高 1~3m，少分枝，有时攀援状，全部秃净。叶互生，近革质，长椭圆形或狭椭圆形，长 5~15cm，宽 2~5cm，先端渐尖，基部楔形或钝圆，全缘或基部全缘，中部以上有疏锯齿；叶柄长 0.5~1cm。总状花序腋生，长 1~3cm；花黄白色，生于短柄上；小苞片阔卵形至肾形；萼、花冠 5 裂，花冠管长 3~4mm，长约为萼片的 3 倍；雄蕊 5；雌蕊 1。浆果球形或卵形，花萼宿存。种子多数，黑色。花期春季。分布于长江中游、下游至福建、广东、广西等地。

【性味归经】 苦，寒。

【功能主治】 祛风，解疫毒，消肿胀。用于感冒头痛眩晕，寒热躁渴，水肿，腰痛。

【用法用量】 煎服，15~30g。外用捣敷。

【各家论述】 《本草图经》："杜茎山，生宜州。其苗高四五尺，叶似苦荬菜；秋有花，紫色。实枸杞子，大而白。"

何 首 乌

【图谱来源】

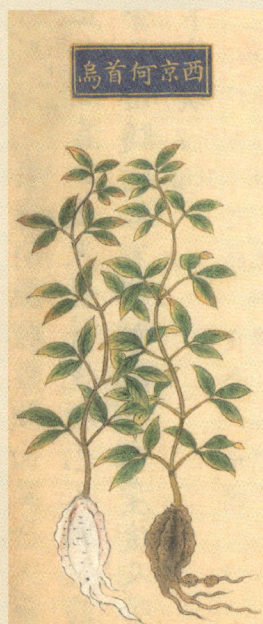

《品汇》弘治本

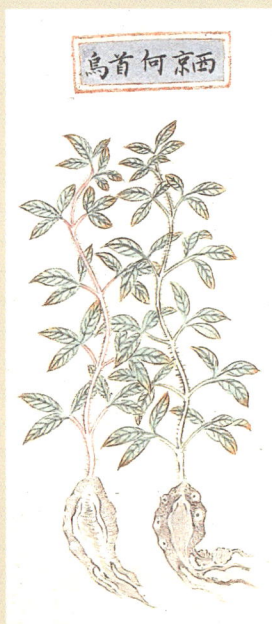

《品汇》东京本

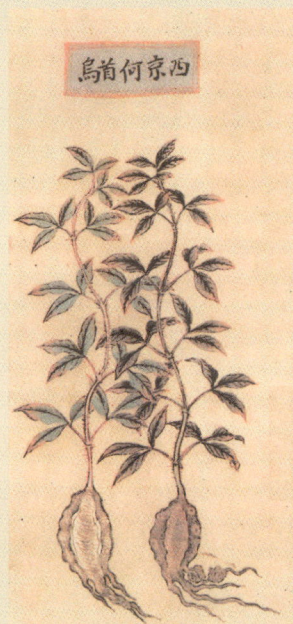

《品汇》罗马本

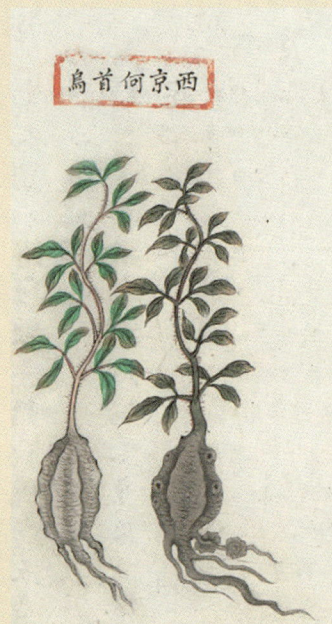

《品汇》柏林本

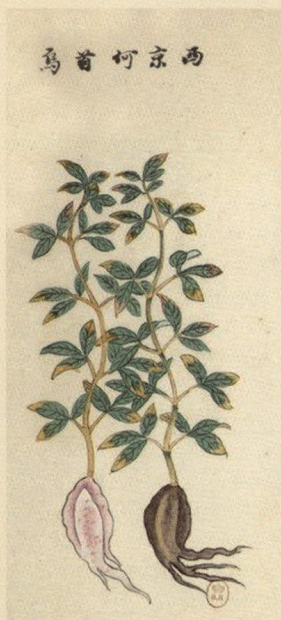

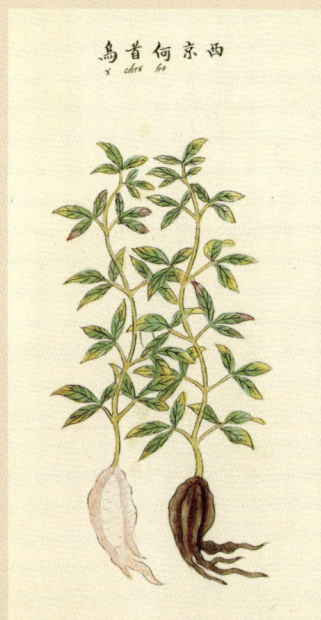

《品汇》巴黎本Ⅰ　　　　　《品汇》巴黎本Ⅱ　　　　　《草木状》

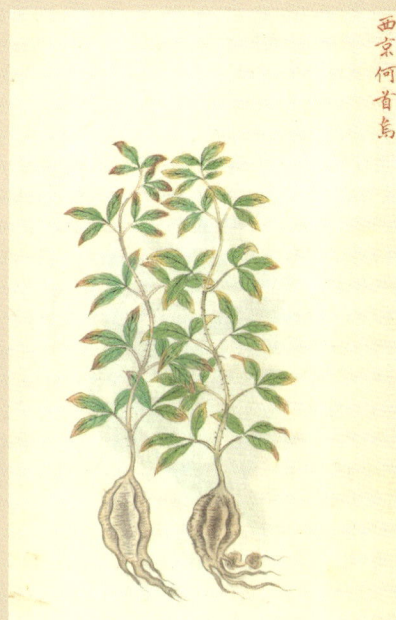

【出处】● 五代吴越·日华子（大明）《日华子本草》

【别名】● 地精（《何首乌录》），赤敛（《理伤续断秘方》），首乌（《经验方》），陈知白（《开宝本草》），红内消（《外科精要》），马肝石（《本草纲目》），黄花乌根、小独根（《云南中草药选》）等。

【来源】● 为蓼科植物何首乌 *Polygonum multiflorum* Thunb. 的干燥块根。

【原植物】● 多年生缠绕草本。根细长，末端成肥大的块根，外表红褐色至暗褐色。茎基部略呈木质，中空。叶互生，具长柄，叶片狭卵形或心形，长4~8cm，宽2.5~5cm，先端渐尖，基部心形或箭形，全缘或微带波状，上面深绿色，下面浅绿色，两面均光滑无毛。托叶膜质，鞘状，褐色，抱茎，长5~7mm。花小，直径约2mm，多数，密聚成大形圆锥花序，小花梗具节，基部具膜质苞片；花被绿白色，花瓣状，5裂，裂片倒卵形，大小不等，外面3片的背部有翅；雄蕊8，比花被短；雌蕊1，子房三角形，花柱短，柱头3裂，头状。瘦果椭圆形，有3棱，长2~3.5mm，黑色光亮，外包宿存花被，花被成明显的3翅，成熟时褐色。花期10月。果期11月。分布于华南、华中、华东、中南、西南等地。

【性状】● 不规则纺锤形或团块状，长6~15cm，直径4~12cm，外表红棕色或红褐色，有不整齐的纵沟，凹凸不平，两端各有一根痕。质坚，显粉性。横断面淡红棕色或淡黄棕色，中心为一个较大的木心，周围有4~11个类圆形的异形维管束，形成云锦状花纹；干后收缩而有稍凸起的皱纹。气微，味微苦而甘涩。以质重、坚实、显粉性者为佳。

【产地】 主产广东、广西、河南、湖北、贵州、四川、江苏等地。此外，浙江、安徽、山东、江西、湖南亦产。

【炮制】 生何首乌：拣去杂质，洗净，用水泡至八成透，捞出，润至内外湿度均匀，切片或切成方块，晒干。

制何首乌：取何首乌块倒入盆内，用黑豆汁与黄酒拌匀，置罐内或适宜容器内，密闭，坐水锅中，隔水炖至汁液吸尽，取出，晒干（每何首乌块 50kg，用黑豆 5kg，黄酒 12.5kg。黑豆汁制法：取黑豆 5kg，加水煮约 4 小时，熬汁约 7.5kg，豆渣再加水煮约 3 小时，熬汁约 5kg，两次共熬汁约 12.5kg）。

【性味归经】 苦、甘、涩，微温。归肝、心、肾经。

【功能主治】 生何首乌：解毒，消痈，截疟，润肠通便。用于疮痈瘰疬，风疹瘙痒，久疟体虚，肠燥便秘。

制何首乌：补肝肾，益精血，乌须发，强筋骨，化浊降脂。用于血虚萎黄，眩晕耳鸣，须发早白，腰膝酸软，肢体麻木，崩漏带下，高血脂。

【用法用量】 生何首乌：煎服，3~6g。制何首乌：煎服，6~12g。

【各家论述】 ①《开宝本草》："何首乌，蔓紫，花黄白，叶如署预而不光。生必相对，根大如拳，有赤、白两种，赤者雄，白者雌，……春夏采。"

②《本草图经》："何首乌，今在处有之。以西洛嵩山及南京柘城县者为胜。春生苗，叶叶相对如山芋而不光泽。其茎蔓延竹木墙壁间，夏秋开黄白花，似葛勒花。结子有棱，似荞麦而细小，才如粟大，秋冬取根，大者如拳，各有五棱瓣，似小甜瓜。一云春采根，秋采花。九蒸九暴，乃可服。"

③《药物出产辨》："产广东德庆为正，名曰何首乌。北江、连州亦有出，以广西南宁、百色为多出。凡用首乌者，取补血。南宁首乌用乌豆煲透，用刀切之数片，此刀即蓝黑。用舌舐之，即将舌苔撮起。味涩，其质瘦极，服之不衄血，于愿足矣。尚望其有补血乎？惟德庆产者则不然，味和蔼甘香，带有微甜，刀切不蓝，入口不撮舌，其能养血无疑矣。"

补骨脂

【图谱来源】

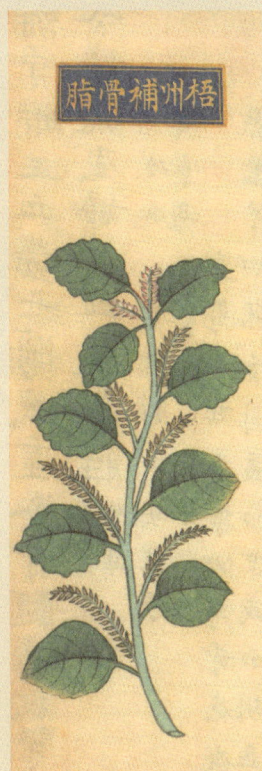

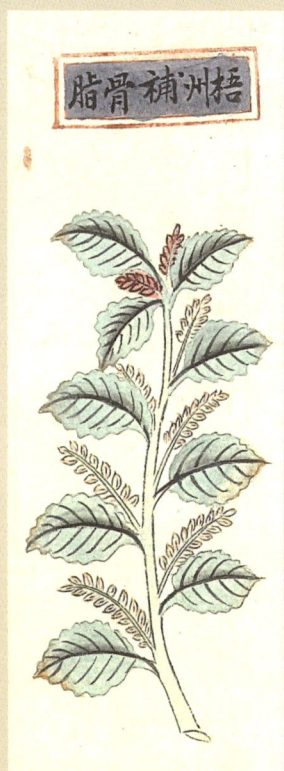

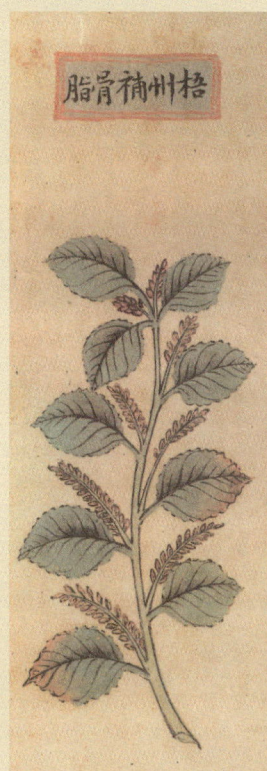

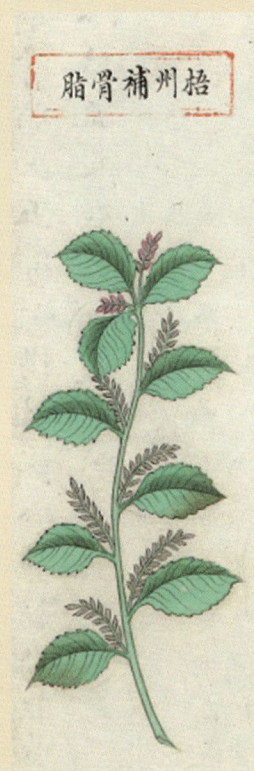

《品汇》弘治本　　　　《品汇》东京本　　　　《品汇》罗马本　　　　《品汇》柏林本

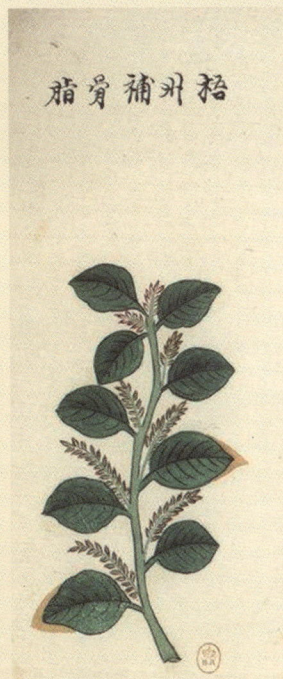
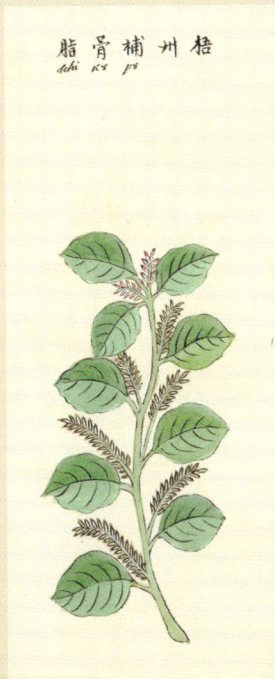
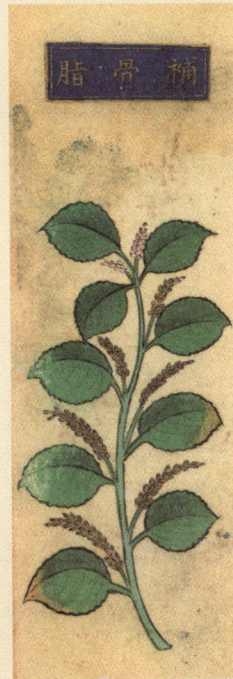
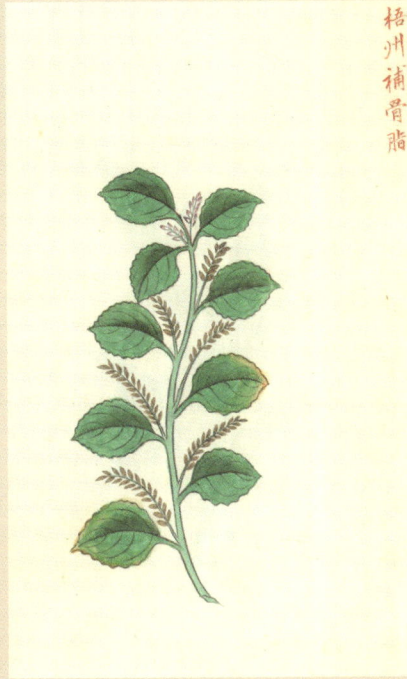

《品汇》巴黎本 I　　　　《品汇》巴黎本 II　　　　《便览》　　　　　《草木状》

【出处】● 南朝宋·雷敩《雷公炮炙论》

【别名】● 胡韭子（徐表《南州记》），婆固脂、破故纸（《药性论》），补骨鸱（《本草图经》），黑故子、胡故子（《中药志》），吉固子（《江西中药》）等。

【来源】● 为豆科植物补骨脂 *Psoralea corylifolia* L. 的干燥成熟果实。

【原植物】● 一年生草本，高 40~90cm，全体被黄白色毛及黑褐色腺点。茎直立，枝坚硬，具纵棱。叶互生，枝端常侧生小叶 1 片；叶阔卵形或三角状卵形，长 4~11cm，宽 3~8cm，先端圆形或钝，基部心形、斜心形或圆形，边缘有粗阔齿，叶两面均有显著的黑色腺点；叶柄长 2~4cm，小叶柄长 2~3mm，被白色茸毛；托叶成对，三角状披针形，长约1cm，膜质。花多数，密集成穗状的总状花序；花轴腋生，长 6~10cm；萼钟状，基部连合成管状，先端 5 齿，被黑色腺点；花冠蝶形，淡紫色或黄色，旗瓣倒阔卵形，翼瓣阔线形，龙骨瓣长圆形，先端钝，稍内弯；雄蕊 10，1 束，花药小；雌蕊 1，子房上位，倒卵形或线形，花柱丝状。荚果椭圆形，有宿存花萼，果皮黑色，与种子粘贴；种子 1，气香而腥。花期 7—8 月。果期 9—10 月。分布于河南、安徽、广东、陕西、山西、江西及西南等地。

【性状】● 呈扁椭圆形或略似肾形，长 3~5mm，宽 2~4mm，厚约 1.5mm。中央微凹，表面黑棕色；粗糙，具细微网状皱纹及细密腺点，少数果实外有淡灰棕色的宿萼。果皮薄，与种皮不易分离。剥开后内有种仁 1 枚，具子叶 2 片，淡棕色至淡黄棕色，富含油脂。气香，味辛、微苦。以粒大、色黑、饱满、坚实、无杂质者为佳。

125

【产地】● 主产四川、河南、陕西、安徽等地。

【炮制】● 补骨脂：簸净杂质洗净，晒干。

盐补骨脂：取净补骨脂用盐水拌匀，微润，置锅内用文火炒至微鼓起，取出，晾干(每补骨脂 50kg，用盐 1.24kg，加适量开水化开澄清)。

【性味归经】● 辛、苦，温。归肾、脾经。

【功能主治】● 温肾助阳，纳气平喘，温脾止泻；用于肾阳不足，阳痿遗精，遗尿尿频，腰膝冷痛，肾虚作喘，五更泄泻。外用祛风消斑，用于白癜风，斑秃。

【用法用量】● 煎服，6~10g。外用 20%~30%酊剂涂患处。

【各家论述】● ①《海药本草》："恶甘草。"

②《雷公炮炙论》："凡使补骨脂，用酒浸一宿后，漉出，却用东流水浸三日夜，从巳至申出，日干用。"

③《日华子本草》："补骨脂，入药微炒用。"

④《本草图经》："补骨脂，今人多以胡桃合服。此法（用）破故纸十两，净择去皮，洗过，捣筛令细；用胡桃瓤十两，汤浸去皮，细研如泥，即入前末，更以好蜜和搅，令匀如饴糖，盛于磁器中。旦日，以暖酒二合，调药一匙服之，便以饭压。如不饮人以暖熟水调亦可服。悦心明目，补添筋骨。但禁食芸薹、羊血，余无忌。"

⑤《证类本草》："茎高三四尺，叶似薄荷，花微紫色，实如麻子，圆扁而黑，或云胡韭子也。"

郁　金

【图谱来源】

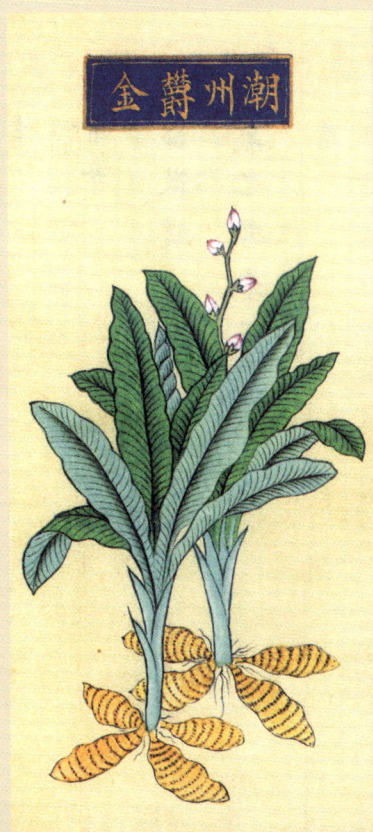

《品汇》弘治本

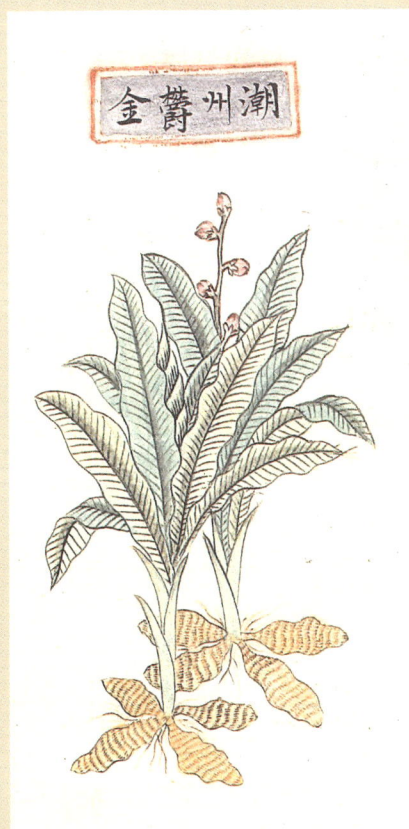

《品汇》东京本

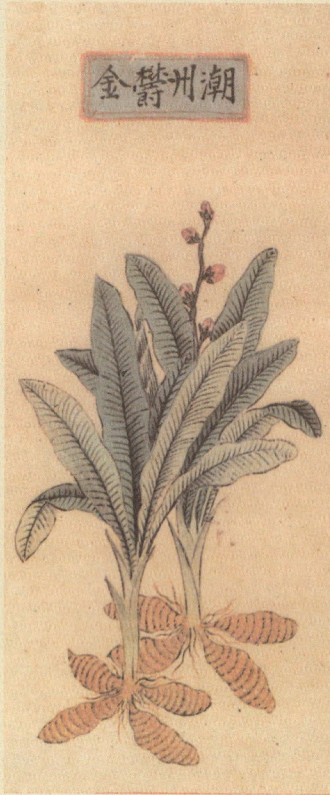

《品汇》罗马本

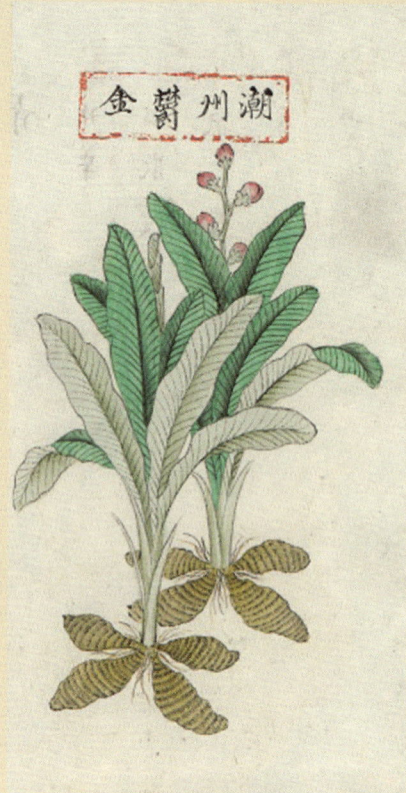

《品汇》柏林本

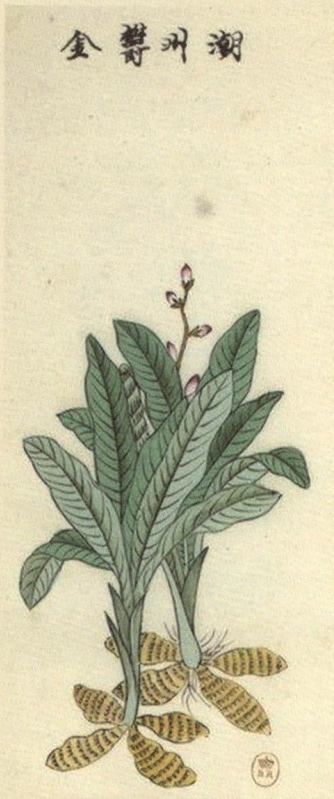

《品汇》巴黎本 I

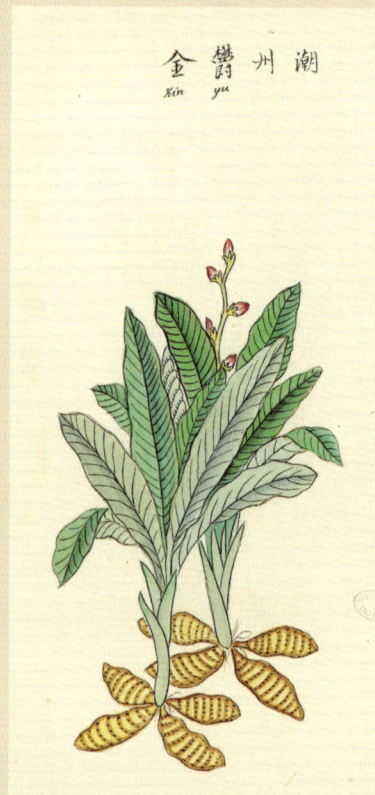

《品汇》巴黎本 II

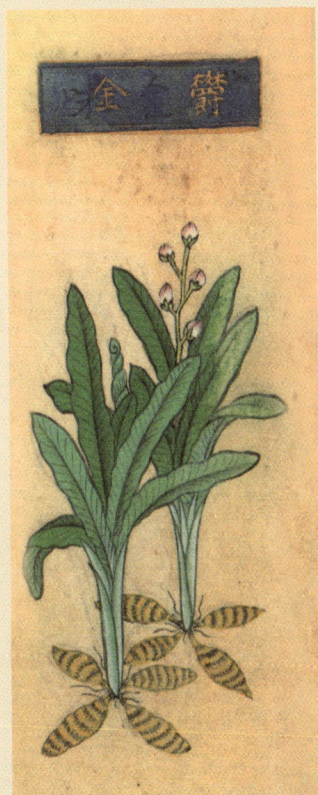

《便览》

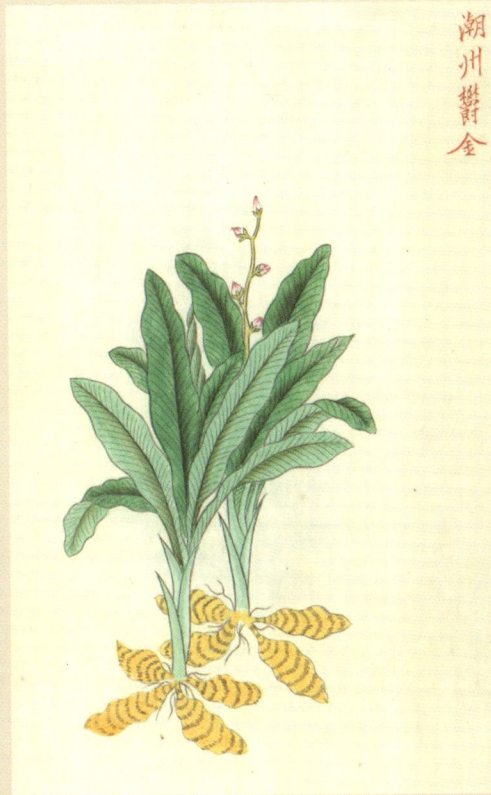

《草木状》

【出处】● 唐·甄权《药性论》

【别名】● 马蒁（《唐本草》），黄郁（《石药尔雅》）等。

【来源】● 为姜科植物蓬莪术 *Curcuma phaeocaulis* Val. 的块根。

【原植物】● 多年生宿根草本。根茎卵圆形块状，侧面有圆柱状的横走分枝，根系细长，末端膨大成长卵形块状。叶片长圆状椭圆形或狭卵形，长 18~24cm，宽 7~11cm，叶脉中部具紫色晕；叶柄长约为叶片的 1/3，下延成鞘，叶耳形小。圆柱状穗状花序，长约 14cm，具总梗，花密；苞片卵圆形，顶端苞片扩展，亮红色，腋内无花；花萼白色，具 3 钝齿；花冠裂片 3，上面 1 片较大，顶端略呈兜状，唇瓣圆形，淡黄色，先端 3 浅圆裂，中间裂瓣先端微缺。蒴果卵状三角形，光滑。种子长圆形，具假种皮。花期 3—5 月。分布于福建、广东、广西、浙江、台湾、云南、四川等地。

【性状】● 绿丝郁金：卵圆形或长卵圆形，两端稍尖，中部微满，长 1.5~3.5cm，中部直径 1~1.8cm。有灰白色细皱纹及凹下的小点，⋯⋯端显折断的痕迹，呈鲜黄色，另一端稍尖。表皮较粗。质坚实，横断面平坦光亮，呈角质状，色暗淡，深浅不一，少透明。中部有一颜色较浅的圆心。味辛而重，香气不显。以个大、肥满、外皮皱纹粗、断面暗绿色者为佳。

129

【产地】 主产四川、广西、云南等地。

【炮制】 用水浸泡，洗净，捞出晾晒，润透，切片，晒干。

【性味归经】 辛、苦，寒。归肝、肺、心经。

【功能主治】 活血止痛，行气解郁，清心凉血，利胆退黄。用于胸胁刺痛，胸痹心痛，经闭痛经，乳房胀痛，热病神昏，癫痫发狂，血热吐衄，黄疸尿赤。

【用法用量】 煎服，3~10g。

【各家论述】 ①《本草图经》："郁金，今广南、江西州郡亦有之，然不及蜀中者佳。古方稀用，今小儿方及马医多用之。"

②《本经逢原》："郁金，蜀产者体圆尾锐，如蝉腹状，发苗处有小孔，皮黄而带黑，通身粗皱如梧桐子纹，每枚约重半钱，折开质坚色黄，中带紫黑，嗅之微香不烈者真。若大小不等，折之中空质柔，内外皆黄，其气烈者，即片子姜黄也。体圆，首尾相似，通身横纹，发苗处无小孔，折开气烈触鼻者，染色姜黄中之小者也。蓬术则大块色青黑，最大者为广成，与此不类，苏恭不能分别，乃谓一物，谬矣。"

③《植物名实图考》："郁金，今广西罗城县出，其生蜀地者为川郁金。以根如螳螂肚者为真，其用以染黄者则姜黄也。"

④《本草正义》："案今市肆郁金有二种，川产、广产，形颇相近，但川产者形扁，切片亦深黄褐色，中心则紫。广产形圆，切片则作淡黄色，中心略深，亦黄而不紫。今俗尚多用广产，实则质坚而光洁，其性沉重，其气极微，嗅之亦无甚香味，二者皆然。若色深香烈，而形较大，则姜黄也。"

岭南道地药材与外来药物图萃

波罗蜜

【图谱来源】

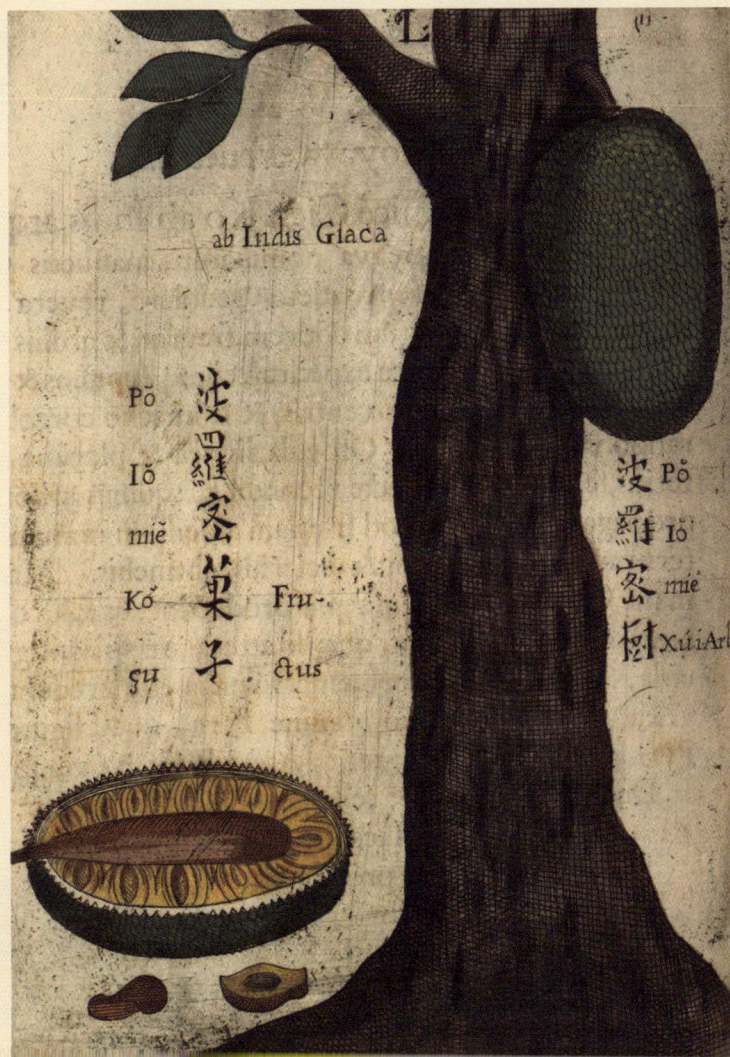

《植物志》

【出处】● 明·李时珍《本草纲目》

【别名】● 婆那娑、阿蓞弹（《酉阳杂俎》），曩伽结（《本草纲目》），优珠昙、天婆罗（《中国树木分类学》），树婆罗（《广州植物志》），牛肚子果（《中国高等植物图鉴》）等。

【来源】● 为桑科植物木波罗 *Artocarpus heterophyllus* Lam. 的果实。

【原植物】● 常绿乔木，高 8~15m，全体有乳汁。叶互生；厚革质；椭圆形至倒卵形，长 7~15cm，先端钝而短尖，基部楔形，全缘，幼枝上的叶有时 3 裂，两面无毛，上面有光泽，下面略粗糙；叶柄长 1~2.5cm；托叶佛焰苞状，早落。花单性，雌雄同株；雄花序顶生或腋生，圆柱形，长 5~8cm，直径 2.5cm，花被 2 裂，裂片钝，雄蕊 1；雌花序圆柱形或矩圆形，生于干上或主枝上的球形花托内。聚花果成熟时长 25~60cm，大者重达 20kg，外皮有稍作六角形的瘤状突起。花期 2—3 月。印度多产，我国广东、广西、云南、台湾等地均有栽培。

【性味归经】● 甘、微酸，平；无毒。

【功能主治】● 益气生津，止渴除烦，醒脾解酒。

【各家论述】● ①《桂海虞衡志》："波罗蜜大如冬瓜，削其皮食之，味极甘。"
②《本草纲目》："菠萝蜜，梵语也，因此果味甘，故借名之。"

泽 兰

【图谱来源】

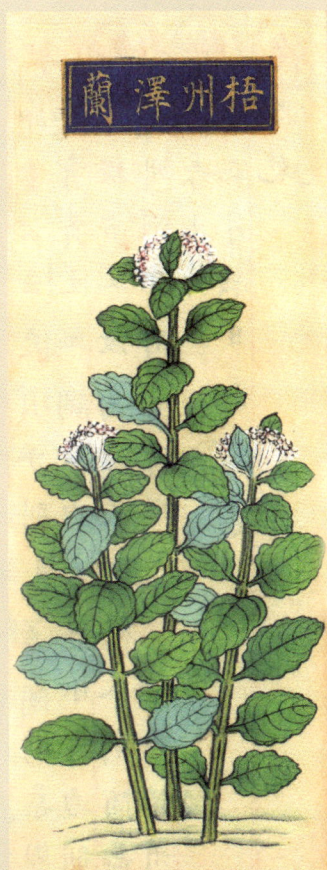

《品汇》弘治本

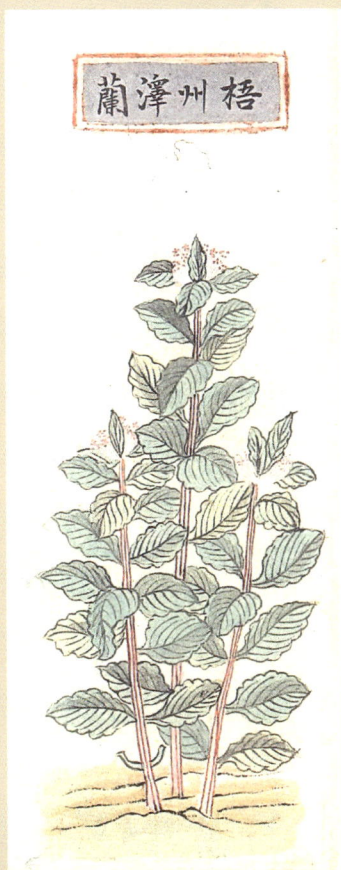

《品汇》东京本

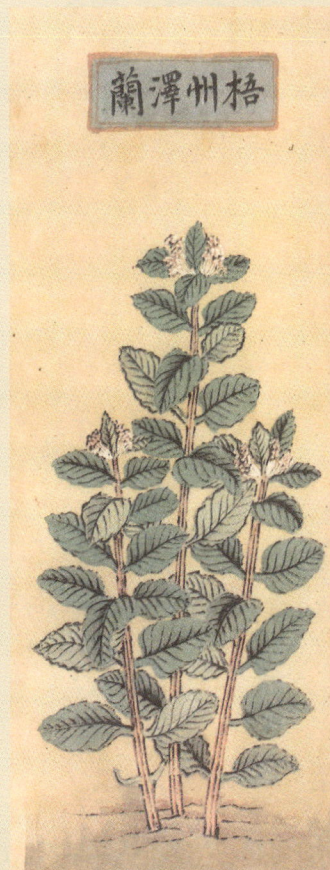

《品汇》罗马本

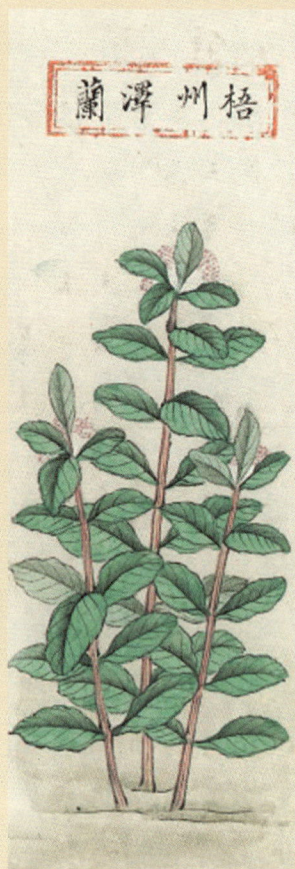

《品汇》柏林本

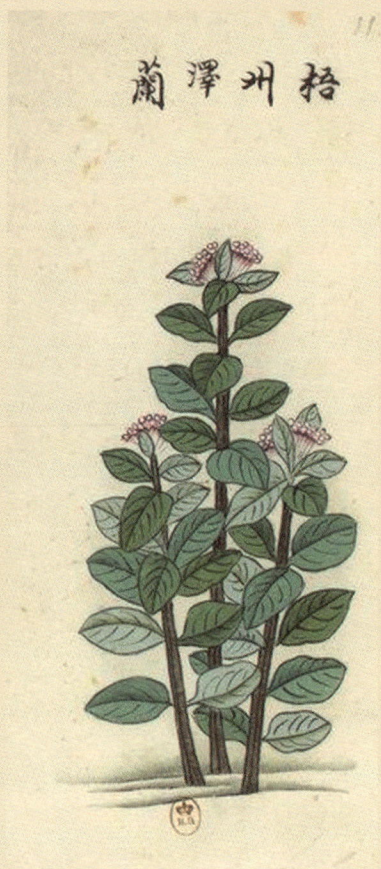

《品汇》巴黎本 I

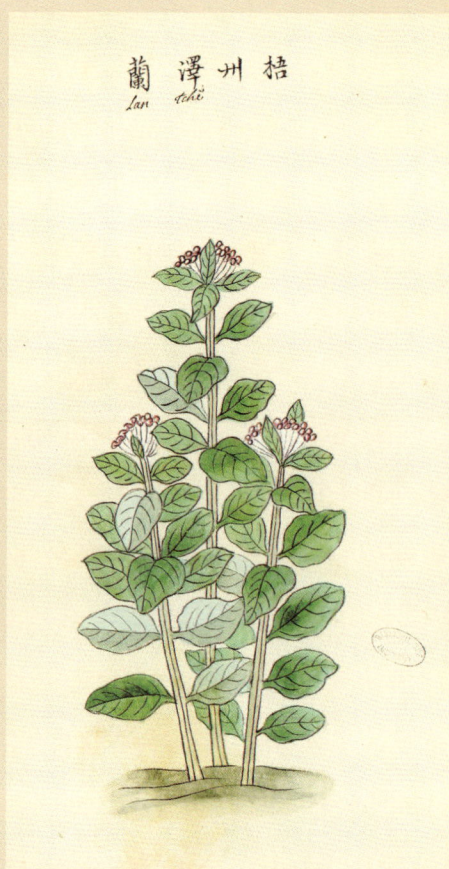

《品汇》巴黎本 II

【出　处】 《神农本草经》

【别　名】 虎兰、龙枣（《本经》），虎蒲（《别录》），小泽兰（《雷公炮炙论》），地瓜儿苗（《救荒本草》），红梗草（《滇南本草》），风药（《纲目》），奶孩儿（《纲目拾遗》），蛇王草、蛇王菊、捕斗蛇草（《岭南采药录》），接古草（《植物名汇》），地环秧、地溜秧（《河北药材》），甘露秧（《中药材手册》），草泽兰（《陕西中药志》）等。

【来　源】 为唇形科植物毛叶地瓜儿苗 Lycopus lucidus Turcz. var. hirtus Regel 的地上部分。

【原植物】 多年生草本，高 40~100cm。地下根茎横走，稍肥厚，白色。茎直立，方形，有四棱角，中空，表面绿色、紫红色或紫绿色，光滑无毛，仅在节处有毛丛。叶交互对生；披针形，狭披针形至广披针形，长 4.5~11cm，宽 8~35mm，先端长锐尖或渐尖，基部楔形，边缘有粗锐锯齿，有时两齿之间尚有细锯齿；近革质，上面略有光泽，无毛，下面密被腺点，无毛或脉上疏生白柔毛；叶柄短或几无柄。轮伞花序腋生，花小，多数；苞片披针形，边缘有毛；萼钟形，长约 4mm，先端 5 裂，裂片狭披针形，先端长锐尖；花冠白色，钟形，稍露出于花萼，长 4.5~5mm，外面有腺点，上唇直立，下唇 3 裂，裂片几相等；能育雄蕊 2；子房矩形，4 深裂，着生于花盘上，花柱顶端 2 裂，伸出。小坚果扁平，长约 1mm，暗褐色。花期 7—9 月。果期 9—10 月。分布于东北、华东、山西、湖北、四川、山西、江苏、浙江、广东等地。

【性状】 干燥的全草，长 50~100cm。茎呈四方柱形，直径 2~6mm，节明显，表面黄绿色或带紫色，每侧面有一纵沟。质轻脆，易折断，断面中央有白色的髓或中空。叶对生，多皱缩，披针形，边缘有粗锯齿，暗绿色或微带黄色。有的叶腋间簇生小花，呈轮状。气微，味淡。以叶多、色绿、不破碎、茎短、质嫩者为佳。

【产地】 全国大部地区均产。

【炮制】 拣去杂质，除去残根，喷水稍润，切段晒干。

【性味归经】 辛、苦，微温。归肝、脾经。

【功能主治】 活血调经，祛瘀消痈，利水消肿。用于月经不调，经闭，痛经，产后瘀血腹痛，疮痈肿毒，水肿腹水。

【用法用量】 煎服，6~12g。

【各家论述】 ①《吴普本草》："泽兰，生下地水旁，叶如兰，二月生，香，赤节，四叶相植支节间。三月采。"
②《雷公炮炙论》："泽兰，须细锉之，用绢袋盛悬于屋南畔角上，令干用。""凡使泽兰，须要别识雄雌，其形不同。大泽兰，茎叶皆圆，根青黄……；小泽兰，叶上斑，根头尖。"
③《本草经集注》："泽兰，今处处有，多生下湿地。叶微香，可煎油，或生泽旁，故名泽兰，亦名都梁香，可作浴汤。人家多种之，而叶小异。今山中又有一种甚相似，茎方，叶小强，不甚香。既云泽兰，又生泽旁，故山中者为非，而药家乃采用之。"
④《唐本草》："泽兰，茎方，节紫色，叶似兰草而不香，今京下用之者是。陶云都梁香乃兰草尔，俗名兰香，煮以洗浴，亦生泽畔，人家种之，花白，紫萼，茎圆，殊非泽兰也。"
⑤《本草图经》："泽兰，生汝南诸大泽旁，今荆、徐、随、寿、蜀、梧州，河中府皆有之。根紫黑色，如粟根。二月生苗，高二三尺。茎秆青紫色，作四棱。叶生相对，如薄荷，微香。七月开花，带紫白色，萼通紫色，亦似薄荷花。三月采苗，阴干。荆、湖、岭南人家多种之。寿州出者无花子。此与兰草大抵相类，但兰草生水旁，叶光润，根小紫，五六月盛。而泽兰生水泽中及下湿地，叶尖，微有毛，不光润，方茎紫节，七月、八月初采，微辛，此为异耳。"

使君子

【图谱来源】

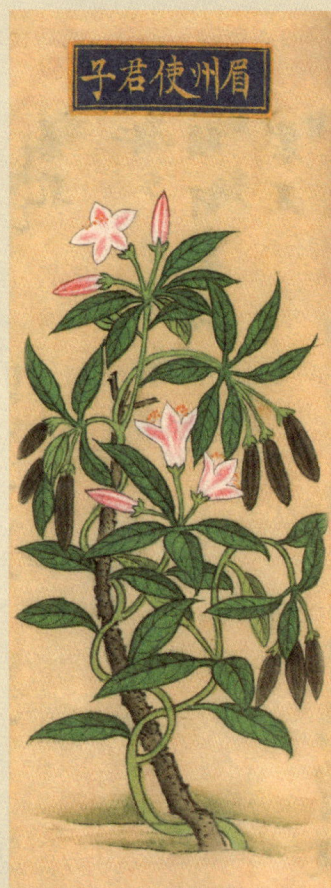

《品汇》弘治本

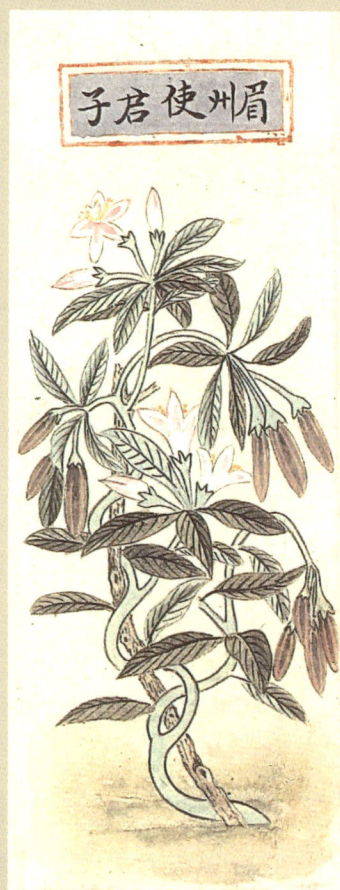

《品汇》东京本

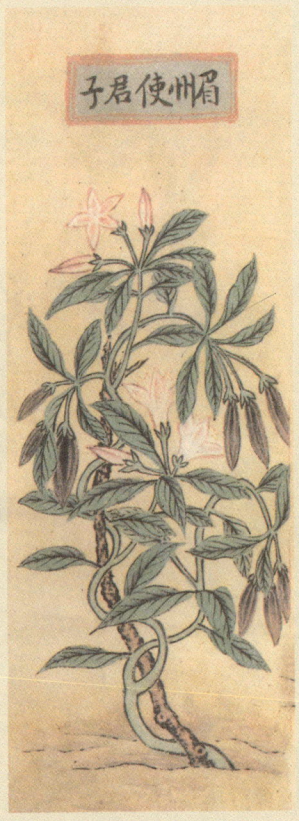

《品汇》罗马本

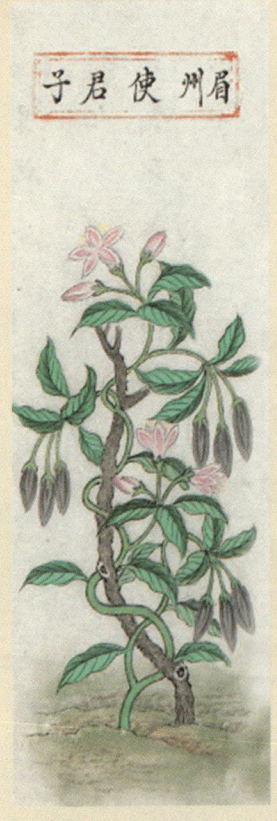

《品汇》柏林本

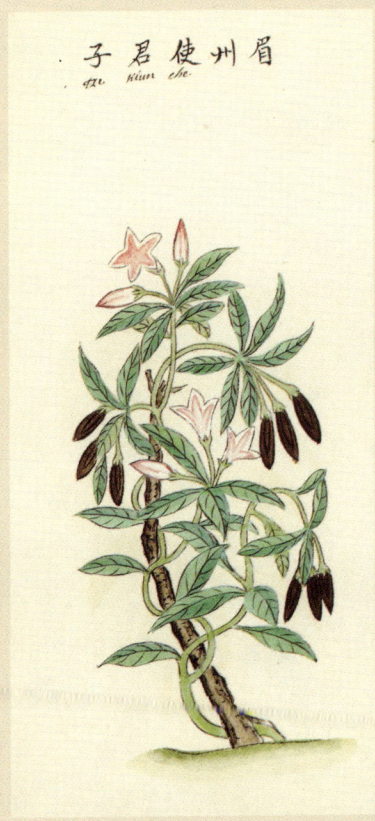

《品汇》巴黎本Ⅱ

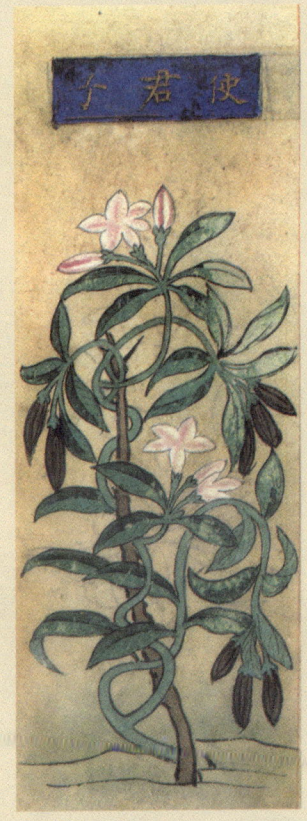

《便览》

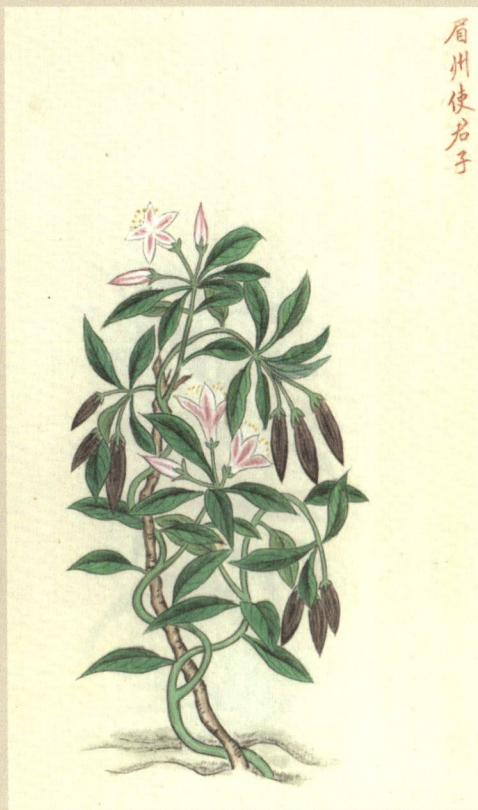

眉州使君子

《草木状》

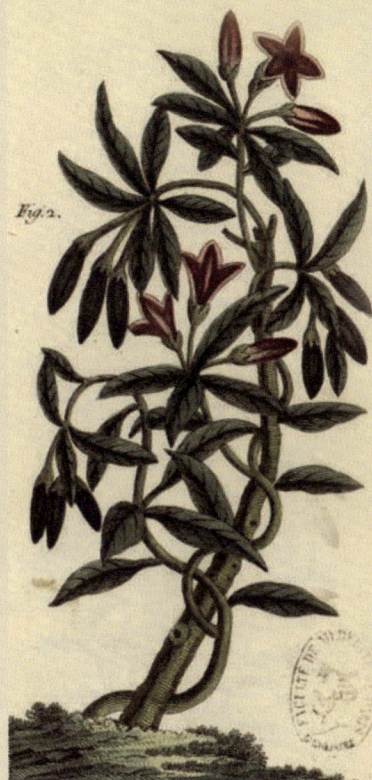

《植物图谱》

【出处】 宋·刘翰等《开宝本草》

【别名】 留求子（《南方草木状》），史君子（侯宁极《药谱》），五棱子（《药材资料汇编》），索子果（《南宁市药物志》），冬均子、病柑子（《中药材手册》）等。

【来源】 为使君子科植物使君子 *Quisqualis indica* L. 的干燥成熟果实。

【原植物】 藤状灌木，嫩枝幼叶具黄色柔毛。叶对生，长圆形或长圆状披针形，长 4.5~15cm，宽 2~6cm，先端渐尖，基部圆形或略呈心脏形，全缘，老叶下表面尤以叶脉及边缘处存留柔毛；叶柄长 5~15mm，下部有关节。叶落后关节以下部分成为棘状物；穗状花序生于枝条的顶端，下垂，略有芳香；每花下具有苞片 1 枚，披针形或线形，脱落性；萼筒细管状，伸出于子房上，长约 6cm，先端 5 裂齿，短三角形，有柔毛及腺毛；花瓣 5，长圆形或倒卵形，长约 1cm，先端圆，基部宽楔形，与萼齿互生，蕾呈紫红色，而被覆盖的 1/2 部分呈白色，开放后渐转紫红色；雄蕊 10，排成上下两轮，花丝着于萼筒，上轮 5 枚外露；雌蕊 1，子房下位，圆柱状纺锤形，有 5 纵枝，具柔毛及腺毛，花柱细长，外露，下部与萼筒合生，柱头短。果实橄榄状，长 2.5~4cm，黑褐色或棕色，有 5 棱。花期 5—9 月。果期 6—10 月。分布于福建、台湾与岭南、西南等地。

【性状】 卵圆形或椭圆形，具 5 条纵棱，偶有 4~9 棱，两端尖，形如梭状，长 2.5~4cm，直径约 2cm。外壳黑褐色至紫黑色，平滑，微有光泽。质坚硬，体轻，不易折断。切断面五角星形，棱角部皮较厚。内藏种子 1 粒。种仁狭纺锤形，长约 2cm，直径约 1cm。种皮灰白色，有黑灰斑块，质薄，易剥离而露出黄色的子叶，表面有多数纵皱纹。子叶 2 片，肥厚，边缘不整齐，胚根不明显。气微香，炒熟后较显著，味微甜。以个大、颗粒饱满、种仁色黄、味香甜而带油性者为佳。

【产地】 主产四川、广东、广西。

【炮制】 使君子仁：除去外壳，取净仁。

炒使君子仁：置锅内用文火炒至微有香气，取出，放凉。

【性味归经】 甘，温。归脾、胃经。

【功能主治】 杀虫消积。用于蛔虫病，蛲虫病，虫积腹痛，小儿疳积。

【用法用量】 煎服，9~15g；或入丸、散。

【各家论述】 ①《开宝本草》："使君子，生交、广等州。形如栀子，棱瓣深而两头尖，亦似诃黎勒而轻。俗传始因潘州郭使君疗小儿，多是独用此物，后来医家因号为使君子也。"
②《本草衍义》："使君子，今医家或兼用壳。"
③《岭南采药录》："使君子，生食太多，令人发呃逆。儿童多食，有呃逆至一日夜不止者，惟用其壳煎水饮之，即止。"

金 樱 子

【图谱来源】

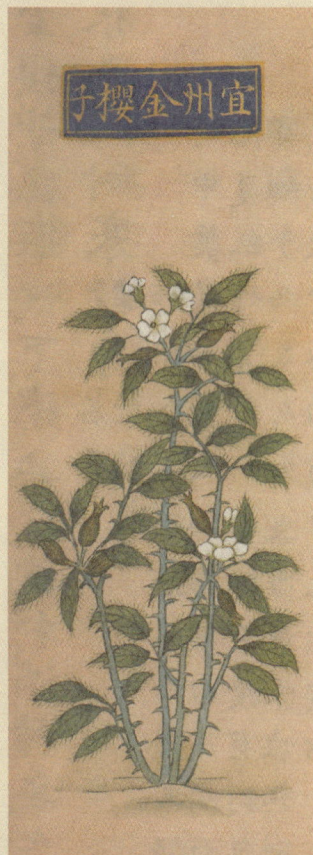

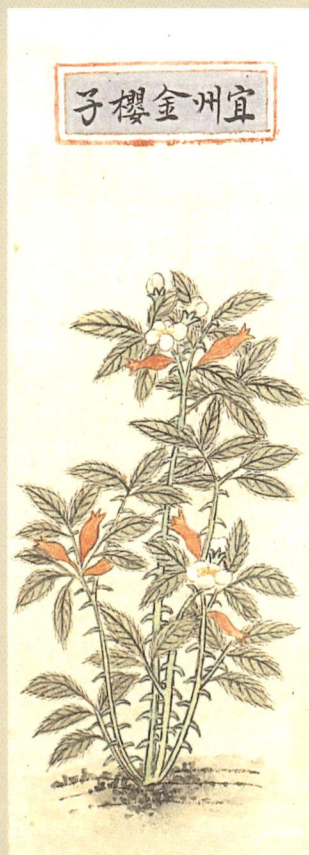

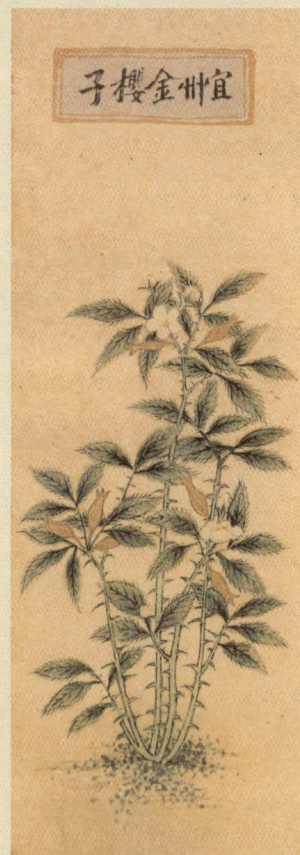

《品汇》弘治本　　　　　　　《品汇》东京本　　　　　　　《品汇》罗马本

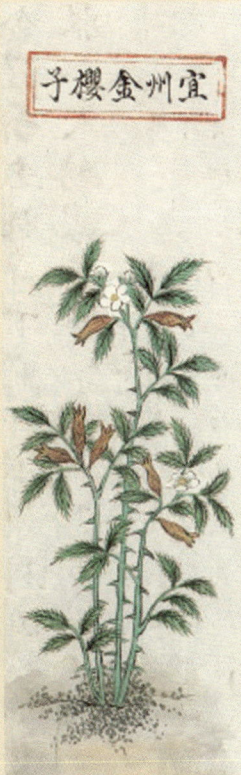

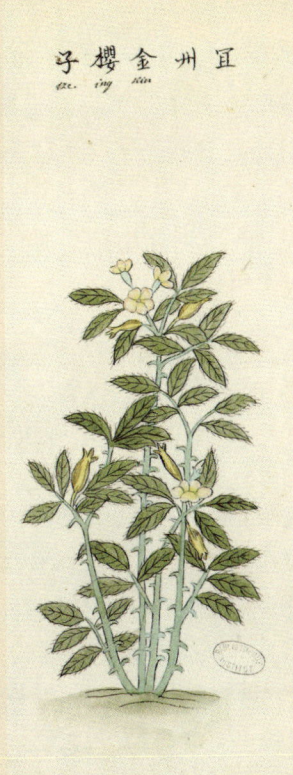

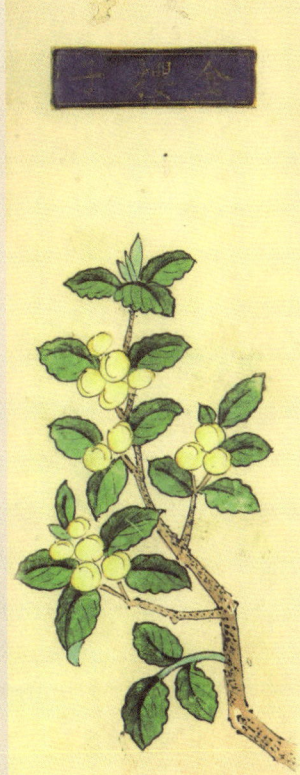

《品汇》柏林本　　　　　　　　　《品汇》巴黎本Ⅱ　　　　　　　　　《食物》Ⅰ

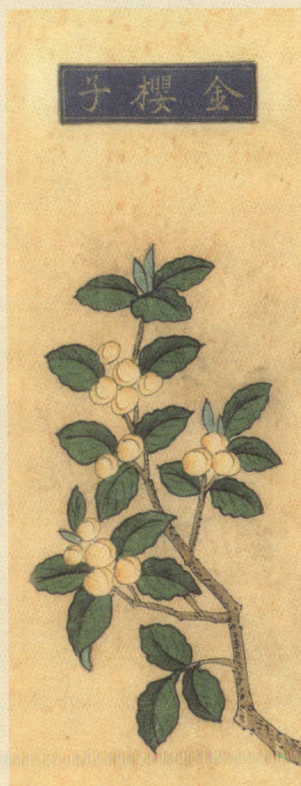

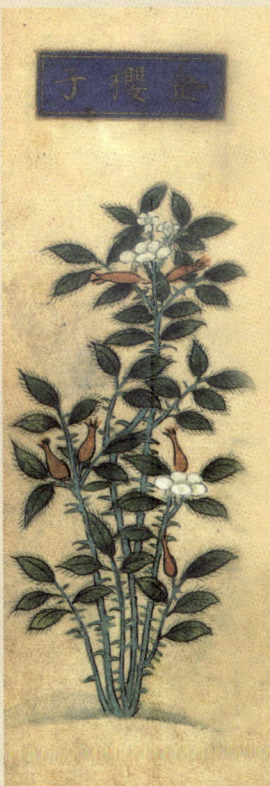

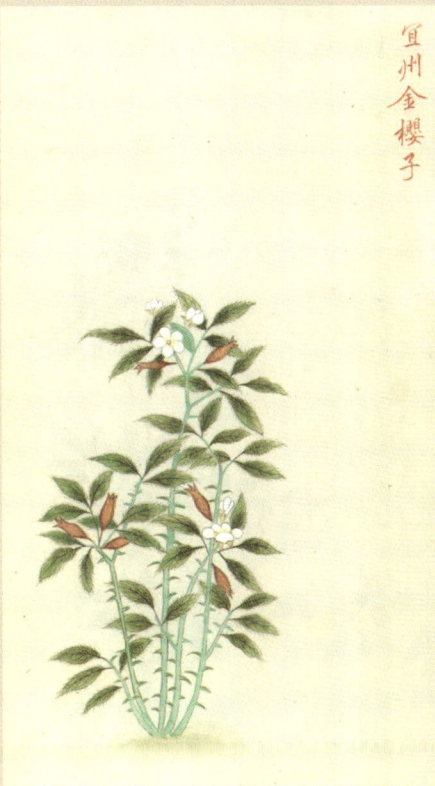

《食物》Ⅱ　　　　　　　　　《便览》　　　　　　　　　《草木状》

【出处】 南朝宋·雷敩《雷公炮炙论》

【别名】 刺榆子（《蜀本草》），刺梨子（《开宝本草》），金罂子（《梦溪笔谈》），山石榴（《奇效良方》），山鸡头子（《本草纲目》），糖莺子（《生草药性备要》），棠球、糖罐（《植物名实图考长编》），糖果（《分类草药性》），黄刺果（《中药形性经验鉴别法》），蜂糖罐、槟榔果（《贵州民间方药集》），金壶瓶（《浙江中药手册》），野石榴、糖橘子（《江苏植药志》），小石榴（《四川武隆药植图志》），黄茶瓶、藤勾子、螳螂果、糖刺果（《广西中药志》），灯笼果（《药材学》）等。

【来源】 为蔷薇科植物金樱子 *Rosa laevigata* Michx. 的干燥成熟果实。

【原植物】 常绿攀援灌木，高达 5m。茎红褐色，有倒钩状皮刺。三出复叶互生；小叶革质，椭圆状卵圆形至卵圆状披针形，侧生小叶较小，叶柄和小叶下面中脉上无刺或有疏刺；叶柄长 1~2cm，有褐色腺点细刺；托叶中部以下与叶柄合生，其分离部线状披针形。花单生于侧枝顶端，直径 5~8cm；花梗粗壮，长达 3cm，有直刺；花托膨大，有细刺；萼片 5，卵状披针形，有些顶端扩大成叶状，被腺毛；花瓣 5；雄蕊多数，花药丁字形着生；雌蕊具多数心皮，离生，被茸毛，花柱线形，柱头圆形。成熟花托红色，球形或倒卵形，有直刺，顶端有长宿存萼，内含骨质瘦果多颗。花期 5 月。果期 9—10 月。分布于中南、华东、西南等地。

【性状】 倒卵形，略似花瓶，长 2~3.5cm，直径 1~2cm。表皮红黄色或红棕色，上端宿存花萼如盘状，下端渐尖。全体有突起的棕色小点，系毛刺脱落后的残痕，触之刺手。质坚硬，切开观察，肉厚 1~2mm，内壁附有淡黄色茸毛，有光泽，内有多数淡黄色坚硬的核。气微，味甘、微涩。以个大、色红黄、去净毛刺者为佳。

【产地】 主产广东、湖南、浙江、江西等地。

【炮制】 拣去杂质，切两瓣，用水稍洗泡，捞出，闷润后除去残留毛刺，挖净毛、核，干燥。

【性味归经】 酸、甘、涩，平。归肾、膀胱、大肠经。

【功能主治】 固精缩尿，固崩止带，涩肠止泻。用于遗精滑精，遗尿尿频，崩漏带下，久泻久痢。

【用法用量】 煎服，6~12g。

【各家论述】 ①《本草图经》："金樱子，今南中州郡多有，而以江西、剑南、岭外者为胜。丛生郊野中，大类蔷薇，有刺，四月开白花，夏秋结实，亦有刺，黄赤色，形似小石榴。十一月、十二月采。江南、蜀中人熬作煎酒服，云补治有殊效。宜州所供，云《本草》谓之营实，其注称白花者善，即此也。今校诸郡所述，与营实殊别也。洪州、昌州皆能煮其子作煎，寄至都下，服食家用和鸡头实作水陆丹，益气补真，甚佳。"
②《本草衍义》："金樱子，经九月、十月熟时采，不尔，复令人痢。"

降真香

【图谱来源】

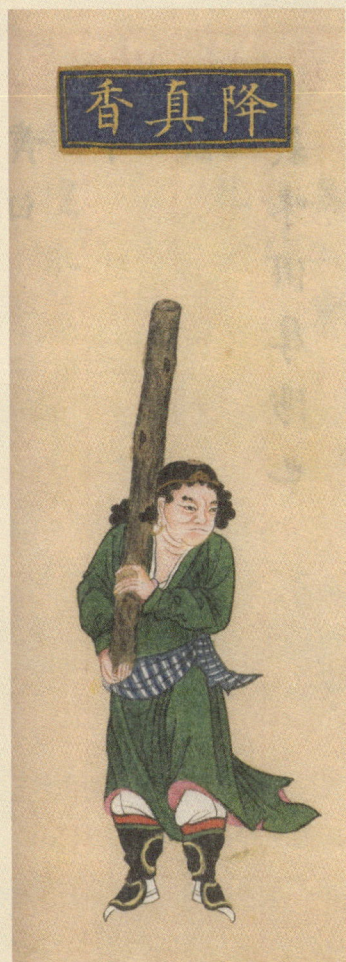

《品汇》弘治本

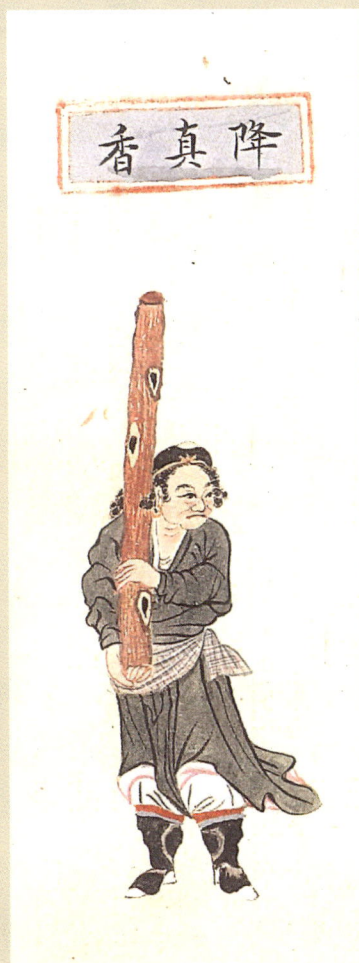

《品汇》东京本

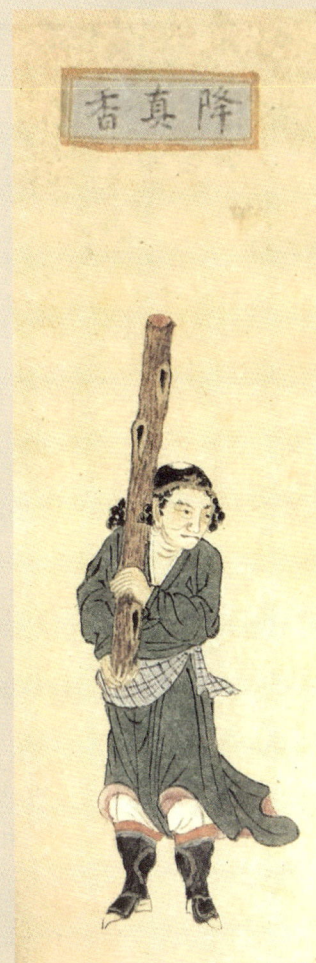

《品汇》罗马本

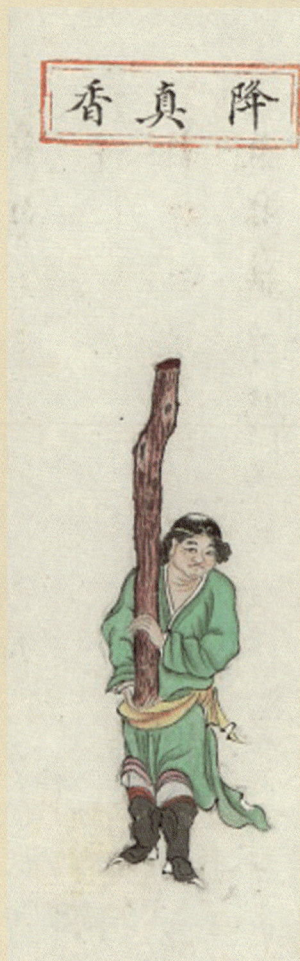

《品汇》柏林本

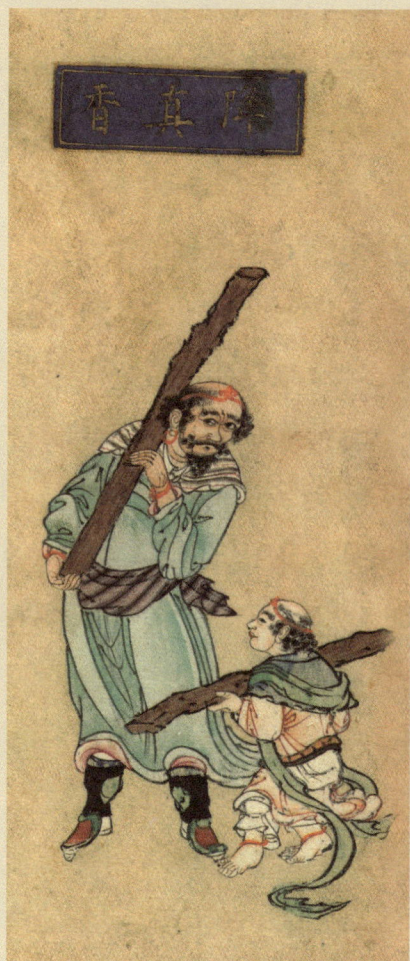

《便览》

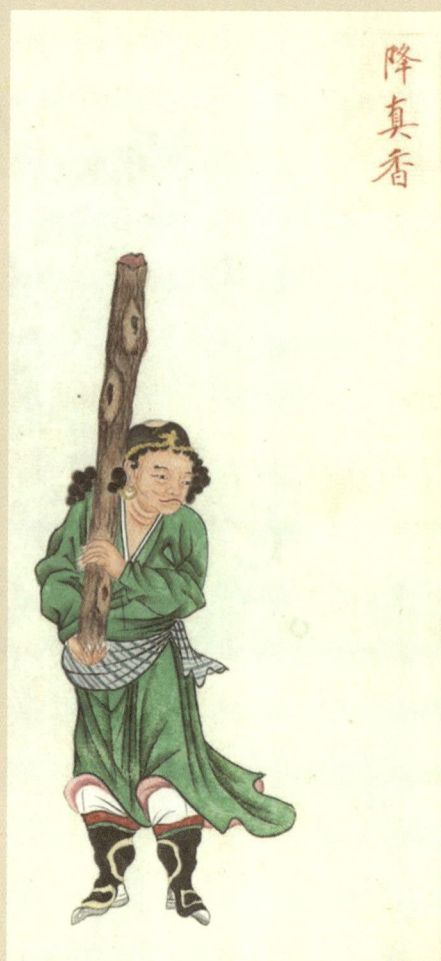

《草木状》

【出处】● 五代·李珣《海药本草》

【别名】● 紫藤香（《卫济宝书》），降真（《真腊风土记》），降香（《本草纲目》）等。

【来源】● 为豆科植物降香檀 *Dalbergia odorifera* T. Chen 的树干和根的干燥心材。

【原植物】● 乔木，高 10~15m，除幼嫩部分、花序及子房略被短柔毛外，其余无毛。小枝有苍白色、密集的皮孔。单数羽状复叶，长 12~25cm，有小叶 9~13 片，稀为 7 片；叶柄长 1.5~3cm；小叶近革质，卵形或椭圆形，长 4~7cm，宽 2~3cm，先端急尖，钝头，基部圆形或阔楔形；小叶柄长 4~5mm。圆锥花序腋生，连总花梗长 8~10cm；苞片和小苞片阔卵形，长约 1mm；花小极多数，长约 5mm；萼钟状，长约 2mm，裂齿 5，下面 1 枚裂齿较长；花冠淡黄色或乳白色，旗瓣近倒心形，顶端微凹，翼瓣长椭圆形，龙骨瓣半月形，各瓣均具爪；雄蕊 9，1 组；子房狭椭圆形，被短柔毛，花柱短。荚果舌状长椭圆形，长 4.5~8cm，果瓣革质，具网纹，种子 1 颗，稀有 2 颗。花期 4—6 月。分布于广东、海南。

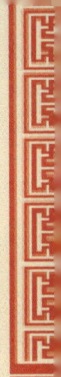

【性状】类圆柱形或不规则块状。表面紫红色或红褐色，有刨削之刀痕，光滑有光泽，并有纵长线纹。如劈裂之，断面粗糙，强木质纤维性，纹理细而质坚硬。气微香，味微苦，烧之香气浓郁。以红褐色、结实烧之有浓郁香气，表面无黄白色外皮者为佳。

【产地】产广东、海南。

【炮制】除去杂质，劈成小块，碾成细粉或镑片。

【性味归经】辛，温。归肝、脾经。

【功能主治】化瘀止血，理气止痛。用于吐血，衄血，外伤出血，肝郁胁痛，胸痹刺痛，跌扑伤痛，呕吐腹痛。

【用法用量】煎服，9~15g，后下。外用研末敷患处。

【各家论述】①《海药本草》："徐表《南州记》云，生南海山，又云生大秦国。味温，平，无毒。主天行时气，宅舍怪异，并烧悉验。又按《仙传》云：烧之，或引鹤降。醮星辰，烧此香甚为第一。度烧之，功力极验；小儿带之能辟邪恶之气也。"

②《本草纲目》："降真香，俗呼舶上来者为番降，亦名鸡骨，与沉香同名。""今广东、广西、云南……皆有之。""降香，唐宋本草失收，唐慎微始增人之而不著其功用，今折伤金疮家多用其节，云可代没药、血竭。按《名医录》云：周密被海寇刃伤，血出不止，筋如断，骨如折，花蕊石散不效。军士李高用紫金散掩之，血止痛定，明日结痂如铁，遂愈，且无瘢痕。叩其方，则用紫藤香，磁瓦刮下研末尔，云即降真之最佳者。"

③《本草经疏》："降真香，香中之清烈者也，故能辟一切恶气。入药以番舶来者，色较红，香气甜而不辣，用之入药殊胜；色深紫者不良。上部伤，瘀血停积胸膈骨，按之痛或并胁肋痛，此吐血候也，急以此药刮末，入药煎服之良。治内伤或怒气伤肝吐血，用此以代郁金神效。"

荜 拔

岭南道地药材与外来药物图萃

【图谱来源】

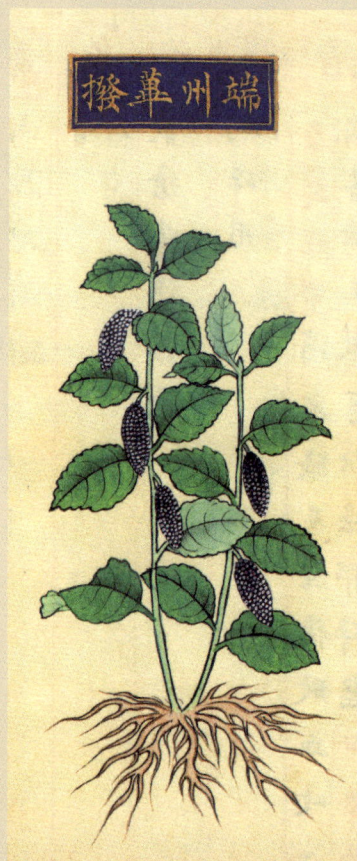

《品汇》弘治本

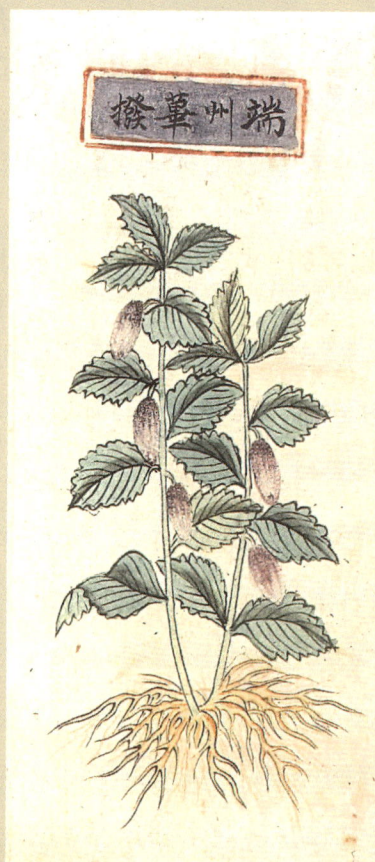

《品汇》东京本

146

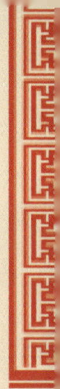

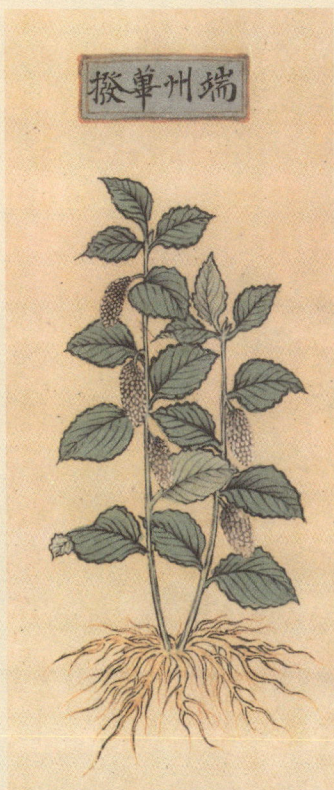

《品汇》罗马本

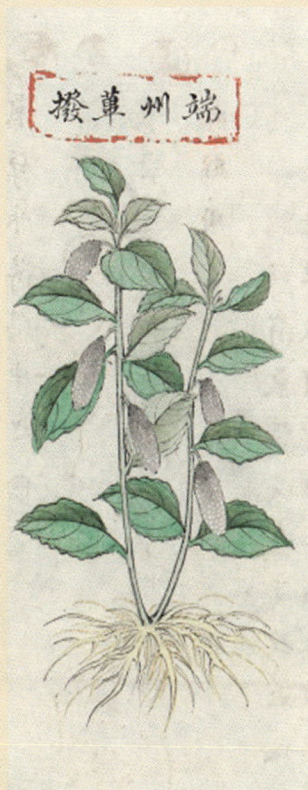

《品汇》柏林本

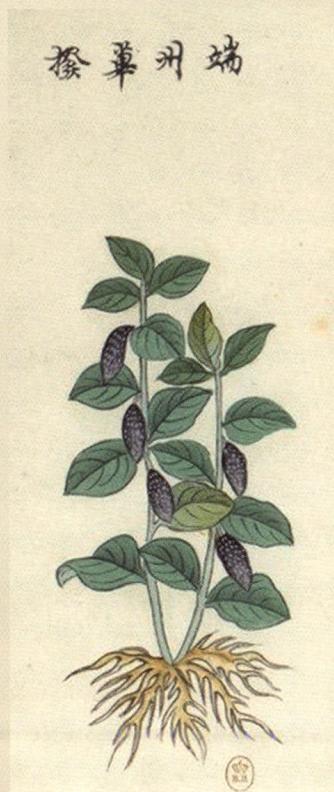

《品汇》巴黎本 I

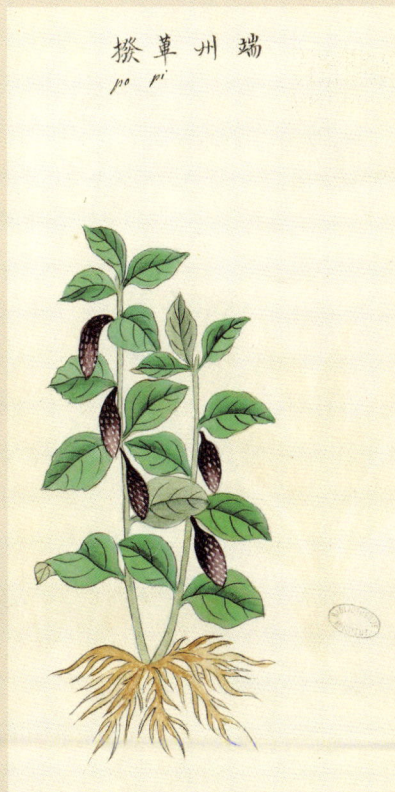

《品汇》巴黎本 II

植物篇

147

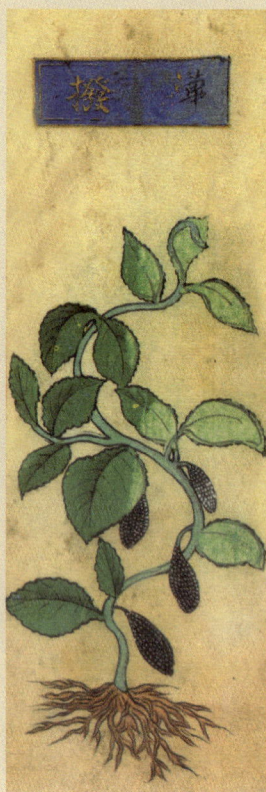

《便览》

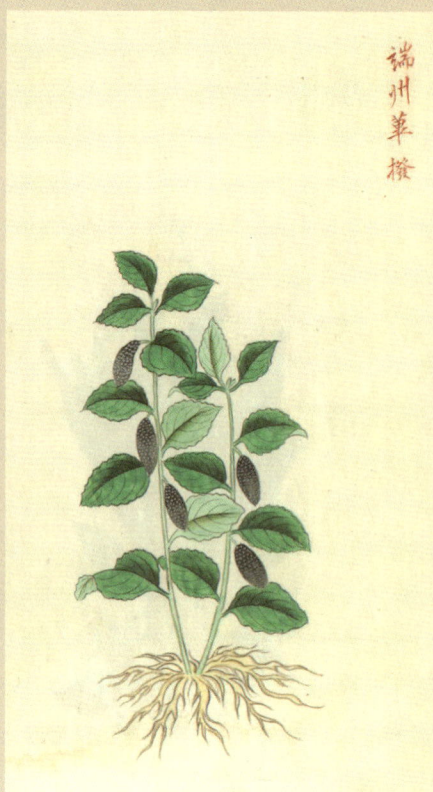

《草木状》

【出处】● 宋·刘翰等《开宝本草》

【别名】● 荜拨（《唐本草》），荜拨梨、阿梨诃咃（《酉阳杂俎》），椹圣（侯宁极《药谱》），蛤蒌（《赤雅》），鼠尾（《中药志》）等。

【来源】● 为胡椒科植物荜茇 *Piper longum* L. 的干燥近成熟或成熟果穗。

【原植物】● 多年生草质藤本。茎下部匍匐，枝横卧，质柔软，有棱角和槽，幼时密被短柔毛。叶互生，纸质，叶柄长 2~3.5cm，密被柔毛；叶片长圆形或卵形，全缘，上面近光滑，下面脉上被短柔毛，掌状叶脉通常 5~7 条。花单性，雌雄异株，穗状花序；雄穗总花梗长 2~3.5cm，被短柔毛，穗长 5.5cm，直径约 3mm；花小，直径约 1.5mm；苞片 1，近圆形；无花被；雄蕊 2，花药椭圆形，2 室，花丝短粗；雌穗总花梗长 1.5cm，密被柔毛，花穗长 1.5cm，花梗短；花的直径不及 1mm；苞片圆形；无花被；子房倒卵形，无花柱，柱头 3。浆果卵形，先端尖，部分陷入花序轴与之结合。分布于云南、广东等地。

【性状】● 圆柱状，稍弯曲，长 1.5~3.5cm，直径 3~5mm。总果柄多已脱落。表面黑褐色，由多数细小如米的瘦果聚集而成，排列紧密整齐，形成交错的小突起。小瘦果略呈圆球形，被苞片，直径约 1mm。质坚硬，断面微红，胚乳白色。有特异香气，味辛辣。以肥大、质坚实、味浓者为佳。

【产地】国内主产云南、广东。国外主产印度尼西亚、菲律宾及越南等地。

【炮制】拣除杂质，去柄，筛净灰屑，用时捣碎。

【性味归经】辛，热。归胃、大肠经。

【功能主治】温中散寒，下气止痛。用于脘腹冷痛，呕吐，泄泻，寒凝气滞，胸痹心痛，头痛，牙痛。

【用法用量】煎服，1.5~3g；或入丸、散。外用研末敷患处，或嗜鼻，或纳蛀牙孔中。

【各家论述】①《唐本草》："荜拨，生波斯。丛生，茎叶似蒟酱，其子紧细。味辛烈于蒟酱，胡人将来入食味用也。"
②《西阳杂俎》："荜拨，出摩伽陀，呼为荜拨梨，拂林呼为阿梨诃咃。苗长三四尺，茎细如箸，叶似蕺叶，子似桑椹，八月采。"
③《海药本草》："按徐表《南州记》，荜拨本出南海，长一指，赤褐色为上。复有荜拨，短小黑，味不堪。舶上者味辛，温。又主老冷心痛，水泻，虚痢，呕逆，醋心，产后泄痢，与阿魏和合良。亦滋食味。得诃子、人参、桂心、干姜，治虚冷肠鸣泄痢。"
④《雷公炮炙论》："凡使（荜拨），先去挺用头，醋浸一宿，焙干，以刀刮去皮粟子令净，方用，免伤人肺，令人上气。"
⑤《本草图经》："荜拨，今岭南有之，多生竹林内，正月发苗作丛，高三四尺，其茎如箸，叶青圆，阔二三寸，如桑，面光而厚。三月开花，白色在表。七月结子，如小指大，长二寸已来，青黑色，类椹子。九月收采，灰杀、暴干。南人爱其辛香，或取叶生茹之。"

荜澄茄

岭南道地药材与外来药物图萃

【图谱来源】

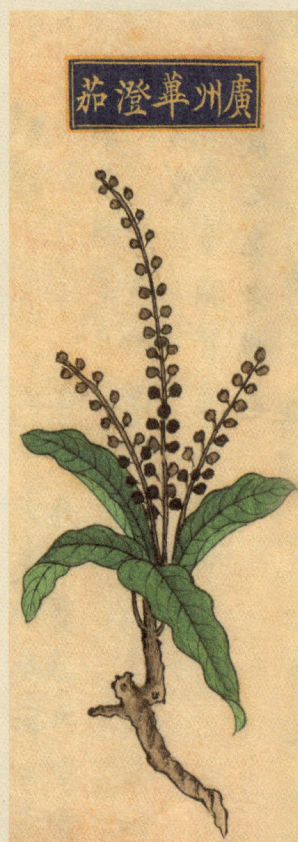

《品汇》弘治本

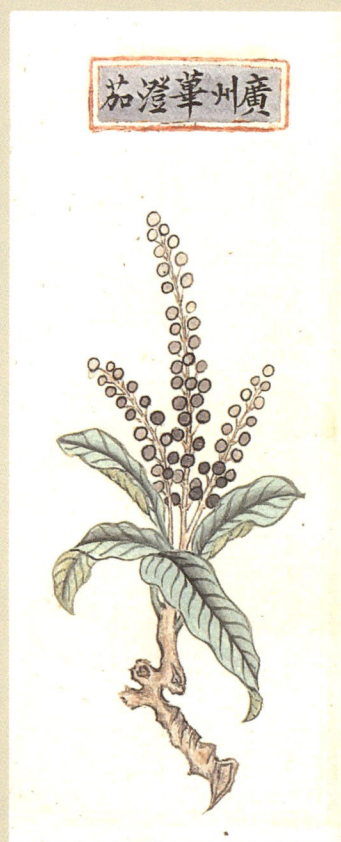

《品汇》东京本

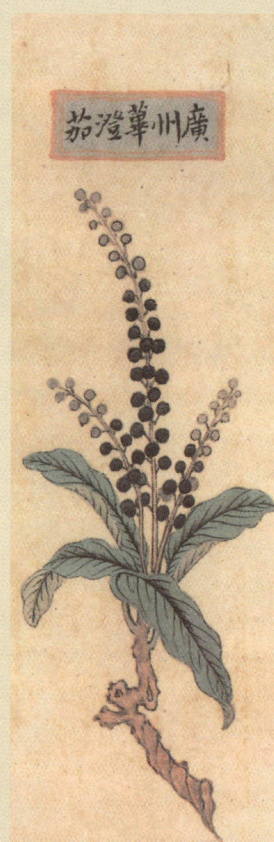

《品汇》罗马本

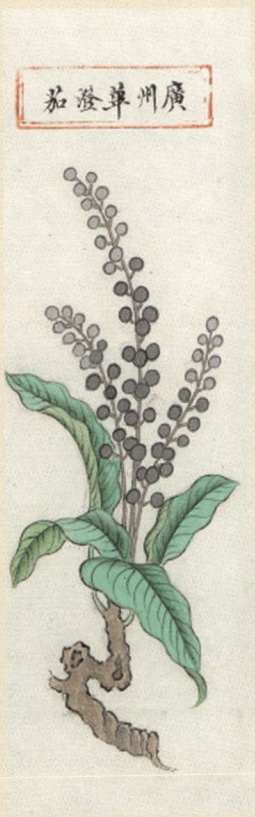

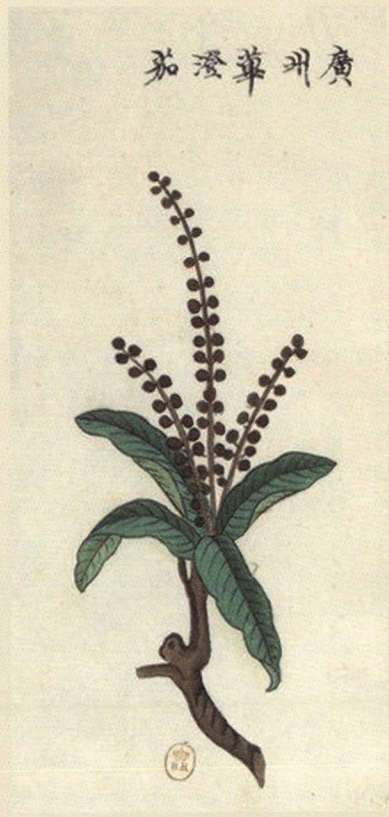

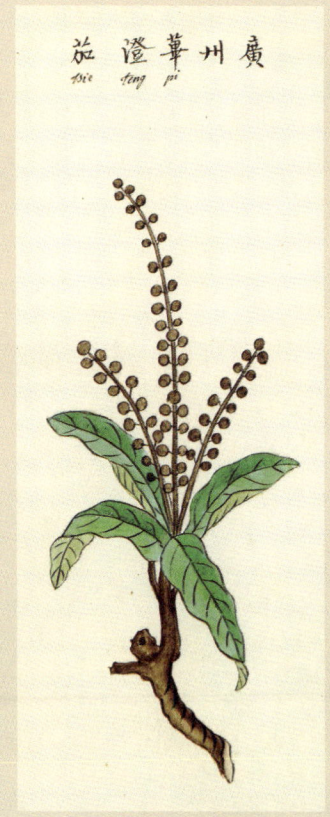

《品汇》柏林本　　　　　　　《品汇》巴黎本Ⅰ　　　　　　《品汇》巴黎本Ⅱ

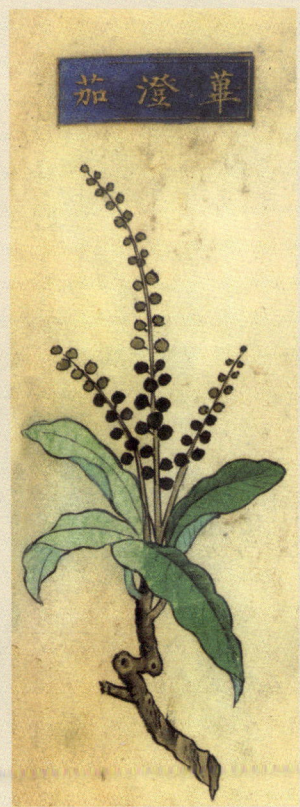

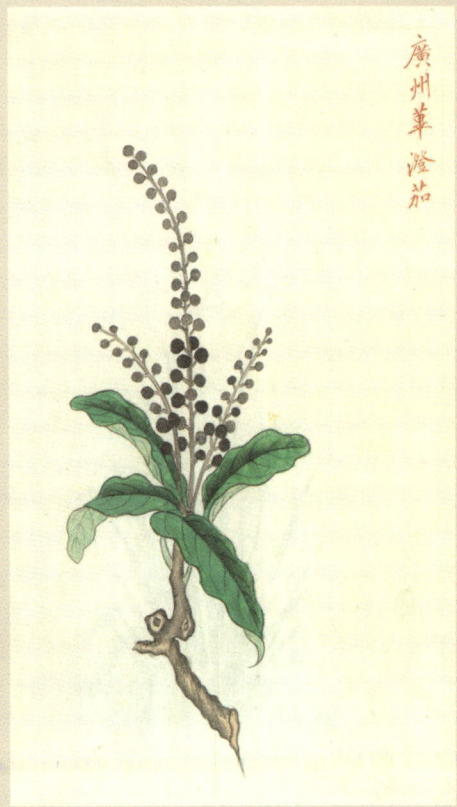

《便览》　　　　　　　　　　　《草木状》

【出处】 宋·刘翰等《开宝本草》

【别名】 澄茄（徐表《南州记》），毗陵茄子（《开宝本草》），毕澄茄（《本草纲目》），毕茄（《本草求真》）等。

【来源】 为胡椒科植物荜澄茄 *Piper cubeba* L. 的未成熟的干燥核果。

【原植物】 常绿攀援藤本，长约 6m。叶互生，椭圆状卵形或长卵形，先端渐尖，基部圆形或斜心形，全缘，两面均光滑无毛。花单性，雌雄异株，成单生的穗状花序，长约 10cm；花小，白色，无花被。核果球形，直径约 5mm，黑褐色。果期 8—9 月。分布于印度尼西亚、马来半岛、印度、西印度群岛等地。

【性状】 类球形，直径 4~6mm。表面棕褐色至黑褐色，有网状皱纹，顶端有一小突起的柱头遗迹，不甚明显。基部果皮延长，形成细直的假果柄，长 3~7mm，直径 1mm 以下，表面有纵皱纹。外果皮和中果皮稍柔软，内果皮薄而坚脆。内含未成熟种子 1 粒，黄棕色，富油性，有的皱缩干瘪。气芳香，味稍辣而微苦。

【产地】 产印度尼西亚、马来西亚等地。

【炮制】 拣去杂质，摘去果柄，洗净，晒干。

【性味归经】 辛，温。归脾、胃、肾、膀胱经。

【功能主治】 温中散寒，行气止痛。用于胃寒呕逆，脘腹冷痛，寒疝腹痛，寒湿郁滞，小便浑浊。

【用法用量】 煎服，1.5~3g；或入丸、散。外用研末擦牙或嗜鼻。

【各家论述】 ①《海药本草》："谨按《广志》云：生诸海，嫩胡椒也。青时就树采摘造之，有柄粗而蒂圆是也。其味辛、苦，微温，无毒。主心腹卒痛，霍乱吐泻，痰癖冷气。古方偏用染发，不用治病也。"
②《雷公炮炙论》："凡使荜澄茄，采得后，去柄及皱皮了，用酒浸蒸，从巳至酉出，细杵任用。"
③《开宝本草》："荜澄茄，生佛誓国。"
④《本草图经》："荜澄茄生佛誓国，今广州亦有之。春夏生叶，青滑可爱，结实似梧桐子及蔓荆子微大，八月、九月采之。"

草果

【图谱来源】

《品汇》弘治本

《品汇》东京本

《品汇》罗马本

153

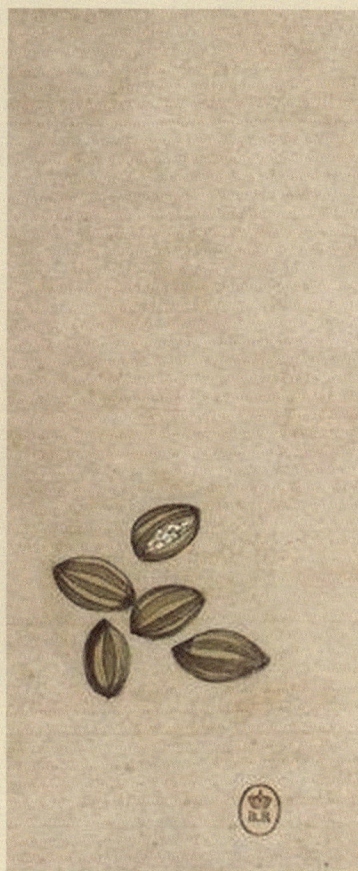

草果
Kuo Tsae

草果

《品汇》巴黎本 I

《品汇》巴黎本 II

《草木状》

【出处】● 元·忽思慧《饮膳正要》

【别名】● 草果仁（《传信适用方》），草果子（《小儿卫生总微论方》）等。

【来源】● 为姜科植物草果 *Amomum tsao-ko* Crevost et Lemaire 的干燥成熟果实。

【原植物】● 多年生草本，丛生，高达 2.5m。根茎横走，粗壮有节，直径约 2.5cm。茎圆柱状，直立或稍倾斜。叶 2 列；具短柄或无柄；叶片长椭圆形或狭长圆形，长约 55cm，宽达 20cm，先端渐尖，基部渐狭，全缘，边缘干膜质，叶两面均光滑无毛；叶鞘开放，包茎，叶舌长 0.8~1.2cm。穗状花序从根茎生出，长约 13cm，直径约 5cm。蒴果密集，长圆形或卵状椭圆形，长 2.5~4.5cm，直径约 2cm，顶端具宿存的花柱，呈短圆状突起，熟时红色，外表面呈不规则的纵皱纹，小果梗长 2~5mm，基部具宿存苞片。花期 5—6 月。果期 9—10 月。分布于云南、广西、贵州等地。

【性状】● 长椭圆形，具三钝棱，长 2~4cm，直径 1~2.5cm。顶端有一圆形突起，基部附有节果柄。表面灰棕色至红棕色，有显著纵沟及棱线。果皮有韧性，易纵向撕裂。子房 3 室，每室含种子 8~11 枚，集成长球状。种子呈圆锥状多面形，长宽均为 5mm，表面红棕色，具灰白色膜质假种皮，有纵直的纹理，在较狭的一端有一凹窝状的种脐，合点在背面中央，成一小凹穴，合点与种脐间有一纵沟状的种脊。质坚硬，破开后，内为灰白色。气微弱，种子破碎时发出特异的香气，味辛、微苦。以个大、饱满、表面红棕色者为佳。

【产地】 主产云南、广西、贵州等地。

【炮制】 草果仁：拣净杂质，置锅内文火炒至外壳焦黄色并微鼓起，取出稍凉，碾去壳，过筛取仁。
姜草果仁：取草果仁，加姜汁与水少许，拌匀，微炒，取出，放凉。（每草果仁 50kg，用鲜姜 5kg 取汁）

【性味归经】 辛，温。归脾、胃经。

【功能主治】 燥湿温中，截疟除痰。用于寒湿内阻，脘腹胀痛，痞满呕吐，疟疾寒热，瘟疫发热。

【用法用量】 煎服，2.4~4.5g；或入丸，散。

【各家论述】 ①《本草品汇精要》："草果，生广南及海南。形如橄榄，其皮薄，其色紫，其仁如缩砂仁而大。又云南出者，名云南草果，其形差小耳。"
②《本草从新》："草果，面裹煨熟，取仁用。"

草豆蔻

【图谱来源】

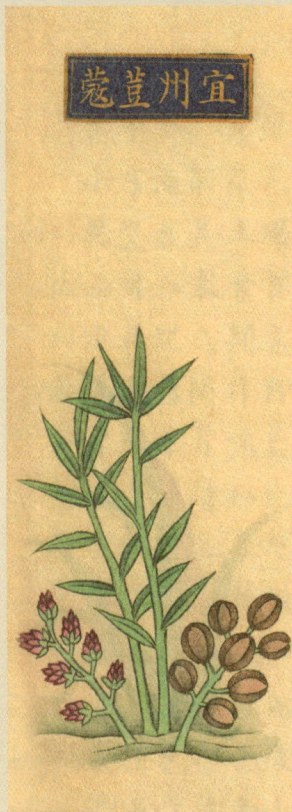

《品汇》弘治本

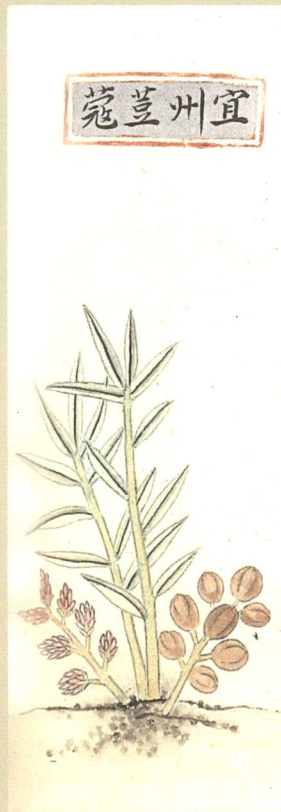

《品汇》东京本

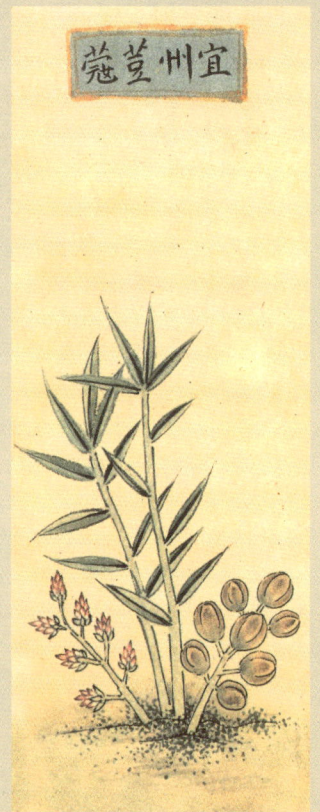

《品汇》罗马本

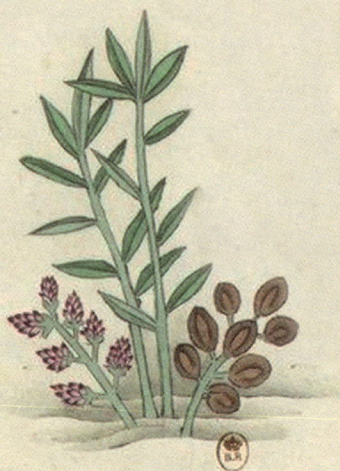

《品汇》巴黎本Ⅰ

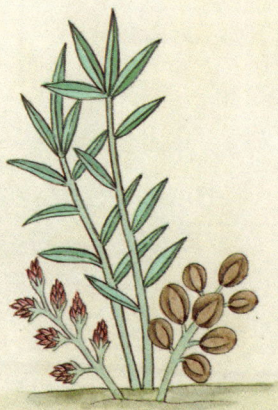

《品汇》巴黎本Ⅱ

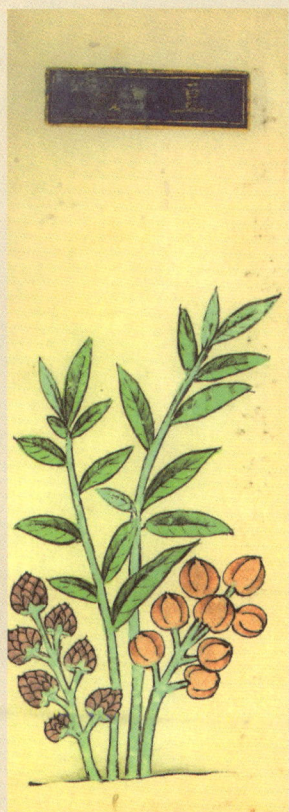

《食物》Ⅰ

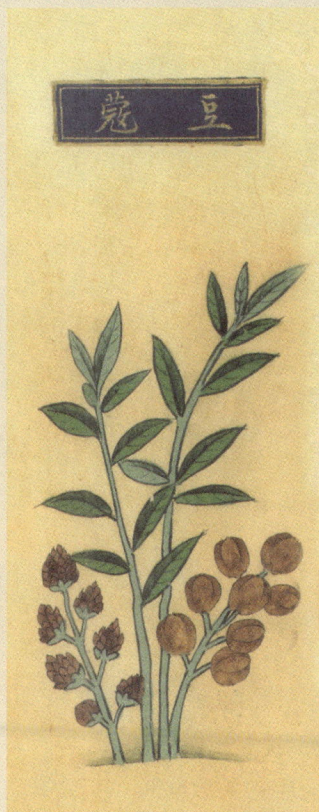

《食物》Ⅱ

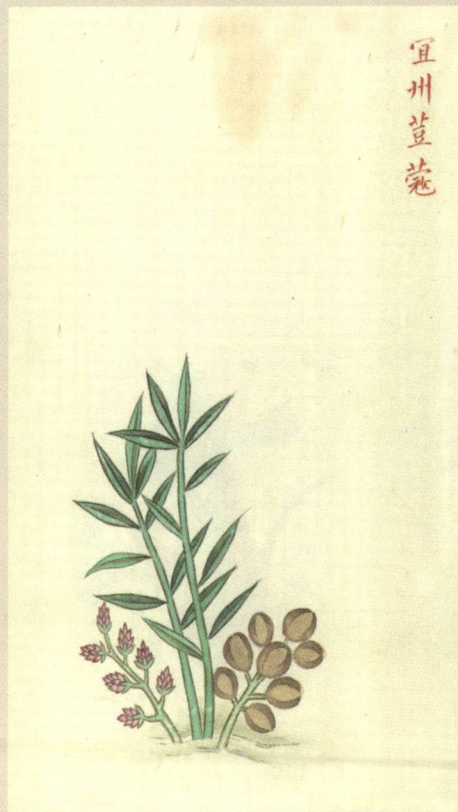

《草木状》

【出处】 魏晋·佚名《名医别录》

【别名】 豆蔻（《名医别录》），漏蔻（《南方异物志》），草果（《通志》），草蔻（《本草从新》），大草蔻（《药材资料汇编》），偶子（《中药志》），草蔻仁、飞雷子、弯子（《广东中药》）等。

【来源】 为姜科植物草豆蔻 *Alpinia katsumadai* Hayata 的干燥近成熟种子。

【原植物】 多年生草本，高 1~2m。根状茎粗壮，棕红色。叶 2 列，具短柄；叶片狭椭圆形或披针形，长 30~55cm，宽 2~9cm，先端渐尖，基部楔形，全缘，两面被疏毛或光滑；叶鞘膜质，抱茎，叶舌广卵形，长 3~6mm，密被茸毛。总状花序顶生，总花梗长 30cm，密被黄白色长硬毛；花疏生，小苞片宽大，长 2.5~3.5cm，外被粗毛，花后脱落；萼筒状，长约 2cm，外被疏柔毛，一边开裂，顶端 3 裂；花冠白色，花冠管长约 1.2cm，上部 3 裂，中间裂片长圆形，两侧裂片椭圆形，唇瓣阔卵形，先端有 3 个浅圆裂片，边缘具缺刻，白色，内面具淡紫红色斑点；侧生退化雄蕊极短或不存在，发育雄蕊 1，花丝扁圆形，粗大，具槽；子房下位，卵圆形，密被淡黄色绢毛，花柱细长，紧贴于花丝槽内，从药隔中穿出，基部具 2 棒状附属物，柱头略膨大，顶端下陷，具缘毛。蒴果圆球形，外被粗毛，萼宿存，熟时黄色。花期 4—6 月。果期 5—8 月。分布于广东、广西等地。

【性状】 类球形，直径 1.5~2.7cm，表面灰褐色。中间由黄白色隔膜分成 3 瓣，每瓣有种子多数，粘连紧密。种子卵圆状多角形，长 3~5mm，直径约 3mm。表面灰棕色，外被淡棕色膜质假种皮，背稍隆起，合点约在中央，种脐位于背侧面，种脊为一纵沟，经腹面至合点，破开后里面灰白色。气香，味辛、微苦。以个圆、坚实者为佳。

【产地】 主产广西、广东等地。

【炮制】 拣净杂质，去壳取仁，用时捣碎。

【性味归经】 辛，温。归脾、胃经。

【功能主治】 燥湿行气，温中止呕。用于寒湿内阻，脘腹胀满冷痛，嗳气呕逆，不思饮食。

【用法用量】 煎服，2.4~4.5g；或入丸，散。

【各家论述】 ①《唐本草》："豆蔻，苗似山姜，花黄白，苗根及子亦似杜若。"
②《海药本草》："豆蔻，其根似益智，皮壳小厚，核如石榴，辛且香，蒳草树也。叶如芄兰而小，三月采其叶，细破阴干之，味近苦而有甘。"
③《雷公炮炙论》："凡使，须用蒂，取向里子后取皮，用茱萸同于镋上缓炒，待茱萸微黄黑，即去茱萸，取草豆蔻皮及子，杵用之。"

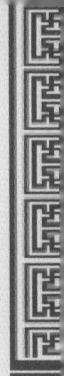

④《本草图经》："豆蔻即草豆蔻也，生南海，今岭南皆有之。苗似芦，叶似山姜、杜若辈，根似高良姜，花作穗，嫩叶卷之而生，初如芙蓉，穗头深红色，叶渐展，花渐出，而色渐淡，亦有黄白色者，南人多采以当果实。尤贵其嫩者，并穗入盐同淹治，叠叠作朵不散落。又以朱槿花同浸，欲其色红耳。其作实者若龙眼子，而锐皮无鳞甲，中子若石榴瓣，候熟，采之暴干，根苗微作樟木气。"

⑤《药类法象》："面包煨熟，去面用。"

⑥《本草纲目》："草豆蔻、草果虽是一物，然微有不同。今建宁所产豆蔻，大如龙眼而形微长，其皮黄白，薄而棱峭，其仁大如缩砂仁而辛香气和。滇、广所产草果，长大如诃子，其皮黑厚而棱密，其子粗而辛臭，正如斑蝥之气，彼人皆用茺茶及作食料，恒用之物。南人复用一种火杨梅伪充草豆蔻，其形圆而粗，气味辛猛而不和，人亦多用之，或云即山姜实也，不可不辨。"

胡　桃

【图谱来源】

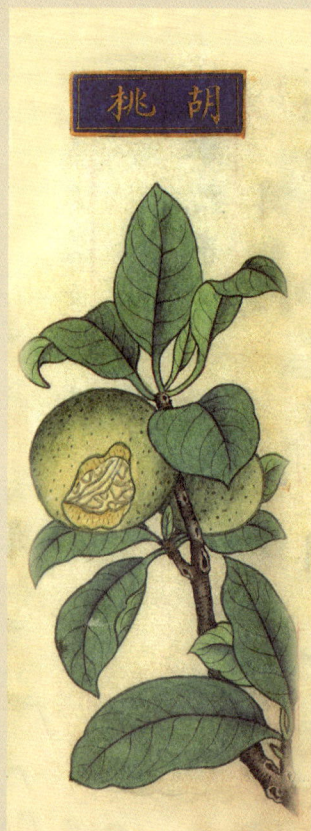

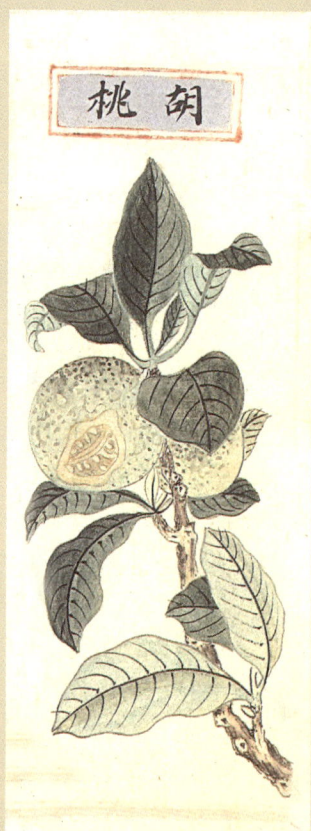

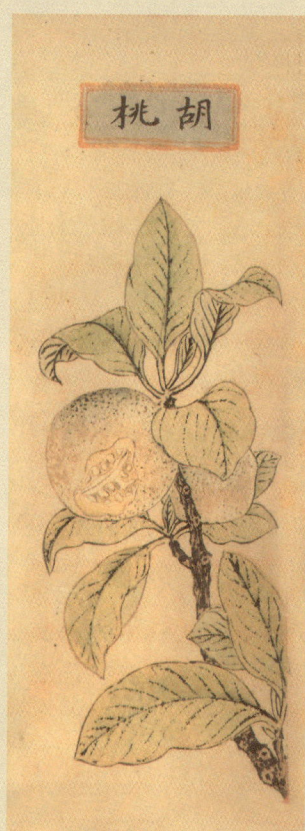

《品汇》弘治本　　　　　　　　《品汇》东京本　　　　　　　　《品汇》罗马本

160

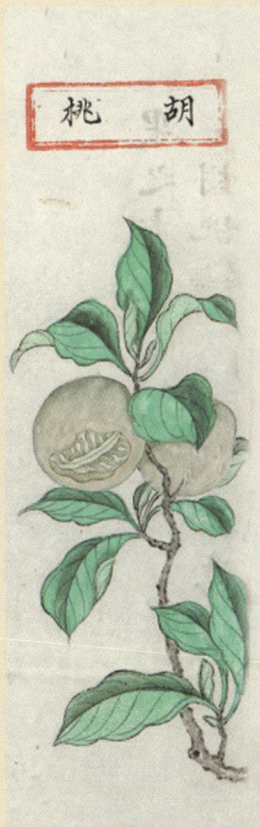

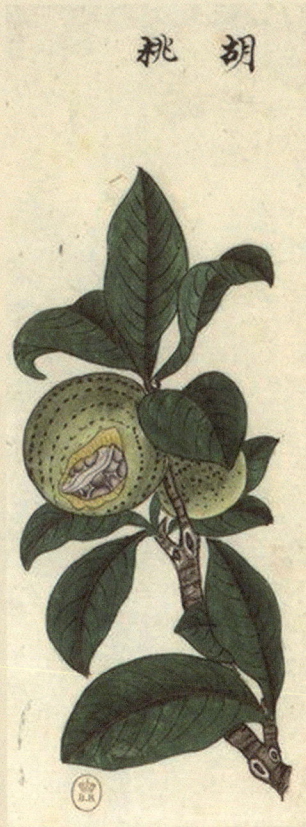

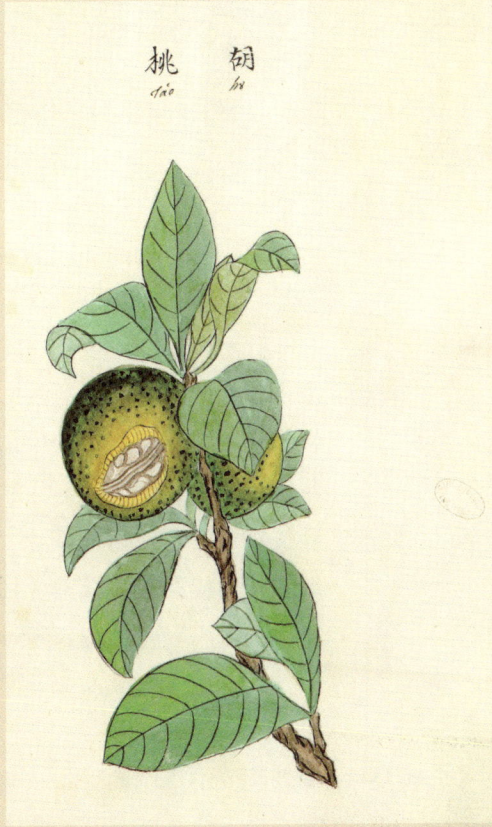

《品汇》柏林本　　　　　《品汇》巴黎本 I　　　　　《品汇》巴黎本 II

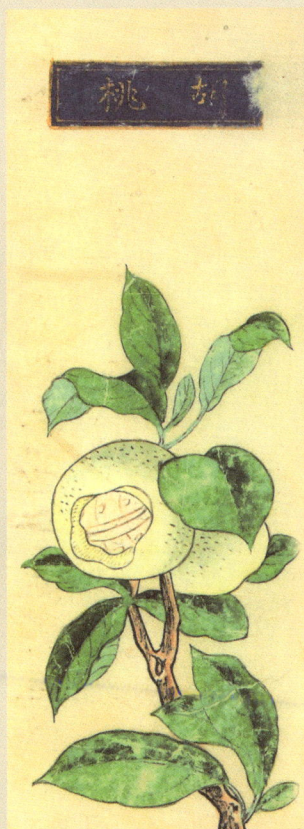

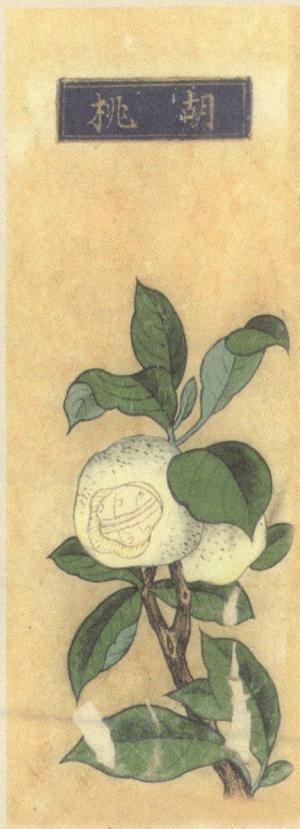

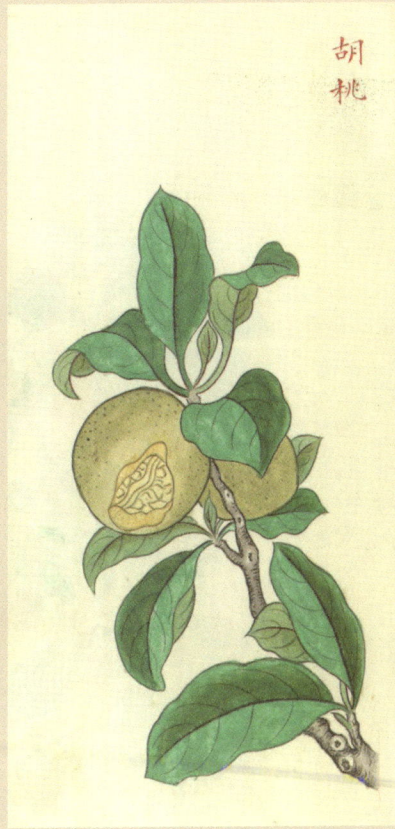

《食物》 I　　　　　《食物》 II　　　　　《草木状》

【出处】 唐·孙思邈《千金要方》

【别名】 虾膜（《酉阳杂俎》），胡桃肉（《海上集验方》），胡桃仁、核桃仁（《本草纲目》），羌桃（《名物志》），核桃（《本草纲目》），万岁子（《花镜》）等。

【来源】 为胡桃科植物胡桃 *Juglans regia* L. 的种仁。

【原植物】 落叶乔木，高 30~35m。枝幼时被短腺毛，髓部片状。单数羽状复叶，小叶 5~11 片，长圆状卵形、椭圆形或倒卵形，长 5~13cm，宽 2~7cm，先端钝或锐尖，基部圆形，或略偏斜，全缘，幼时有波状锯齿，上面无毛，下面幼时脉腋间有毛。花单性，雌雄同株；雄花集成葇荑花序，腋生，下垂，长 5~12cm，花小而密生；苞片 1，矩圆形，两侧 2 小苞片长卵形；花被通常 3 片，苞片及花被均被白色柔毛；雄蕊 15~30；雌花序生于幼枝顶端，排列成穗状；苞片 3 枚，长卵形；花被 4 裂，裂片线形；子房下位，花柱短，柱头 2 裂。果实近球形，径 3~5cm，外果皮肉质，灰绿色，有棕色斑点；内果皮坚硬，有浅皱褶，黄褐色。花期 4—5 月。果期 10 月。我国各地广泛栽培。

【性状】 多破碎成不规则的块状，完整者类球形，直径 2~3cm，由 2 瓣种仁合成，皱缩多沟，凹凸不平。外被棕褐色薄膜状的种皮包围，剥去种皮显黄白色。质脆，子叶富油性。气微，子叶味甘，油样；种皮味涩、微苦。以色黄、个大、饱满、油多者为佳。

【产地】 主产河北、山西、山东。河北产量最大，山西所产品质佳。

【性味归经】 甘，温。归肾、肺、大肠经。

【功能主治】 补肾，温肺，润肠。用于肾阳不足，腰膝酸软，阳痿遗精，虚寒喘嗽，肠燥便秘。

【用法用量】 煎服，9~15g；或入丸，散。外用捣敷。

【各家论述】 ①《博物志》："张骞使西域还，乃得胡桃种。"

②《名医别录》："此果出自羌胡，汉时张骞出使西域，始得终还，移植秦中，渐及东土。"

③《涌幢小品》："晋永嘉后，……石勒僭号于襄国，讳胡尤峻，因改胡瓜为黄瓜，胡荽为元荽，胡麻为芝麻，胡桃为核桃。"

胡 椒

【图谱来源】

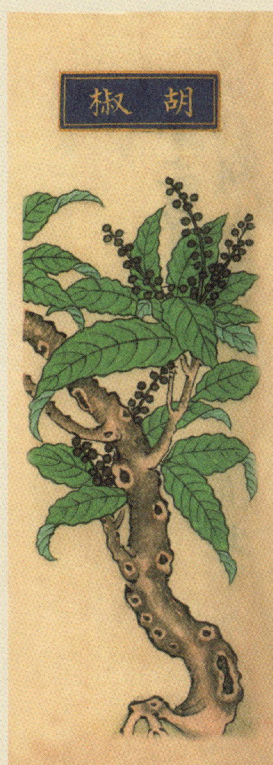
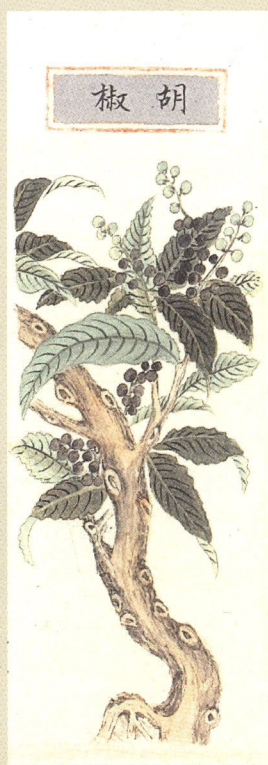
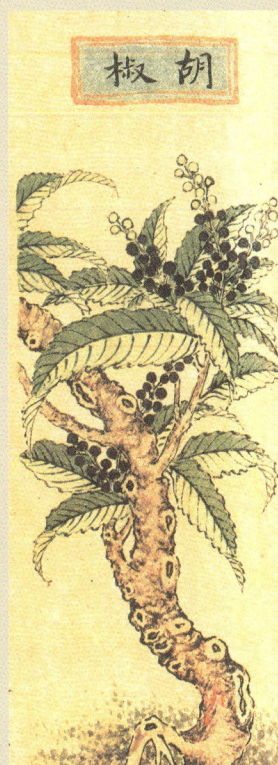
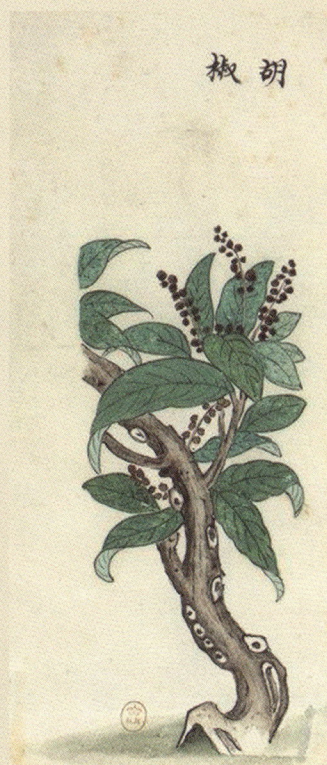

《品汇》弘治本　　　《品汇》东京本　　　《品汇》罗马本　　　《品汇》巴黎本Ⅰ

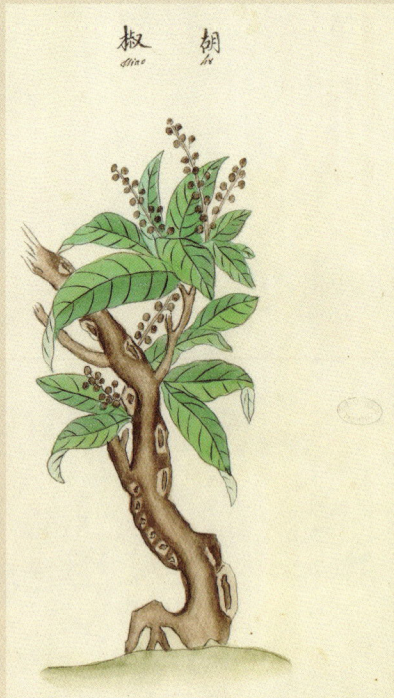

椒 胡

《品汇》巴黎本 II

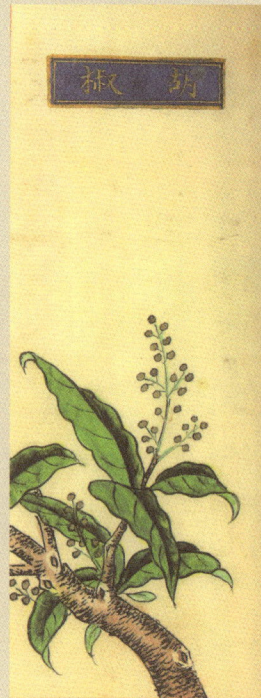

椒 胡

《食物》 I

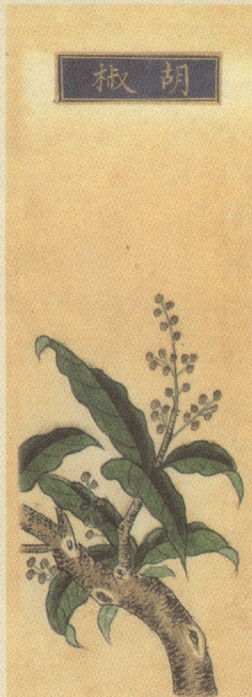

椒 胡

《食物》 II

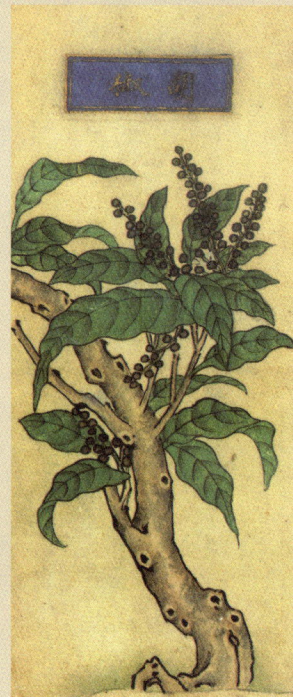

椒 胡

《便览》

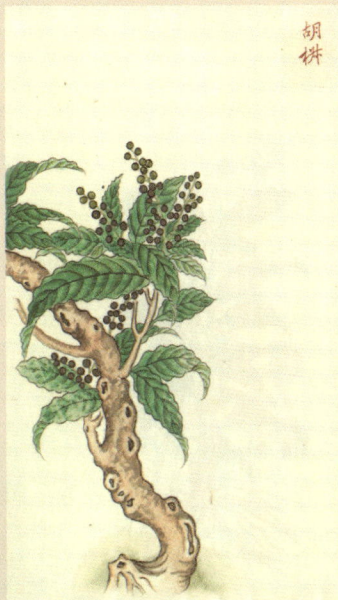

《草木状》

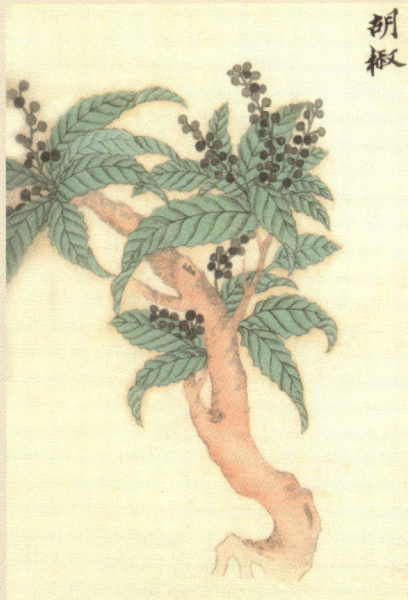

《图谱》

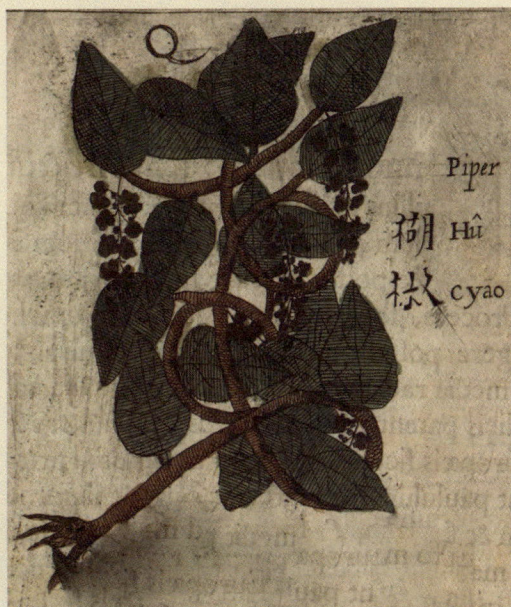

Piper Hû cyao

胡椒

《植物志》

【出处】 唐·苏敬等《唐本草》

【别名】 昧履支（《酉阳杂俎》），浮椒（《东医宝鉴》），玉椒（《通雅》）等。

【来源】 为胡椒科植物胡椒 *Piper nigrum* L. 的干燥近成熟或成熟果实。

【原植物】 常绿藤本。茎长约5m许，多节，节处略膨大，幼枝略带肉质。叶互生，叶柄长1.5~3cm，上面有浅槽；叶革质，阔卵形或卵状长椭圆形，长8~16cm，宽4~7cm，先端尖，基部近圆形，全缘，上面深绿色，下面苍绿色，基出脉5~7条，在下面隆起。花单性，雌雄异株，或为杂性，呈穗状花序，侧生茎节上；总花梗与叶柄等长，花穗长约10cm；每花有一盾状或杯状苞片，陷入花轴内，通常具侧生的小苞片；无花被；雄蕊2，花丝短，花药2室；雌蕊子房圆形，1室，无花柱，柱头3~5枚，有毛。浆果球形，直径4~5mm，稠密排列，果穗圆柱状，幼时绿色，熟时红黄色。种子小。花期4—10月。果期10月至次年4月。分布于热带、亚热带地区，我国华南及西南地区有引种。

【性状】 ①黑胡椒：又名黑川。为球形果实，直径3.5~5mm。表面黑褐色，具隆起网状皱纹。顶端有微细突起的柱头遗迹，基部有自果轴脱下的疤痕。外果皮及中果皮质松脆，易剥落，内果皮薄壳状而稍坚硬。纵切面大部分为淡黄棕色或黄白色、坚硬而稍带粉性的外胚乳，靠近顶端有细小的胚及内胚乳，外胚乳通常中央颜色较浅，并有空隙。气芳香，味辛辣。以粒大、饱满、色黑、皮皱、气味强烈者为佳。

②白胡椒：又名白川。为近圆球形果核。表面灰白色，平滑，顶端略扁或微凹，基部多少隆起，有时显黑棕色斑。四周有纵走的脉纹10~14条。内果皮及种子的性状均与黑胡椒同。以个大、粒圆、坚实、色白、气味强烈者为佳。

【产地】 国内产广东、广西及云南等地。国外产马来西亚、印度尼西亚、印度南部、泰国、越南等地。

【炮制】 拣净杂质，筛去灰屑。用时打碎，或研成细粉。

【性味归经】 辛，热。归胃、大肠经。

【功能主治】 温中散寒，下气，消痰。用于胃寒呕吐，腹痛泄泻，食欲不振，癫痫痰多。

【用法用量】 煎服，1.5~3g；或入丸、散。外用研末调敷或置膏药内贴之。

【各家论述】 ①《新修本草》云："胡椒生西戎。"

②《西阳杂俎》："胡椒，出摩伽陀国。……形如鼠李子。其苗蔓生，茎极柔弱，叶长寸半。有细条与叶齐，条上结子，两两相对。其叶晨开暮合，合则裹其子于叶中。形似汉椒，至辛辣，六月采。今作胡盘肉食，皆用之也。"

③《海药本草》："谨按徐表《南州记》，生南海诸地。去胃口气虚冷，宿食不消，霍乱气逆，心腹卒痛，冷气上冲，和气。不宜多服，损肺。一云向阴者澄茄，向阳者胡椒也。"

胡 黄 连

【图谱来源】

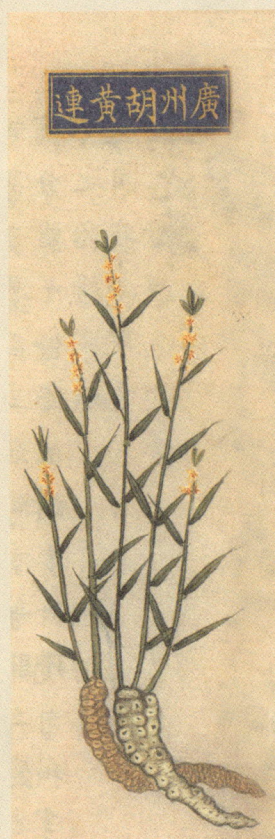

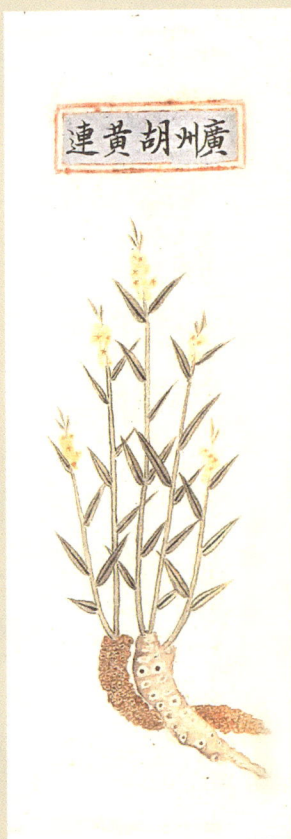

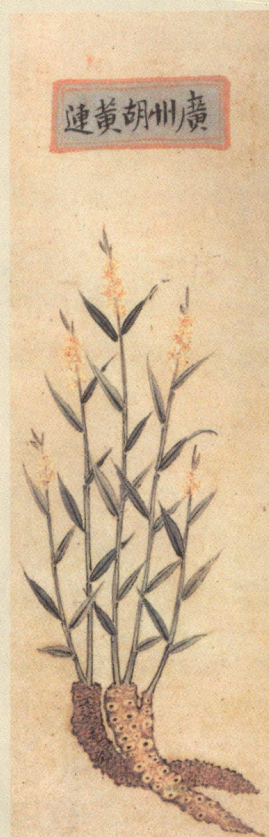

《品汇》弘治本　　　　　《品汇》东京本　　　　　《品汇》罗马本

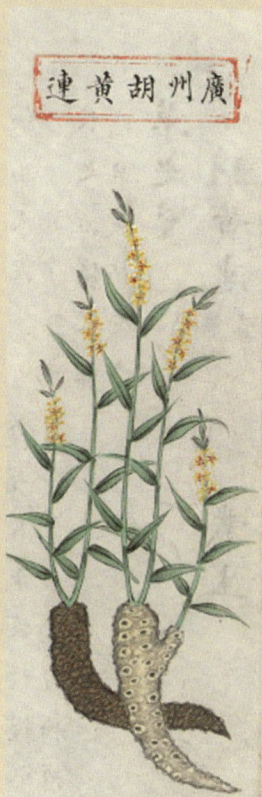

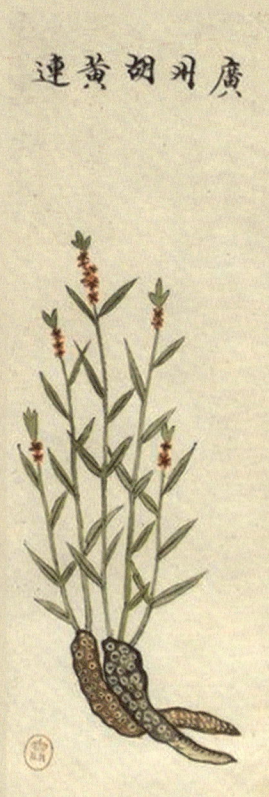

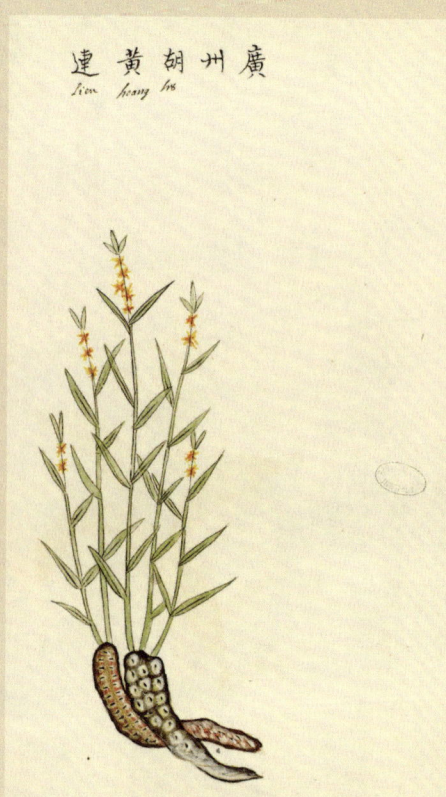

《品汇》柏林本　　　　　　　《品汇》巴黎本Ⅰ　　　　　　　　《品汇》巴黎本Ⅱ

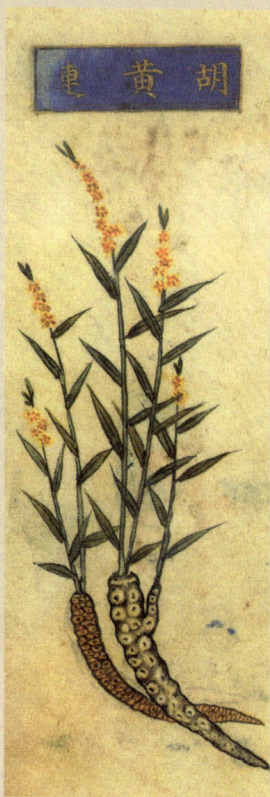

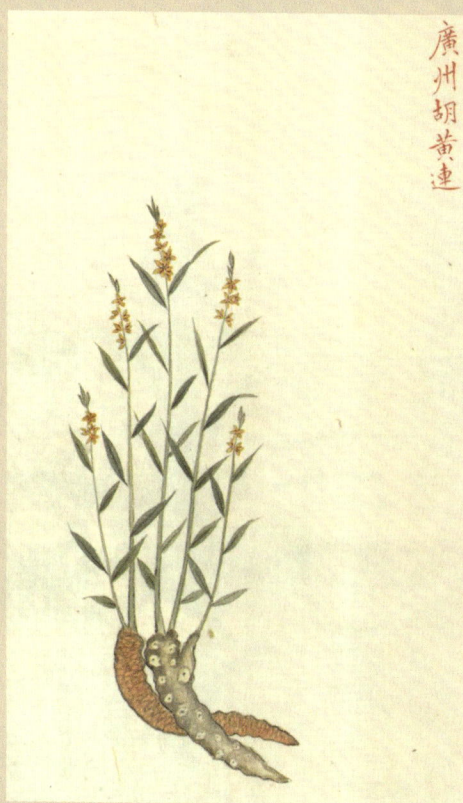

《便览》　　　　　　　　　　　《草木状》

【出处】唐·苏敬等《唐本草》

【别名】割孤露泽（《开宝本草》），胡连（《本草正义》）等。

【来源】为玄参科植物胡黄连 *Picrorhiza scrophulariiflora* Pennell 的根茎。

【原植物】多年生草本，有毛。根茎圆柱形，稍带木质。长 15~25cm。叶近于根生；稍带革质，叶片匙形，长 5~10cm，先端尖，基部狭窄成有翅的具鞘叶柄，边缘有锯齿。花茎比叶长；穗状花序长 5~10cm，下有少数苞片；苞片长圆形或披针形，与萼等长；萼片 5，披针形，长约 5mm，有缘毛；花冠较花萼短，先端有几相等的 5 裂片，裂片卵形，多缘毛，内面具疏柔毛，外面无毛或近于无毛；雄蕊 4，花丝细长，从花冠伸出很远，无毛；子房 2 室，花柱细长，柱头单一。蒴果长卵形，长 6mm，侧面略有槽，主要室间开裂；种子长圆形，长 1mm。分布于西喜马拉雅山区。

【性状】圆柱形，略弯曲，多不分枝，长 3~12cm，直径 3~10mm。表面灰棕色至暗棕色，粗糙，具纵皱及横环纹；栓皮有时剥落，露出褐色的皮部；顶端有残留叶迹，密集呈鳞片状，暗红棕色，或脱落而残留半环状的节痕；根痕圆点状，近节处较多。质硬而脆，易折断，折断时有粉尘飞出，断面皮部灰黑色，木部黄白色，木部维管束 4~10 个，排列成环状，中央有灰黑色的髓部。气微，味极苦。以条粗、折断时有粉尘、断面灰黑色、味苦者为佳。

【产地】产印度。

【炮制】拣去杂质，用清水淘净，捞起润透，切片晒干。

【性味归经】苦，寒。归肝、胃、大肠经。

【功能主治】退虚热，除疳热，清湿热。用于骨蒸潮热，小儿疳热，湿热泻痢，黄疸尿赤，痔疮肿痛。

【用法用量】煎服，1.5~4.5g；或入丸、散。外用研末调敷或浸汁点眼。

【各家论述】《证类本草》："出波斯国，生海畔陆地。初生似芦，干似杨柳枯枝，心黑外黄。苗若夏枯草，根头似鸟嘴，折之内似鹳鸽眼者良。"

胡萝卜

【图谱来源】

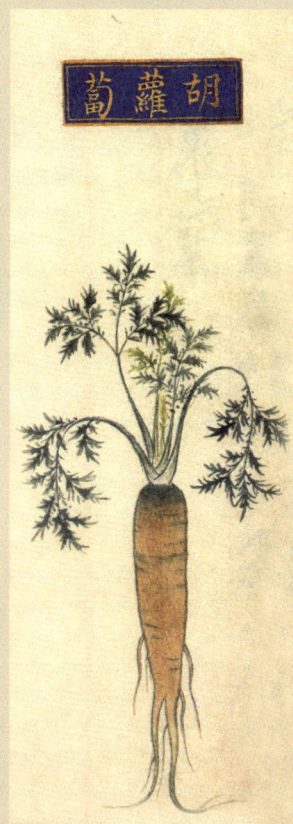

《品汇》弘治本

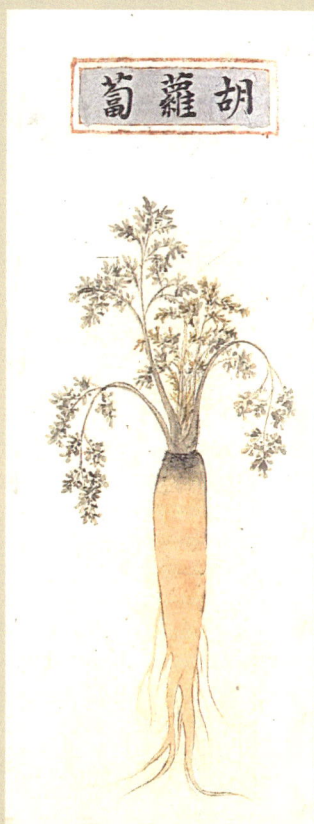

《品汇》东京本

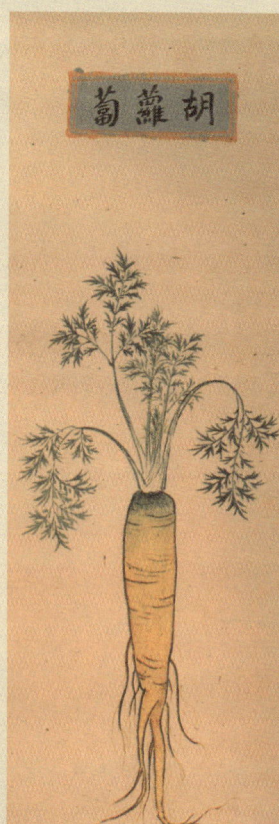

《品汇》罗马本

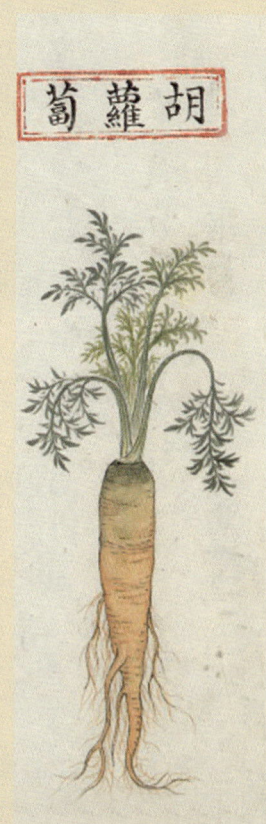

《品汇》柏林本

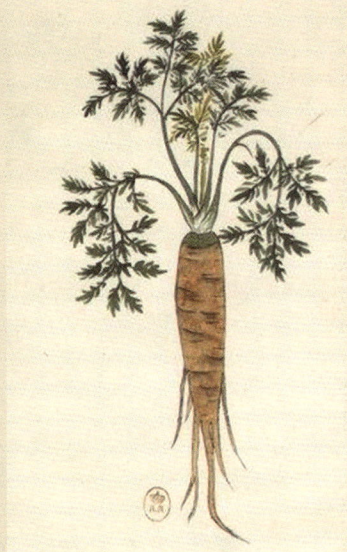

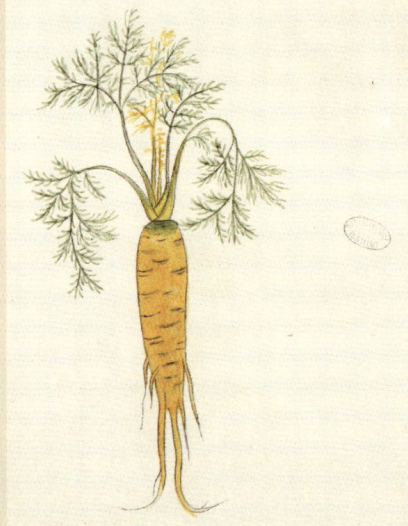

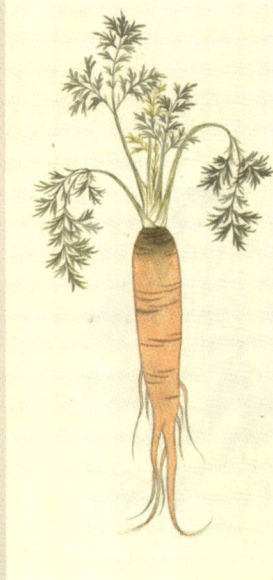

《品汇》巴黎本Ⅰ　　　　　《品汇》巴黎本Ⅱ　　　　　《草木状》

【出　处】　元·吴瑞《日用本草》

【别　名】　黄萝卜（《本草求原》），胡芦菔、红芦菔（《随息居饮食谱》），丁香萝卜（《现代实用中药》），金笋（《广州植物志》），红萝卜（《岭南草药志》）等。

【来　源】　为伞形科植物胡萝卜 *Daucus carota* L. var. *sativa* DC. 的根。

【原植物】　一年生或二年生草本，多少被刺毛。根粗壮，肉质，红色或黄色。茎直立，高 60~90cm，多分枝。叶具长柄，为 2~3 回羽状复叶，裂片狭披针形或近线形；叶柄基部扩大。花小，白色或淡黄色，为复伞形花序，生于长枝的顶端；总苞片叶状，细深裂；小伞形花序多数，球形，其外缘的花有较大而相等的花瓣。果矩圆形，长约 3mm，多少背向压扁，沿脊棱上有刺。花期 4 月。全国各地均有栽培。

【性味归经】　甘，平。归肺、脾经。

【功能主治】　健脾，化滞。用于消化不良，久痢，咳嗽。

【用法用量】　内服煎汤、生食或捣汁。外用捣汁涂。

【各家论述】　①《绍兴本草》："味甘，平。无毒。主下气，调利肠胃，乃世之常食菜品矣。然与芜菁相类，固非一种。处处产之。以本经不载，今当收附菜部。绍兴新添。"
②《本草纲目》："元时始自胡地来，气味微似萝卜，故名。"

171

胡　麻

【图谱来源】

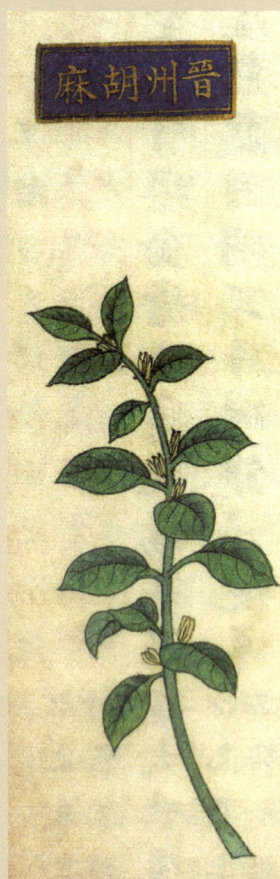

《品汇》弘治本

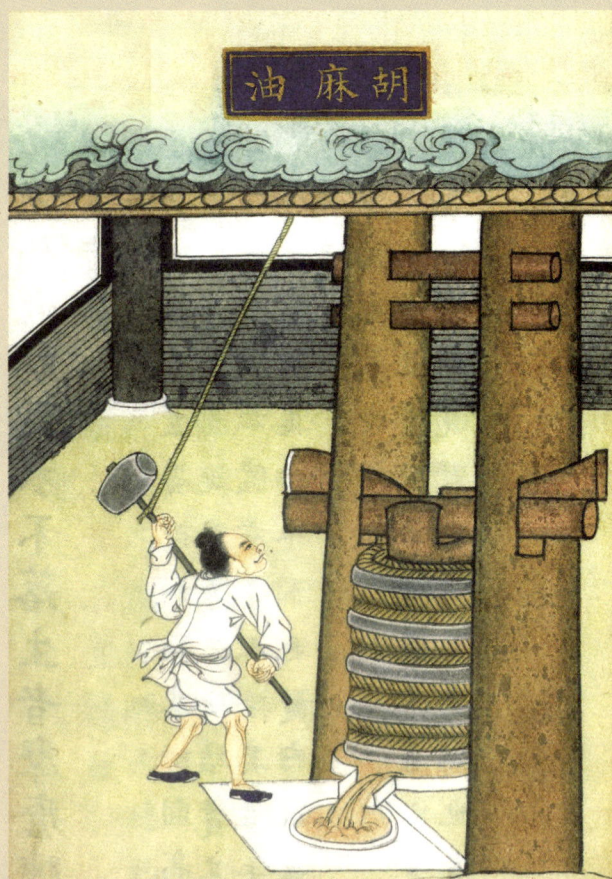

《品汇》弘治本

172

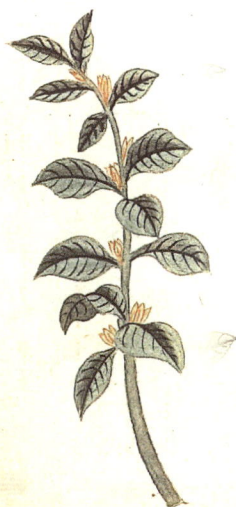

麻胡州晋

《品汇》东京本

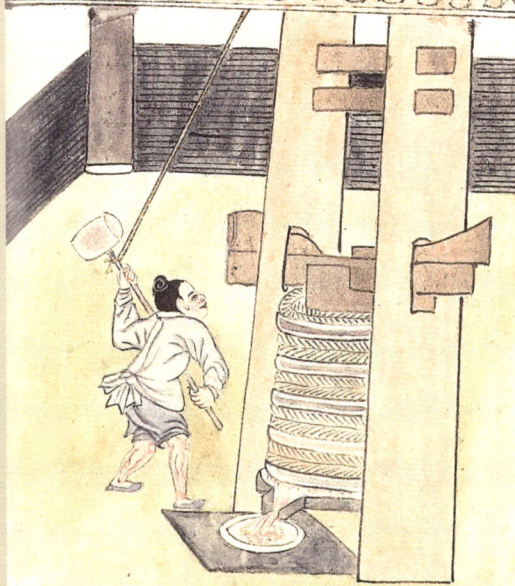

油麻胡

《品汇》东京本

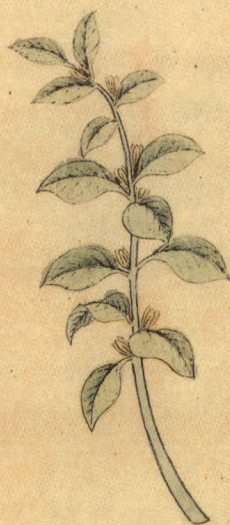

麻胡州晋

《品汇》罗马本

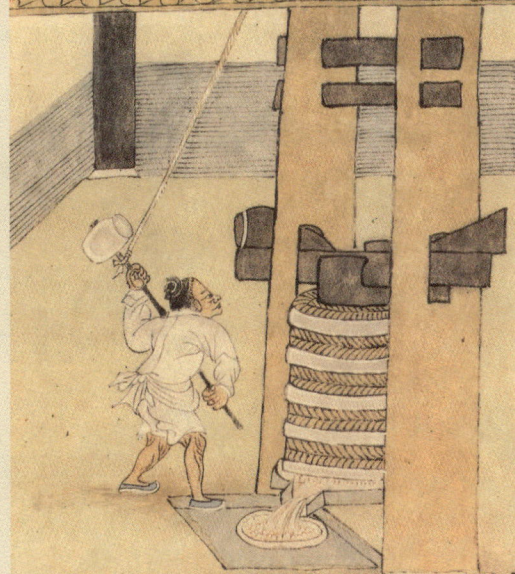

油麻胡

《品汇》罗马本

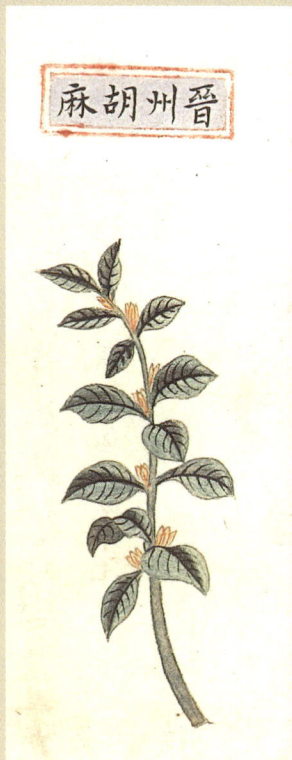

《品汇》柏林本

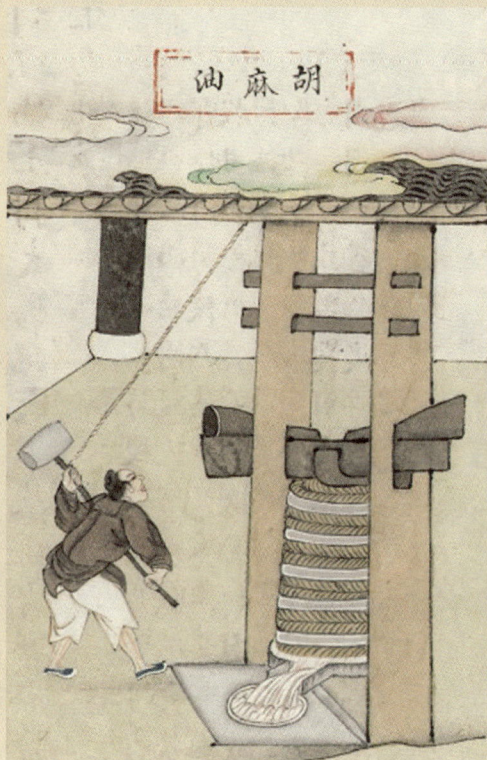

《品汇》柏林本

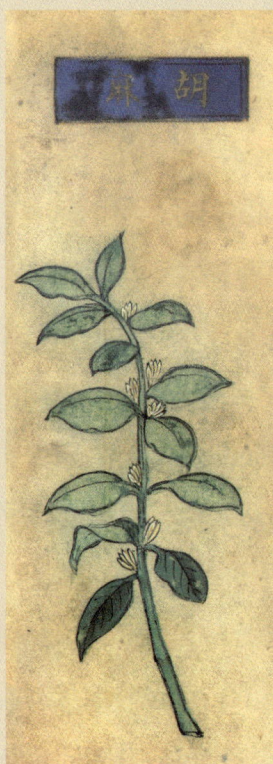

《食物》I

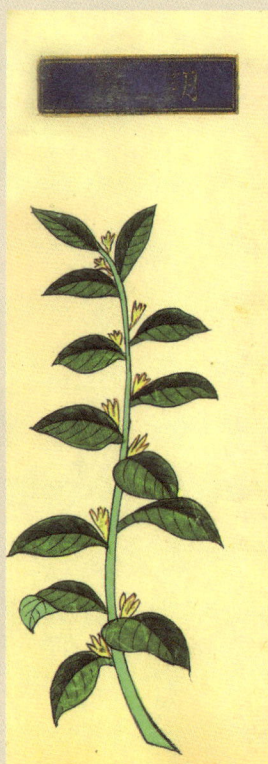

《便览》

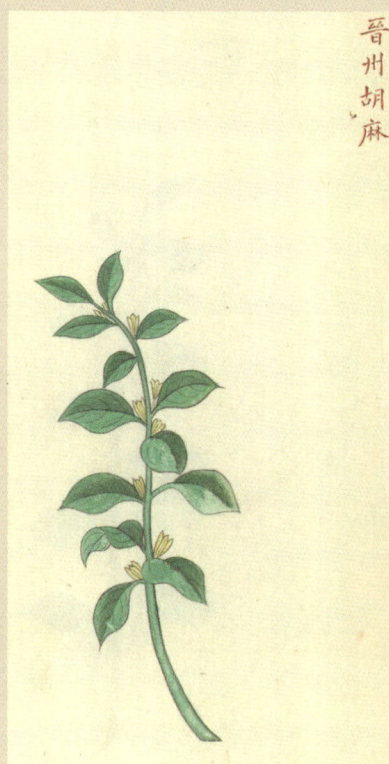

《草木状》

【出处】 《神农本草经》

【别名】 巨胜（《神农本草经》），狗虱（《吴普本草》），鸿藏（《名医别录》），乌麻、乌麻子（《千金方》），油麻（《食疗本草》），交麻（《大业拾遗录》），黑芝麻（《三元延寿书》），巨胜子（《本草品汇精要》），黑脂麻（《本草纲目》），小胡麻（《中国药学大辞典》）等。

【来源】 为胡麻科植物脂麻 *Sesamum indicum* DC. 的黑色种子。

【原植物】 一年生草本，高达 1m。茎直立，四棱形，全株被毛。单叶对生或上部叶互生；即呈长圆形或披针形，长 3~10cm，上部的常为披针形，近全缘，中部的有齿缺，下部的常掌状 3 裂；叶柄长 1.5~5cm。花单生或 2~3 朵生于叶腋；有柄；萼片 5 裂，裂片披针形，长约 6mm；花冠管状，长 2.5~3cm，被柔毛，白色，常杂有淡紫红色或黄色；雄蕊 4，2 强，花药黄色，基着，呈矢形。花丝扁平呈薄纸质；雌蕊 1，子房圆锥形，早期呈假 4 室，成熟后为 2 室，密被白柔毛，花柱线形，柱头 2 裂，呈薄纸质。蒴果 4 棱，也有 6 棱 8 棱的，长圆筒状，长约 2.5cm，黑褐色；具短柄，密被白色柔毛，花萼宿存。种子多数，卵形，先端微突尖，黑色、白色或淡黄色。花期 6—8 月。果期 8—9 月。我国各地有栽培。

【性状】 扁卵圆形，一端钝圆，他端尖，长约 3mm，宽约 2mm。表面黑色，有网状皱纹或无，放大镜下可见细小疣状突起，边缘平滑或呈棱状，尖端有圆点状棕色的种脐。种皮薄纸质，纵切面可见薄膜状的胚乳。胚直立，有 2 片大型类白色的子叶，富油性。气微，味甘，有油香气。以个大、色黑、饱满、无杂质者为佳。

【产地】 主产四川、山东、山西、河南等地。其他各地亦产。

【性味归经】 甘，平。归肝、肾经。

【功能主治】 补肝肾，润五脏。用于肝肾不足，虚风眩晕，风痹瘫痪，大便燥结，病后虚羸，须发早白，妇人乳少。

【用法用量】 煎服，9~15g；或入丸、散。外用煎水洗浴或捣敷。

【各家论述】 ①《本草经集注》："八谷之中，惟此胡麻为良。淳黑者名曰巨胜；巨者，大也，是为大胜。本生大宛，故名胡麻。又茎方名巨胜，茎圆名胡麻……其性与茯苓相宜。"
②《唐本草》："此胡麻以角作八棱者为巨胜，四棱者名胡麻，都以乌者良，白者劣尔。"
③《本草纲目》："胡麻取油，以白者为胜；服食，以黑者为良。胡地者尤妙。"

胡芦巴

【图谱来源】

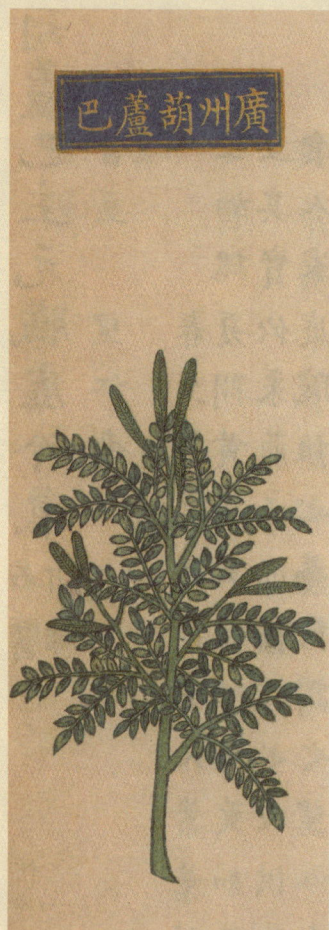

《品汇》弘治本

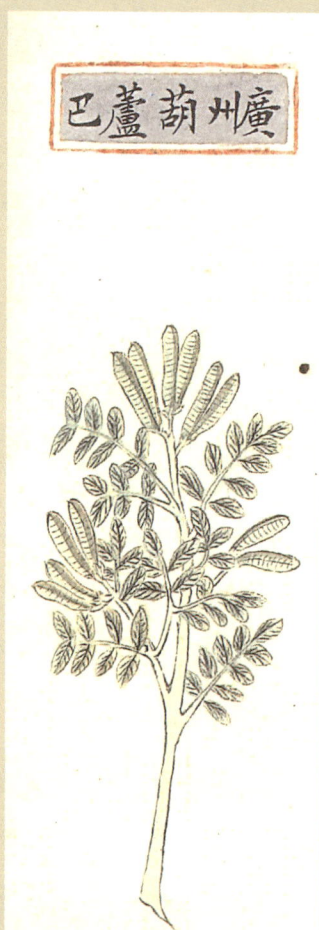

《品汇》东京本

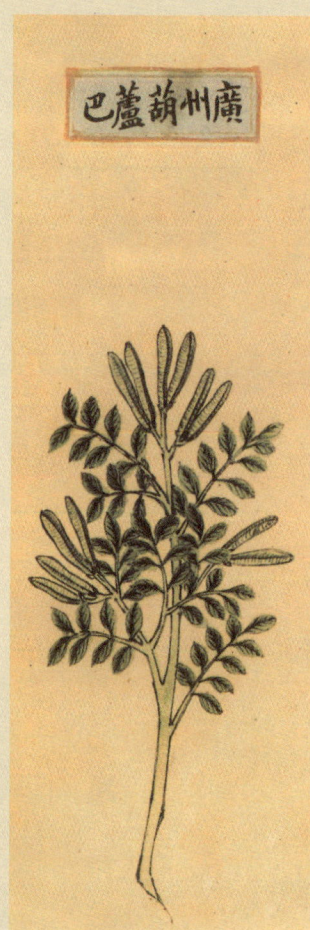

《品汇》罗马本

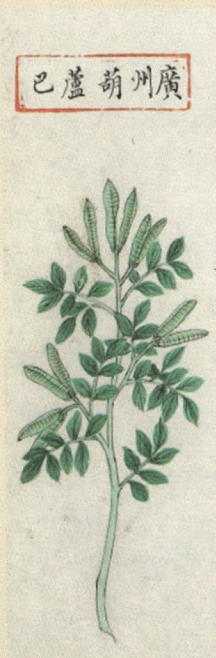

《品汇》柏林本

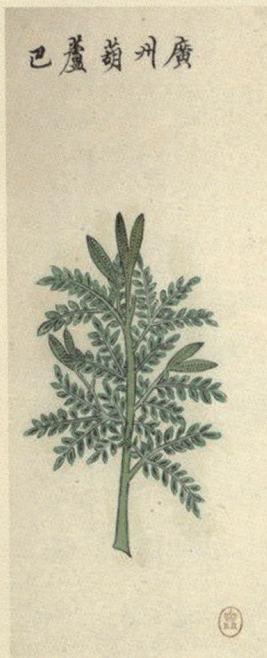

《品汇》巴黎本Ⅰ

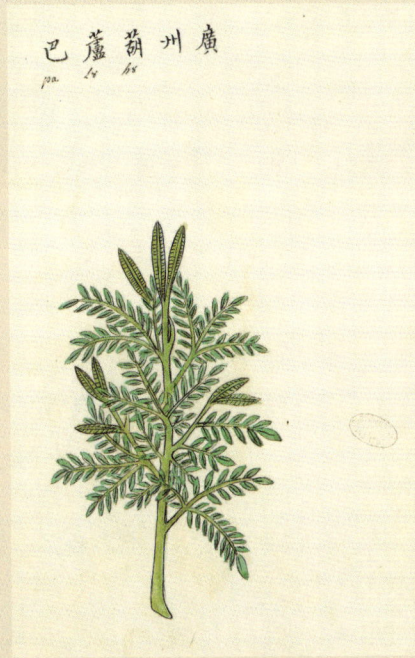

《品汇》巴黎本Ⅱ

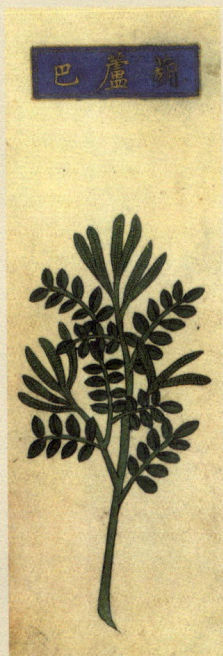

《便览》

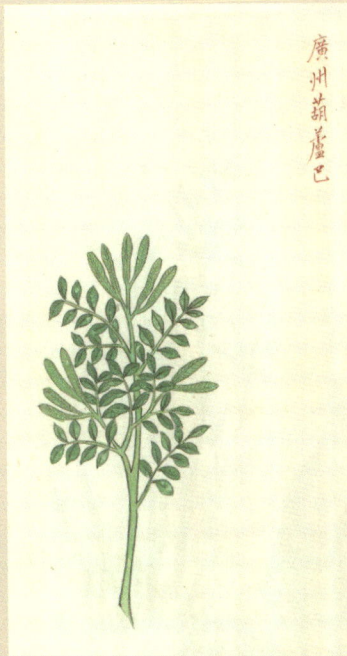

《草木状》

【出处】　唐·侯宁极《药谱》

【别名】　芦巴（《本草原始》），胡巴（《本草求真》），季豆（《东北药物植志》），小榼、香豆子（《新疆中草药手册》）等。

【来源】　为豆科植物胡芦巴 *Trigonella foenum-graecum* L. 的干燥成熟种子。

177

【原植物】 一年生草本，高 40~50cm。主根深达土中 80cm，根系发达。茎直立，圆柱形，多分枝，微被柔毛。羽状三出复叶；托叶全缘，膜质，基部与叶柄相连，先端渐尖，被毛；叶柄平展，长 6~12mm；小叶长倒卵形、卵形至长圆状披针形，近等大，长 15~40mm，宽 4~15mm，先端钝，基部楔形，边缘上半部具三角形尖齿，上面无毛，下面疏被柔毛，或秃净，侧脉 5~6 对，不明显；顶生小叶具较长的小叶柄。花无梗，1~2 朵着生叶腋，长 13~18mm；萼筒状，长 7~8mm，被长柔毛，萼齿披针形，锥尖，与萼等长；花冠黄白色或淡黄色，基部稍呈堇青色，旗瓣长倒卵形，先端深凹，明显比冀瓣和龙骨瓣长；子房线形，微被柔毛，花柱短，柱头头状，胚珠多数。荚果圆筒状，长 7~12cm，径 4~5mm，直或稍弯曲，无毛或微被柔毛，先端具细长喙，喙长约 2cm（包括子房上部不育部分），背缝增厚，表面有明显的纵长网纹，有种子 10~20 粒。种子长圆状卵形，长 3~5mm，宽 2~3mm，棕褐色，表面凹凸不平。花期 4—7 月。果期 7—9 月。原产西非，后传入地中海沿岸一带，目前各地多有栽培引种，分布于宁夏、甘肃、青海、新疆、内蒙古等地。

【性状】 略呈不规则的扁斜方形或矩形。长 3~4mm，宽 2~3mm，厚约 2mm。表面黄绿色或黄棕色，平滑，两面各具一深斜沟，为胚根与子叶的分界，两条纵沟的连接处有种脐与珠孔。质坚硬，不易破碎。用水浸泡后体形膨大，皮薄易脱，可见白色半透明肥厚的胚乳，搓之黏滑。子叶及胚根黄白色或黄棕色。气香，粉碎时有特异香气，味微苦，嚼之有黄豆味。以种子成熟饱满、个大均匀者为佳。

【产地】 主产安徽、河南、四川等地。

【炮制】 胡芦巴：拣去杂质，用水洗净，晒干。
盐炒胡芦巴：取净胡芦巴加盐水喷洒拌匀，稍闷，微炒至发响，呈黄色，取出放凉。
（每胡芦巴 50kg，用盐 1.25kg，适量清水化开）

【性味归经】 苦，温。归肾经。

【功能主治】 温肾补阳，祛寒止痛。用于肾阳不足，下元虚冷，小腹冷痛，寒疝腹痛，寒湿脚气。

【用法用量】 煎服，3~9g；或入丸，散。

【各家论述】 ①《嘉祐本草》："今据广州所供图画，收附草部下品之末。"
②《本草图经》："胡芦巴生广州，或云种出海南诸蕃，盖其国芦菔子也。舶客将种莳于岭外亦生，然不及蕃中来者真好。春生苗，夏结子，作荚，至秋采之。"
③《本草品汇精要》："春生苗，茎高四五尺，叶叶对生如槐，夏开黄花，五出，随作荚如蚕豆，其实似莱菔子而匾，采之以供茶食。人家庭院植之为玩，谓之望江南。"
④《本草纲目》："胡芦巴，凡入药淘净，以酒浸一宿，晒干，蒸熟。或炒过用。"

荔 枝

【图谱来源】

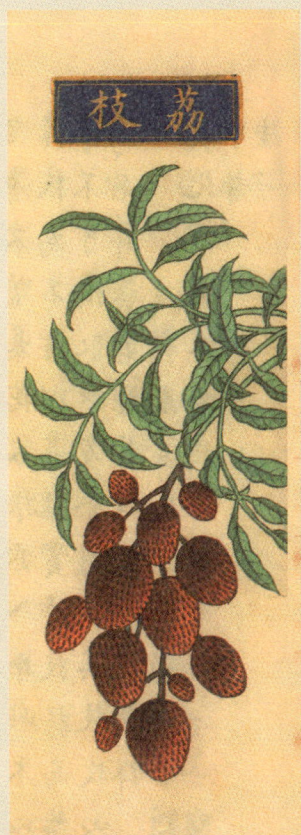

《品汇》弘治本

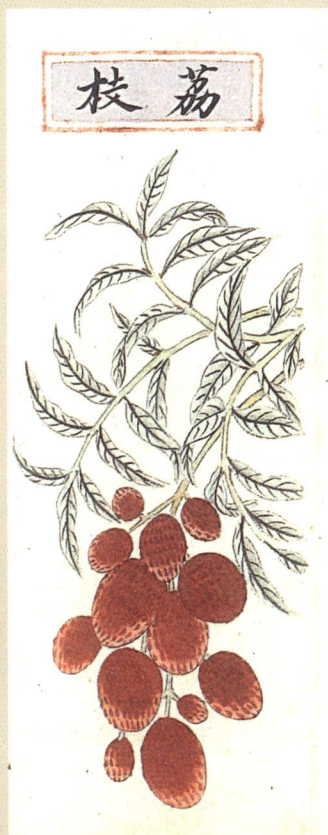

《品汇》东京本

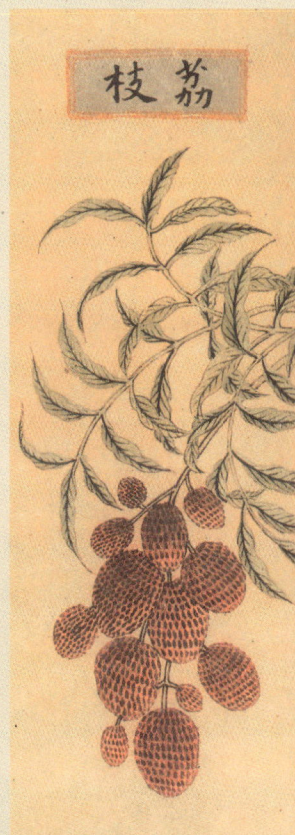

《品汇》罗马本

179

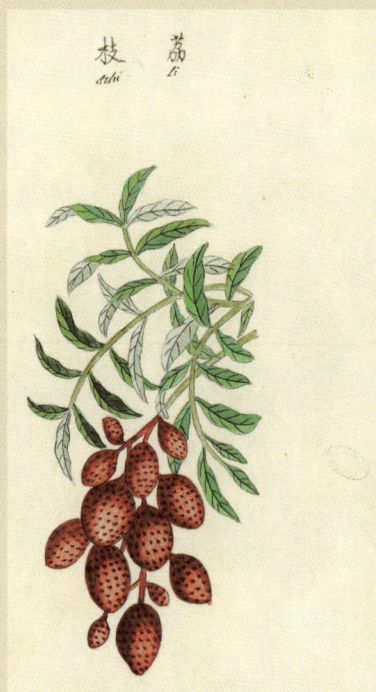

《品汇》巴黎本Ⅱ

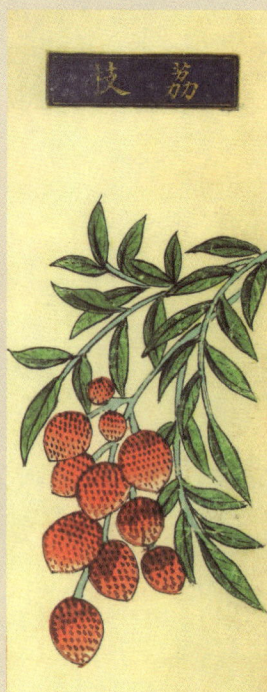

《食物》Ⅰ

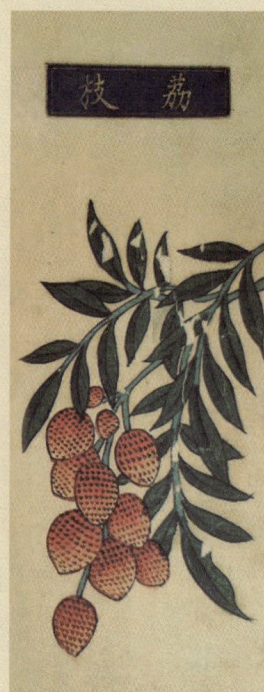

《食物》Ⅱ

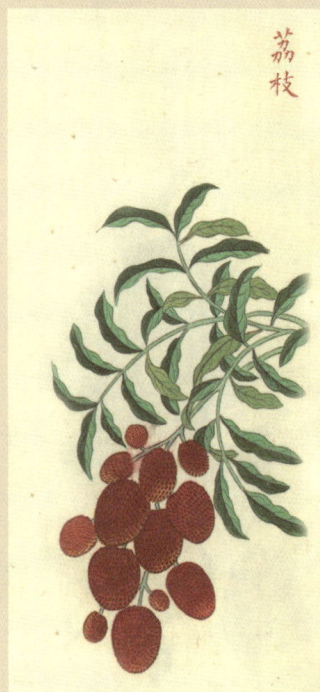

《草木状》

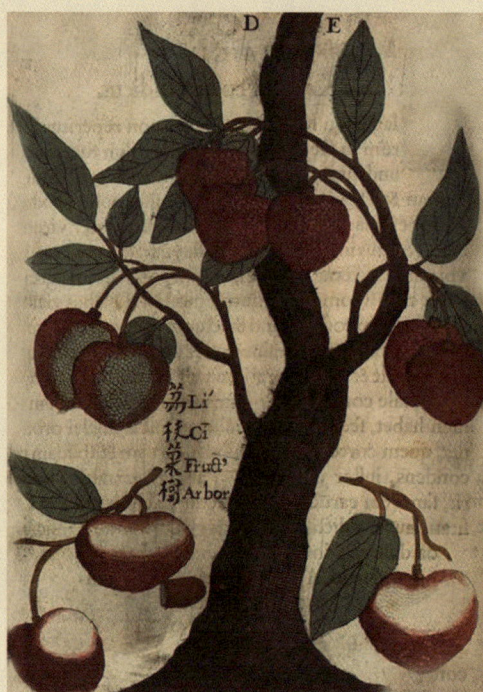

《植物志》

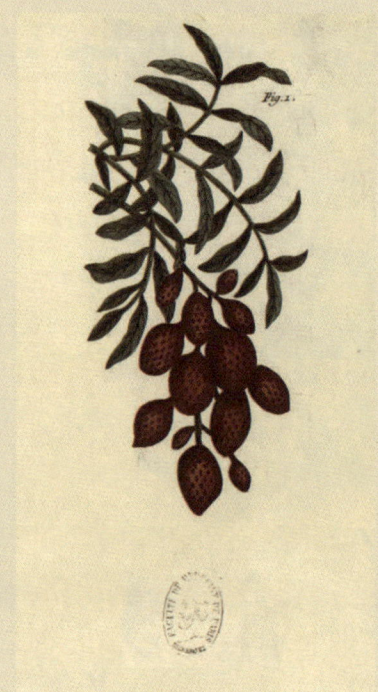

《植物图谱》

【出处】 唐·陈藏器《本草拾遗》

【别名】 离支（《上林赋》），荔支（《齐民要术》），丹荔（《本草纲目》），火山荔（《生草药性备要》），丽枝（《本草纲目拾遗》），勒荔（《广西中药志》）等。

【来源】 为无患子科植物荔枝 *Litchi chinensis* Sonn. 的果实。

【原植物】 常绿乔木，高达 10m。树冠广阔，枝多拗曲。羽状复叶，互生；小叶 2~4 对，革质而亮绿，矩圆形或矩圆状披针形，长 6~12cm，宽 2.5~4cm，先端渐尖，基部楔形而稍斜，全缘，新叶橙红色。圆锥花序顶生，花小，杂性，青白色或淡黄色；萼杯状，4 片，宽 2.5~3mm，边缘浅波状；无花瓣；花盘环状，肉质；雄蕊 6~10，长 5~6mm，花丝分离，被毛；子房上位，具短柄，倒心状，2~3 裂，2~3 室，花柱线状，顶端 2 短裂。核果球形或卵形，直径约 3cm，外果皮革质，有瘤状突起，熟时赤色。种子矩圆形，褐色而明亮，假种皮肉质，白色，半透明，与种子极易分离。花期 2—3 月。果期 6—7 月。分布于福建、广东、广西、台湾、云南、四川等地。

【性味归经】 甘、酸，温。归脾、肝经。

【功能主治】 生津益血，理气止痛。用于烦渴，呃逆，胃痛，瘰疬，疔肿，牙痛，外伤出血。

【用法用量】 煎服，5~10 枚；或烧存性研末，或浸酒。外用研末调敷或置膏药内贴之。

【各家论述】 ①《海药本草》："谨按《广州记》云，生岭南及波斯国。树似青木香。味甘、酸。主烦渴，头重，心躁，背膊劳闷，并宜食之。嘉州已下，渝州并有。其实熟甘美。荔枝熟，人未采，则百虫不敢近。人才采之，乌鸟、蝙蝠之类，无不残伤。故采荔枝者，日中而众采之。荔枝子一日色变，二日味变，三日色味俱变。古诗云：色味不逾三日变。员安宇荔枝诗云：香味三日变。今泸渝人食之，多则发热疮。"
②《本草纲目拾遗》："保和枝，产泉郡北陈岩山莲花峰，实大色黄，可消胸膈烦闷，调逆气，导营卫；其核烧灰酒下，可已痢，止腹痛。回春果，产漳郡康仙祠，叶大如掌，色翠与众荔殊，其实味苦涩酸辣，不可口，采以浸酒，能已风去疬，治癫如神，叶亦然。紫玉环，产四川泸州，曝干，唤一枚，可去瘴疬，即早行大雾中，岚气不得侵也。玉露霜，产广东新会崖门山，白壳丹肉，不摘，经冬不落，其味甘酸，唤之止嗽，降肺火，疗怯症。按：荔枝名品最多，有绿皮者，绿核者；有黄皮者，白皮者；三月、四月、七月熟者，然其性大约相同，惟此数品治疗各异。"

181

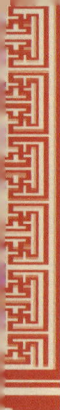

毗黎勒

岭南道地药材与外来药物图萃

【图谱来源】

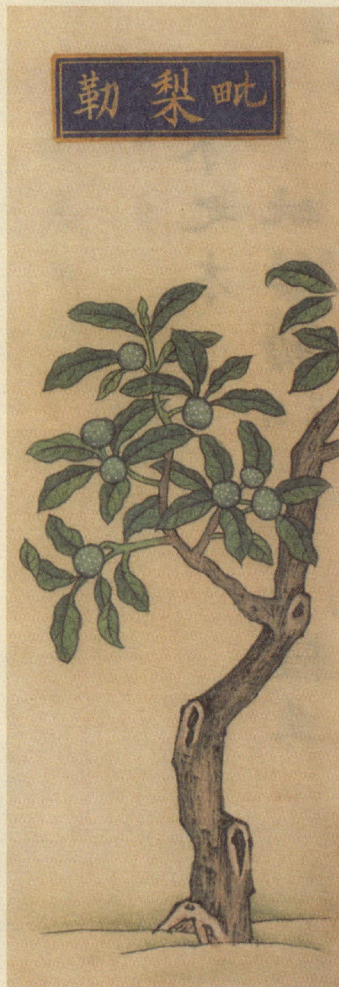

《品汇》弘治本

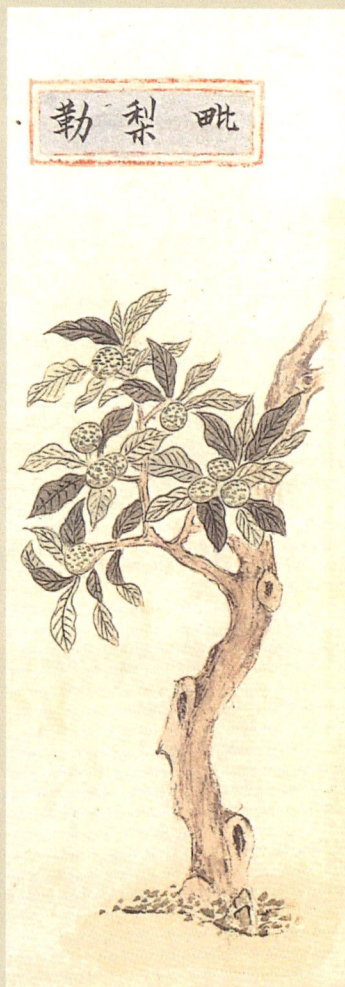

《品汇》东京本

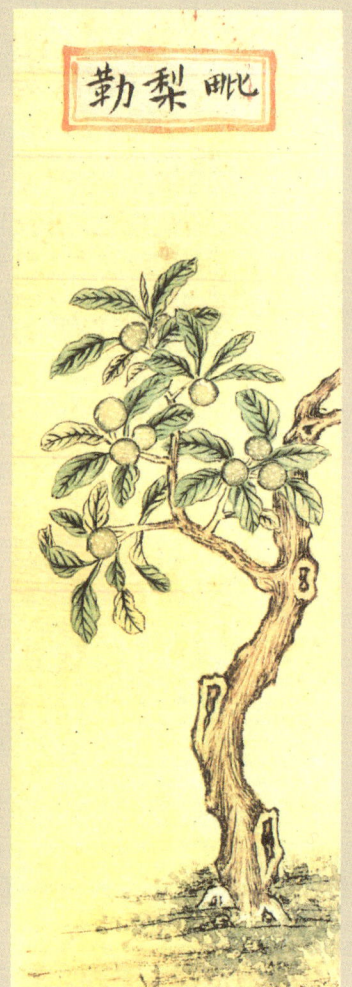

《品汇》罗马本

182

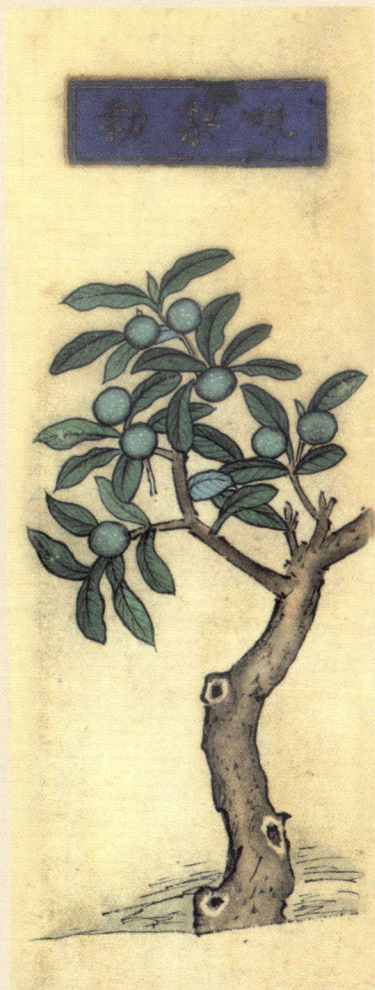

《便览》

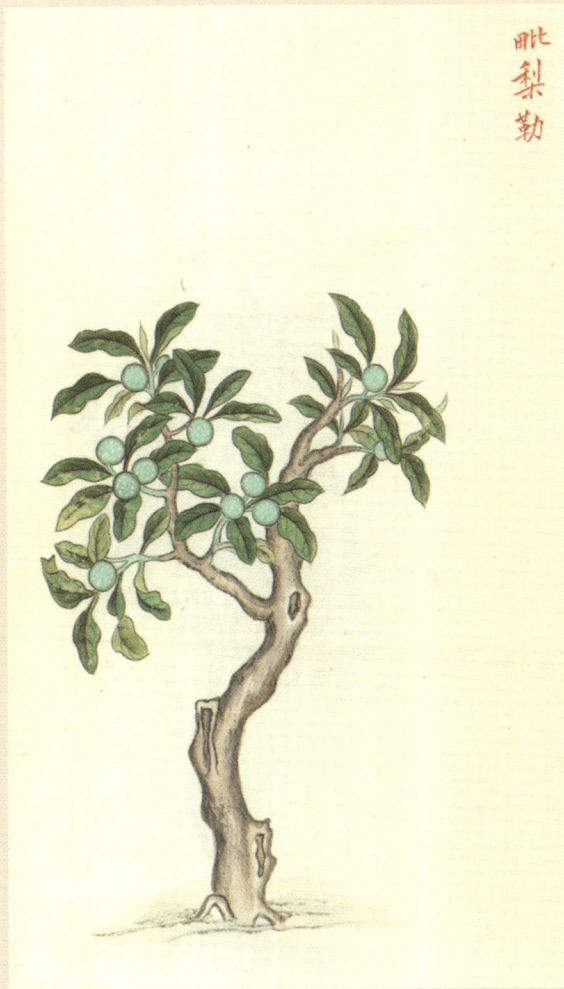

《草木状》

【出处】● 唐·苏敬等《唐本草》

【别名】● 三果（《证类本草》）。

【来源】● 为使君子科植物毗黎勒 *Terminalia bellirica* （Gaertn.） Roxb.的果实。

【原植物】● 落叶乔木，高 18~35m，胸径可达 1m。枝灰色，具纵纹及明显的螺旋状上升的叶痕，小枝、幼叶及叶柄基部常具锈色茸毛。叶螺旋状聚生枝顶；叶柄长 3~9cm，无毛，常于中上部有 2 腺体；叶片阔卵形或倒卵形，纸质，长 18~26cm，宽 6~12cm，全缘，边缘微波状，先端钝或短尖，基部渐狭或钝圆，两面无毛，较疏生白色细瘤点，具光泽，侧脉 5~8 对，背面网脉细密，瘤点较少。穗状花序腋生，在茎上部常聚成伞房状，长 5~12cm，密被红褐色的丝状毛，上部为雄花，基部为两性花；花 5 数，淡黄色，不连雄蕊的突出部分长 4.5mm，无柄；萼管杯状，长 3.5mm，5 裂，裂片三角形，长约 3mm，被茸毛；

花瓣缺；雄蕊10，着生被毛的花盘外；花盘仅出现在两性花上，10裂，被红褐色髯毛；子房上位，1室，花柱棒状，长5mm，下部粗壮，被疏生的长绒毛，上部纤细，微弯。假核果卵形，密被锈色绒毛，长2~3cm，径1.8~2.5cm，具明显的5棱，种子1颗。花期3—4月，果期5—7月。分布于印度半岛、东南亚与我国云南等地。

【性状】 卵形，长1.7~3.5cm，直径1.6~2.5cm。表面棕褐色，密棕色绒毛。较细腻，具5棱脊及不规则纵皱纹，基部有果柄残痕。质坚硬，不易破碎。果肉厚1~2.5mm，暗棕色或浅绿黄色。果核淡棕黄色，质坚硬。种子1枚，种皮棕黄色，种仁黄白色，具油性。气微，味微苦，嚼之有豆腥气味。

【产　地】 产云南等地。

【性味归经】 苦、微涩，寒。

【功能主治】 解毒利咽，止咳止痢，养血止血。用于咽喉肿痛，咳嗽，泻痢，痔疮出血，崩漏，病后体虚。

【用法用量】 煎服，3~10g。外用适量，烧灰为末撒敷患处，或调涂。

【各家论述】 ①《唐本草》："树似胡桃，子形亦似胡桃。核似诃梨勒，而圆短无棱。"
②《海药本草》："谨按《唐志》云，生南海诸地。树不与诃梨子相似，即圆而毗也。味苦、带涩，微温，无毒。主乌髭发，烧灰，干血效。"
③《证类本草》："出西域及岭南交、爱等州。"

岭南道地药材与外来药物图萃

桂 枝

【图谱来源】

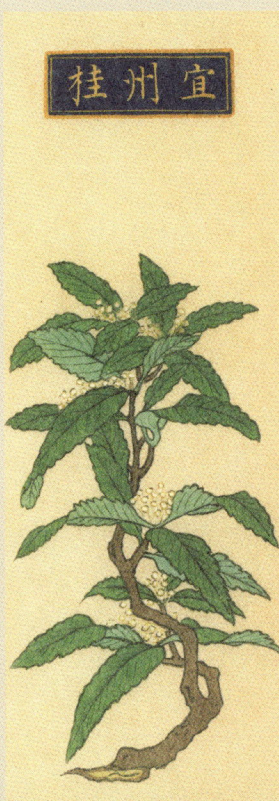
《品汇》弘治本

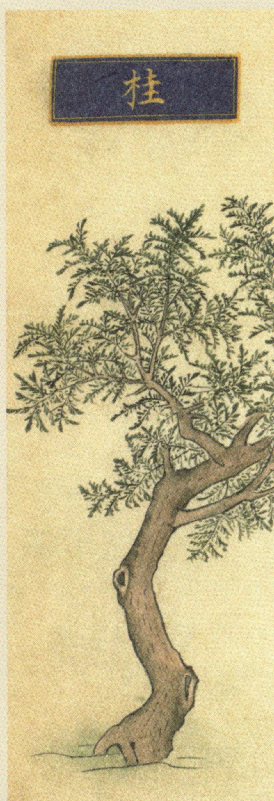
《品汇》弘治本

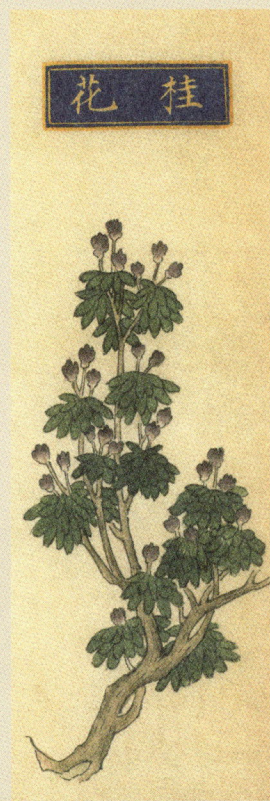
《品汇》弘治本

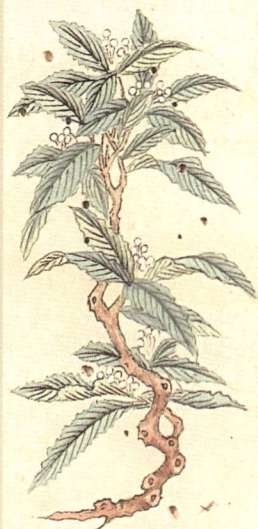

《品汇》东京本

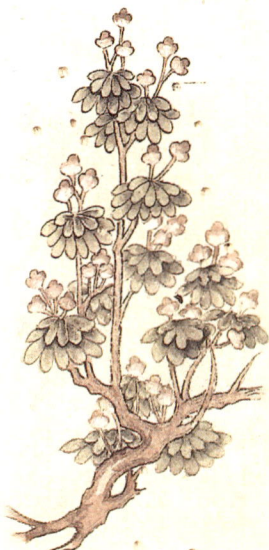

《品汇》东京本

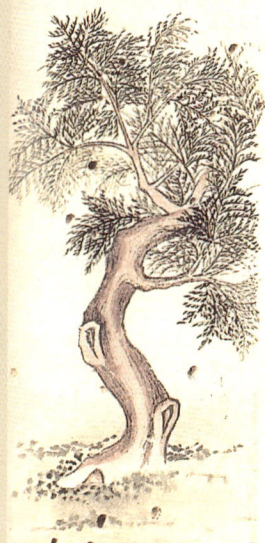

《品汇》东京本

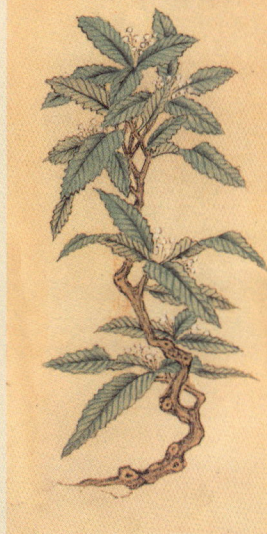

《品汇》罗马本

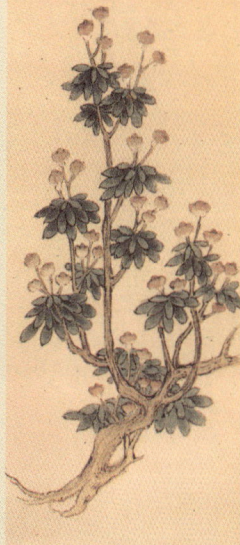

《品汇》罗马本

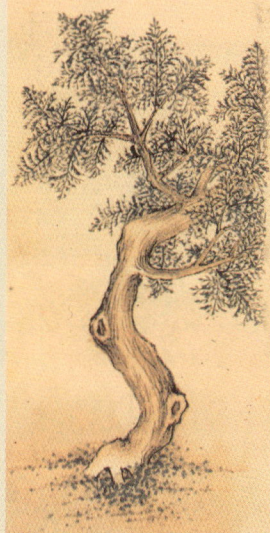

《品汇》罗马本

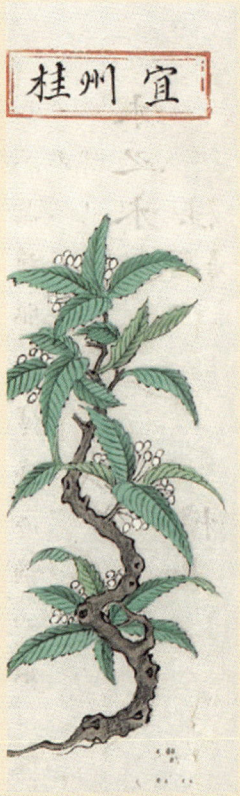

《品汇》柏林本

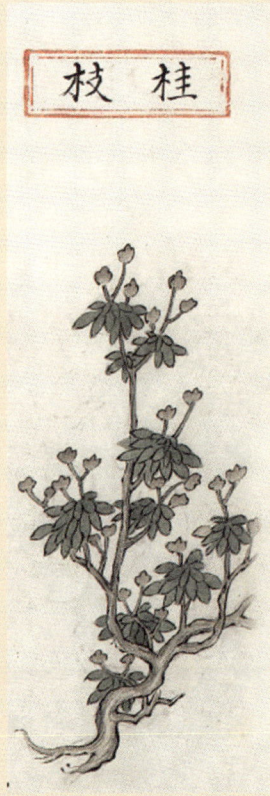

《品汇》柏林本

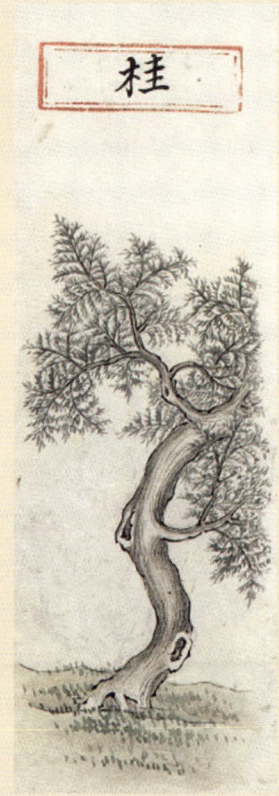

《品汇》柏林本

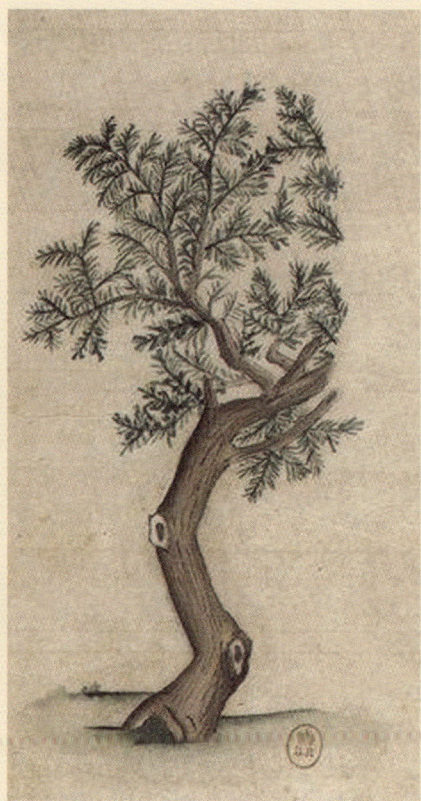

《品汇》巴黎本Ⅰ

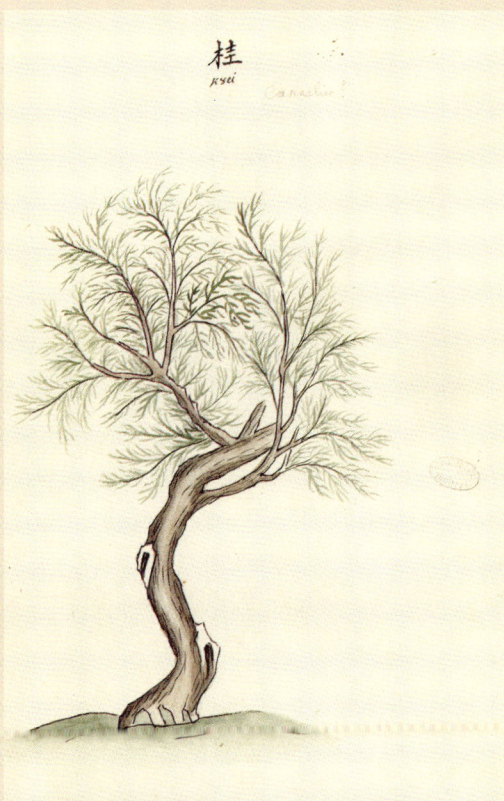

《品汇》巴黎本Ⅱ

187

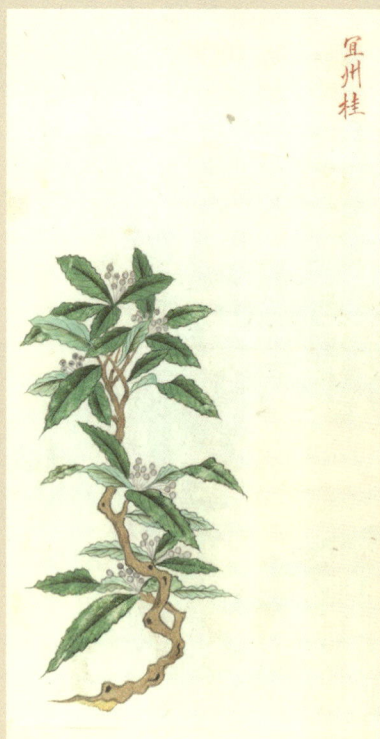

《草木状》

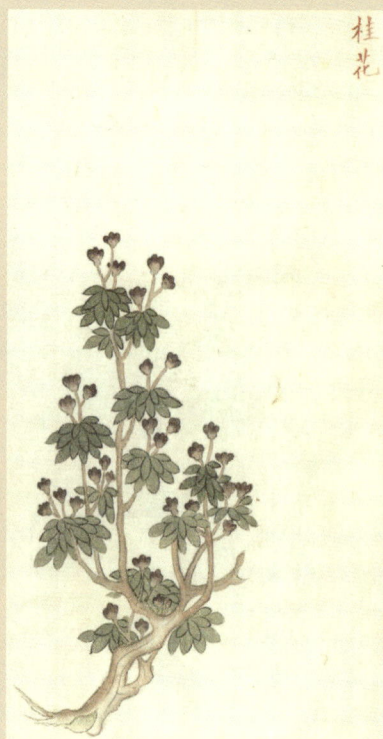

《草木状》

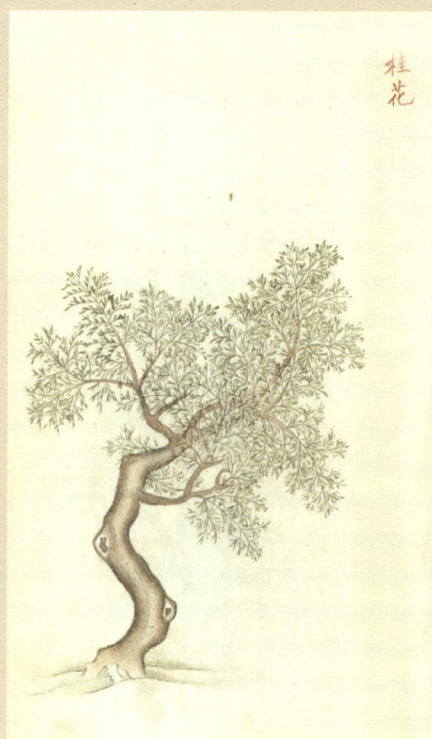

《草木状》

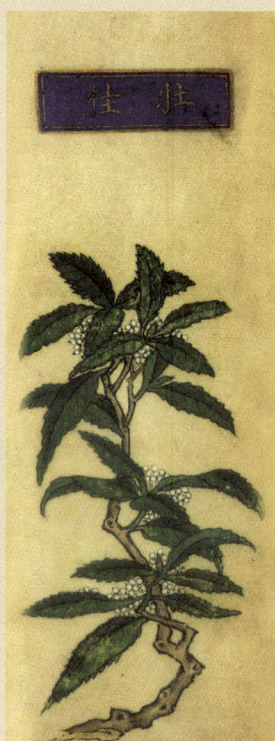

《便览》

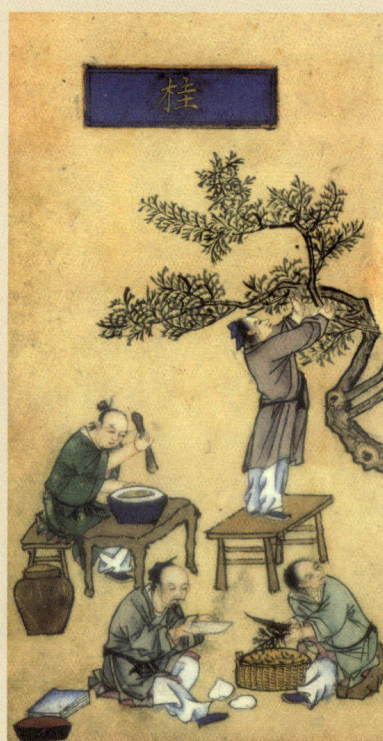

《便览》

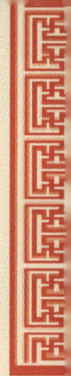

【出处】 魏晋·佚名《名医别录》

【别名】 柳桂(《本草别说》)。

【来源】 为樟科植物肉桂 *Cinnamomum cassia* Presl 的干燥嫩枝。

【原植物】 常绿乔木,高 12~17m。树皮灰褐色,芳香,幼枝略呈四棱形。叶互生,革质;长椭圆形至近披针形,长 8~17cm,宽 3.5~6cm,先端尖,基部钝,全缘,上面绿色,有光泽,下面灰绿色,被细柔毛;具离基 3 出脉,于下面明显隆起,细脉横向平行;叶柄粗壮,长 1~2cm。圆锥花序腋生或近顶生,长 10~19cm,被短柔毛;花小,直径约 3cm;花梗长约 5mm;花被管长约 2mm,裂片 6,黄绿色,椭圆形,长约 3mm,内外密生短柔毛;发育雄蕊 9,3 轮,花药矩圆形,4 室,瓣裂,外面 2 轮花丝上无腺体,花药内向,第 3 轮雄蕊外向,花丝基部有 2 腺体,最内尚有 1 轮退化雄蕊,花药心脏形;雌蕊稍短于雄蕊,子房椭圆形,1 室,胚珠 1,花柱细,与子房几等长,柱头略呈盘状。浆果椭圆形或倒卵形,先端稍平截,暗紫色,长 12~13mm,外有宿存花被。种子长卵形,紫色。花期 5—7 月。果期至次年 2—3 月。分布于福建、广东、广西、云南等地。

【性状】 圆柱形,长 30~75cm,直径 0.3~1cm,表面红棕色至棕色,有枝痕、叶痕、芽痕,并有纵棱线、纵纹及横纹。质硬而脆,易折断,断面不平坦。切面皮部红棕色,髓部略呈方形。粗枝断面呈黄白色。有特异香气,味甜、微辛。以幼嫩、棕红色、气香者为佳。

【产地】 主产广东、广西等地。

【炮制】 桂枝:用水稍浸泡,捞起,闷润至透,切片,晾干,筛去屑。
桂枝尖:取桂枝的细枝梢,稍浸,闷润至透,切片,晾干。
炒桂枝:取桂枝片入锅内,以文火炒至深黄色略有焦斑为度。

【性味归经】 辛、甘,温。归心、肺、膀胱经。

【功能主治】 发汗解肌,温通经脉,助阳化气,平冲降气。用于风寒感冒,脘腹冷痛,血寒经闭,关节痹痛,痰饮,水肿,心悸,奔豚。

【用法用量】 煎服,1.5~6g;或入丸、散。

通 草

【图谱来源】

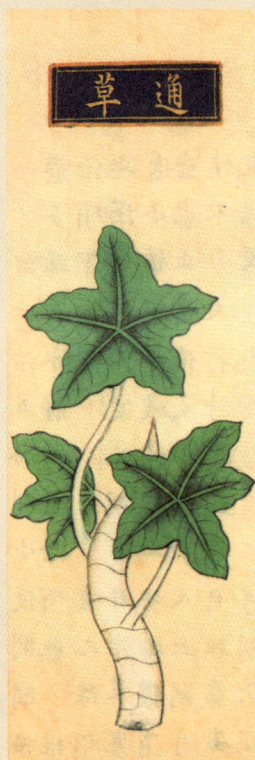

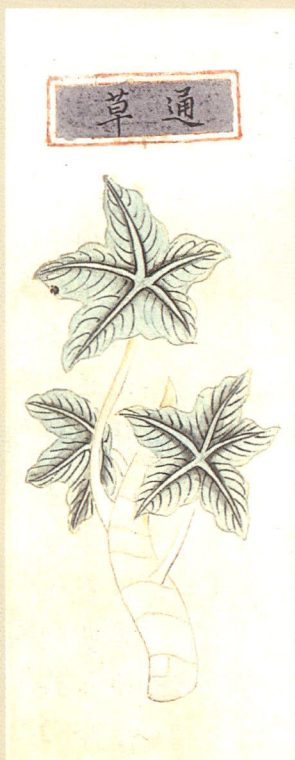

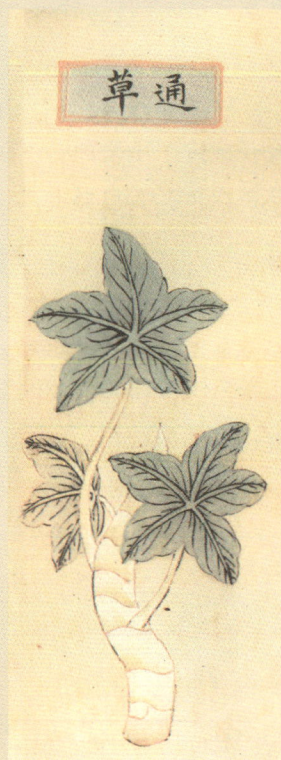

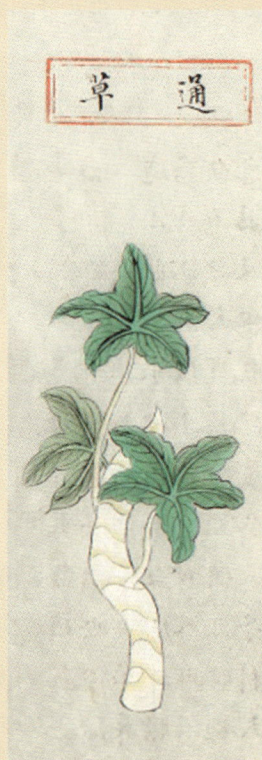

《品汇》弘治本　　　　　《品汇》东京本　　　　　《品汇》罗马本　　　　　《品汇》柏林本

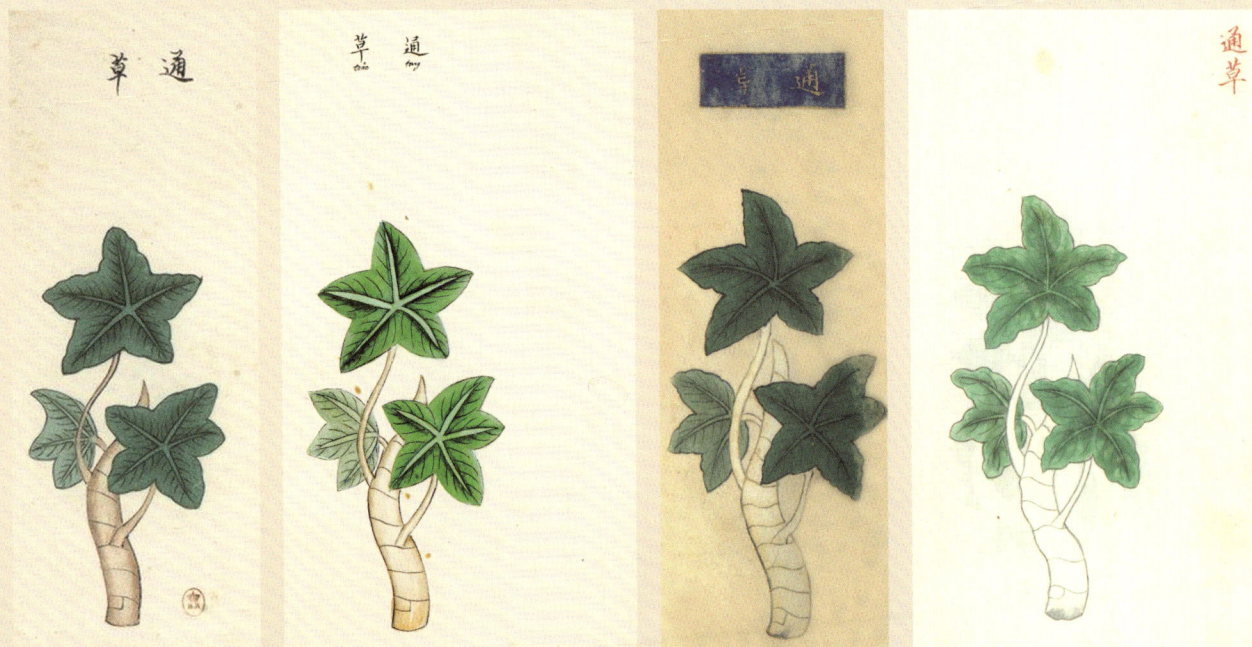

《品汇》巴黎本 I　　　　《品汇》巴黎本 II　　　　《便览》　　　　《草木状》

【出处】 唐·陈藏器《本草拾遗》

【别名】 寇脱（《山海经》），离南、活莌、倚商（《尔雅》），葱草（《本草汇言》），白通草（《药性切用》），通花（《草木便方》），花草（《中国树木分类学》），大通草（《四川中药志》），通大海、泡通（《贵州民间方药集》），五加风、宽肠、大通塔、大木通、五角加皮、通花五加、大叶五加皮（《湖南药物志》）等。

【来源】 为五加科植物通脱木 *Tetrapanax papyrifer* (Hook.) K. Koch 的干燥茎髓。

【原植物】 灌木，高可达 6m。茎木质而不坚，中有白色的髓，幼时呈片状，老则渐次充实，幼枝密被星状毛，或稍具脱落性灰黄色绒毛。叶大，通常聚生于茎的上部，掌状分裂，长可达 1m，基部心脏形，叶片 5~7 裂，裂片达于中部或仅为边裂，头锐尖，边缘有细锯齿，上面无毛，下面有白色星状绒毛；叶柄粗壮，长 30~50cm；托叶 2，大形，膜质，披针状凿形，基部鞘状抱茎。花小，有柄，多数球状伞形花序排列成大圆锥花丛；苞片披针形；萼不明显；花瓣 4，白色，卵形，头锐尖；雄蕊 4；花盘微凸；子房下位，2 室，花柱 2，离生，柱头头状。核果状浆果近球形而扁，外果皮肉质，硬而脆。花期 8 月。果期 9 月。分布于福建、台湾、广西、湖南、湖北与西南等地。

【性状】 圆柱形，一般长 20~40cm，直径 1~2.5cm。表面白色或淡黄色，有浅纵沟纹。体轻，质松软，稍有弹性，易折断，断面平坦，中部有直径 0.3~1.5cm 的空心或半透明的薄膜，外圈银白色，纵剖面有层层隔膜，气微味淡。以色洁白、心空、有弹性者为佳。

191

【产 地】● 产贵州、云南、台湾、广西、四川等地。

【炮 制】● 通草：拣去杂质，切片。

朱通草：取通草片，置盆内喷水少许，微润，加朱砂细粉，撒布均匀，并随时翻动，至外面挂匀朱砂为度，取出，晾干。（每通草片 5kg，用朱砂 0.3kg）

【性味归经】● 甘、淡，微寒。归肺、胃经。

【功能主治】● 清热利尿，通气下乳。用于湿热淋证，水肿尿少，乳汁不下。

【用法用量】● 煎服，2.4~4.5g；或入丸，散。外用研末绵裹塞鼻。

【各家论述】● ①《本草拾遗》："通脱木，生山侧。叶似蓖麻，心中有瓤，轻白可爱，女工取以饰物。《尔雅》云离南、活脱也。一本云药草，生江南，主虫病，今俗亦名通草。"

②《海药本草》："谨按徐表《南州记》云：生广州山谷。味温，平。主诸疮，喉咙痛及喉痹。并宜煎服之，磨亦得，急即含之。"

③《本草图经》："俗间所谓通草，乃通脱木也，今京师园圃间亦有种莳者。古方所用通草，皆今之木通，通脱稀有使用者。近世医家多用利小便。南人或以蜜煎作果，食之甚美。"

莳萝子

【图谱来源】

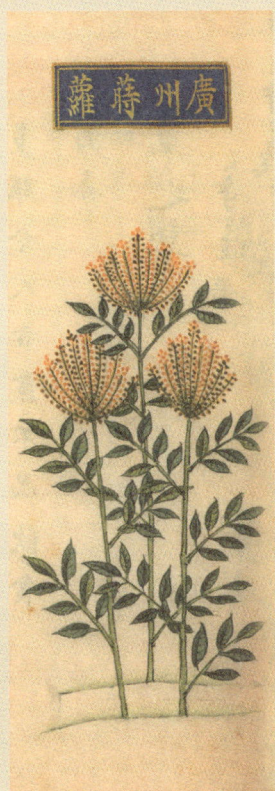

《品汇》弘治本

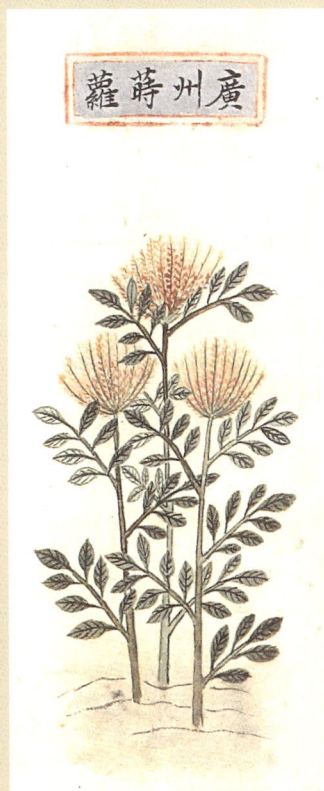

《品汇》东京本

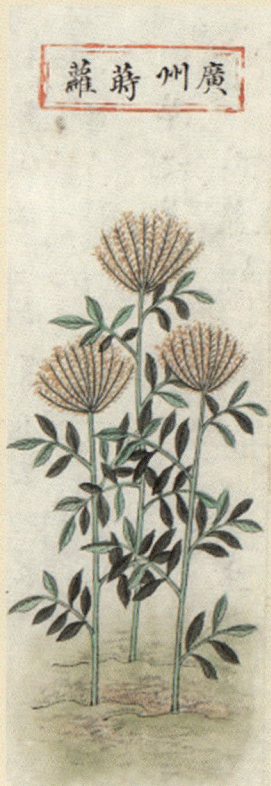

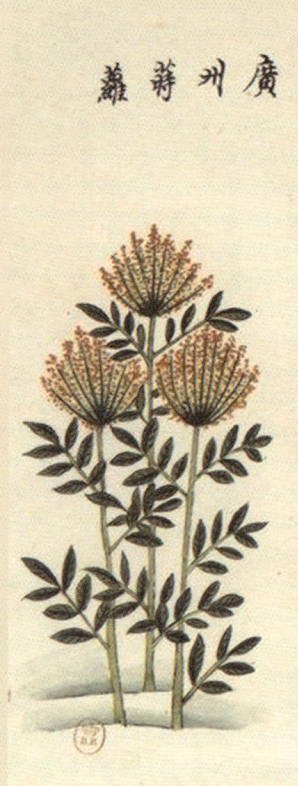

《品汇》柏林本　　　　　　《品汇》巴黎本 I

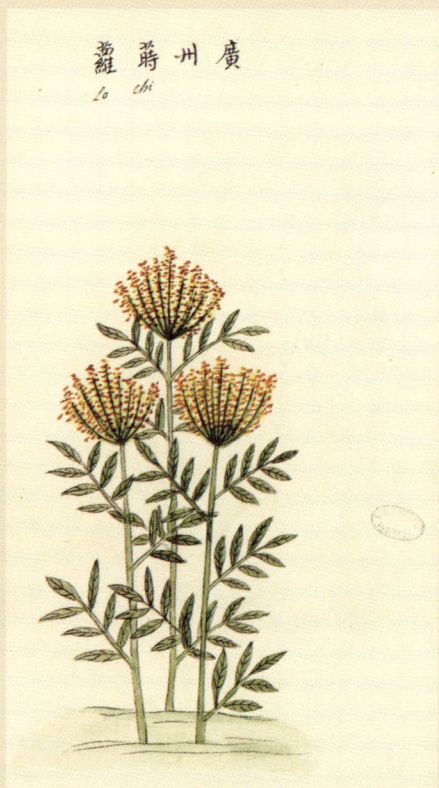

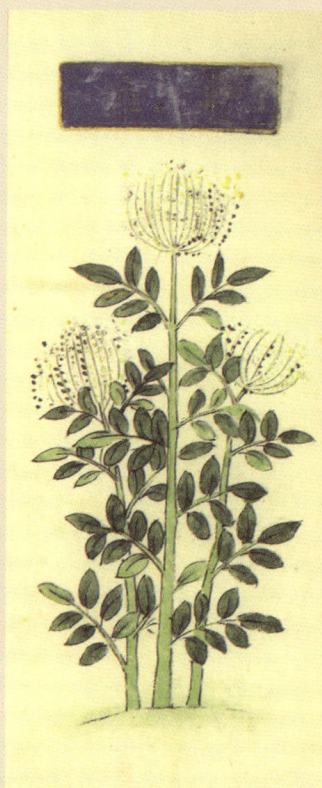

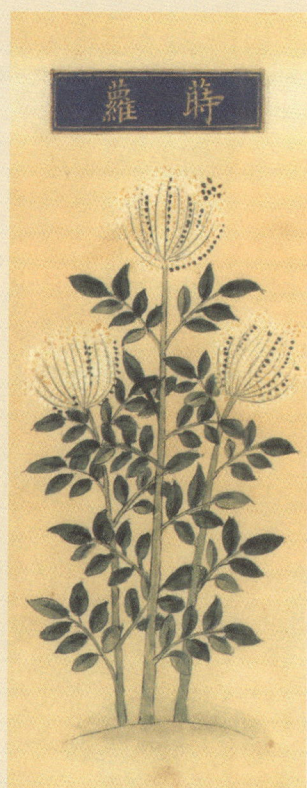

《品汇》巴黎本 II　　　　　《食物》I　　　　　《食物》II

【出处】● 五代·李珣《海药本草》

【别名】● 时美中（侯宁极《药谱》），莳萝椒（《本草蒙筌》），小茴香（《本草纲目》），瘪谷茴香（《本草正义》），土茴香（《中药志》）等。

【来源】● 为伞形科植物莳萝 *Anethum graveolens* L. 的果实。

【原植物】● 一年生或二年生草本。茎直立，平滑，高 60~90cm。叶互生，有长柄，基部扩张呈鞘状，抱茎，叶 3~4 回羽状分裂，裂片线形，最后裂片长至 18mm。复伞形花序，直径大至 15cm，花梗稍不等长，无总苞及小总苞；花细小，花瓣 5，黄色，向内弯曲，早落；雄蕊 5，比花瓣长，花药 2 室；雌蕊 1，子房下位，花柱 2。双悬果稍扁，广椭圆形，长 3~4mm，宽 2~3mm，外面棕黄色，肋线膜状，两侧肋线延长成翅状，肋线间有油室 4 个，腹合面油室 2 个。花期夏季。果期秋季。我国各地有野生。

【性状】● 多数裂成分果，呈扁平广椭圆形，长 3~4mm，宽 2~3mm，厚约 1mm。外表棕色，背面有 3 条不甚明显的肋线，两侧肋线延伸作翅状，少数未分离的双悬果基部有残存果柄。气微香。

【产地】● 主产江苏、安徽等地。

【炮制】● 簸去泥屑，拣净梗及杂质，晒至干透为度。

【性味归经】● 辛，温。归脾、肾经。

【功能主治】● 温脾开胃，散寒暖肝，理气止痛。用于腹中冷痛，胁肋胀满，呕逆食少，寒疝。

【用法用量】● 煎服，2.4~4.5g；或入丸、散。

【各家论述】● ①《海药本草》："谨按《广州记》云：生波斯国。马芹子即黑色而重，莳萝子即褐色而轻。主膈气，消食，温胃，善滋食味。多食无损，即不可与阿魏同合，夺其味尔。"
②《本草图经》："莳萝，出佛誓国，今岭南及近道皆有之。三月、四月生苗，花、实大类蛇床而香辛；又如马芹子，辛香。"

桄榔子

岭南道地药材与外来药物图萃

【图谱来源】

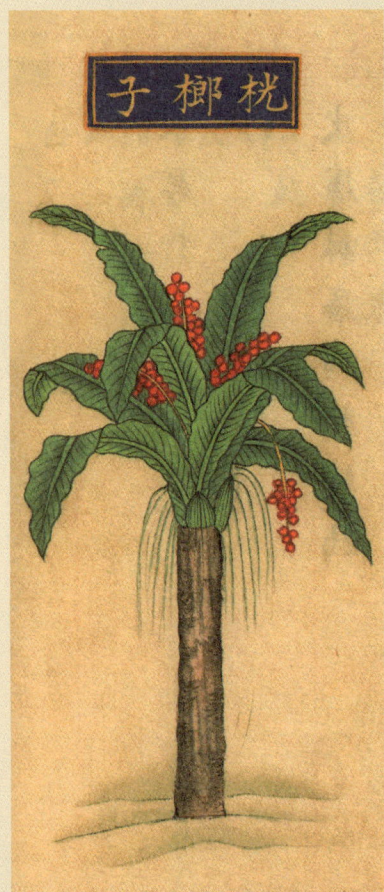

《品汇》弘治本

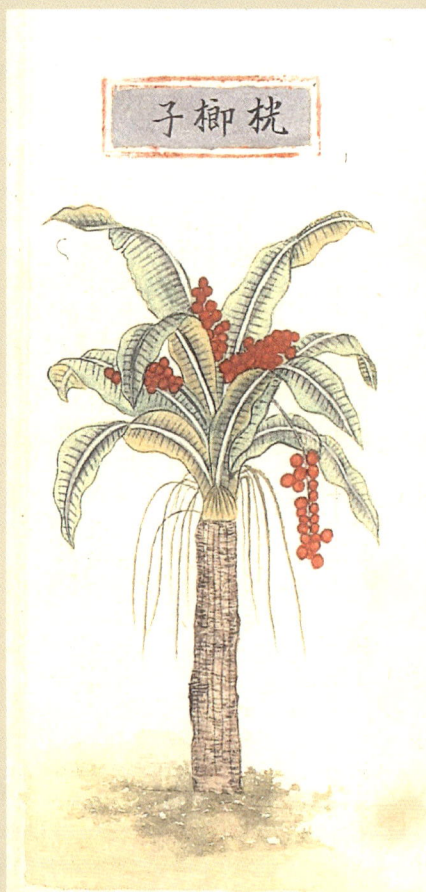

《品汇》东京本

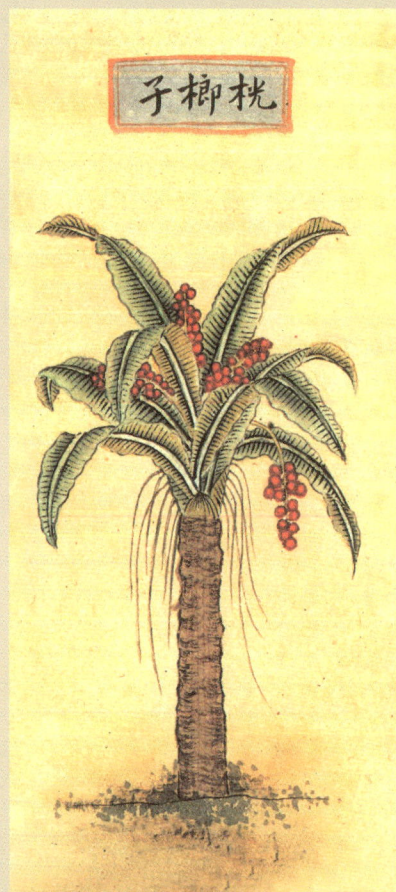

《品汇》罗马本

196

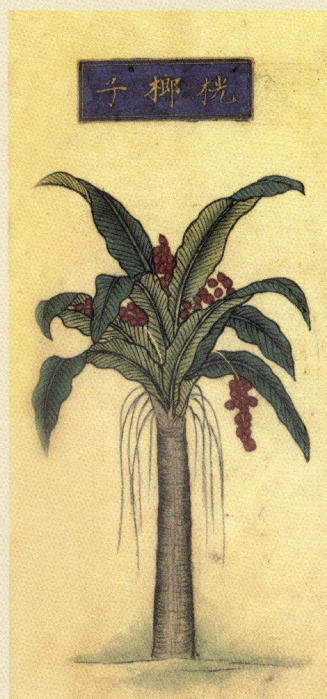

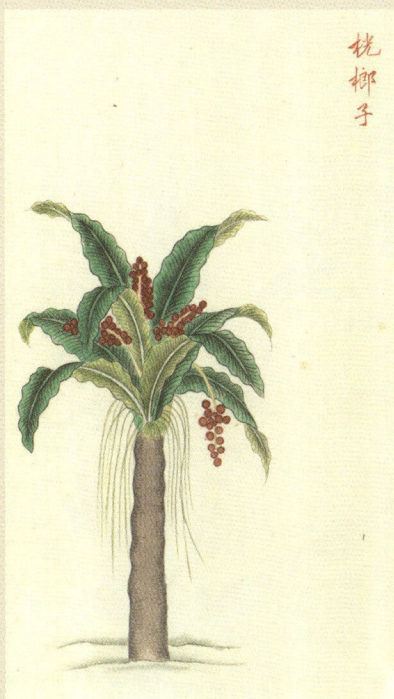

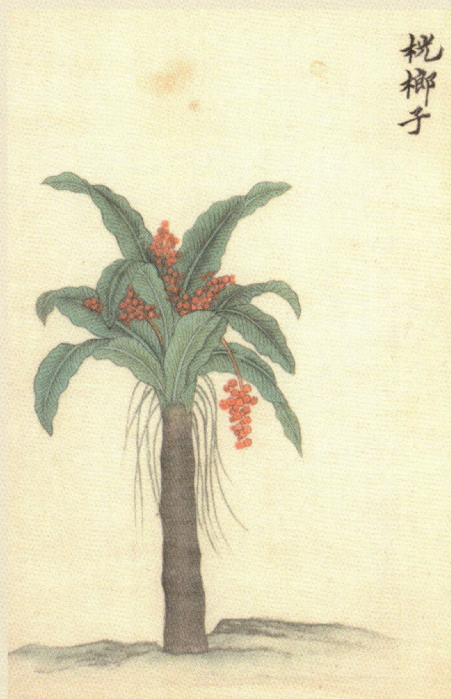

《便览》　　　　　　　　《草木状》　　　　　　　　《图谱》

【出处】● 宋·刘翰等《开宝本草》

【别名】● 姑榔木（《临海异物志》），面木（《洛阳伽蓝记》），董棕（《卮言》），铁木（《本草纲目》），
糖树（《两般秋雨庵随笔》）、山椰子、南椰、砂糖椰子（《中药大辞典》）等。

【来源】● 为棕榈科植物桄榔 *Arenga pinnata* (Wurmb.) Merr. 的果实。

【原植物】● 乔木，高可达 12m。树干有疏离的环纹。羽状复叶，长 6~8.5m，叶柄基部有黑色纤维状
的鞘，具极多数小叶，每侧为 100 枚以上，线形，长 1~1.5m，先端分裂，基部有 2 耳。
肉穗花序腋生，花梗粗壮下弯，分枝极多，长 1m 左右，花单性，雌雄同株，但生于不同
的肉穗花序上；雄花成对，长 1.2cm，萼片圆形，雄蕊多数，花丝短，花药顶端有短突
起；雌花花瓣三角形，萼片扩大，退化雄蕊多数或缺如。果实球形或扁球形，有种子 2~
3 枚。花期 4 月。果期 11 月。分布于广东、广西、云南等地。

【性状】● 球形或扁球形，直径约 2.5~5cm；果皮灰黄色，坚硬，顶端具三角形的花萼。剖开果实，
可见种子 2~3 枚，呈半球形，外包具有细毛的膜；种仁土棕色，在种脐处发出几条白色
的裂纹。

【产地】● 产广东、广西等地。

【性味归经】● 味苦，平；无毒。

【功能主治】● 祛瘀破积，止痛。用于产后血瘀腹痛，心腹冷痛。

【用法用量】● 内服磨汁或研末，1.5~3g。

【各家论述】● ①《广志》："桄榔树大四五围，长五六丈，拱直，旁无枝条，其颠生叶不过数十，似棕叶。破其木，肌坚难伤。入数寸，得面，赤黄密致，可食。"

②《南方草木状》："桄榔树似栟榈。皮中有屑如面，多者至数斛。食之与常面无异。木性如竹，紫黑色，有文理。出九真、交趾。"

③《海药本草》："谨按《岭表录》云：生广南山谷，树身皮叶与蕃枣槟榔等小异，然叶下有发，如粗马尾，广人用织巾子，木皮内有面，食之，极有补益虚羸乏损，腰脚无力。久服轻身，辟谷。《录异》云：桄榔，盖以此也。"

④《本草图经》："桄榔，生岭南山谷，今二广州郡皆有之。"

⑤《证类本草》："其子作穗，生木端。桄榔木枝叶并茂，与枣、槟榔等小异。然叶下有须如粗马尾，广人以此缚舶，不用钉线。木性如竹，紫黑色，有文理。"

高良姜

【图谱来源】

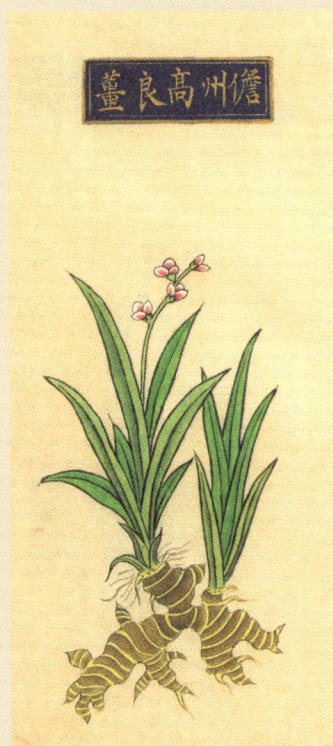

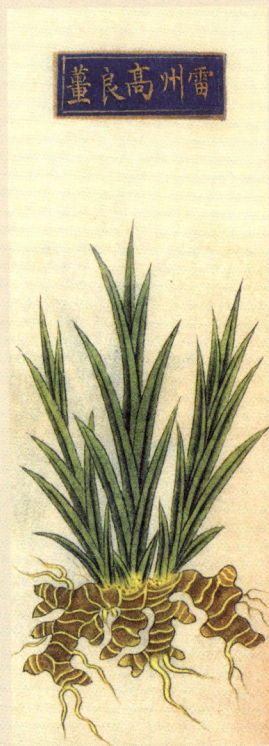

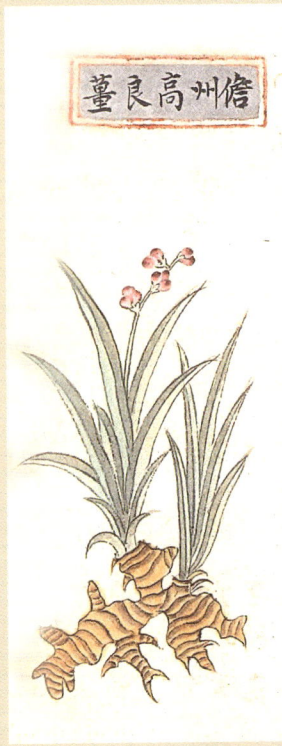

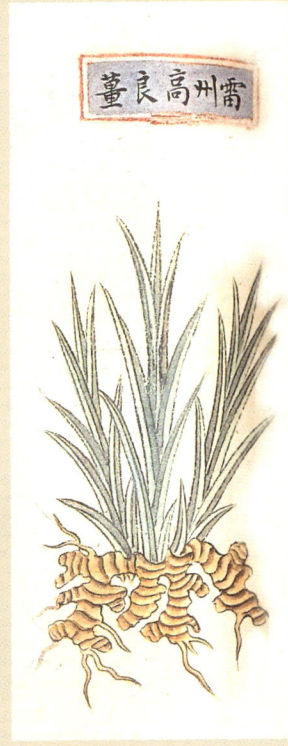

《品汇》弘治本　　　　　　《品汇》弘治本　　　　　　《品汇》东京本　　　　　　《品汇》东京本

199

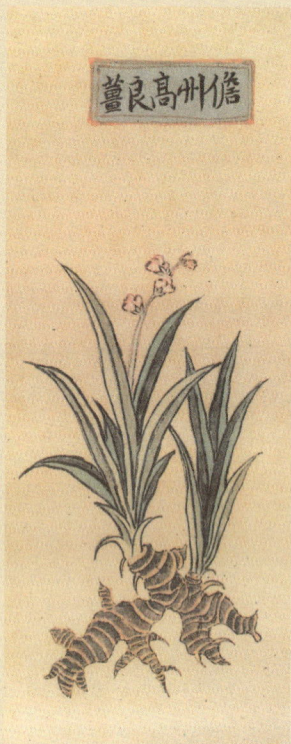

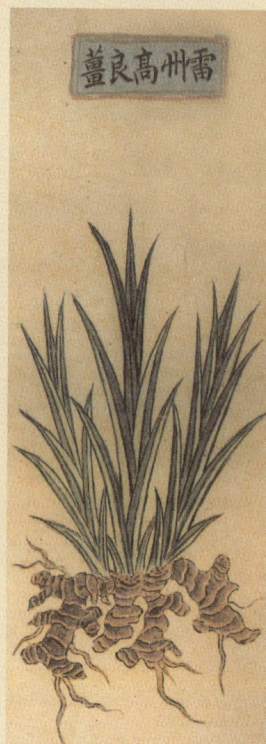

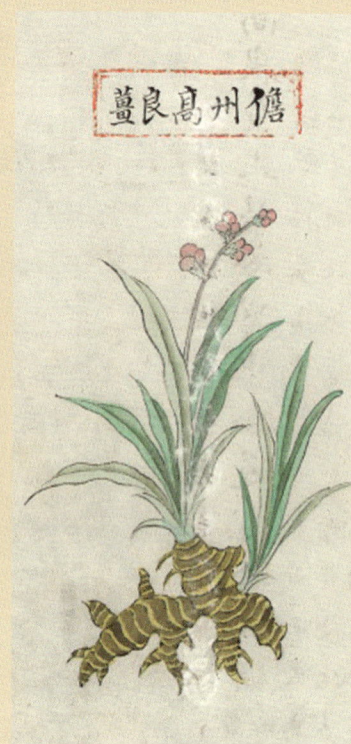

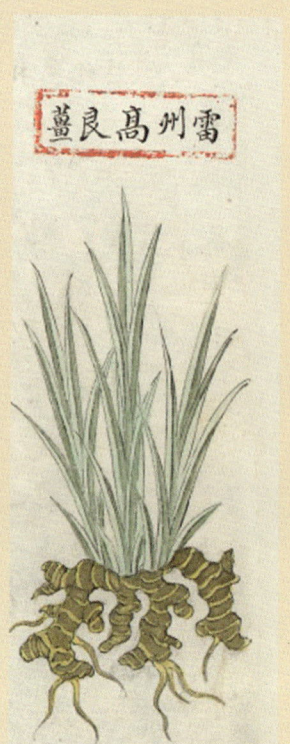

《品汇》罗马本 　　　《品汇》罗马本 　　　《品汇》柏林本 　　　《品汇》柏林本

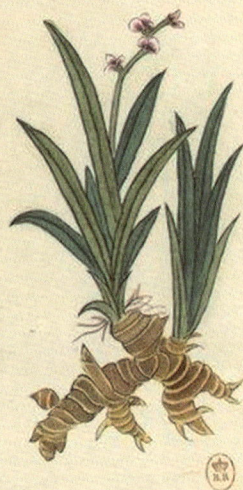

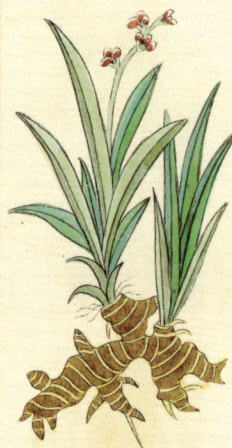

《品汇》巴黎本 I 　　　　　《品汇》巴黎本 II

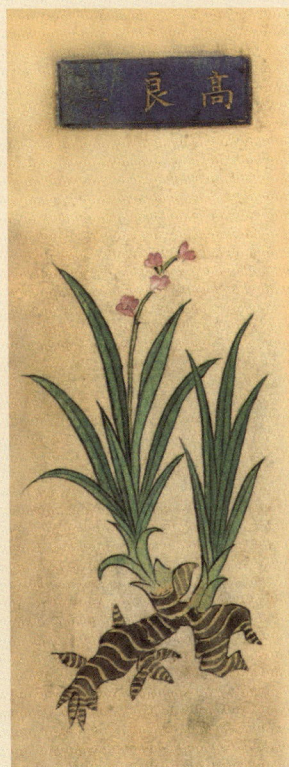

《便览》

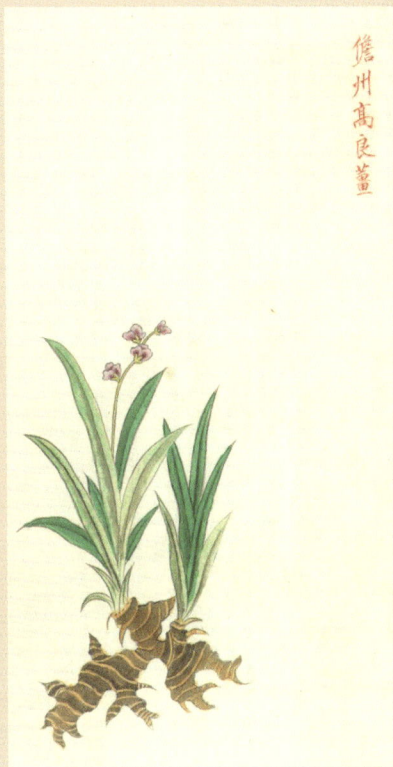

儋州高良薑

《草木状》

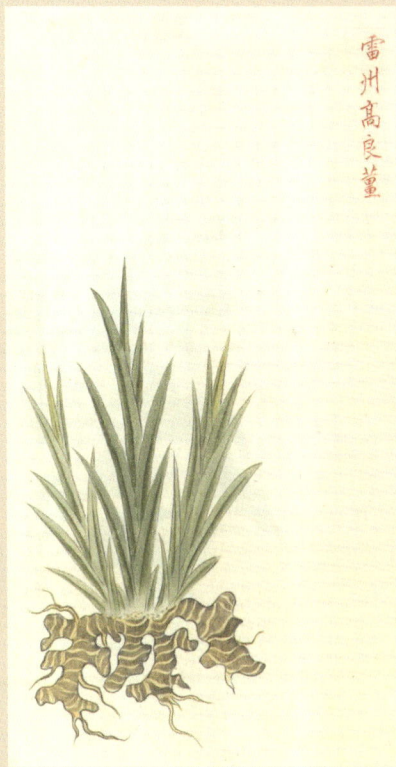

雷州高良薑

《草木状》

【出处】 魏晋·佚名《名医别录》

【别名】 膏凉姜（《本草经集注》），良姜（《太平惠民和剂局方》），蛮姜、佛手根（《履巉岩本草》），小良姜（《中药志》），海良姜（《药材学》）等。

【来源】 为姜科植物高良姜 *Alpinia officinarum* Hance 的干燥根茎。

【原植物】 多年生草本，高 30~80cm。根茎圆柱状，横走，棕红色或紫红色，有节，节处具环形膜质鳞片，节上生根。茎丛生，直立。叶 2 列；无柄；叶片狭线状披针形，长 15~30cm，宽 1.5~2cm，先端尖，基部渐狭，全缘或具不明显的疏钝齿，两面无毛；叶鞘开放，抱茎，边缘膜质，叶舌长可达 3cm，挺直，膜质，渐尖，棕色。圆锥形总状花序，顶生，长 5~15cm，花稠密；小苞片宿存，膜质，棕色，环形至长圆形，外面被疏毛；花两性，具短柄；萼筒状，长 7~14mm，3 浅圆裂，棕黄色，外面被短毛；花冠管漏斗状，长约 1cm，裂片 3 枚，长约 1.7cm，浅肉红色，外面被疏短柔毛；唇瓣矩卵形至矩状广卵形，浅肉红色，中部具紫红色条纹，长 2~2.5cm；侧生退化雄蕊锥状，雄蕊 1，花丝粗壮，药隔膨大，先端阔，2 裂呈叉形；子房下位，3 室，花柱细长，基部下方具 2 个合生的圆柱形蜜腺，长约 3mm，柱头 2 唇状。蒴果不开裂，球形，直径约 1.2cm，被短毛，熟时橘红色。种子具假种皮，有钝棱角，棕色。花期 4—10 月。分布于海南、广东、广西、云南、台湾等地。

【性状】● 圆柱形，多弯曲，有分枝，长5~9cm，直径1~1.5cm。表面棕红色至暗褐色，有细密纵皱纹及灰棕色波状环节，节间长0.2~1cm，下面有圆形根痕。质坚韧，不易折断，断面灰棕色或红棕色，纤维性，内皮层环较明显，散有维管束点痕。气香，味辛辣。以粗壮、坚实、红棕色、味香辣者为佳。

【产地】● 产海南、广东、广西、台湾等地。

【炮制】● 拣净杂质，水洗，稍浸，捞出，润透，切片，晾干。

【性味归经】● 辛，热。归脾、胃经。

【功能主治】● 温胃止呕，散寒止痛。用于脘腹冷痛，胃寒呕吐，嗳气吞酸。

【用法用量】● 煎服，2.4~4.5g；或入丸，散。

【各家论述】● ①《本草经集注》："高良姜，出高良郡。人腹痛不止，但嚼食亦效。形气与杜若相似，而叶如山姜。"
②《唐本草》："高良姜，生岭南者形大虚软；生江左者细紧，味亦不甚辛，其实一也。今相与呼细者为杜若，大者为高良姜，此非也。"
③《本草图经》："高良姜，今岭南诸州及黔、蜀皆有之，内郡虽有而不堪入药。春生，茎叶如姜苗而大，高一二尺许，花红紫色如山姜。二月、三月采根，暴干。"
④《本草纲目》："高良姜、红豆蔻，并宜炒过入药，亦有以姜同吴茱萸、东壁土炒过入药用者。"

益智仁

【图谱来源】

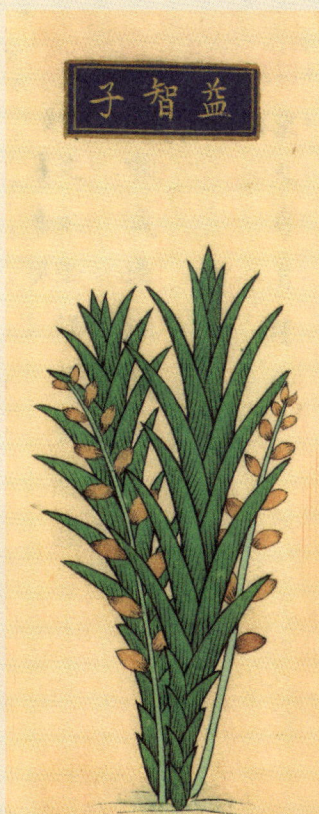

《品汇》弘治本

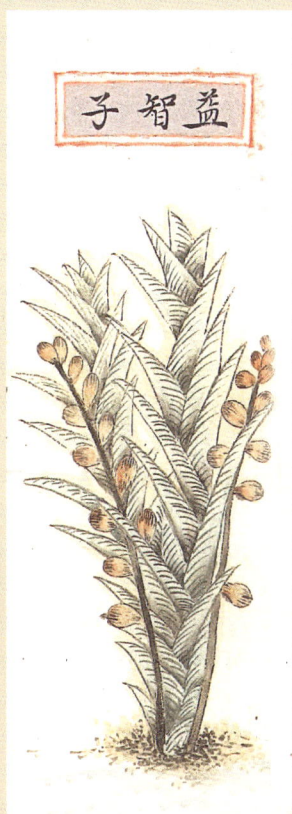

《品汇》东京本

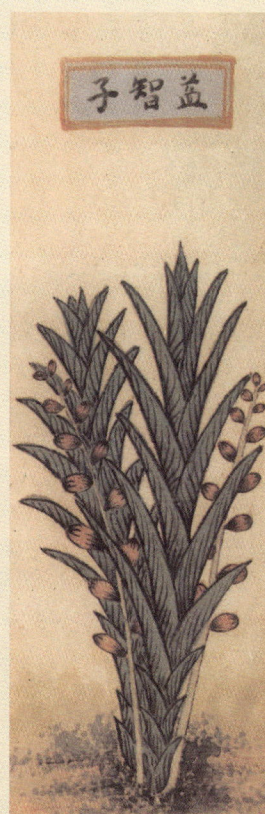

《品汇》罗马本

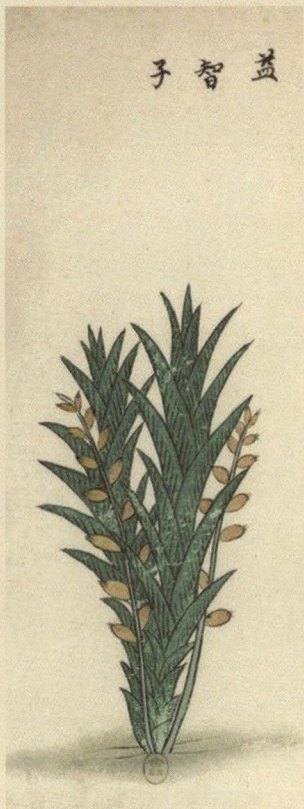

《品汇》巴黎本Ⅰ

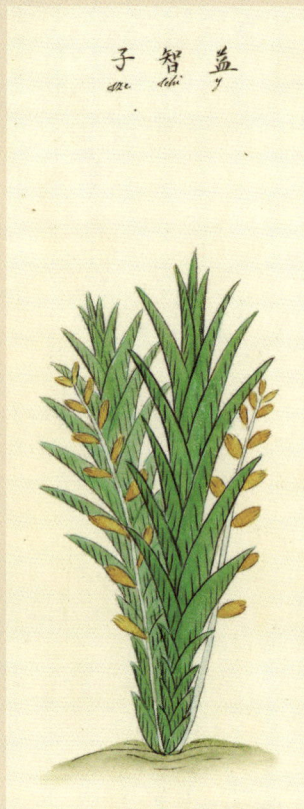

《品汇》巴黎本Ⅱ

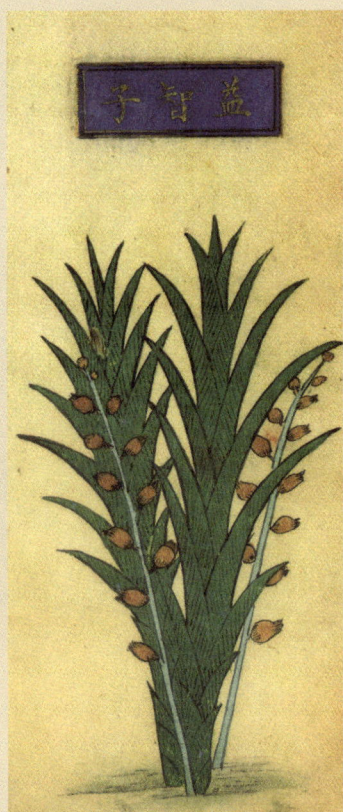

《便览》

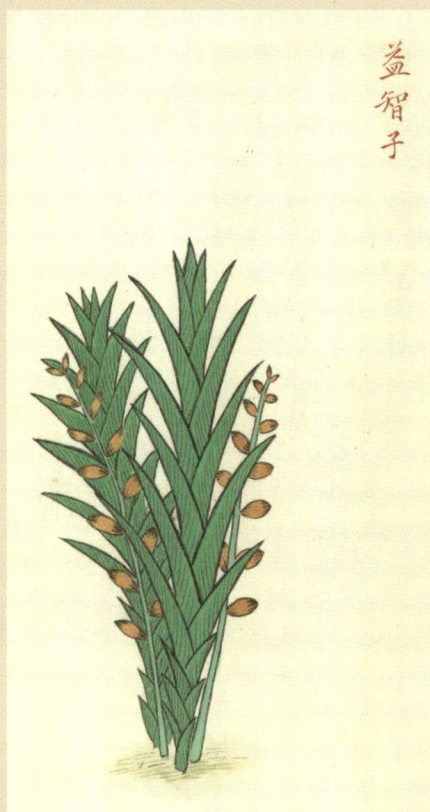

《草木状》

【出处】 唐·陈藏器《本草拾遗》

【别名】 益智子（《开宝本草》），摘䒖子（《中药材手册》）等。

【来源】 为姜科植物益智 *Alpinia oxyphylla* Miq. 的干燥成熟种子。

【原植物】 多年生草本，高 1~3m。根茎延长。茎直立，丛生。叶 2 列，具短柄；叶片披针形，长 20~35cm，宽 3~6cm，先端尾尖，基部阔楔形，边缘具脱落性小刚毛，其残留的痕迹呈细锯齿状，上面深绿色，下面淡绿色，两面均无毛；叶舌膜质，长 1~1.5cm，被淡棕色疏柔毛。总状花序顶生，花序轴棕色，长 10~15cm，被短毛，下端具一环形苞片，包围花轴，小花梗长 1~2mm；小苞片极短，膜质，棕色；花萼筒状，长 1.2cm，一侧开裂至中部，先端 3 齿裂，外被短毛；花冠管长约 1cm，裂片 3，长圆形，长约 1.8cm，上面一片稍大，先端略呈兜状，外被疏短毛，唇瓣倒卵形，长约 2cm，粉白色，具红色条纹，先端钝 3 裂；退化雄蕊锥状，长约 2mm，发育雄蕊 1，花丝长约 1cm，花药线形，长约 7mm；子房下位，卵圆形，密被茸毛，3 室，每室具胚珠 8~9 枚，花柱线形，柱头头状，上位腺体 2 枚，棒状。蒴果椭圆形至纺锤形，长 1.5~2cm，被疏毛，表面有纤维束线条，果柄短。花期 3—5 月。果期 5—6 月。分布于海南、广东。

【性状】 不规则扁圆形，略有钝棱，直径约 3mm，表面灰褐色或灰黄色；种脐位于腹面的中央，微凹陷，自种脐至背面的合点处，有一条沟状种脊；质硬，破开后里面为白色，粉性。有特异香气，味辛、微苦。

【产地】 主产广东。

【炮制】 益智仁：取益智仁置锅内，炒至外壳焦黑，取出冷透，除去果壳，取仁捣碎用。
盐益智仁：取益智仁用盐水拌匀，微炒，取出放凉。（每益智仁 50kg，用食盐 1.25kg，加适量开水化开澄清）

【性味归经】 辛，温。归脾、肾经。

【功能主治】 暖肾固精缩尿，温脾止泻摄唾。用于肾虚遗尿，小便频数，遗精白浊，脾寒泄泻，腹中冷痛，口多唾涎。

【用法用量】 煎服，3~10g；或入丸、散。

【各家论述】《证类本草》："叶似荷，长寸余。其根旁生小枝，高作穗生其上，如枣许大。皮白，中仁黑。仁细者佳。"

海桐皮

【图谱来源】

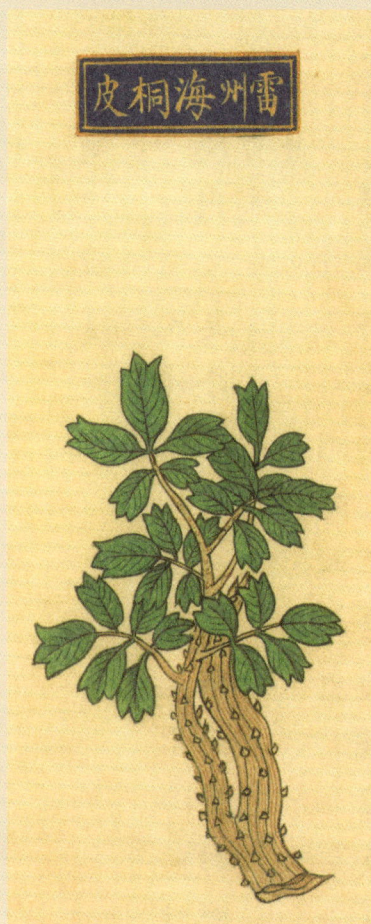

《品汇》弘治本

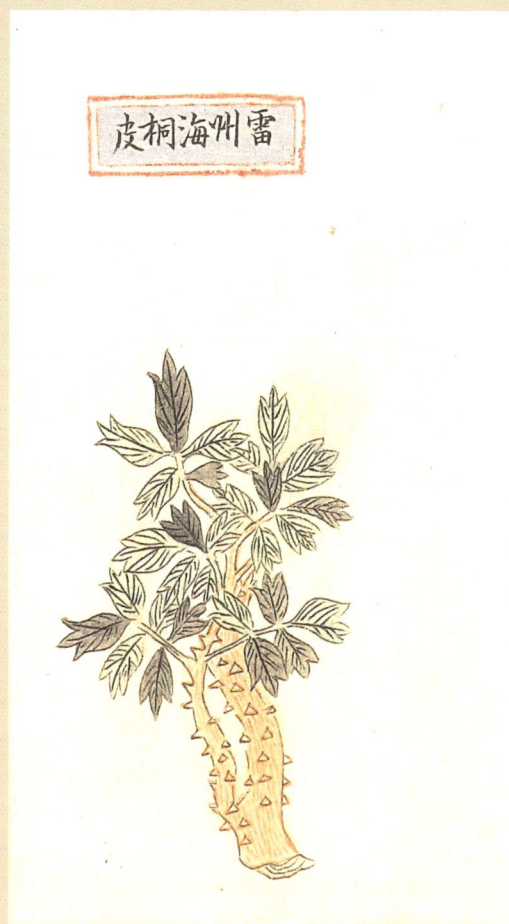

《品汇》东京本

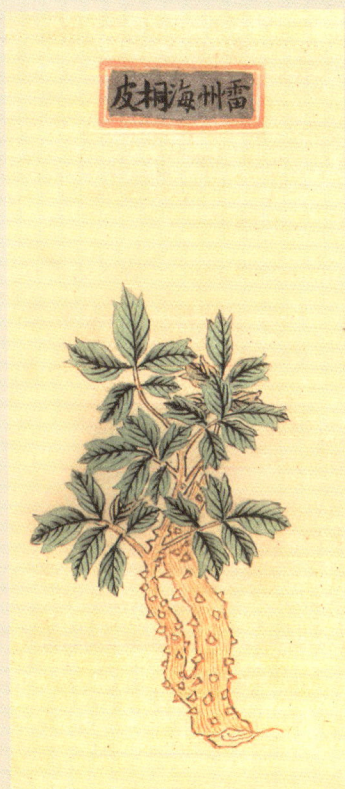

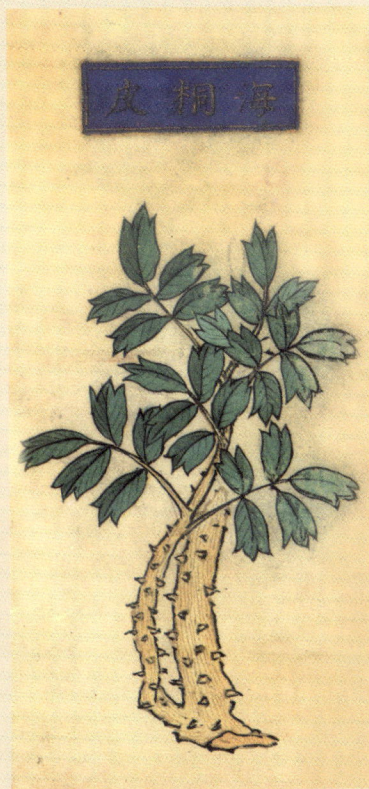

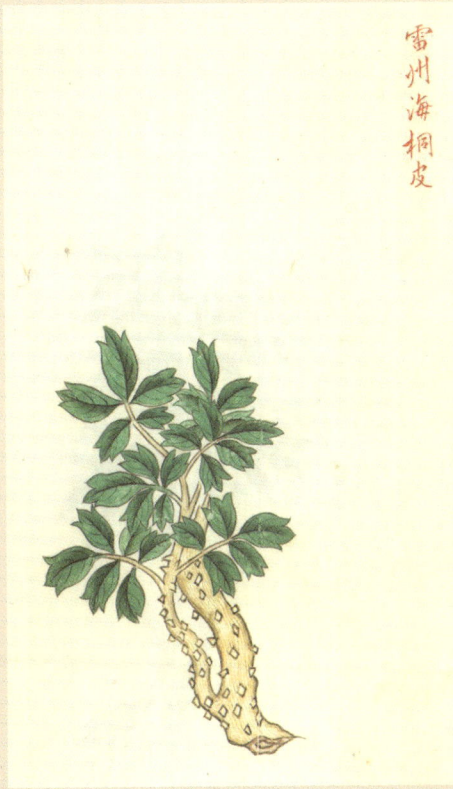

雷州海桐皮

《品汇》罗马本　　　　　《便览》　　　　　《草木状》

【出处】● 五代·李珣《海药本草》

【别名】● 钉桐皮、鼓桐皮、丁皮（《药材资料汇编》），刺桐皮（《中药材手册》），刺通、接骨药（《贵州草药》）等。

【来源】● 为豆科植物刺桐 *Erythrina variegata* L. var. *orientalis* (L.) Merr. 的干燥干皮。

【原植物】● 高大乔木，高可达 20m。树皮灰棕色，枝淡黄色至土黄色，密被灰色茸毛，具黑色圆锥状刺，两三年后即脱落。三出复叶，互生，或簇生于枝顶；总叶柄长 10~15cm；小叶片阔卵形至斜方状卵形，长 10~15cm，顶端小叶宽过于长，先端渐尖而钝，基部近截形，或阔菱形，全缘，上面深绿色，下面粉绿色，两面叶脉均有稀疏毛茸；顶生小叶柄长 3.5~4.5cm，侧生小叶柄短，长约 5mm；托叶 2，线形，长 1~1.3cm，早落。总状花序，长约 15cm，被茸毛；总花梗长 7~10cm；萼佛焰状，长 2~3cm，萼口偏斜，由背开裂至基部；花冠蝶形，大红色，旗瓣长 5~6cm，翼瓣与龙骨瓣近相等，短于萼；雄蕊 10，两束，花丝淡紫色，长 3~3.5cm，药黄色；花柱 1，浅绿色，柱头不分裂，密被紫色软毛。荚果串珠状，微弯曲。种子 1~8 颗，球形，暗红色。花期 3 月。分布于广东、广西、云南、浙江、福建、湖北、台湾等地。

207

【性状】 半筒状或板片状，长 30~60cm，厚 1~2mm，外表灰棕色或灰黑色，有稀疏纵裂纹及较密的黄色皮孔，边缘不整齐，微突起或平钝；皮上有大形钉刺，刺尖有时被磨去，可以剥落；基部圆形或长圆形而纵向延长；内表面黄棕色或红棕色，平滑，有细纵纹。质硬而韧，易纵裂，不易横断。断面黄白色或淡黄色，富纤维性。气微香，味苦。以皮张大、钉刺多者为佳。

【产地】 产广西、云南、福建、湖北等地。

【炮制】 用清水浸泡，洗净泥屑，切成小块，晒干。

【性味归经】 苦、辛，平。归肝、脾经。

【功能主治】 祛风除湿，通络止痛，杀虫止痒。用于风湿痹痛，疥癣，湿疹。

【用法用量】 煎服，6~12g；或酒浸服。外用煎水洗或研末调敷。

【各家论述】 ①《海药本草》："谨按《广志》云：生南海山谷中。似桐皮，黄白色，故以名之。味苦，温；无毒。主腰脚不遂，顽痹，腿膝疼痛，霍乱，赤白泻痢，血痢，疥癣。"
②《广州植物志》："刺桐，印度人有用以退热及治胆病。"

猪苓

【图谱来源】

《品汇》弘治本

《品汇》东京本

《品汇》罗马本

《品汇》巴黎本Ⅰ

《品汇》巴黎本Ⅱ

《便览》

《草木状》

210

【出处】 《神农本草经》

【别名】 豕零（《庄子》），豭猪屎（《神农本草经》），豕橐（《庄子》司马彪注），豨苓（《韩昌黎集》），地乌桃（《本草图经》），野猪食（《东北药植志》），猪屎苓（《四川中药志》）等。

【来源】 为多孔菌科真菌猪苓 *Polyporus umbellatus* (Pers.) Fries 的干燥菌核。

【原植物】 菌核呈长形块状或不规则块状，有的呈姜状，稍扁，表面凹凸不平，棕黑色或黑褐色，有皱纹及窟状突起；断面呈白色或淡褐色，半木质化，较轻。子实体从地下菌核内生出，常多数合生，菌柄基部相连或多分枝，形成一丛菌盖，伞形或伞状半圆形，直径达 15cm 以上。菌盖肉质，干后硬而脆，圆形，宽 1~3cm，中部脐状，表面浅褐色至红褐色。菌肉薄，白色。菌管与菌肉同色，与菌柄呈延生；管口多角形。孢子在显微镜下呈卵圆形。我国大部分地区有分布。

【性状】 不规则的长形块状或近圆形块状，大小粗细不等，长形的多弯曲或分枝如姜，长 5~25cm，直径 2~6cm。外表面灰黑色或棕黑色，全体有瘤状突起及明显的皱纹。质坚而不实，轻如软木，断面细腻，类白色或黄白色，略呈颗粒状。气微，味淡。以个大、外皮黑褐色光亮、肉色粉白、体较重者为佳。

【产地】 主产陕西、河南、河北、四川、云南。甘肃、青海、辽宁、吉林、黑龙江、内蒙古、湖北等地亦产。陕西、云南产量较大，陕西产者质量最佳。

【炮制】 洗净泥沙，润软切片，晾干。

【性味归经】 甘、淡，平。归肾、膀胱经。

【功能主治】 利水渗湿。用于小便不利，水肿，泄泻，淋浊，带下。

【用法用量】 煎服，6~12g；或入丸、散。

【各家论述】 ①《雷公炮炙论》："凡采得猪苓，用铜刀削上粗皮一重，薄切，下东流水浸一夜，至明漉出，细切，以升麻叶对蒸一日，出，去升麻叶令净，晒干用。"
②《本草衍义》："猪苓，行水之功多，久服必损肾气，昏人目。"

庵摩勒

【图谱来源】

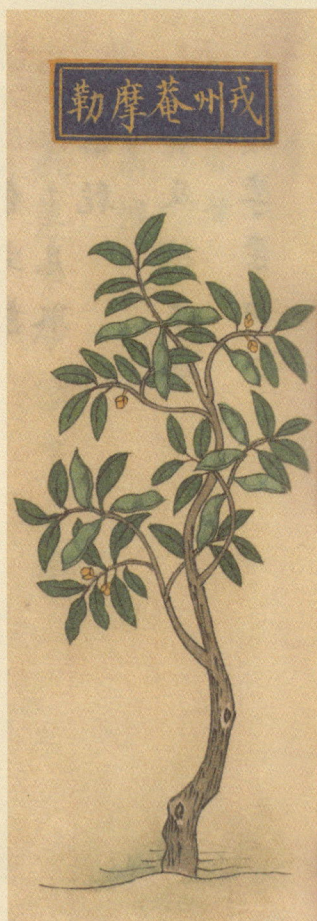

《品汇》弘治本

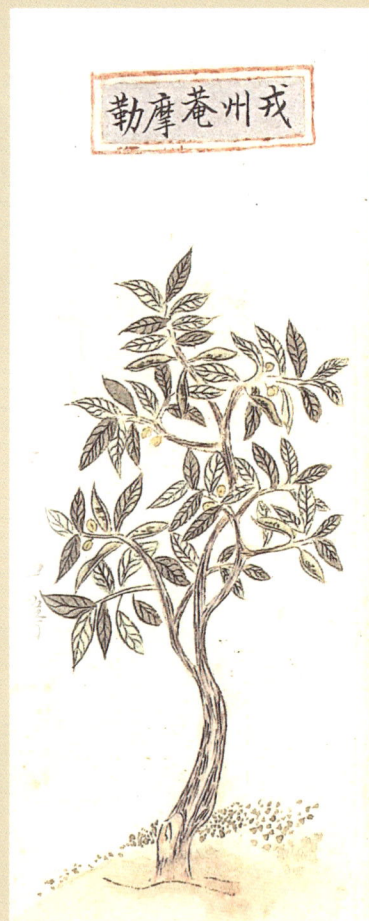

《品汇》东京本

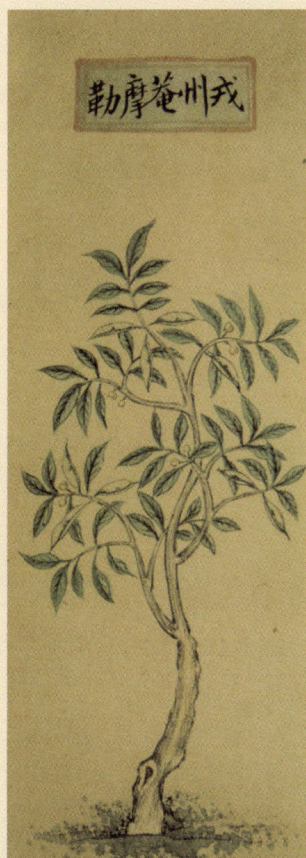

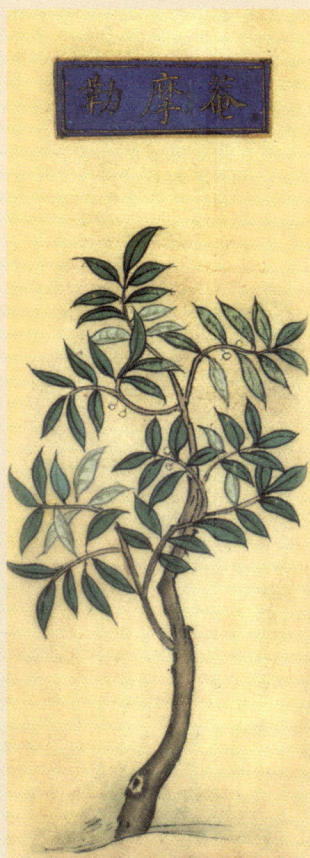

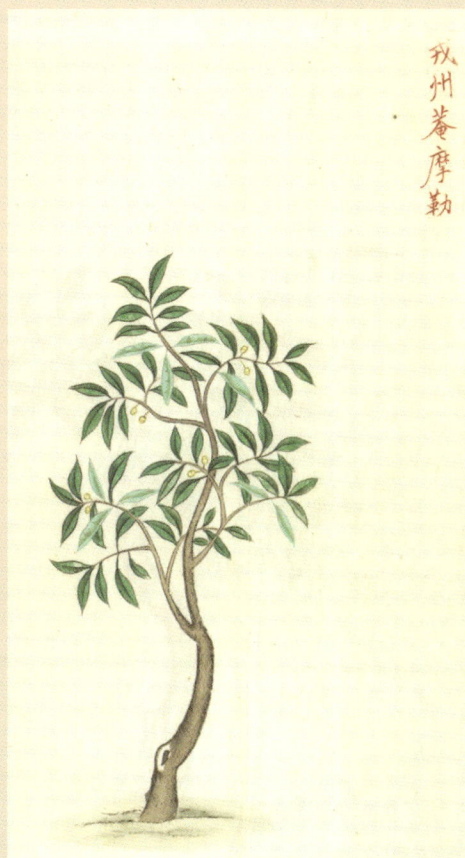

《品汇》罗马本　　　　　　　《便览》　　　　　　　　　　《草木状》

【出处】● 唐·苏敬等《唐本草》

【别名】● 余甘子（《临海异物志》），余甘（《唐本草》），庵摩落迦果（《本草纲目》），望果（《中国树木分类学》），油甘子（《广州植物志》），牛甘子（《南宁市药物春》），橄榄子（《四川中药志》），喉甘子、鱼木果（《广西药植名录》），滇橄榄（《云南中草药选》）等。

【来源】● 为大戟科植物余甘子 *Phyllanthus emblica* L. 的干燥成熟果实。

【原植物】● 落叶灌木或小乔木，高可达 7m。叶互生于纤弱的小枝上，几无柄，密生而为明显的 2 列，极似羽状复叶；叶片线状矩圆形，长约 1cm，先端钝；托叶线状披针形。花小，黄色，单性同株，具短柄，簇生于叶腋内；萼片 5~6，倒卵状矩圆形，长不及 2mm；花瓣缺；雄花具柄，极多数，花盘的腺体极小，花药 3~5，长椭圆形，直立于一短柱上；雌花近无柄，常单独与雄花混生于上部叶腋内，子房半藏于一环状的花盘内。果实肉质，径约 1.5cm，圆而稍带 6 棱，初为黄绿色，熟时变为赤色。花期 4 5 月。分布于福建、广东、广西、台湾与西南等地。

213

【性状】 球形或扁球形，微显 6 瓣状，直径 1.2~2cm；表面棕褐色或墨绿色，粗糙不平，有细小的疣状突起，基部遗有圆点状的果柄痕迹。质坚实，不易破碎，破碎后内显黄白色；种子近三棱形，棕色。气微，味酸涩，回甜。以干燥、饱满、无果柄及叶片掺杂者为佳。

【产地】 产四川、广东、广西、贵州、云南等地。

【性味归经】 苦、甘，寒。归脾、胃经。

【功能主治】 化痰止咳，生津，解毒。用于感冒发热，咳嗽咽痛，白喉，烦热口干。

【用法用量】 煎服，6~12g。外用捣汁涂。

【各家论述】 ①《唐本草》："庵摩勒，生岭南交、广、爱等州。树叶细，似合欢，花黄，实似李、奈，青黄色，核圆作六七棱，其中仁亦入药用。"
②《海药本草》："生西国，大小如枳橘子状，梵云：摩勒果是也。味苦、酸、甘，微寒，无毒。主丹石伤肺，上气咳嗽。久服轻身，延年长生。凡服乳石之人，常宜服也。"
③《本草图经》："庵摩勒，余甘子也。生岭南交、广、爱等州，今二广诸郡及西川蛮界山谷中皆有之。木高一、二丈，枝条甚软；叶青细密，朝开暮敛，如夜合，而叶微小，春生冬凋；三月有花，着条而生，如粟粒，微黄；随即结实作荚，每条三、两子，至冬而熟，如李子状，青白色，连核作五、六瓣，干即并核皆裂。其俗亦作果子啖之。"

续随子

【图谱来源】

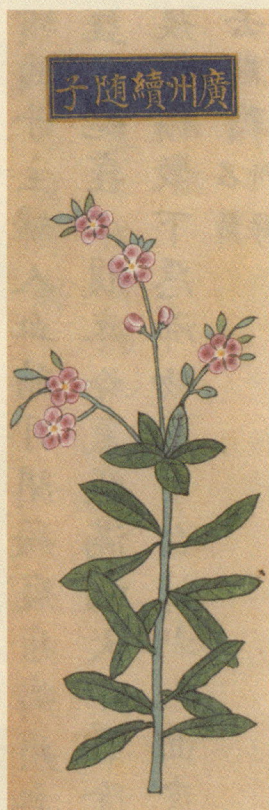

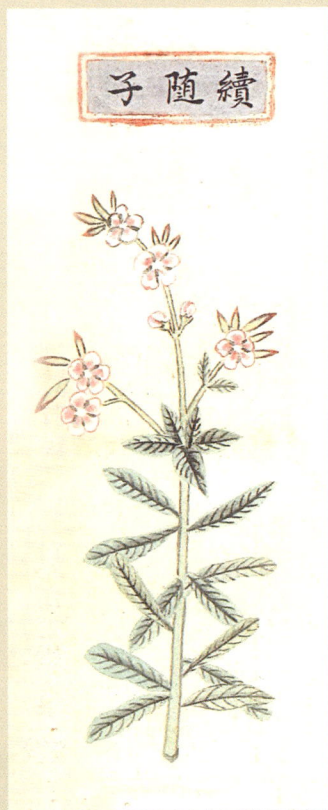

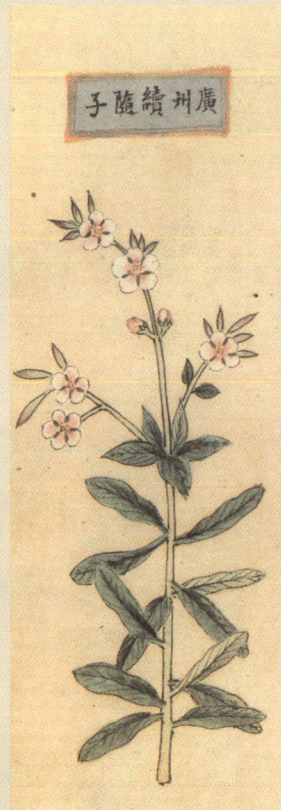

《品汇》弘治本　　　　　《品汇》东京本　　　　　《品汇》罗马本

215

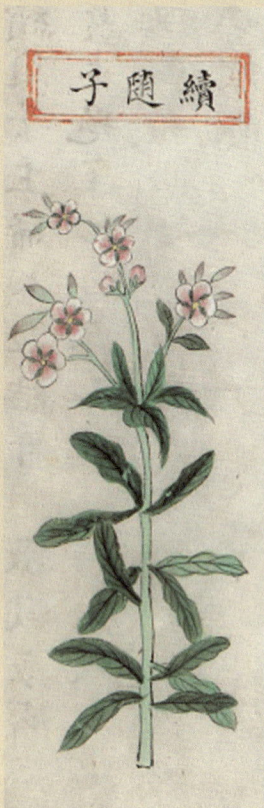

《品汇》柏林本

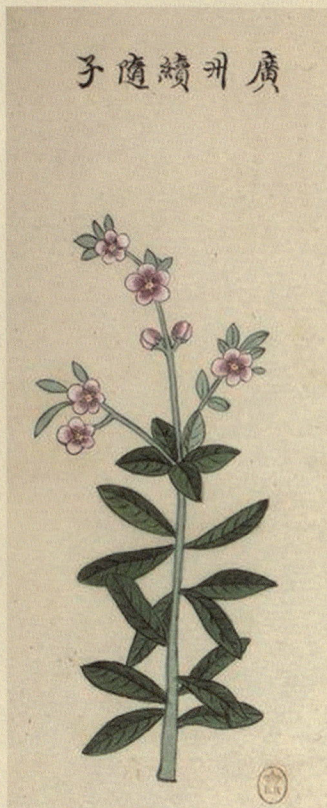

《品汇》巴黎本 I

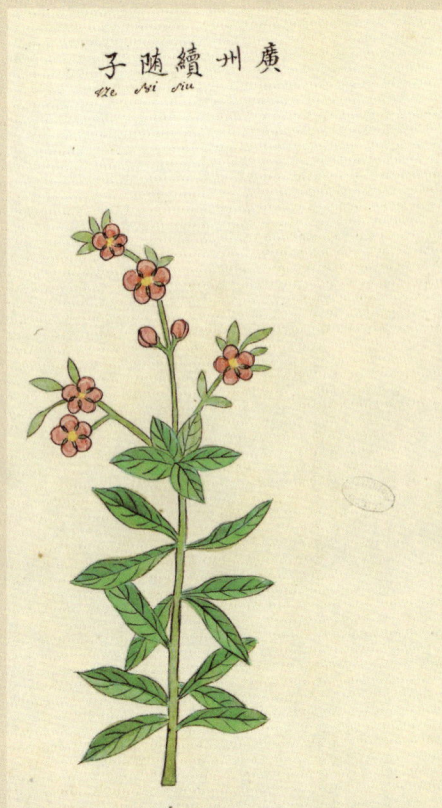

《品汇》巴黎本 II

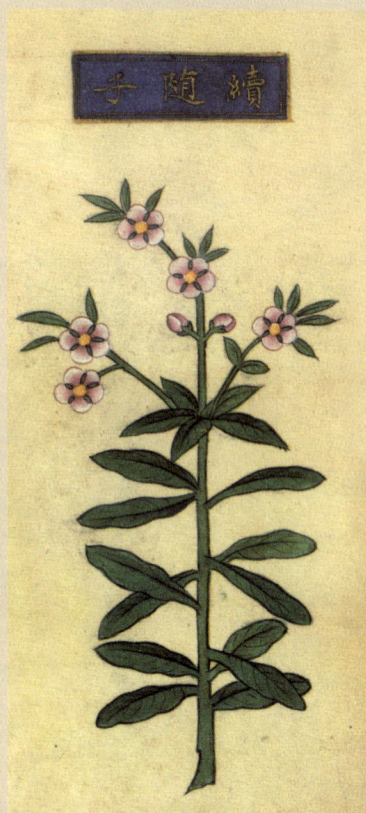

《便览》

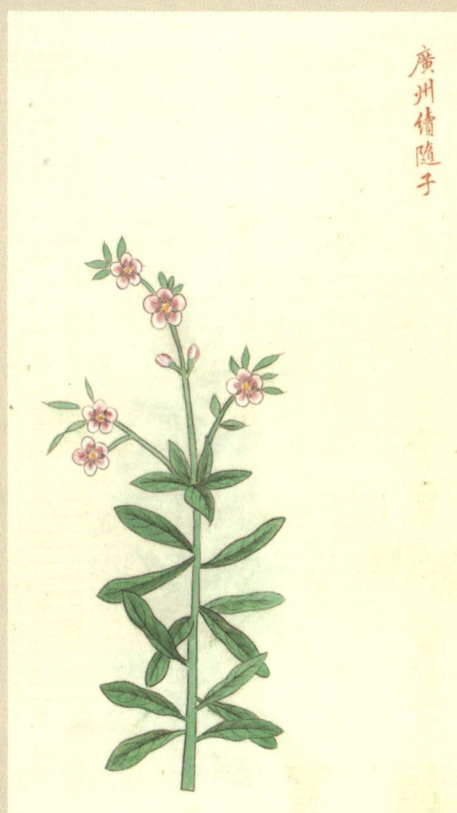

《草木状》

【出处】 宋·刘翰等《开宝本草》

【别名】 千两金、菩萨豆（《日华子本草》），千金子（《开宝本草》），联步（《斗门方》），滩板救（《湖南药物志》）等。

【来源】 为大戟科植物续随子 *Euphorbia lathyris* L. 的干燥成熟种子。

【原植物】 二年生草本，高达 1m，全株微被白霜，内含乳汁。茎直立，分枝多。单叶交互对生；具短柄或近无柄；茎下部的叶较密，由下而上叶渐增大，线状披针形至阔披针形，长 6~12cm，宽 0.8~1.3cm，基部近截形，先端渐尖，全缘。杯状聚伞花序，通常 4 枝排成伞状，基部轮生叶状苞 4 片，每枝再叉状分枝，分枝处对生卵形或卵状披针形的苞叶 2 片；花单性，无花被；雄花多数和雌花 1 枚同生于萼状总苞内，总苞 4~5 裂；雄花仅具雄蕊 1；雌花生于花序中央，雌蕊 1，子房 3 室，花柱 3，先端 2 歧。蒴果近球形，表面有褐黑两色相杂斑纹。花期 4—7 月。果期 7—8 月。分布于东北、华北、华东、西南与河南、福建、台湾、湖南、广西等地。

【性状】 椭圆形或倒卵形，长约 5mm，直径约 4mm。表面灰棕色或灰褐色，有不规则网状皱纹，皱纹的凸起部深棕色，凹下部灰黑色，形成细斑点状，一侧具凹沟样种脊，顶端有小圆形微突起的合点，基部偏向种脊处有类白色的种阜，通常都已脱落，而呈斜切面状。种皮薄而硬脆，内表面灰白色，有光泽。胚乳黄白色，富油质，包围着细小而直的胚，子叶 2 片。气微，味辛。以粒饱满、油性足者为佳。

【产地】 主产河北、河南、浙江。此外，四川、辽宁、吉林、湖南、广西等地亦产。

【炮制】 续随子：筛去灰屑，拣去杂质，去壳取仁。
续随子霜：取拣净的千金子，搓去壳，碾碎，置蒸器内蒸透，用吸油纸包裹，压榨至油尽，碾细，过筛。

【性味归经】 辛，温；有毒。归肺、胃、膀胱经。

【功能主治】 逐水消肿，破癥杀虫。用于水肿胀满，痰饮，宿滞，癥瘕积聚，妇女经闭，疥癣疮毒，蛇咬，疣赘。

【用法用量】 内服入丸、散，1.5~3g。外用研敷。

【各家论述】 《证类本草》：“苗如大戟，初生一茎，茎端生叶，叶中复出数茎相续；花亦类大戟，自叶中抽秆而生；实青有壳。”

椰　子

岭南道地药材与外来药物图萃

【图谱来源】

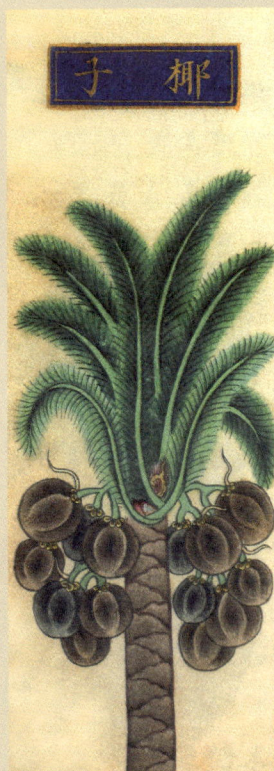

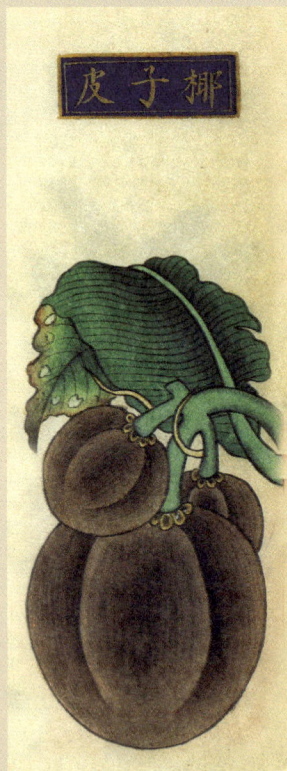

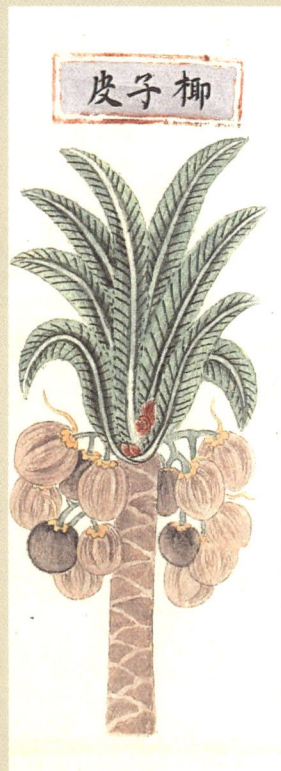

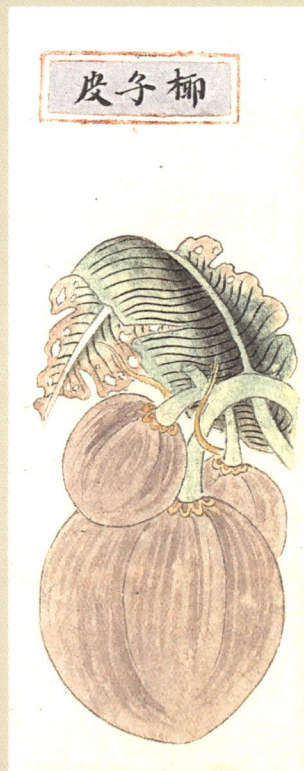

《品汇》弘治本　　　　　　《品汇》弘治本　　　　　　《品汇》东京本　　　　　　《品汇》东京本

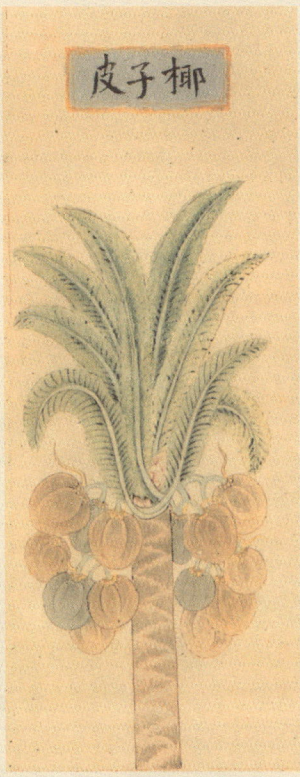

《品汇》罗马本

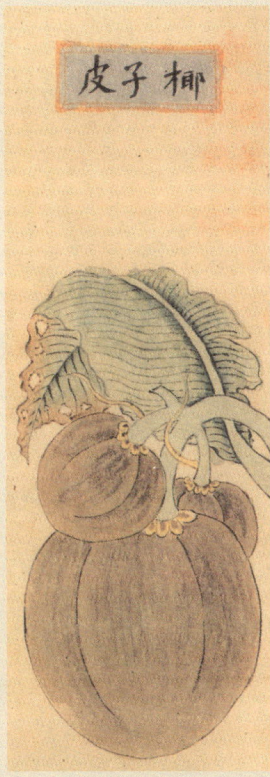

《品汇》罗马本

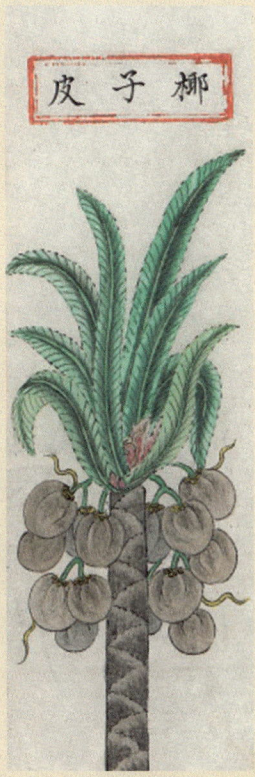

《品汇》柏林本

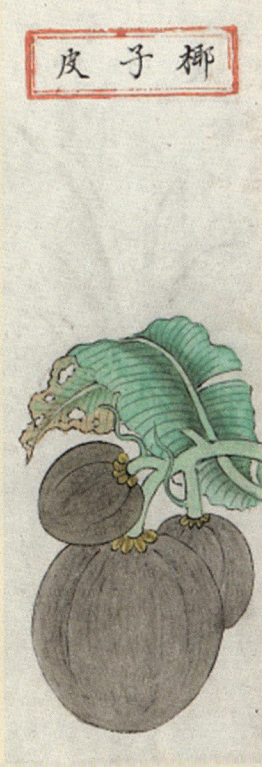

《品汇》柏林本

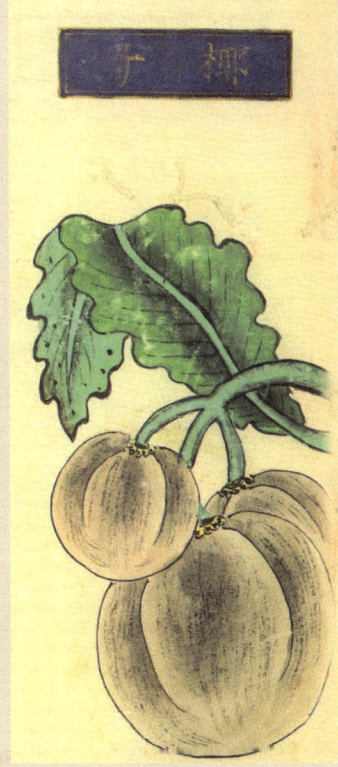

《食物》Ⅰ

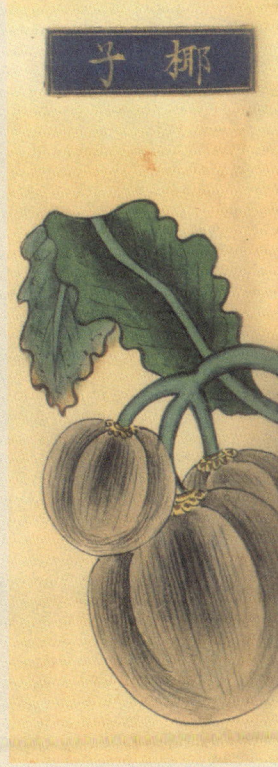

《食物》Ⅱ

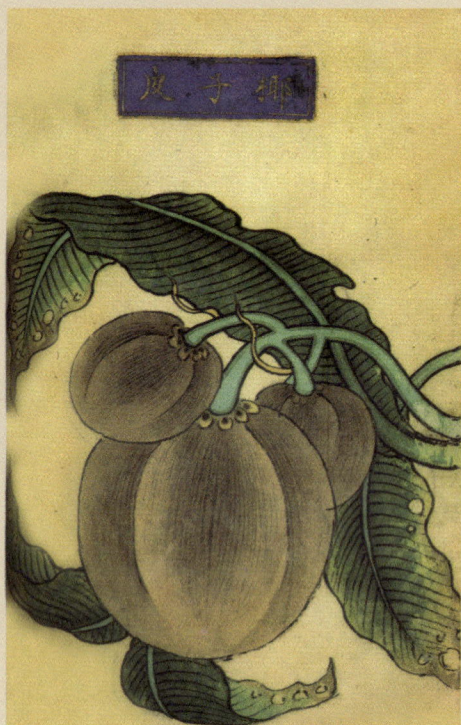

《便览》

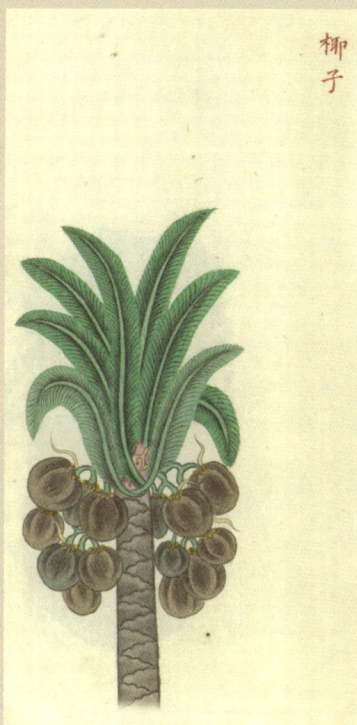

《草木状》

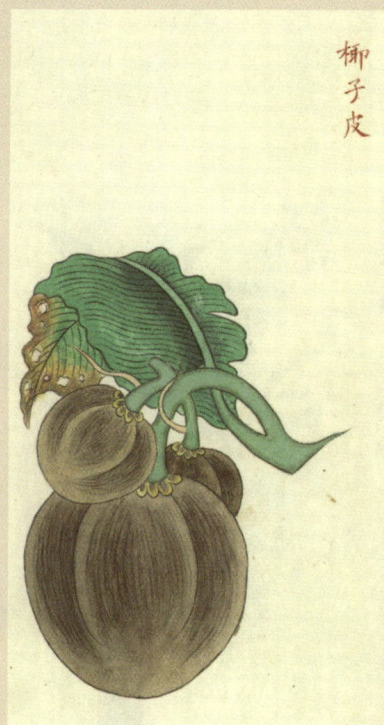

《草木状》

【出处】● 五代·李珣《海药本草》

【别名】● 胥余（《史记》），胥耶（《汉书》），越王头（《南方草木状》），椰楔（《台湾树木志》）等。

【来源】● 为棕榈科植物椰子 *Cocos nucifera* L. 的果实。

【原植物】● 乔木，高 20~30m，杆直立，不分枝，有轮状叶痕。羽状复叶，常 20~30 片丛生于茎顶；叶片长 3~7m，宽 1~1.4m；小叶片线形，革质。花单性，雌雄同株；花序生自叶腋间，长可达 2m；雄花较细小而多，生于花序上部，雌花较大而少，生于花序下部，或雌雄花混生；雄花左右对称，花被 3，雄蕊 6；雌花花被 6，子房 3 室。核果椭圆形或卵状椭圆形而略呈 3 棱，长 20~35cm，径 21~24cm，未熟时青绿色，成熟时暗褐棕色，外果皮较薄，中果皮为厚纤维层，内果皮角质，极硬，有 3 个基生孔迹；种皮薄，衬托着白色的胚乳（椰肉）；胚乳内有一大空腔贮藏浆液。花后一年果熟。分布于台湾、广东、云南（南部）等地。

本植物内果皮（椰子壳）、椰子油、胚乳（椰子瓤）、胚乳中的浆液（椰子浆）均供药用。

【产地】● 主产台湾、广东、海南、云南（南部）等地。

【性味归经】● 椰子皮：苦，平。椰子浆：甘，温。椰子瓤：甘，平。

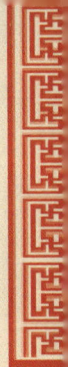

【功能主治】 椰子壳：烧存性，用于杨梅疮，筋骨痛，夹阴风寒寒热。

椰子油：用于疥癣，冻疮。

椰子浆：滋补，解渴。用于消渴，吐血，水肿。

椰子瓤：益气，祛风。用于小儿疳积白虫，清瘦。

【各家论述】 ①《南方草木状》："树叶如栟榈，高六七丈，无枝条。"

②《唐本草》："出安南，今岭南州郡皆有之。"

③《海药本草》："谨按《交州记》云：生南海。状若海棕。实名椰子，大如碗许大。外有粗皮，如大腹子、豆蔻之类；内有浆，似酒，饮之不醉。主消渴，吐血，水肿，去风热。云南者亦好。武侯讨云南时，并令将士剪除椰树，不令小邦有此异物，多食动气也。"

④《证类本草》："叶在木末如束蒲。实如挂物，实外有粗皮，如棕包。次有壳，圆而且坚。里有肤，至白如猪肪，浓半寸许，味亦似胡桃。肤里有浆四五合，如乳，饮之冷而氛醺。人多取壳为器，甚佳。不拘时月采其根皮用。南人取其肉，糖饴渍之，寄至北中作果，味甚佳也。"

葡 萄

【图谱来源】

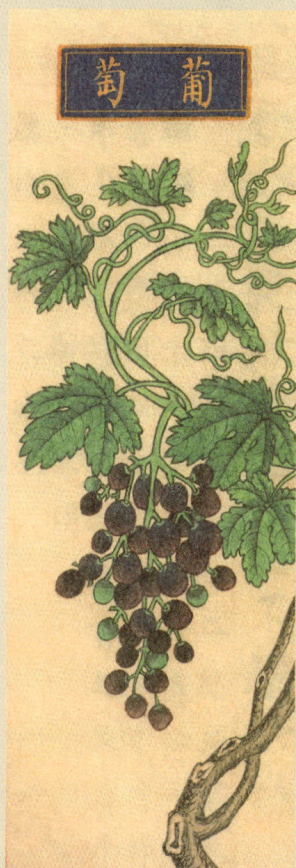

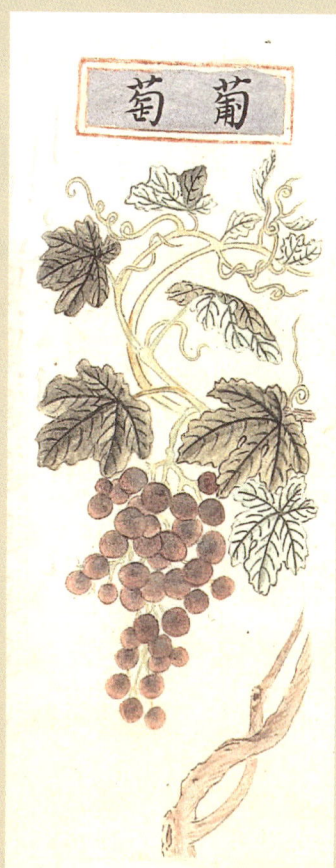

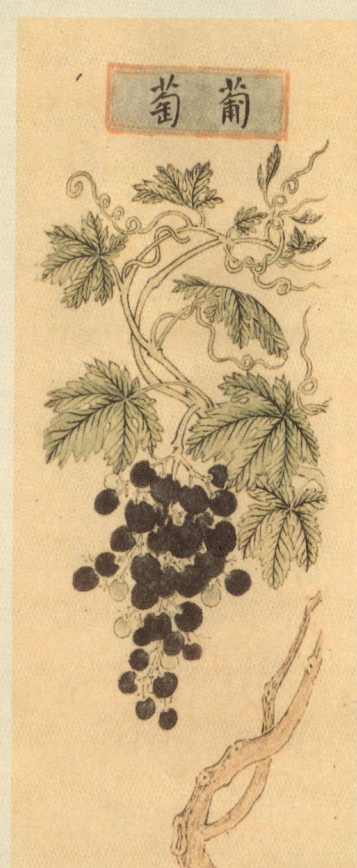

《品汇》弘治本　　　　　　　　《品汇》东京本　　　　　　　　《品汇》罗马本

222

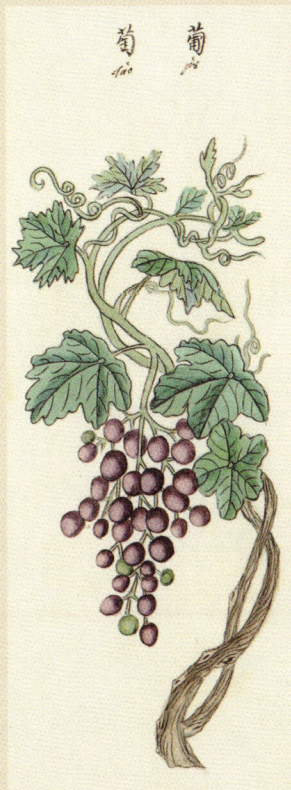

《品汇》巴黎本Ⅱ

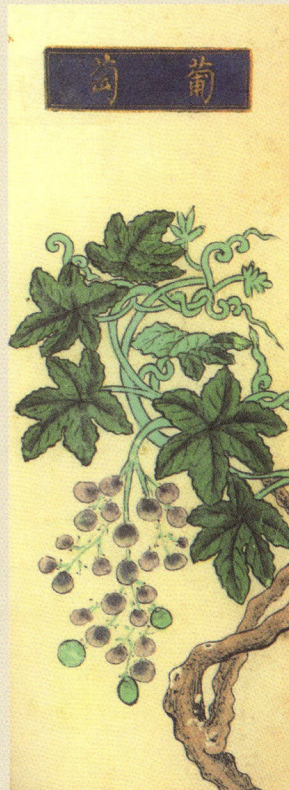

《食物》Ⅰ

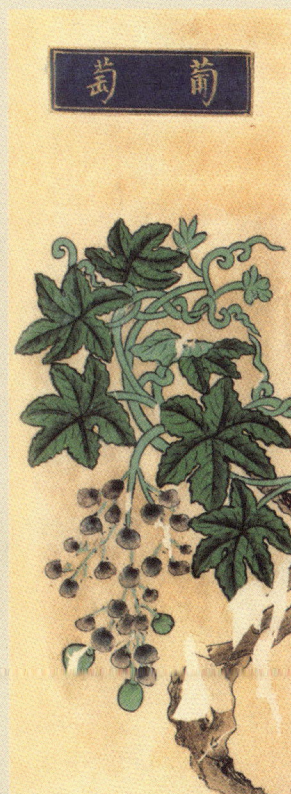

《食物》Ⅱ

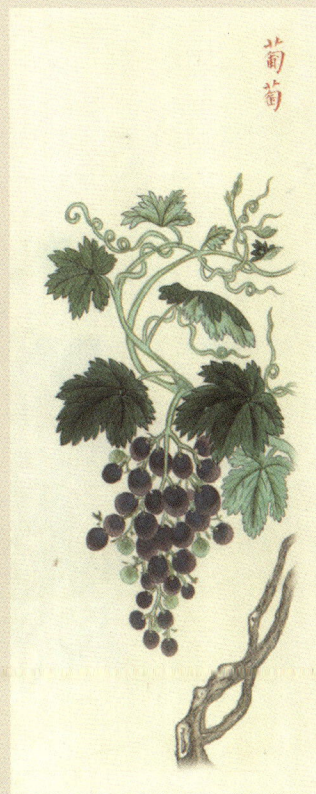

《草木状》

【出处】 《神农本草经》

【别名】 草龙珠（《本草纲目》），山葫芦（《中国树木分类学》）等。

【来源】 为葡萄科植物葡萄 *Vitis vinifera* L. 的干燥果实。

【原植物】 高大缠绕藤本，幼茎秃净或略被绵毛。叶纸质，互生，圆形或圆卵形，宽 10~20cm，常 3~5 裂，基部心形，边缘有粗而稍尖锐的齿缺，下面常密被蛛丝状绵毛；叶柄长 4~8cm。花杂性，异株，圆锥花序大而长，与叶对生；花序柄无卷须；萼极小，杯状，全缘或不明显的 5 齿裂；花瓣 5，黄绿色，先端黏合不展开，基部分离，开花时呈帽状整块脱落；雄蕊 5；花盘隆起，由 5 个腺体所成，基部与子房合生；子房 2 室，每室有胚珠 2，花柱短，圆锥形。浆果卵圆形至卵状矩圆形，富汁液，熟时紫黑色或红而带青色，外被蜡粉。花期 6 月。果期 9—10 月。长江流域以北各地均有栽培，分布于新疆、甘肃、陕西、山西、河北、山东等地。

【性状】 外皮红褐色，小颗粒，果皮有皱纹，味甜。以色红褐、粒整齐、无杂质者为佳。

【产地】 主产新疆。

【性味归经】 甘、酸，平。入肺、脾、肾经。

【功能主治】 补气血，强筋骨，利小便。用于气血虚弱，肺虚咳嗽，心悸盗汗，风湿痹痛，淋病，浮肿。

【用法用量】 内服煎汤、捣汁或浸酒。

【各家论述】 ①《名医别录》："葡萄，生陇西、五原、敦煌。"
②《本草纲目》："葡萄，其圆者名草龙珠，长者名马乳葡萄，白者名水晶葡萄，黑者名紫葡萄。《汉书》言张骞使西域还，始得此种，而《神农本草经》已有葡萄，则汉前陇西旧有，但未入关耳。""西人及太原、平阳皆作葡萄干，货之四方。蜀中有绿葡萄，熟时色绿。云南所出者，大如枣，味尤长。""西边有琐琐葡萄，大如五味子而无核。"
③《本草纲目拾遗》："琐琐葡萄，出吐鲁番，北京货之，形如胡椒，系葡萄之别种也。""按《紫桃轩杂缀》，琐琐葡萄，神农九草之一，中土久有，不俟博望从西域带来也。"

番红花

【图谱来源】

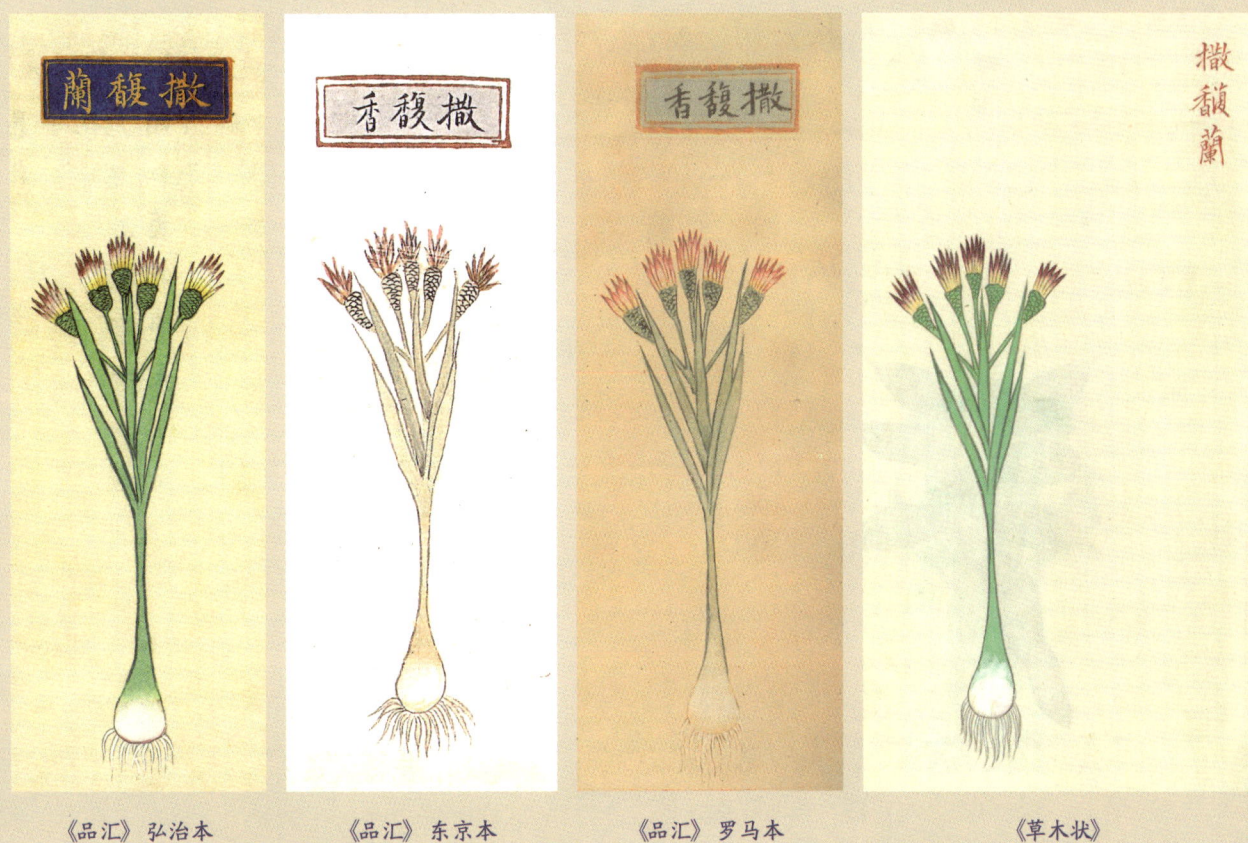

《品汇》弘治本	《品汇》东京本	《品汇》罗马本	《草木状》

【出处】 元·忽思慧《饮膳正要》

【别名】 泊夫兰（《饮膳正要》），撒馥兰（《本草品汇精要》），撒法郎（《医林集要》），藏红花（《本草纲目拾遗》），西红花（《中国药典》）等。

【来源】 为鸢尾科植物番红花 *Crocus sativus* L. 的干燥柱头。

【原植物】 多年生草本。地下鳞茎呈球状，外被褐色膜质鳞叶。叶 9~15 片，自鳞茎生出，无柄，叶片窄长线形，长 15~20cm，宽 2~3cm，叶缘反卷，具细毛，基部由 4~5 片广阔鳞片包围。花顶生，直径 2.5~3cm；花被 6 片，倒卵圆形，淡紫色，花筒长 4~6cm，细管状；雄蕊 3，花药大，基部箭形；雌蕊 3，心皮合生，子房下位，花柱细长，黄色，顶端三深裂，伸出花筒外部，下垂，深红色，柱头顶端略膨大，有一开口呈漏斗状。蒴果，长形，具三钝棱，长约 3cm，宽约 1.5cm，当果实成熟时始伸达地上。种子多数，圆球形，种皮革质。花期 11 月上旬至中旬。分布于南欧各国及伊朗等地。我国有少量栽培。

【性状】 ①湿红花：柱头红棕色，有油润光泽，细长线形，长约 3cm，基部较窄，向顶端逐渐变宽，内方有一短裂缝，顶端边缘为不整齐的齿状。柱头常单独存在，有时三个柱头与一短花柱相连。花柱橙黄色。浸于水中时，柱头即扩大膨胀，呈长喇叭状，水被染成黄色。气香甜，味苦。以滋润而有光泽、色红、黄丝少者为佳。
②干红花：为弯曲的细丝状，暗红色，带有黄棕色部分。质轻松，无光泽及油润感。其余与湿红花同。

【产地】 产西班牙、伊朗、希腊及俄罗斯等地，我国上海、浙江亦有引种栽培。

【炮制】 拣去杂质，并除去黄色毛须。

【性味归经】 甘，平。归心、肝经。

【功能主治】 活血化瘀，凉血解毒，解郁安神。用于经闭癥瘕，产后瘀阻，温毒发斑，忧郁痞闷，惊悸发狂，跌扑肿痛。

【用法用量】 煎服、沸水泡服，或浸酒。3~6g。

【各家论述】 ①《本草品汇精要》："撒馥兰，三月莳种于阴处。其根如蒜，硬而有须；抽一茎高六七寸；上着五六叶，亦如蒜叶，细长绿色；五月茎端开花五六朵，如红蓝花，初黄渐红；六月结子，大如黍。花能疗疾，彼土人最珍重，合香多用之。"
②《本草纲目》："番红花，出西番回回地面及天方国，即彼地红蓝花也。元时以入食馔用。按张华《博物志》言，张骞得红蓝花种于西域，则此即一种，或方域地气稍有异耳。"
③《本草纲目拾遗》："藏红花，出西藏。形如菊。干之可治诸痞。试验之法：将一朵入滚水内，色如血，又入色亦然。可冲四次者真。"
④《增订伪药条辨》："西藏红花，花丝长，色黄兼微红。性潮润，气微香，入口沁人心肺，效力甚强，为红花中之极品。"

番荔枝

【图谱来源】

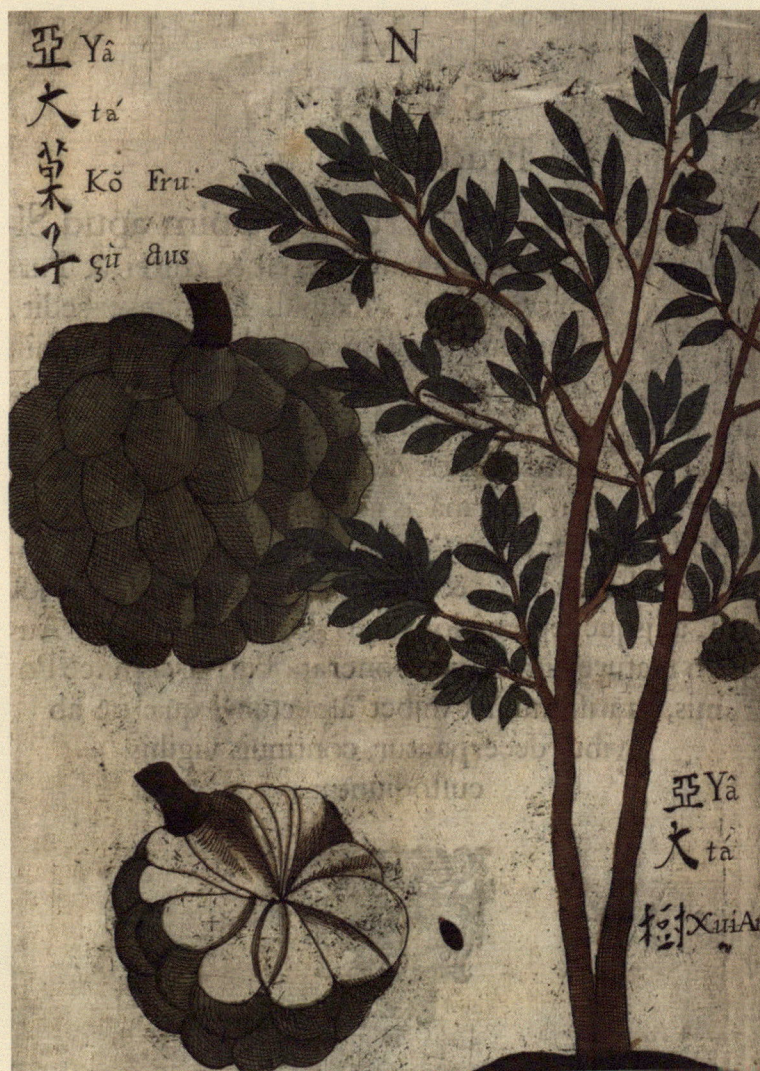

《植物志》

【出处】 清·吴震方《岭南杂记》

【别名】 释迦果、番梨（《澄海县志》）等。

【来源】 为番荔枝科植物番荔枝 *Annona squamosa* L. 的果实。

【原植物】 落叶小乔木，高 3~5m；树皮薄，灰白色，多分枝。叶薄纸质，排成两列，椭圆状披针形，或长圆形，长 6~17.5cm，宽 2~7.5cm，顶端急尖或钝，基部阔楔形或圆形，叶背苍白绿色，初时被微毛，后变无毛；侧脉每边 8~15 条，上面扁平，下面凸起。花单生或 2~4 朵聚生于枝顶或与叶对生，长约 2cm，青黄色，下垂；花蕾披针形；萼片三角形，被微毛；外轮花瓣狭而厚，肉质，长圆形，顶端急尖，被微毛，镊合状排列，内轮花瓣极小，退化成鳞片状，被微毛；雄蕊长圆形，药隔宽，顶端近截形；心皮长圆形，无毛，柱头卵状披针形，每心皮有胚珠 1 颗。果实由多数圆形或椭圆形的成熟心皮微相连易于分开而成的聚合浆果圆球状或心状圆锥形，直径 5~10cm，无毛，黄绿色，外面被白色粉霜。花期 5—6 月。果期 6—11 月。原产热带美洲，我国浙江、台湾、福建、广东、广西、海南和云南等地均有栽培。

【性味归经】 甘，凉。归肺、胃、脾、大肠经。

【功能主治】 益气生津，清热润肺，通便，美肤，降糖。用于肺胃烦渴，便秘，糖尿病等。

【各家论述】 《岭南杂记》："番荔枝……康熙三十八年，上幸杭州，总兵蓝理进此果。"

蒟 酱

【图谱来源】

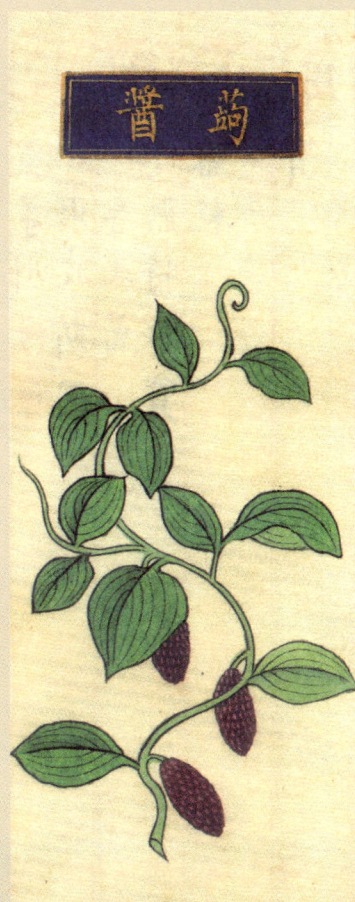

《品汇》弘治本

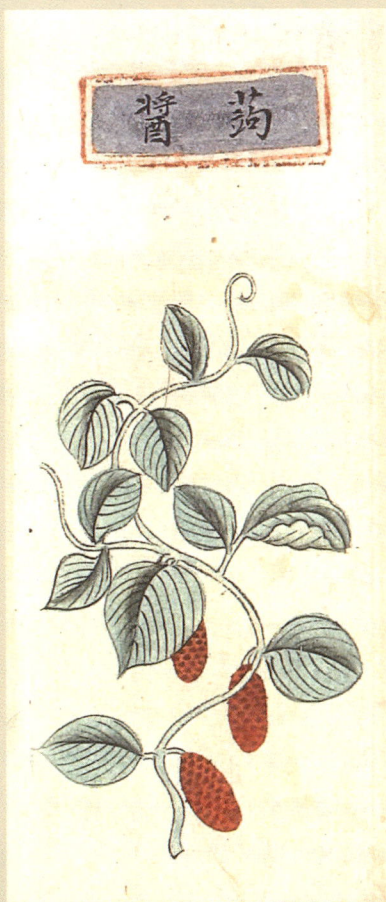

《品汇》东京本

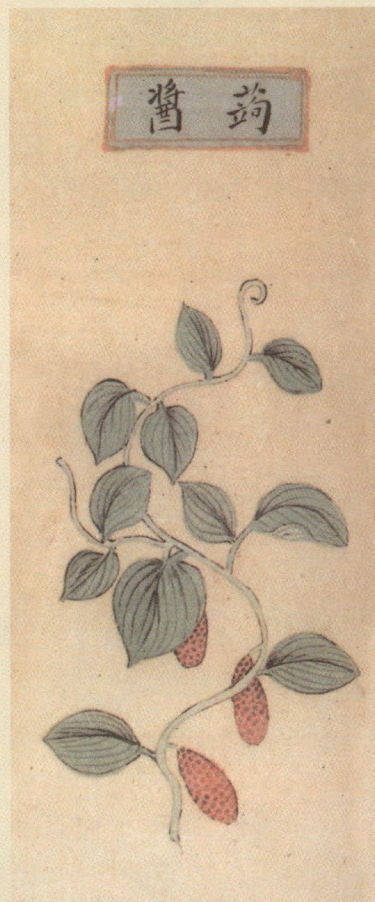

《品汇》罗马本

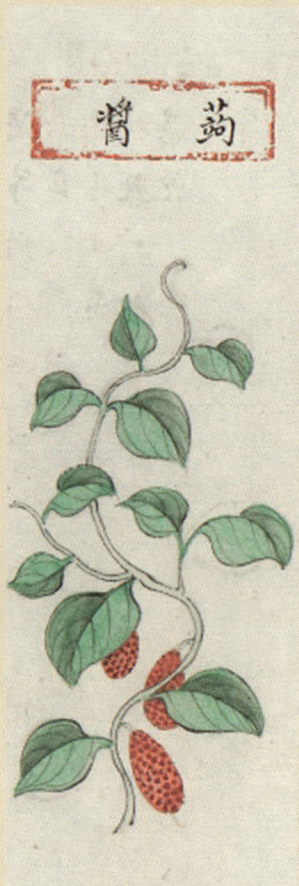

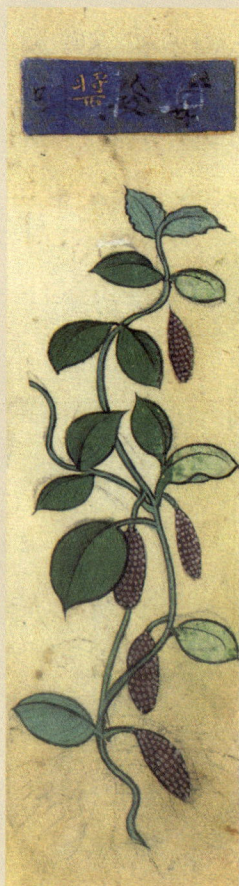

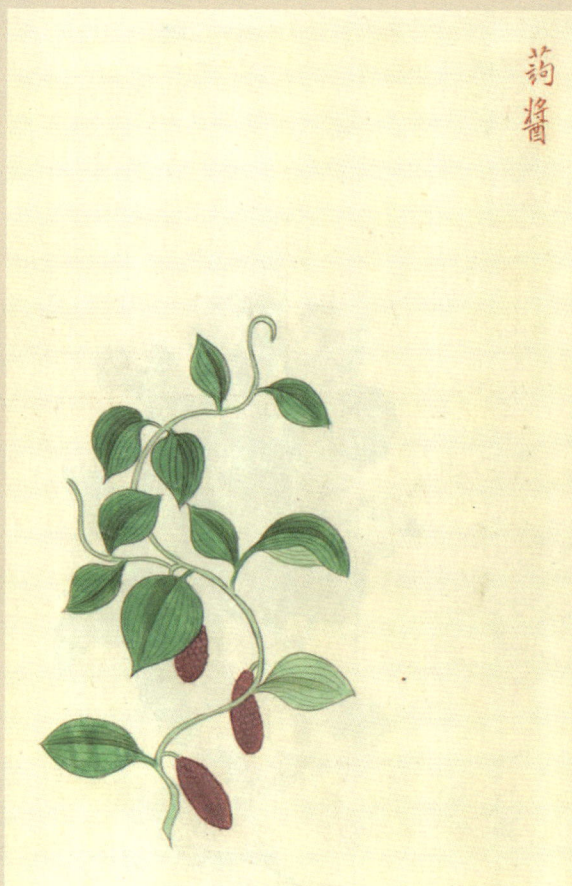

《品汇》柏林本 　　　　　　《便览》 　　　　　　　　《草木状》

【出 处】● 唐·苏敬等《唐本草》

【别 名】● 枸酱（《汉书》），蒟子（《广志》），土荜拨（《食疗本草》），大荜拨（《成都县志》），蒟青、槟榔蒟（《岭南草药志》），青蒌、香荖（《广东中草药》），芦子（《云南中草药选》）等。

【来 源】● 为胡椒科植物蒟酱 *Piper betle* L. 的干燥成熟果穗。

【原植物】● 常绿攀援藤本，高可达 10m。叶互生，大而厚，卵状长圆形，基部常偏斜，长10~15cm，宽 4~10cm。穗状花序，长 5~15cm，下垂。浆果肉质，绿黄色，互相连合成一长圆柱状体。花期 5—7 月。分布于云南、广东、广西、台湾等地。

【性 状】● 弯曲的长条状，长 3~6cm 不等，果柄长 2~4cm，具纵沟纹。黑褐色，易折断，折断时有粉尘飞出，断面色较浅。气特殊，味辛辣。以干燥不霉、味辣而浓者为佳。

【产 地】● 产云南、广东、广西等地。

【炮制】 《雷公炮炙论》：“凡使荜酱，采得后，以刀刮上粗皮，便捣，用生姜自然汁拌之，蒸一日了出，日干。每修事五两，用生姜汁五两，蒸干为度。”

【性味归经】 辛，温。归肺、脾经。

【功能主治】 温中下气，散结消痰，止痛。用于心腹冷痛，呕吐泄泻，虫积腹痛，咳逆上气，牙痛。

【用法用量】 煎服，2.4~4.5g。外用研末掺。

【各家论述】 ①《唐本草》：“荜酱生巴蜀。蔓生，叶似王瓜而厚大，味辛香，实似桑椹，皮黑肉白。西戎亦时将来，细而辛烈，或谓二种。交州、爱州人云荜酱，人家多种，蔓生，子长大，谓苗为浮留藤，取叶合槟榔食之，辛而香也。又有荜拨，丛生，子细，味辛烈于荜酱，此当信也。”

②《海药本草》：“谨按《广州记》云：出波斯国。其实状若桑椹，紫褐色者为上，黑者是老不堪。黔中亦有，形状相似，滋味一般。主咳逆上气，心腹虫痛，胃弱虚泻，霍乱吐逆，解酒食味。近多黑色，少见褐色者也。”

③《本草图经》：“荜酱，今夔州、岭南皆有之。刘渊林注《蜀都赋》云：荜酱缘木而生，其子如桑椹，熟时正青，长二、三寸，以蜜藏而食之，辛香，温调五脏。今云蔓生，两说大同小异，然则渊林所云；乃蜀种，如今此说是海南所传耳。今惟贵荜拨而不尚荜酱，故鲜有用者。”

④《本草纲目》：“按嵇含云：荜子可以调食，故谓之酱。乃荜拨之类也。故孟诜《食疗》谓之土荜拨。其蔓叶名扶留藤，一作扶榴，一作浮留，莫解其义。‘荜’则‘留’字之讹也。”“荜酱，今两广、滇南及川南、泸、威、茂、施诸州皆有之。其苗谓之荜叶。蔓生依树，根大如箸。彼人食槟榔者，以此叶及蚌灰少许同嚼食之，云辟瘴疠，去胸中恶气。故谚曰：槟榔浮留，可以忘忧。其花实即荜子也。按嵇含《草木状》云：荜酱即荜拨也。本草以荜易荜子，非矣。荜子一名扶留，其草形全不相同。时珍窃谓荜子蔓生，荜芨草生，虽同类而非一物。然其花实、气味、功用则一也。嵇氏以二物为一物，谓荜子非扶留，盖不知扶留非一种也。刘歆期《交州记》云：扶留有三种，一名获留，其根香美；一名扶留，其藤味亦辛；一名南扶留，其叶青味辛，是矣。今蜀人惟取荜叶作酒曲，云香美。”

231

蓬莪术

【图谱来源】

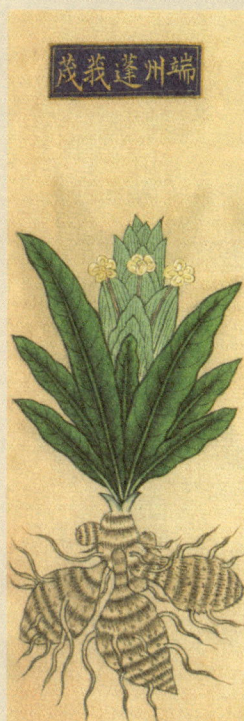

《品汇》弘治本

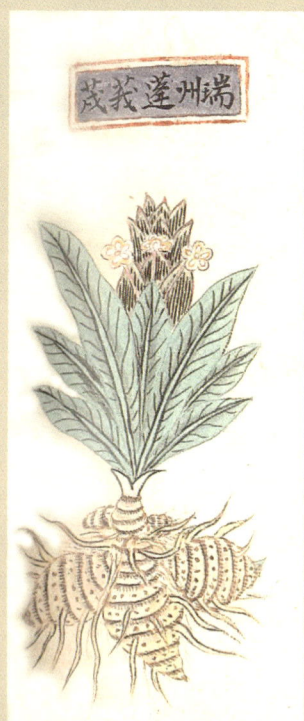

《品汇》东京本

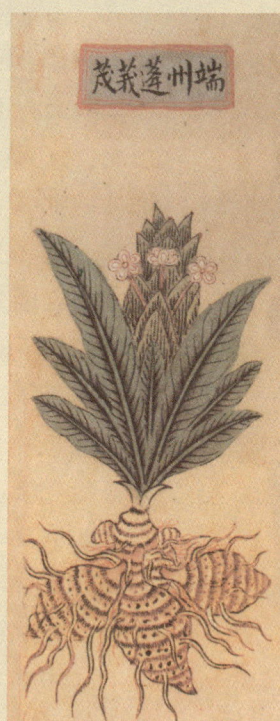

《品汇》罗马本

232

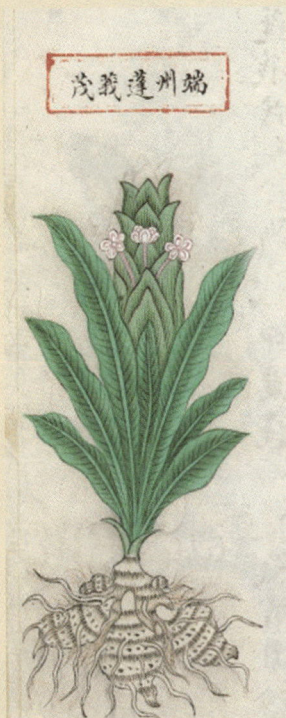

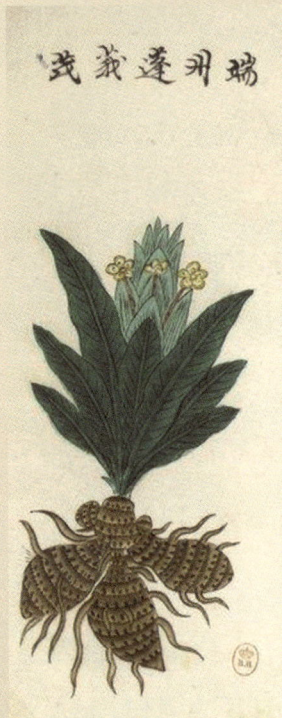

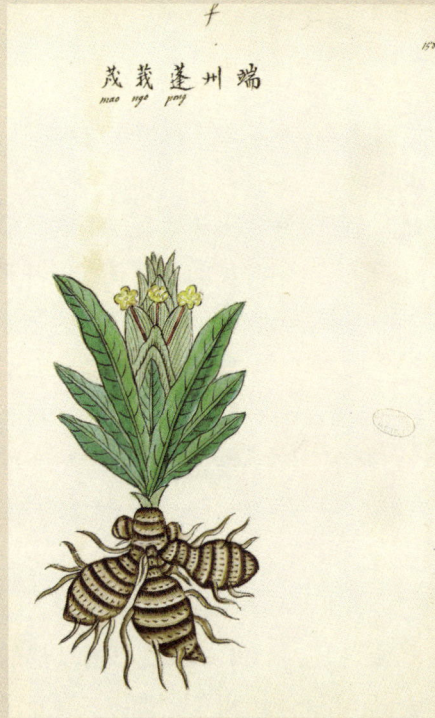

《品汇》柏林本　　　　　　　　《品汇》巴黎本Ⅰ　　　　　　　　《品汇》巴黎本Ⅱ

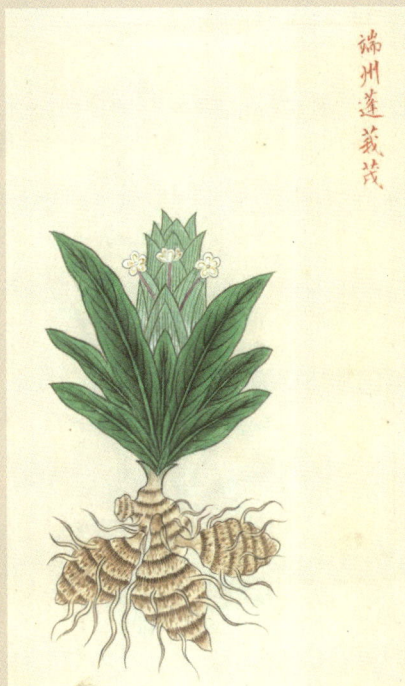

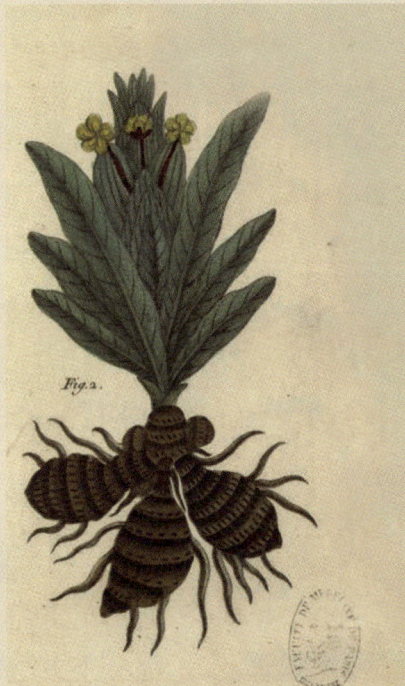

《草木状》　　　　　　　　　　　　　《植物图谱》

【出处】　唐·甄权《药性论》

【别名】　蒁药（《唐本草》），蓬莪茂（侯宁极《药谱》），蓬莪蒁（《日华子本草》），广茂（《珍珠囊》），蓬术（《普济方》），莪蒁（《本草备要》），蓬蒁（《本经逢原》），羌七（《生草药性备要》），广术（《本草求真》），黑心姜（《岭南采药录》），文术（《四川中药志》）等。

【来源】● 为姜科植物蓬莪术 *Curcuma phaeocaulis* Val. 的根茎。

【原植物】● 多年生宿根草本。根茎卵圆形块状，侧面有圆柱状的横走分枝，根系细长，末端膨大呈长卵形块状。叶片长圆状椭圆形或狭卵形，长18~24cm，宽7~11cm，叶脉中部具紫色晕；叶柄长约为叶片的1/3，下延成鞘，叶耳形小。圆柱状穗状花序，长约14cm，具总梗，花密；苞片卵圆形，顶端苞片扩展，亮红色，腋内无花；花萼白色，具3钝齿；花冠裂片3，上面1片较大，顶端略成兜状，唇瓣圆形，淡黄色，先端3浅圆裂，中间裂瓣先端微缺。蒴果卵状三角形，光滑。种子长圆形，具假种皮。花期3—5月。分布于福建、广东、广西、浙江、台湾、云南、四川等地。

【性状】● 卵圆形、长卵形、圆锥形或长纺锤形，长2~8cm，直径1.5~4cm。表皮灰黄色至灰棕色，略有皱纹，有环形的节，节上有须根痕迹。质坚实而重，极难折断，破开面灰褐色至黄褐色，蜡样，有光泽，并有一黄白色环及白色的筋脉小点。气微香，味微苦而辛。以个均匀、质坚实、断面灰褐色者为佳。

【产地】● 主产广西、四川。此外，福建、广东、浙江、云南等地亦产。

【炮制】● 蓬莪术：拣去杂质，用水浸泡，润透后，置笼屉内蒸透取出，切片晒干。
醋莪术：拣去杂质，洗净，置锅中加醋与热水使浸没，用文火煮透，捞出，晾至六成干，切薄片，阴干。（每莪术50kg，用醋5~10kg）

【性味归经】● 辛、苦，温。归肝、脾经。

【功能主治】● 行气破血，消积止痛。用于癥瘕痞块，瘀血经闭，胸痹心痛，食积胀痛。

【用法用量】● 煎服，6~9g。

【各家论述】● ①《本草拾遗》："蓬莪茂，一名蓬莪，黑色，二名蒁，黄色；三名波杀。味甘，有大毒。"
②《开宝本草》："蓬莪茂，子似干椹，叶似襄荷，在根下，并生。一好一恶，恶者有毒。人取之，先放羊食，羊不食者，弃之。"
③《本草图经》："蓬莪茂，今江浙或有之。三月生苗在田野中，其茎如钱大，高二、三尺。叶青白色，长一、二尺，大五寸以来，颇类襄荷。五月有花作穗，黄色，头微紫。根如生姜，而茂在根下，似鸡鸭卵，大小不常。九月采，削去粗皮，蒸熟，曝干用。"
④《医家心法》："广茂即莪术。凡行气破血，消积散结，皆用之。"

零陵香

【图谱来源】

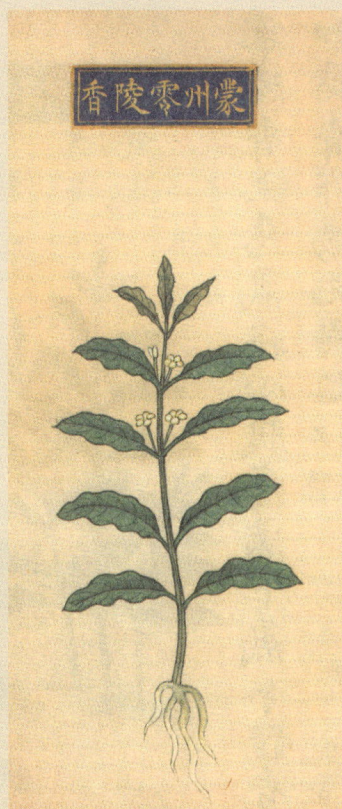

《品汇》弘治本

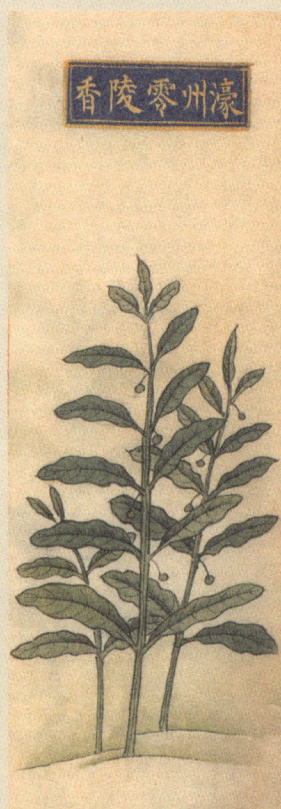

《品汇》弘治本

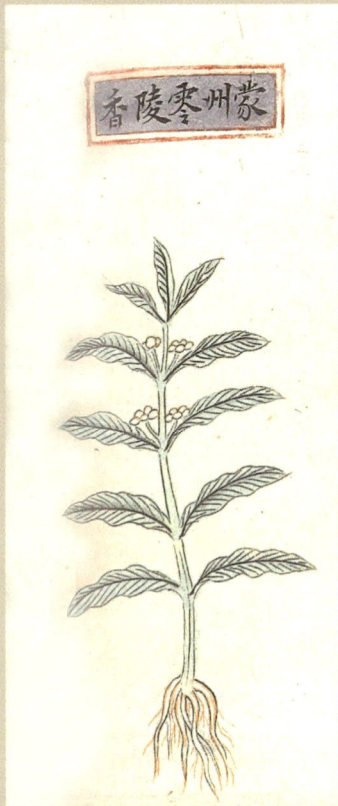

《品汇》东京本

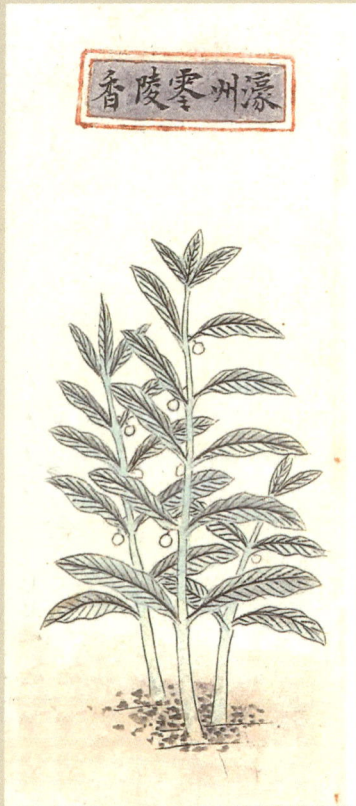

《品汇》东京本

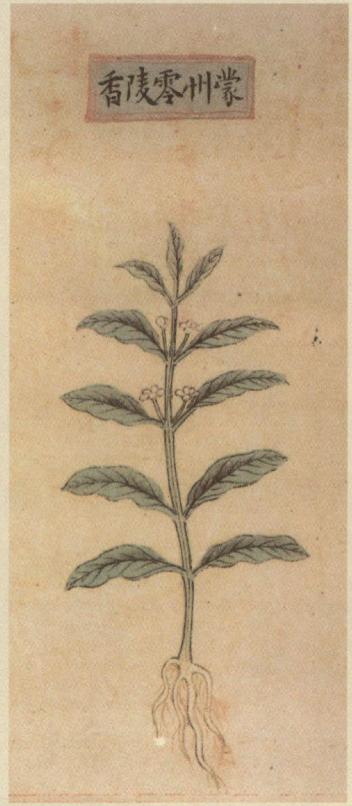

《品汇》罗马本

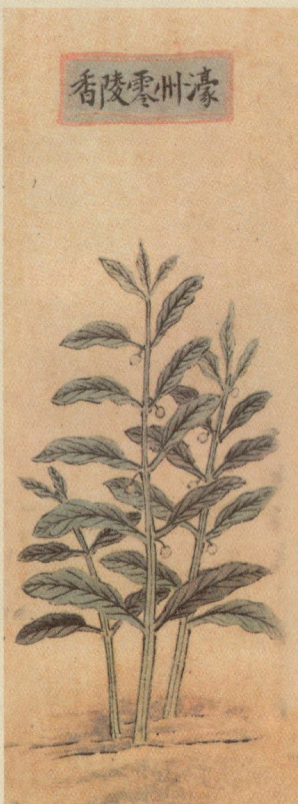

《品汇》罗马本

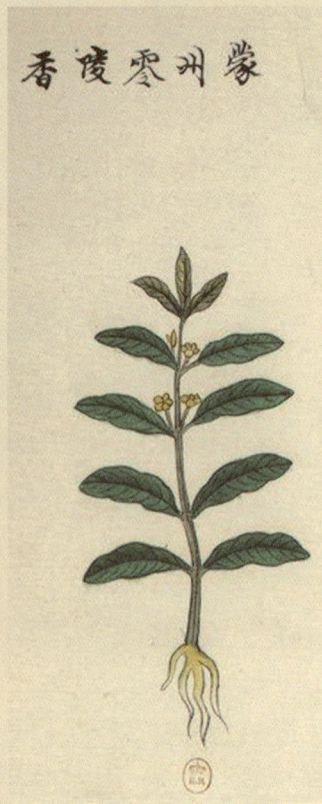

《品汇》巴黎本Ⅰ

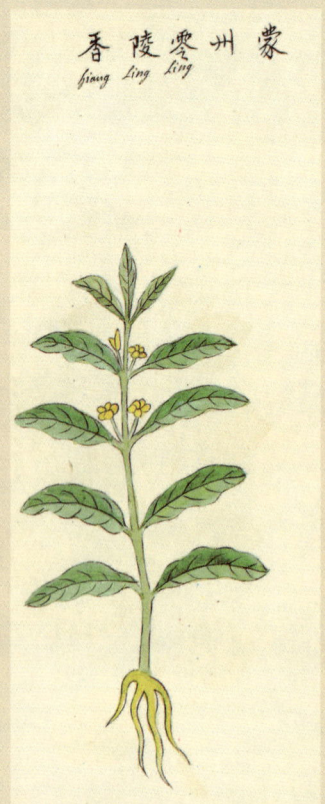

《品汇》巴黎本Ⅱ

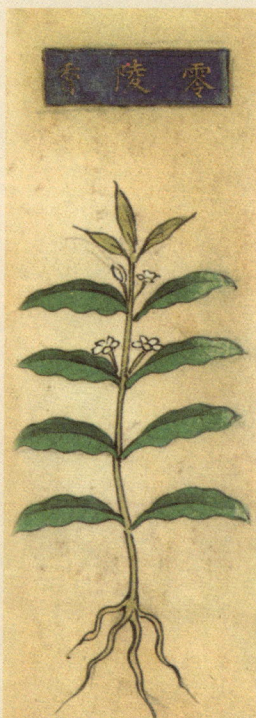

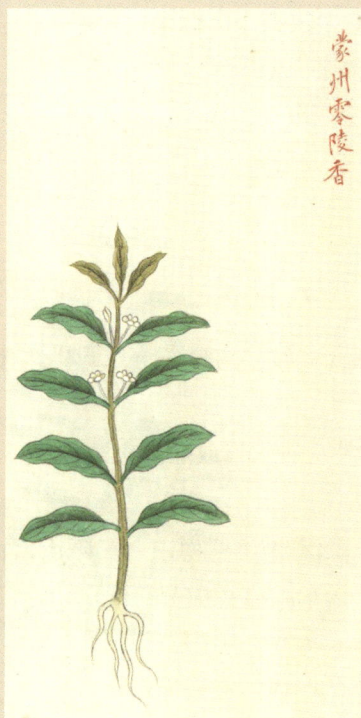

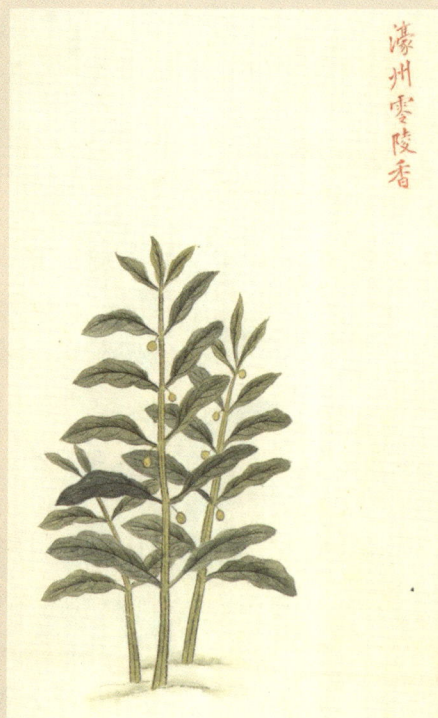

《便览》　　　　　　　　　　《草木状》　　　　　　　　　　《草木状》

【出处】	唐·陈藏器《本草拾遗》

【别名】　熏草（《山海经》），燕草（《南越志》），蕙草（《名医别录》），香草（《开宝本草》），铃铃香、铃子香（《梦溪笔谈》），黄零草（《庚辛玉册》），熏香（《本草求真》），陵草（《中药材手册》）等。

【来源】　为报春花科植物灵香草 *Lysimachia foenum-graecum* Hance 的干燥带根全草。

【原植物】　多年生直立草本，具浓烈香气，高 1m 许。根须状。茎往往在下半部呈匍匐状，光滑无毛，具棱或薄翅。单叶互生；无托叶；叶片卵形，长 4~9cm，宽 1.5~4.5cm，先端微尖，基部楔形，两侧顺叶柄下延成翼状，全缘，皱波状，上面深绿色，下面浅绿色，纸质，侧脉每侧 3~4 条，上面下陷，下面突起。花单生于叶腋，下垂，花柄纤细；花萼淡绿色，深 5 裂，裂片卵状披针形；花冠黄色，5 深裂，裂片椭圆形，长于萼片；雄蕊 5，等长，着生于冠管上，花丝极短，分离，基着药，戟形；子房上位，1 室，特立中央胎座，胚珠多数，花柱棒状。蒴果球形，果皮灰白色，膜质。种子细小，多数，黑褐色，有棱角。花期 5 月。果期 7—8 月。分布于四川、云南、贵州、湖北、广东、广西等地。

【性状】　多扭曲不直，呈灰绿至紫棕绿色。表面有纵走线纹及 3 条棱翅，一侧带土有须状不定根，质脆，易折断，断面三角形，类黄白色。叶互生，有长柄，叶片卵形多皱褶，基部楔形具翼，羽状网脉显著，类纸质。有时于叶腋处带有球形蒴果，类白色，果柄细长，长达

3.5cm，萼宿存，果皮薄，内藏多数细小的棕黑色种子，呈立体三角形。根须状，棕黑色。气芳香浓郁，味微苦。以茎叶嫩细、灰绿色、干燥、香气浓、无泥沙者为佳。

【产地】 产广西、广东、四川、云南、贵州等地。

【性味归经】 辛、甘，温。归肺、脾、胃经。

【功能主治】 祛风寒，辟秽浊。用于伤寒感冒头痛，胸腹胀满，下利，遗精，鼻塞，牙痛。

【用法用量】 煎服，4.5~9g；或入丸、散。外用研末掺或煎水含漱。

【各家论述】
①《海药本草》："谨按《山海经》，生广南山谷。陈氏云：地名零陵，故以地为名。味辛，温，无毒。主风邪冲心，牙车肿痛，虚劳疳匿；凡是齿痛，煎含良。得升麻、细辛，善。不宜多服，令人气喘。"

②《本草图经》："零陵香，生零陵山谷，今湖、岭诸州皆有之，多生下湿地。叶如麻，两两相对，茎方，气如蘼芜。常以七月中旬开花，至香，古所谓熏草是也。或云蕙草，亦此也。又云其茎叶谓之蕙，其根谓之熏。三月采，脱节者良。今岭南收之，皆作窑灶，以火炭焙干，令黄色乃佳。江淮间亦有土生者，作香亦可用，但不及湖岭者芬熏耳。古方但用熏草，而不用零陵香，今合香家及面膏澡豆诸法皆用之，都下市肆货之甚多。"

③《梦溪笔谈》："零陵香，本名蕙，古之兰蕙是也，又名熏。唐人谓之铃铃香，亦谓之铃子香，谓花倒悬枝间如小铃也。至今京师人买零陵香，须择有铃子者。铃子，乃其花也。文士以湖南零陵郡，遂附会名之。后人又收入《本草》，殊不知《本草》正经自有熏草条，又名蕙草，注释甚明。南方处处有，《本草》附会其名，言出零陵郡，亦非也。"

④《岭外代答》："零陵香，出傜峒及静江、融州、象州，凡深山木阴沮洳之地，皆可种也。逐节断之，而栽其节，随手生矣。春暮开花结子即可割，熏以烟火而阴干之。……谓之零陵香，静江旧属零陵郡也。"

⑤《本草纲目》："零陵香，范成大《虞衡志》言：零陵，即今永州，不出此香，惟融、宜等州甚多，土人以编席荐，性暖宜人。谨案：零陵旧治，在今全州。全乃湘水之源，多生此香，今人呼为广零陵香者，乃真熏草也。若永州、道州、武冈州，皆零陵属地也。今镇江、丹阳，皆莳而刈之，以酒洒制货之，芬香更烈，谓之香草，与兰草同称。《楚辞》云：既滋兰之九畹，又树蕙之百亩。则古人皆栽之矣。张揖《广雅》云：卤、薰也，其叶谓之蕙。而黄山谷言一千数花者为蕙，盖因不识兰草、蕙草，强以兰花为分别也。郑樵修《本草》言兰即蕙，蕙即零陵香，亦是臆见，殊欠分明。但兰草、蕙草，乃一类二种耳。"

⑥《植物名实图考》："余至湖南，遍访无知有零陵香者，以状求之，则即醒头香，京师呼为矮糠，亦名香草，摘其尖梢置发中者也。《笔谈》：买零陵香，择有铃子者，乃其花也。此草茎叶无香，其尖乃花所聚，今之以尖为贵，即择有铃子之意。赣南十月中，坡尚有开花者，高至四五尺，宋《图经》谓十月中旬开花，当即指此。实则秋开，至冬未枯。李时珍以醒头香属兰草，不知南方凡可以置发中辟秽气，皆呼为醒头香，无专属也。"

槟　榔

【图谱来源】

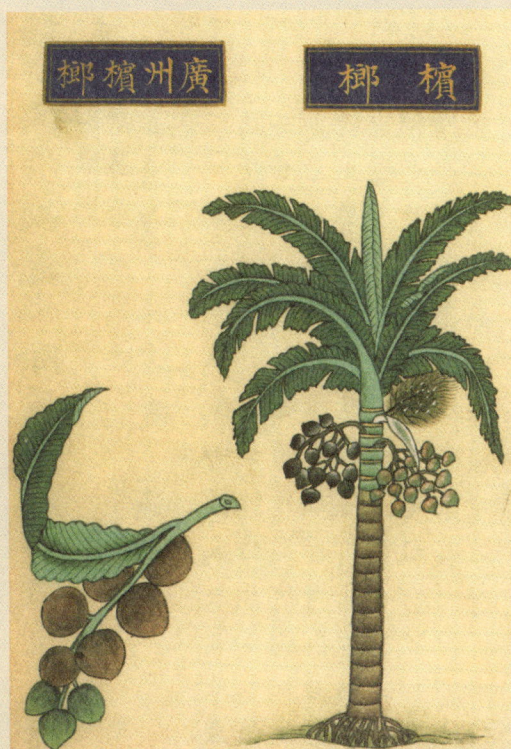

《品汇》弘治本

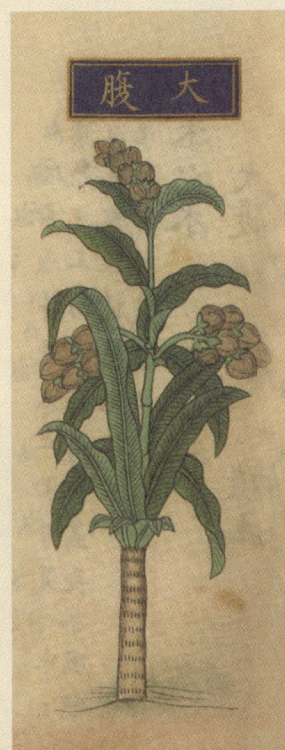

《品汇》弘治本

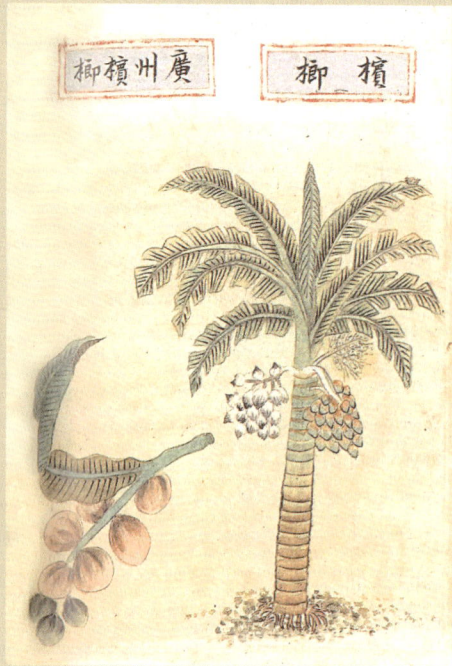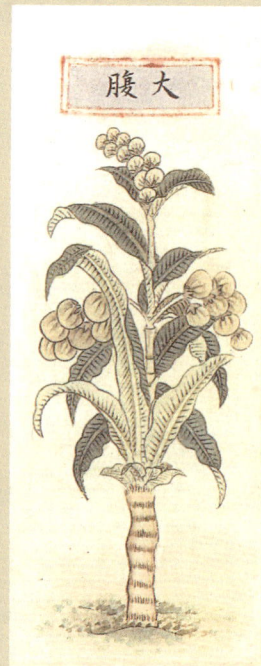

《品汇》东京本　　　　　　　《品汇》东京本

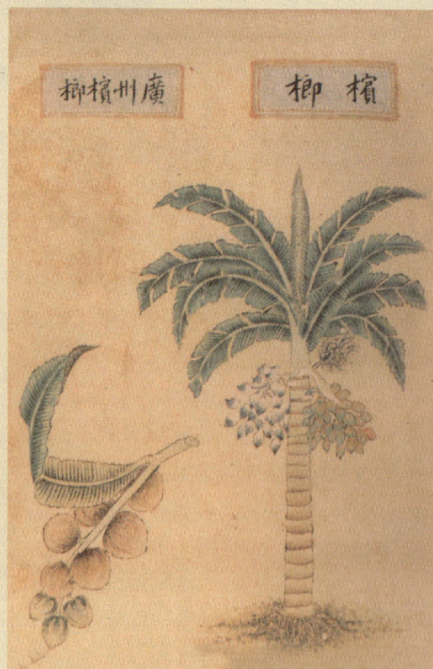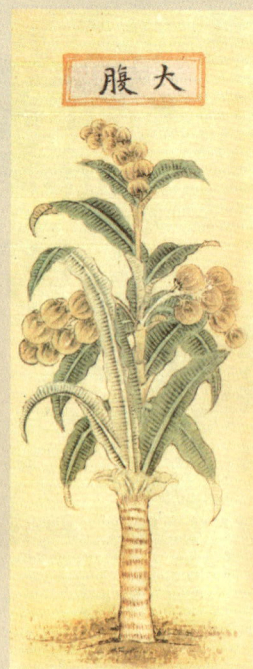

《品汇》罗马本　　　　　　　《品汇》罗马本

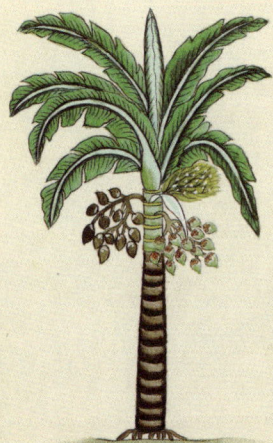

《品汇》巴黎本Ⅱ

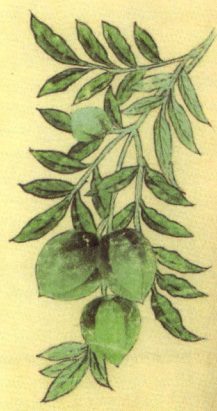

《食物》Ⅰ

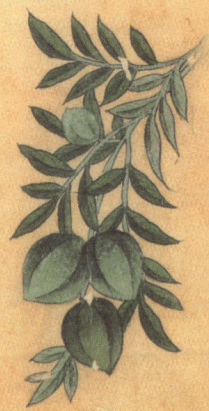

《食物》Ⅱ

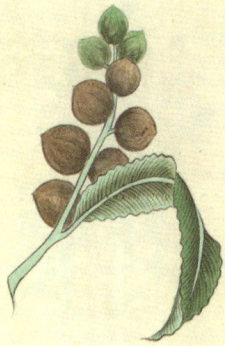

《草木状》

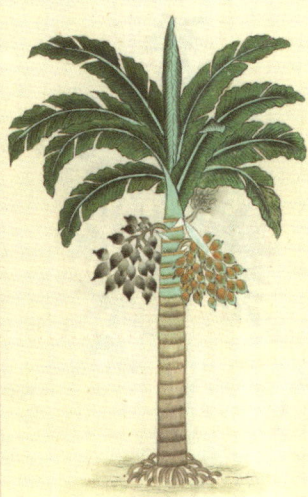

《节十状》

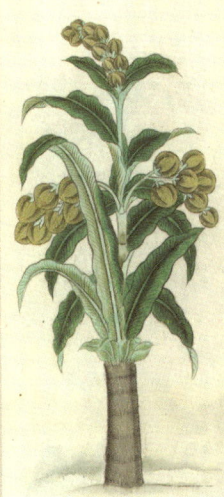

《草木状》

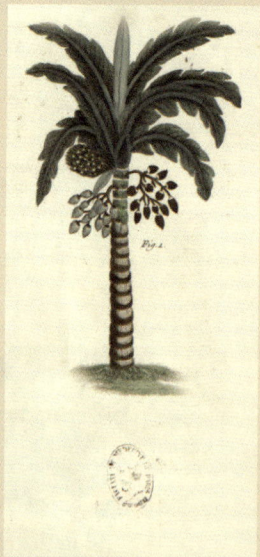

《植物图谱》

【出 处】 ● 魏·李当之《药录》

【别 名】 ● 仁频（《上林赋》），宾门（李当之《药录》），宾门药饯（《南方草木状》），白槟榔（《药性论》），橄榄子（《食疗本草》），槟榔仁（《外台秘要》），洗瘴丹（侯宁极《药谱》），大腹子（《岭表录异》），大腹槟榔（《本草图经》），槟榔子（《本草纲目》），马金南（《花镜》），青仔（《中国树木分类学》），槟榔玉、椰玉（《中药志》）等。

【来 源】 ● 为棕榈科植物槟榔 *Areca catechu* L. 的干燥成熟种子。

【原植物】 ● 乔木，高 10~18m，不分枝，叶脱落后形成明显的环纹。叶在顶端丛生；羽状复叶，长 1.3~2m，光滑，叶轴 3 棱形，小叶披针状线形或线形，长 30~70cm，宽 2.5~6cm，基部较狭，先端小叶愈合，有不规则分裂。花序着生于最下一叶的叶基部，有佛焰苞状大苞片，长倒卵形，长达 40cm，光滑，花序多分枝；花单性，雌雄同株；雄花小，多数，无柄，紧贴分枝上部，通常单生，很少对生，花萼 3，厚而细小，花瓣 3，卵状长圆形，长 5~6mm，雄蕊 6，花丝短小，花药基着，退化雌蕊 3，丝状；雌花较大而少，无柄，着生于花序轴或分枝基部，花萼 3，长圆状卵形，长 12~15mm。坚果卵圆形或长圆形，长 5~6cm，花萼和花瓣宿存，熟时红色。每年 2 次开花，花期 3—8 月，冬花不结果。果期 12 月至翌年 2 月。分布于广西、云南、福建、台湾、广东等地。

【性 状】 ● 扁球形或圆锥形，高 1.5~3.5cm，基部直径 1.5~3cm。表面淡黄棕色或淡红棕色，具稍凹下的网状凹纹，基部中心有圆形凹陷的珠孔，其旁有 1 明显疤痕状种脐。质坚硬，不易破碎，断面可见棕色种皮与白色胚乳相间的大理石样花纹。气微，味涩、微苦。以果大体重、坚实、不破裂者为佳。

【产地】 主产广东、云南、台湾、广西、福建。

【炮制】 槟榔：拣去杂质，以清水浸泡，按气温情况换水，至泡透为止，捞起，切片，晾干。或取拣净的槟榔打碎如豆粒大，亦可。

炒槟榔：取槟榔片置锅中，文火炒至微微变色，取出，放凉。

焦槟榔：用武火把槟榔片炒至焦黄色时，喷洒清水，取出，放凉。

【性味归经】 苦、辛，温。归胃、大肠经。

【功能主治】 杀虫，消积，行气，利水，截疟。用于绦虫病、蛔虫病、姜片虫病，虫积腹痛，积滞泻痢，里急后重，水肿脚气，疟疾。

【用法用量】 煎服，3~10g；驱绦虫、姜片虫，30~60g。

【各家论述】 ①《南方草木状》："槟榔树，高十余丈，皮似青桐，节如桂竹，下本不大，上枝不小，调直亭亭，千万若一，森秀无柯。端顶有叶，叶似甘蔗，条派开破。仰望眇眇，如插丛蕉于竹杪，风至独动，似举羽扇之扫天。叶下系数房，房缀数十实，实大如桃李，天生棘重累其下，所以御卫其实也。味苦涩，剖其皮，鬻其肤，熟如贯之，坚如干枣。以扶留藤、古贲灰并食，则滑美下气消谷。出林邑，彼人以为贵，婚族客必先进。若邂逅不设，用相嫌恨。一名宾门药饯。"

②《本草经集注》："槟榔有三四种：出交州，形小而味甘；广州以南者，形大而味涩；核亦有大者，名猪槟榔，作药皆用之。又小者，南人名蒳子，俗人呼为槟榔孙，亦可食。"

③《海药本草》："谨按《广志》云：生南海诸国。树茎叶根干，与大腹子异耳。又云如棕榈也，叶茜似芭蕉状。陶弘景云：向阳曰槟榔，向阴曰大腹。味涩，温，无毒。主奔豚诸气，五鬲气，风冷气，宿食不消。……秦医云：槟榔二枚，一生一熟捣末，酒煎服之，善治膀胱诸气也。"

④《雷公炮炙论》："欲使槟榔，先以刀刮去底，细切，勿经火，恐无力效。若熟使，不如不用。"

⑤《本草纲目》："大腹子出岭表、滇南，即槟榔中一种，腹大形扁而味涩者，不似槟榔尖长味良耳，所谓猪槟榔者是矣。盖亦土产之异，今人不甚分别。按刘恂《岭表录》云：交、广生者，非舶上槟榔，皆大腹子也，彼中悉呼为槟榔。自嫩及老，采实啖之，以扶留藤、瓦屋子灰同食之，以祛瘴疠。收其皮入药，皮外黑色，皮内皆筋丝如椰子皮。又《云南记》云：大腹、槟榔每枝有三、二百颗，青时剖之，以一片荖叶及蛤粉卷和食之，即减涩味。观此二说，则大腹子与槟榔皆可通用，但力比槟榔稍劣耳。"

⑥《本草述》："槟榔急治生用，经火则无力。缓治略炒或醋煮过。"

植物篇

243

橄　榄

【图谱来源】

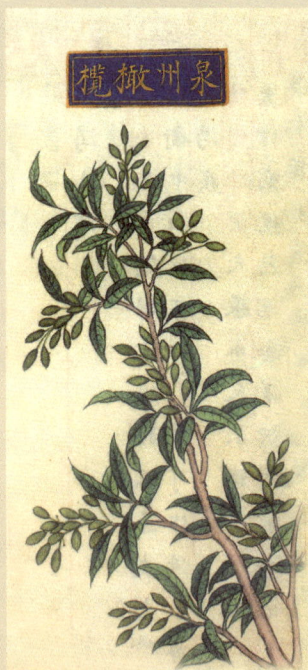

《品汇》弘治本

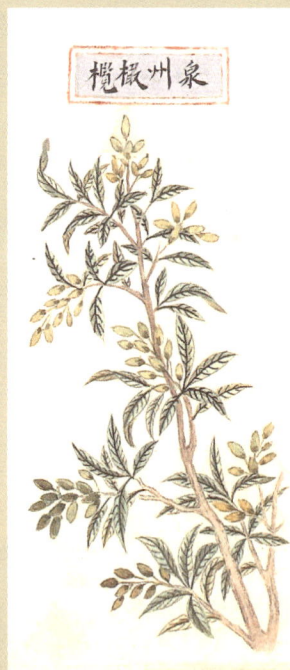

《品汇》东京本

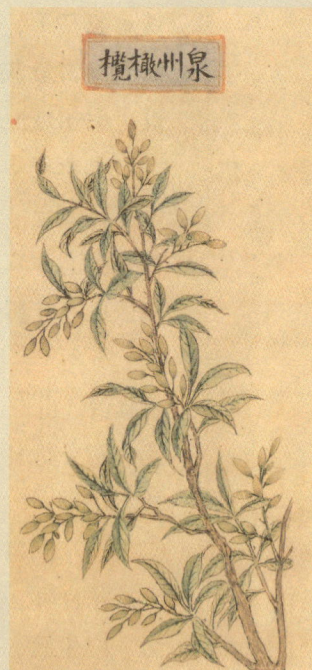

《品汇》罗马本

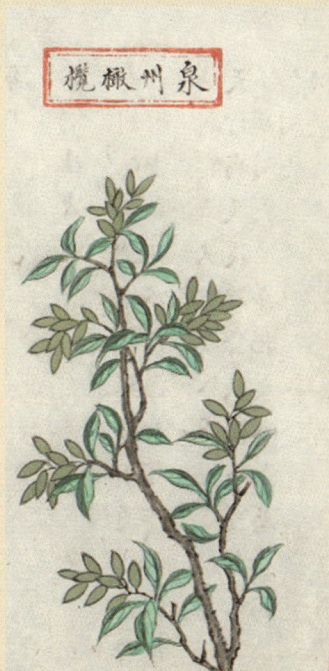

《品汇》柏林本

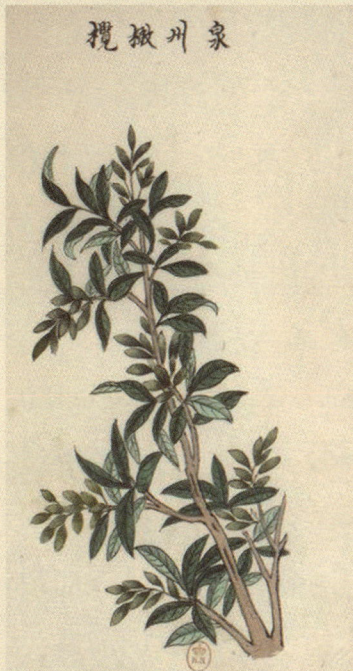

《品汇》巴黎本 I

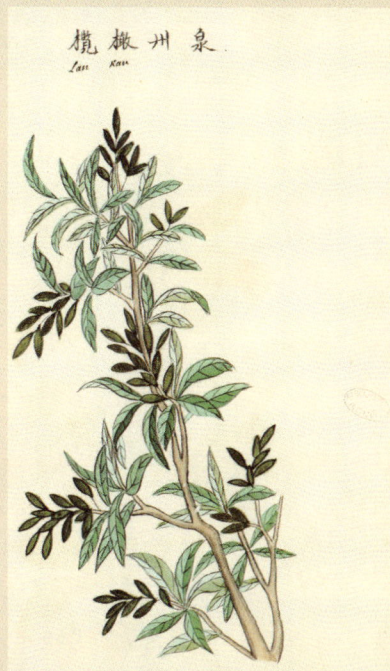

《品汇》巴黎本 II

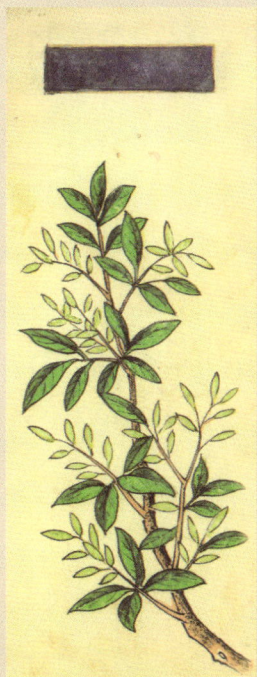

《食物》 I

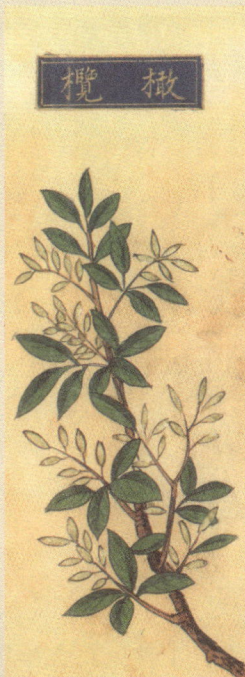

《食物》 II

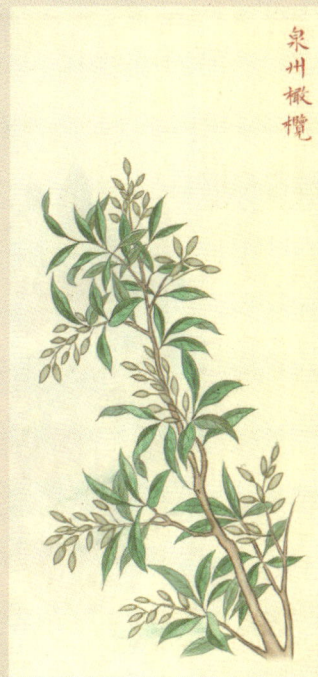

《草木状》

【出 处】● 五代吴越·日华子（大明）《日华子本草》

【别 名】● 橄榄子（《南州异物志》），橄棪（《食疗本草》），忠果（《记事珠》），青果（《宛陵集》），
青子（《东坡诗集》），谏果（《齐东野语》），青橄榄（《海槎余录》），白榄（《广东新语》），
黄榄、甘榄（《陆川本草》）等。

【来 源】● 为橄榄科植物橄榄 *Canarium album* （Lour.）Raeusch. 的新鲜或干燥果实。

245

【原植物】 常绿乔木，高 10m 以上。树皮淡灰色，平滑；幼芽、新生枝、叶柄及叶轴均被极短的柔毛，有皮孔。单数羽状复叶互生，长 15~30cm；小叶 11~15 片，对生，矩圆状披针形，长 6~15cm，宽 2.5~5cm，先端渐尖，基部偏斜，全缘，秃净，网脉两面均明显，下面网脉上有小窝点，略粗糙。圆锥花序顶生或腋生，与叶等长或略短；萼杯状，通常 3 裂，很少 5 裂；花瓣 3~5 枚，白色，芳香，长约为萼之 2 倍；雄蕊 6；雌蕊 1，子房上位。核果卵形，长约 3cm，初时黄绿色，后变黄白色，有皱纹。硬核内有种子 1~3 颗。花期 5—7 月。果期 8—10 月。分布于广东、广西、福建、四川、云南、台湾等地。

【性状】 鲜橄榄：呈梭形，两端钝圆，或渐尖，长 3~4cm，粗 1.5~2cm。外表碧绿或黄绿色，时日较久者呈乌黄色，平滑，微带光泽。顶端有细小黑色的突起，基部有果柄痕迹。果肉颇厚实，内面黄白而多汁液。果核呈梭形，棕褐色，具 6 条棱线；质坚硬不易碎。核的横切面可见 3 个孔洞，其中各有 1 粒细长梭形的种子；种皮红棕色，种仁白色，油润，有香气，味涩微酸，嚼之有回甜。以个大、肉厚、色青绿者为佳。
干橄榄：外形同上，外表棕褐色或紫棕色，皱缩，有多数凹凸不平的皱纹。果肉较薄，棕褐色或灰棕色，质坚韧，可与果核分离，内核性状与鲜者无异。味甜，酸涩味较差。以个大、肉厚、色灰绿、无乌黑斑者为佳。

【产地】 产广东、广西、福建、四川等地。

【性味归经】 甘、涩、酸，平。归肺、胃经。

【功能主治】 清肺，利咽，生津，解毒。用于咽喉肿痛，烦渴，咳嗽吐血，菌痢，癫痫，解河豚毒及酒毒。

【用法用量】 煎服，4.5~9g；或烧存性研末、捣汁、熬膏。外用烧存性研末调敷。

【各家论述】 ①《南方草木状》："其子深秋方熟，味虽苦涩，咀之芳馥，胜含鸡骨香。"
②《岭表录异》："橄榄树，有野生者，子繁树峻，不可梯缘，但刻其根下方寸许，纳盐于其中，一夕，子皆自落。树枝节上，生脂膏如桃胶，南人采之，和其皮叶煎之，调如黑饧，谓之橄榄糖。用泥船损，干后坚于胶漆，着水益干耳。"
③《海药本草》："谨按《异物志》云：生南海浦屿间。树高丈余。其实如枣，二月有花生，至八月乃熟，甚香。橄榄木高颇难采，以盐擦木身，则其实自落。"
④《开宝本草》："橄榄，其树似木槵子树而高，其形似生诃子无棱瓣。生岭南，八月、九月采。又有一种名波斯橄榄，色类亦相似，其形核作二瓣，可以蜜渍食之。生邕州。"
⑤《本草纲目》："橄榄树高，将熟时，以木钉钉之，或纳盐少许于皮内，其实一夕自落，亦物理之妙也。其子生食甚佳，蜜渍、盐藏皆可致远。其木脂状如黑胶者，土人采取，热之香烈，谓之榄香。杂以牛皮胶者，即不佳矣。又有一种方榄，出广西两江峒中，似橄榄而有三角或四角，即是波斯橄榄之类也。"

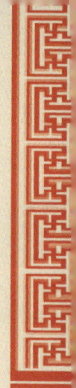

楒藤子

【图谱来源】

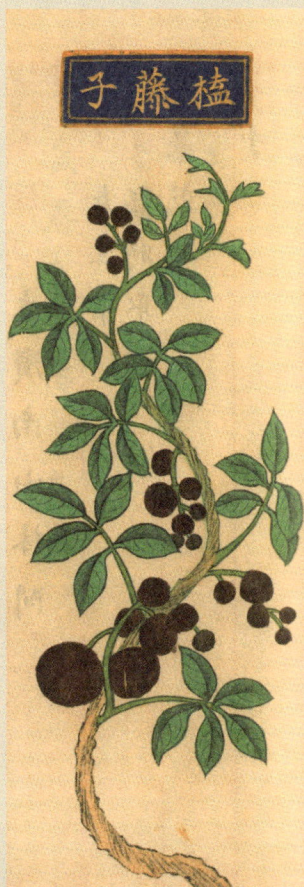

《品汇》弘治本

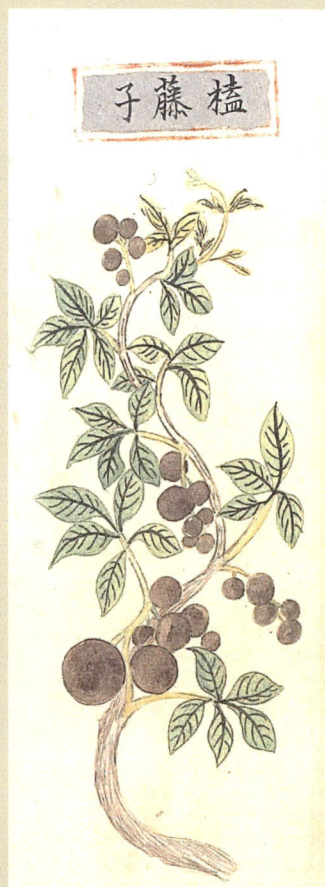

《品汇》东京本

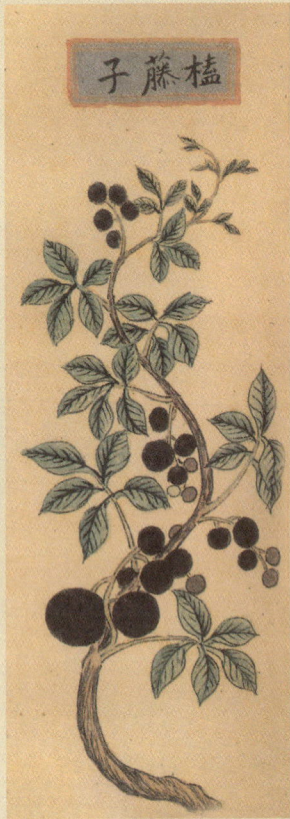

《品汇》罗马本

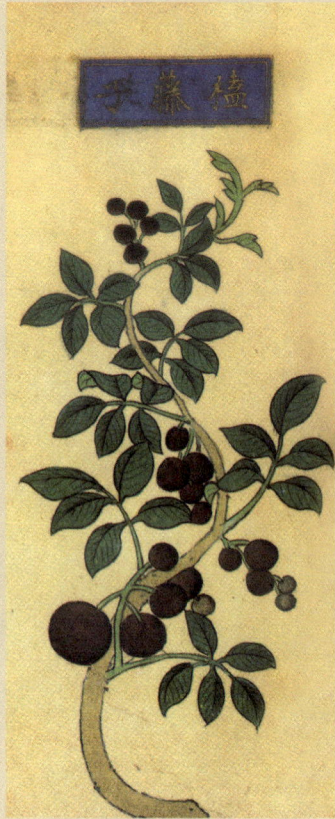

《便览》

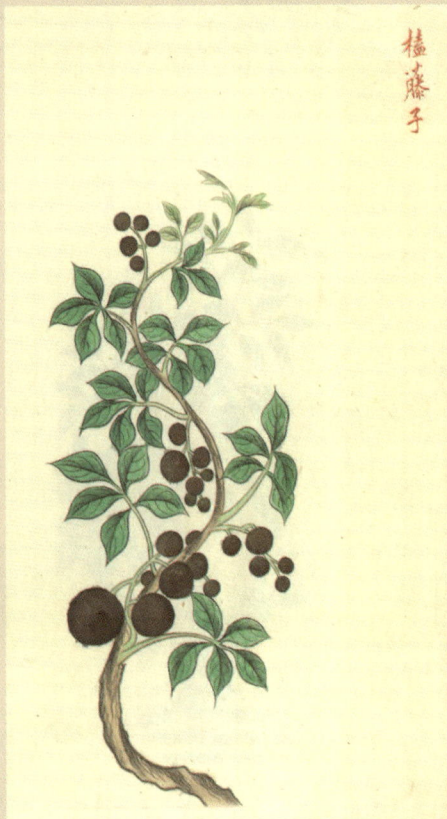

《草木状》

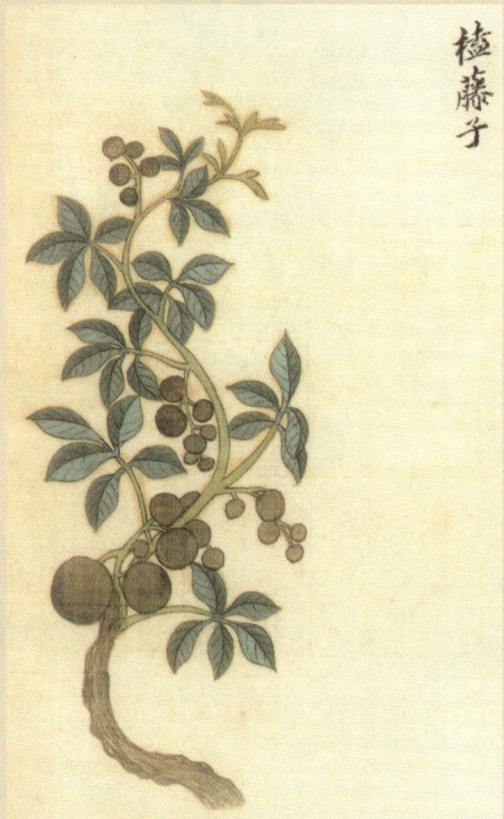

《图谱》

【出处】 ● 唐·陈藏器《本草拾遗》

【别名】 ● 象豆（《南方草木状》），合子（《本草拾遗》），榼子（《日华子本草》），眼镜豆（《南方主要有毒植物》）等。

【来源】 ● 为豆科植物榼藤 *Entada phaseoloides* (L.) Merr. 的干燥成熟种子。

【原植物】 ● 常绿藤本。2 回羽状复叶，叶轴顶端有卷须，羽片 4~6 个，各有小叶 6~8 枚；小叶椭圆矩形，长 3~8.5cm，宽 1.5~4cm，两侧不等，先端圆，基部楔形，革质。花黄色，芳香，穗状花序腋生，或排列为圆锥状；苞片线形，外有短柔毛；萼阔钟状，萼齿 5，远离，长约 2mm；花瓣 5，矩形，长约 3mm；雄蕊 10，花丝丝状；子房有短柄，花柱丝状，柱头凹下。荚果扁，木质，无毛，长 30~100cm，宽 8~12cm，10~30 节，每节有种子 1 粒。种子扁，近圆形，木质，直径 4~5cm。花期 3—4 月。果熟期 8 月下旬。分布于广东、广西、台湾、云南及喜马拉雅山东部等地。

【性味归经】 ● 微苦，凉；有小毒。归肝、脾、胃、肾经。

【功能主治】 ● 补气补血，健胃消食，除风止痛，强筋硬骨。用于水血不足，面色苍白，四肢无力，脘腹疼痛，纳呆食少；风湿肢体关节痿软疼痛，性冷淡。

【用法用量】 ● 内服，烧存性研末，3~9g。

【各家论述】 ● ①《南方草木状》："榼藤，依树蔓生，如通草藤也。其子紫黑色，三年方熟。其壳贮药，历年不坏。生南海。"
②《本草衍义》："榼藤子，紫黑色，微光，大一二寸，圆扁。人多剔去肉，作药瓢，垂腰间。"

樟　脑

【图谱来源】

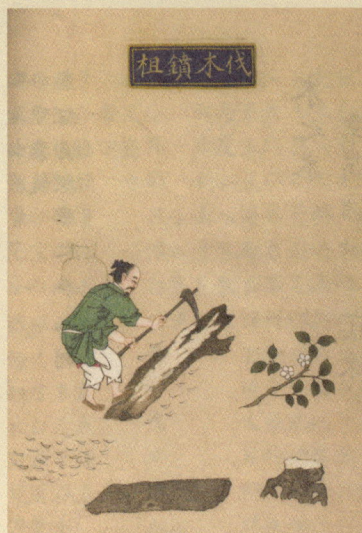

《品汇》弘治本

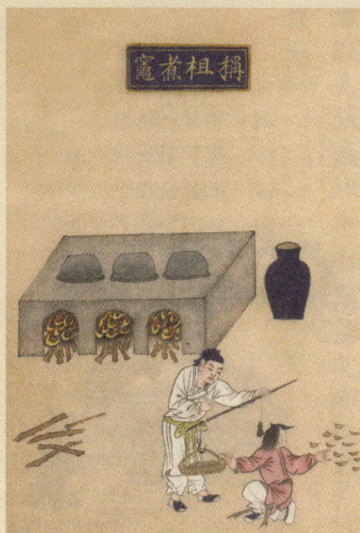

《品汇》弘治本

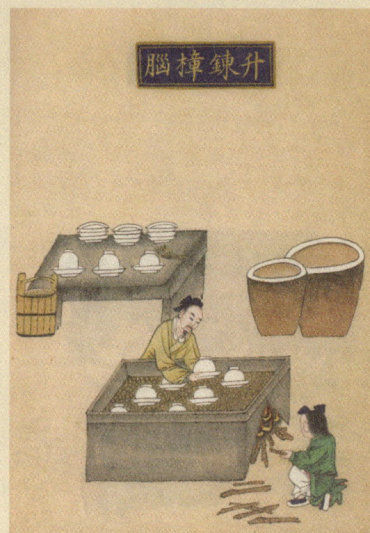

《品汇》弘治本

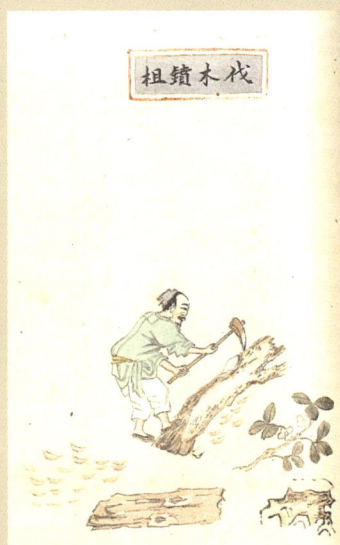

《品汇》东京本

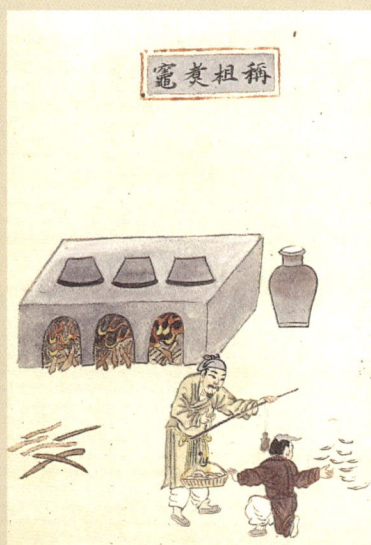

《品汇》东京本

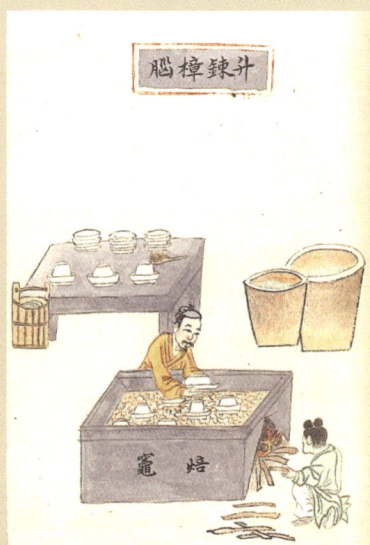

《品汇》东京本

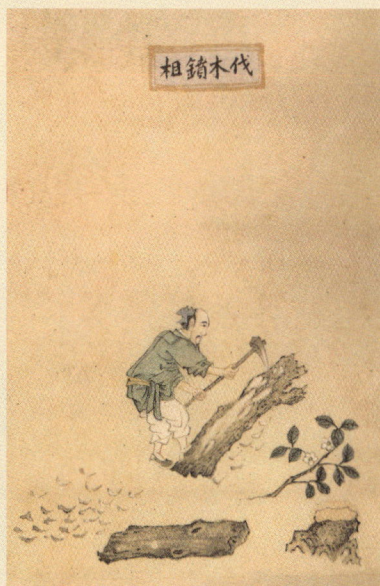

伐木镛柤

《品汇》罗马本

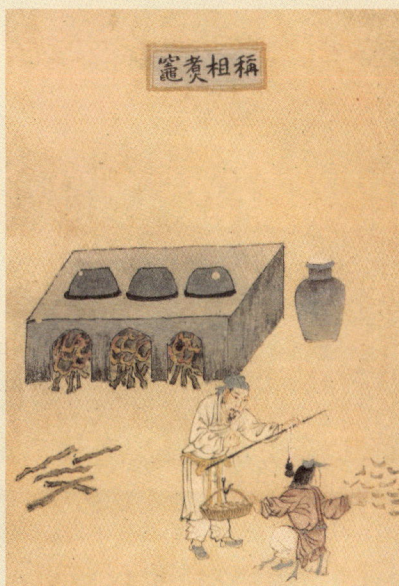

稴柤煑爨

《品汇》罗马本

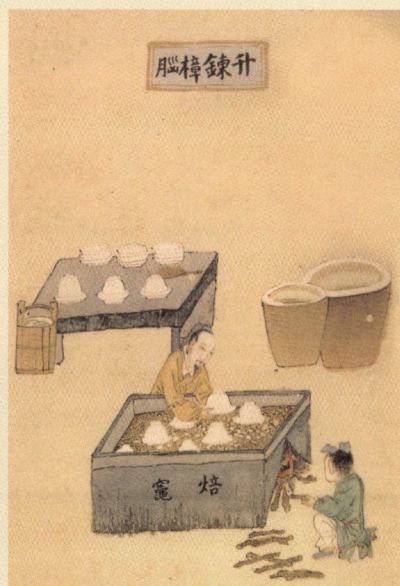

升鍊樟脑

焙竈

《品汇》罗马本

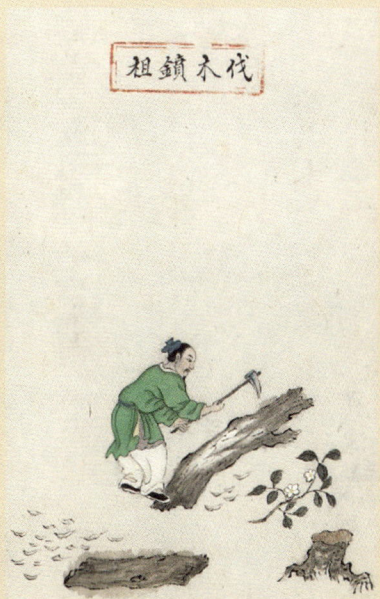

伐木镛柤

《品汇》柏林本

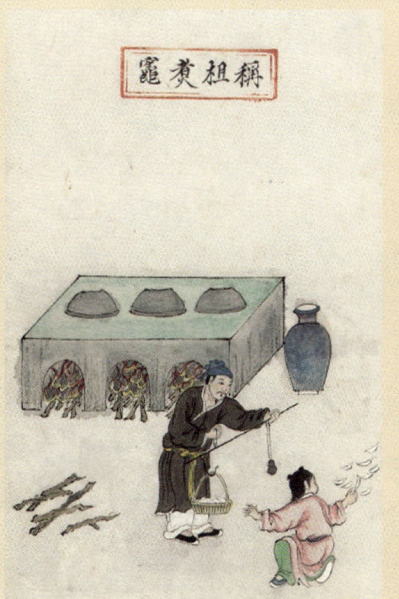

稴柤煑爨

《品汇》柏林本

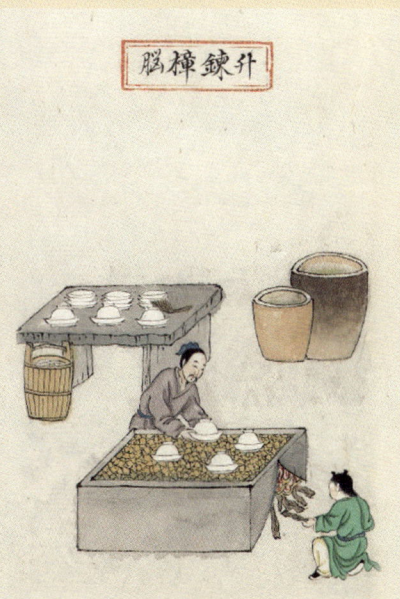

升鍊樟脑

《品汇》柏林本

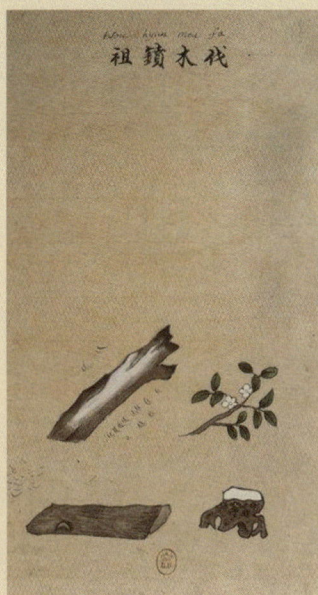

《品汇》巴黎本 I

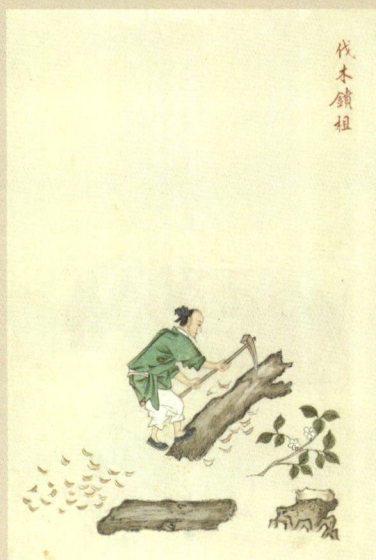

《草木状》

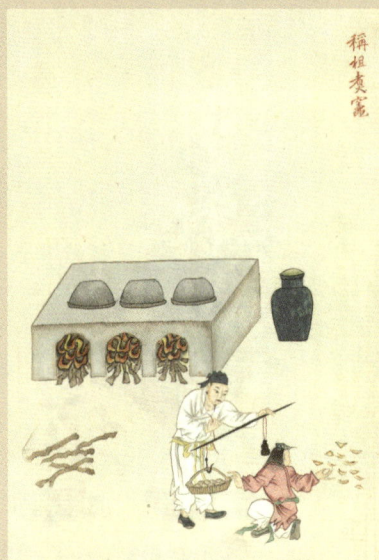

《草木状》

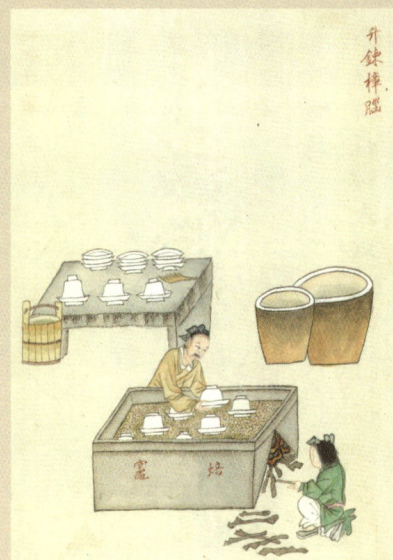

《草木状》

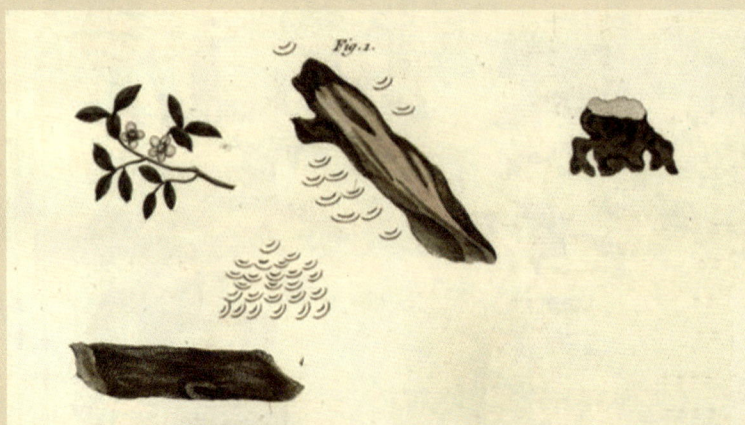

《植物图谱》

【出处】● 明·刘文泰等《本草品汇精要》

【别名】● 韶脑（《神效方》），潮脑（《本草品汇精要》），脑子（《本经逢原》），油脑、树脑（《药材资料汇编》）等。

【来源】● 为樟科植物樟 *Cinnamomum camphora* (L.) Presl 的根、干、枝、叶，经提炼制成的结晶。

【原植物】● 常绿乔木，高 20~30m。树皮灰褐色或黄褐色，纵裂；小枝淡褐色，光滑；枝和叶均有樟脑味。叶互生，革质，卵状椭圆形以至卵形，长 6~12cm，宽 3~6cm，先端渐尖，基部钝或阔楔形，全缘或呈波状，上面深绿色有光泽，下面灰绿色或粉白色，无毛，幼叶淡红色，脉在基部以上 3 出，脉腋内有隆起的腺体；叶柄长 2~3cm。圆锥花序腋生；花小，绿白色或淡黄色，长约 2mm；花被 6 裂，椭圆形，长约 2mm，内面密生细柔毛；能育雄蕊 9，花药 4 室；子房卵形，光滑无毛，花柱短，柱头头状。核果球形，宽约 1cm，熟时紫黑色，基部为宿存、扩大的花被管所包围。花期 4—6 月。果期 8—11 月。分布于广东、广西、云南、贵州、江苏、浙江、安徽、福建、台湾、江西、湖北、湖南、四川等地。

【性状】● 雪白的结晶性粉末，或无色透明的硬块。粗制品略带黄色，有光亮。在常温中容易挥发，点火能发出多烟而有光的火焰，气芳香浓烈刺鼻，味初辛辣，后清凉。以洁白、纯净、透明、干爽无杂质者为佳。

【产地】● 主产我国台湾、贵州、广西、福建、江西、四川。此外，广东、浙江、安徽、云南、湖南等地亦产。以台湾产量最大，质量亦佳，称为"台冰"。

【制法】● 一般在 9—12 月砍伐老树，取其树根、树干、树枝，锯劈成碎片（树叶亦可用），置蒸馏器中进行蒸馏，樟木中含有的樟脑及挥发油随水蒸气馏出，冷却后，即得粗制樟脑。粗制樟脑再经升华精制，即得精制樟脑粉。将此樟脑粉放入模型中压榨，则成透明的樟脑块。宜密闭瓷器中，放干燥处。

【性味归经】● 辛，热。归心、脾经。

【功能主治】● 通窍，杀虫，止痛，辟秽。用于心腹胀痛，脚气，疮疡疥癣，牙痛，跌打损伤。

【用法用量】● 内服入散剂，0.06~0.15g；或以酒溶化。外用研末撒或调敷。

【各家论述】● ①《本草品汇精要》："生福建福州府罗源深山谷及漳州府，或道傍郊野中亦有之。生无时，采无时。"
② 《本草纲目》："樟脑，出韶州、漳州，状似龙脑，白色如雪，樟树脂膏也。"

檀　香

【图谱来源】

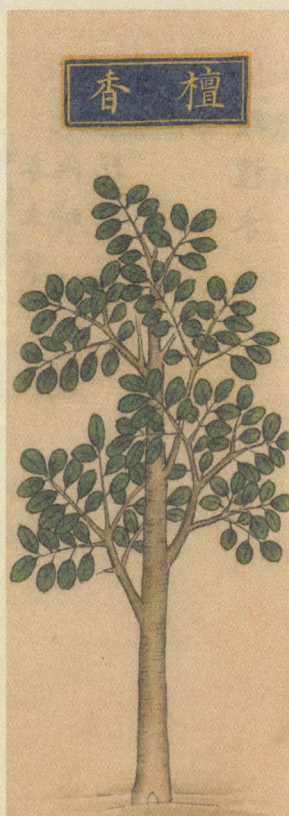

《品汇》弘治本

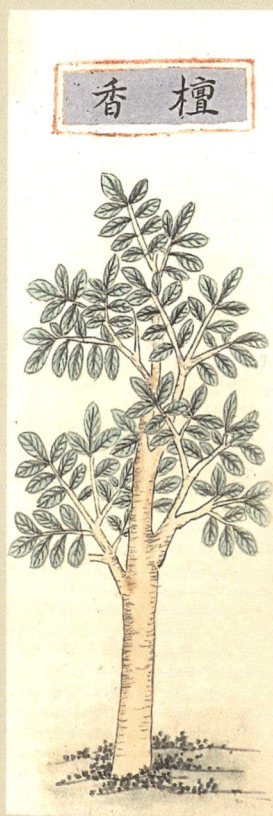

《品汇》东京本

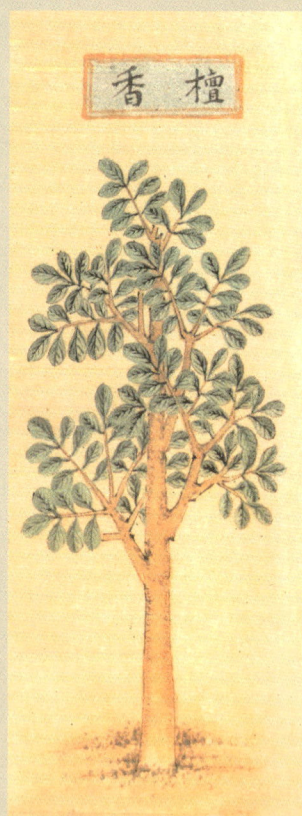

《品汇》罗马本

254

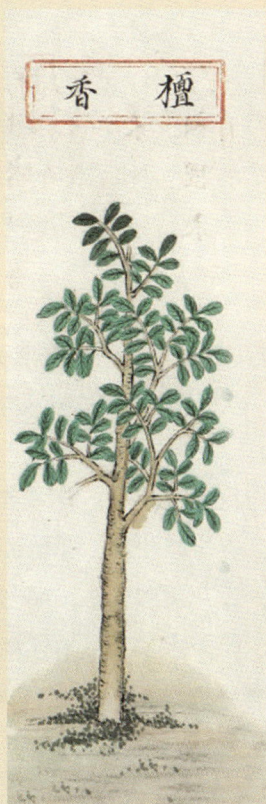

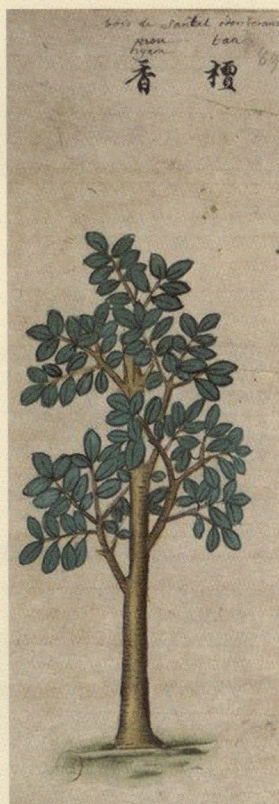

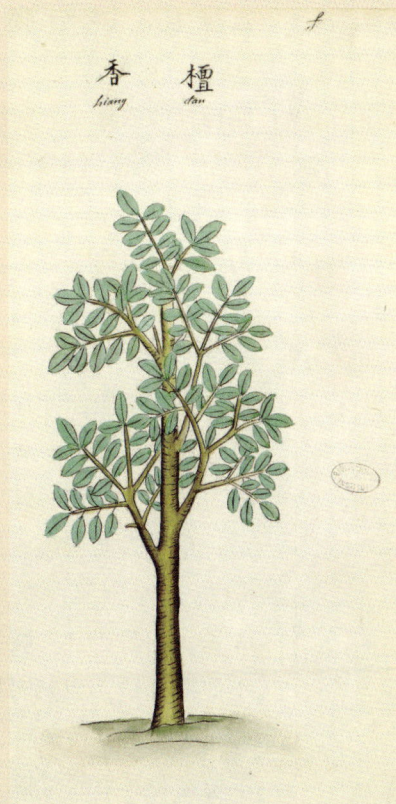

《品汇》柏林本　　　　　　《品汇》巴黎本Ⅰ　　　　　　《品汇》巴黎本Ⅱ

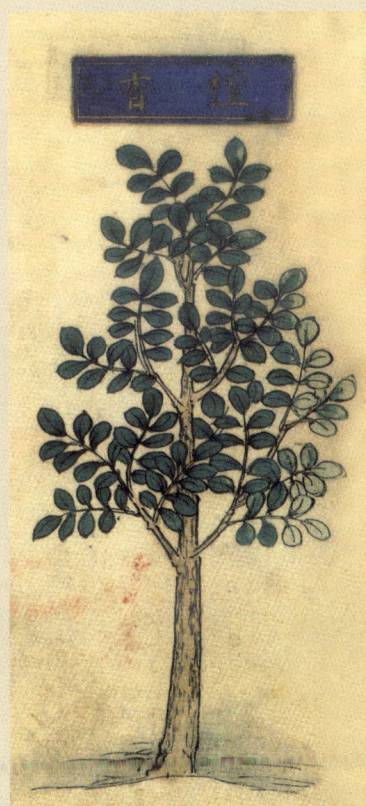

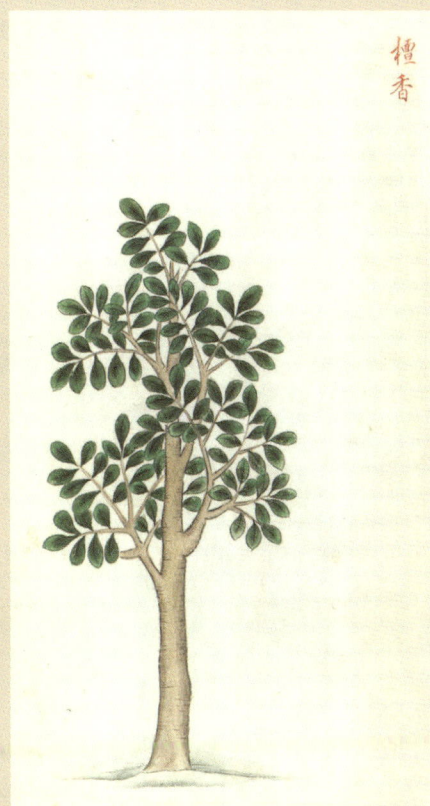

《便览》　　　　　　　　　　　　　　《草木状》

【出处】 魏晋·佚名《名医别录》

【别名】 旃檀（竺法真《登罗浮山疏》），白檀（《本草经集注》），白檀香、黄檀香（《本草图经》），真檀、浴香（《本草纲目》）等。

【来源】 为檀香科植物檀香 *Santalum album* L. 树干的干燥心材。

【原植物】 常绿小乔木，高 6~9m。具寄生根。树皮褐色，粗糙或有纵裂；多分枝，幼枝光滑无毛。叶对生；革质；叶片椭圆状卵形或卵状披针形，长 3.5~5cm，宽 2~2.5cm，先端急尖或近急尖，基部楔形，全缘，上面绿色，下面苍白色，无毛；叶柄长 0.7~1cm，光滑无毛。花腋生和顶生，为三歧式的聚伞状圆锥花序；花梗对生，长约与花被管相等；花多数，小形，最初为淡黄色，后变为深锈紫色；花被钟形，先端 4 裂，裂片卵圆形，无毛；蜜腺 4 枚，略呈圆形，着生在花被管的中部，与花被片互生；雄蕊 4，与蜜腺互生，略与雌蕊等长，花药 2 室，纵裂，花丝线形；子房半下位，花柱柱状，柱头 3 裂。核果球形，大小似樱桃核，成熟时黑色，肉质多汁，内果皮坚硬，具 3 短棱。种子圆形，光滑无毛。分布于印度、马来西亚、澳大利亚及印度尼西亚等地。我国台湾亦有栽培。
本植物心材中的树脂（檀香泥）亦供药用。

【性状】 分黄檀香和白檀香两种。多呈圆柱形或微扁；挺直，少数微有弯曲，常锯成长短不等之段，一般长 50~100cm，直径 10~20cm。表面淡黄棕色，放置日久则颜色较深，外表光滑细致，可见细长的纵裂隙。两端平截而整齐，截断面圆形或微扁圆形，具细长裂隙，呈放射状排列，并可见锯断痕迹。质致密而坚实，极难折断，碎块折断后呈刺状。具异香，燃烧时更为浓烈，味微苦。黄檀香色深，味较浓；白檀香质坚，色稍淡。制造器具后剩余的碎材，称为檀香块，大小形状，极不规则，表面光滑或稍粗糙，色较深，有时可见年轮，呈波纹状。纵劈后，断面纹理整齐，纵直而具细沟。以色黄、质坚而致密、油性大、香味浓厚者为佳。

【产地】 主产印度、印度尼西亚等地。

【性味归经】 辛，温。归脾、胃、心、肺经。

【功能主治】 行气温中，开胃止痛。用于寒凝气滞，胸膈不舒，胸痹心痛，脘腹疼痛，呕吐食少。

【用法用量】 煎服，2~5g。

【各家论述】 ①《本草拾遗》："白檀，树如檀，出海南。"
②《本草图经》："檀香有数种，黄、白、紫之异，今人盛用之。"
③《本草纲目》："檀香，今岭南诸地亦皆有之。树、叶皆似荔枝，皮青色而滑泽。"

薰 陆 香

【图谱来源】

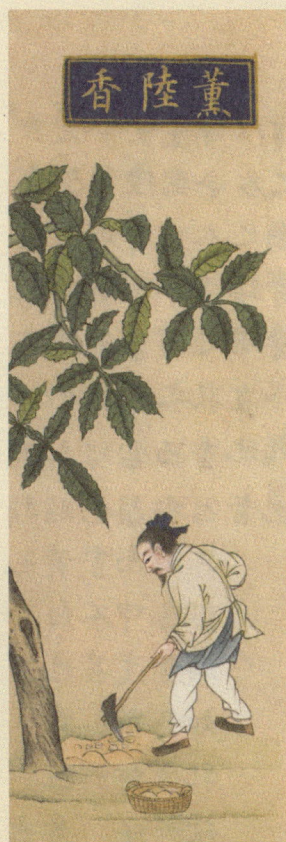

《品汇》弘治本

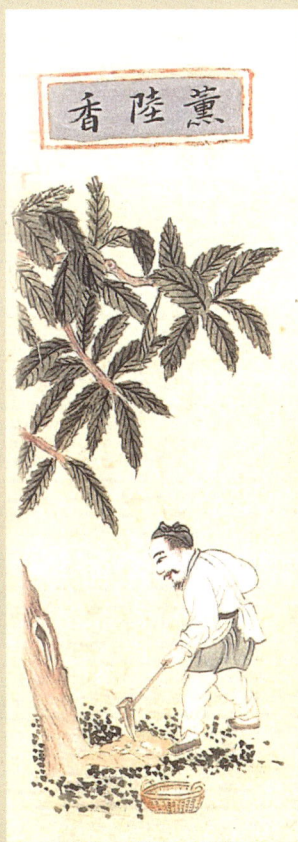

《品汇》东京本

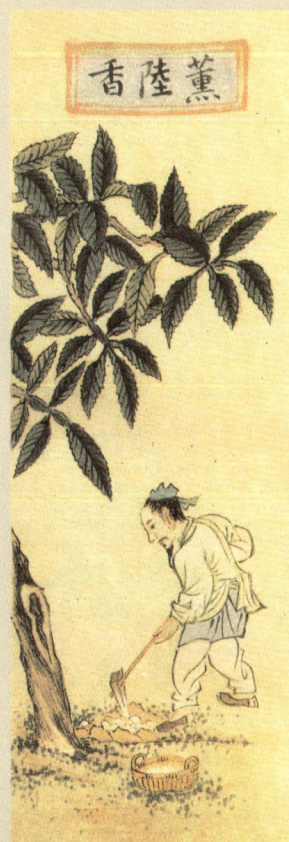

《品汇》罗马本

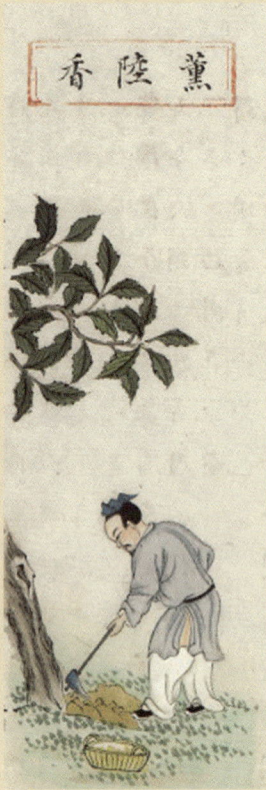

《品汇》柏林本

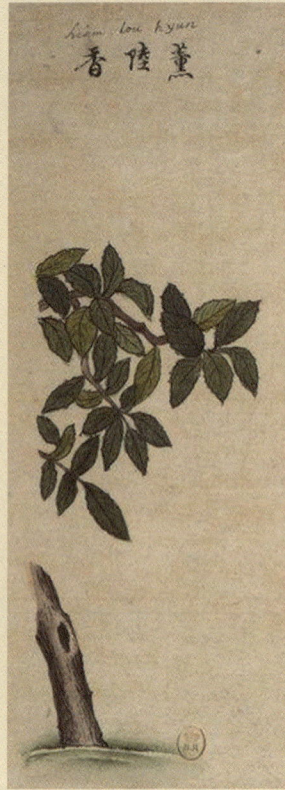

《品汇》巴黎本Ⅰ

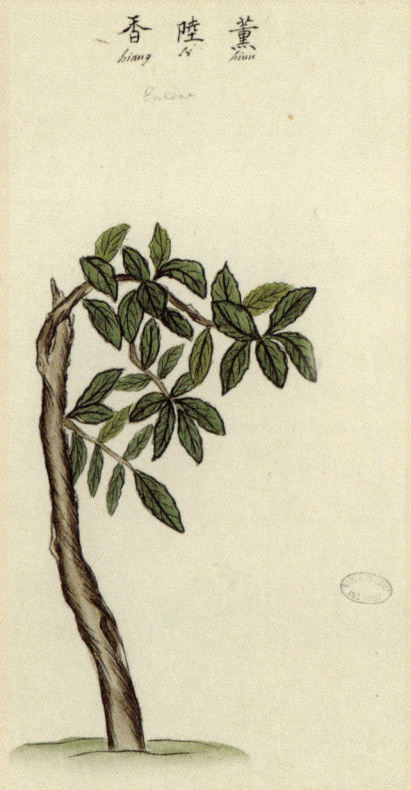

《品汇》巴黎本Ⅱ

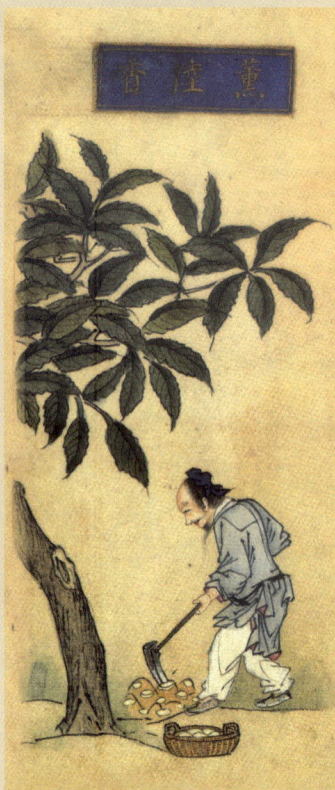

《便览》

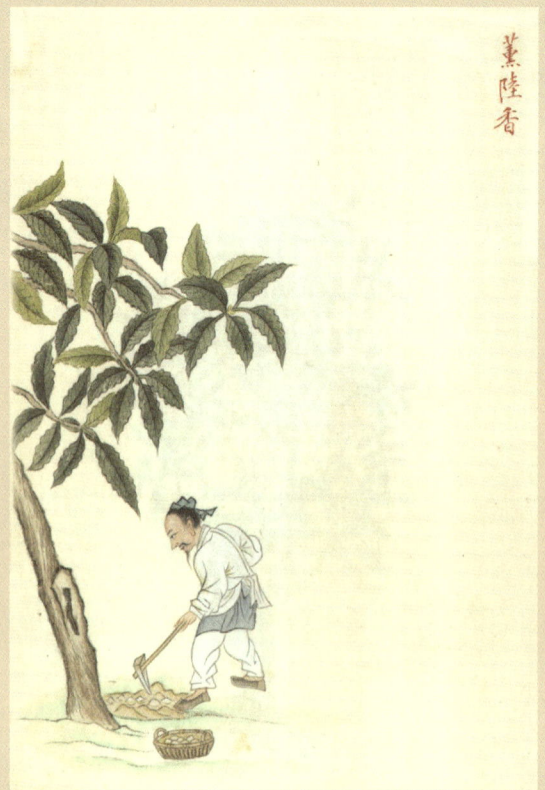

《草木状》

【出处】 晋·郭义恭《广志》

【别名】 乳香、熏陆香（《名医别录》），马尾香、乳头香（《海药本草》），塌香（《梦溪笔谈》），西香（《本草衍义》），天泽香、摩勒香、多伽罗香、浴香（《本草纲目》）等。

【来源】 为橄榄科植物乳香树 *Boswellia carterii* Birdw. 树皮渗出的树脂。

【原植物】 矮小灌木，高 4~5m，罕达 6m，树干粗壮，树皮光滑，淡棕黄色，纸状，粗枝的树皮鳞片状，逐渐剥落。叶互生，密集或于上部疏生，单数羽状复叶，长 15~25cm，叶柄被白毛；小叶 7~10 对，对生，无柄，基部者最小，向上渐大，小叶片长形，长达 3.5cm，顶端者长达 7.5cm，宽 1.5cm，先端钝，基部圆形、近心形或截形，边缘有不规则的圆齿裂，或近全缘，两面均被白毛，或上面无毛。花小，排列成稀疏的总状花序；苞片卵形；花萼杯状，先端 5 裂，裂片三角状卵形；花瓣 5 片，淡黄色，卵形，长约为萼片的 2 倍，先端尖；雄蕊 10，着生于花盘外侧，花丝短；子房上位，3~4 室，每室具 2 垂生胚珠，柱头头状，略 3 裂。核果倒卵形，长约 1cm，有 3 棱，钝头，果皮肉质，肥厚，每室具种子 1 枚。分布于红海沿岸至利比亚、苏丹、土耳其等地。

【性状】 长卵形滴乳状、类圆形颗粒或黏合成大小不等的不规则块状物，长 0.5~5cm。黄白色，常带轻微的绿色、蓝色或棕红色，半透明，表面有一层类白色粉尘，除去粉尘后，表面仍无光泽。质坚脆，断面玻璃样或蜡样光泽。具特异香气，味微苦。嚼之，初破碎成小块，迅即软化成胶块，黏附牙齿，唾液成为乳状，并微有香辣感。遇热则变软，烧之微有香气（但不应有松香气），冒黑烟，并遗留黑色残渣。与少量水共研，能形成白色乳状液。以淡黄色、颗粒状、半透明、无砂石树皮杂质、粉末粘手、气芳香者为佳。

【产地】 主产红海沿岸的索马里和埃塞俄比亚。

【炮制】 乳香：拣去砂子杂质。
制乳香：取拣净的乳香，置锅内用文火炒至表面稍见熔化点，略呈黄色，取出放凉；或炒至表面熔化时，喷洒米醋，继续炒至外层明亮光透，取出放凉。（每乳香 50kg，用米醋 3kg）

【性味归经】 辛、苦，温。归心、肝、脾经。

【功能主治】 活血定痛，消肿生肌。用于胸痹心痛，胃脘疼痛，痛经经闭，产后瘀阻，癥瘕腹痛，风湿痹痛，筋脉拘挛，跌打损伤，痈肿疮疡。

【用法用量】 煎服或入丸、散，3~5g。外用适量，研末调敷。

【各家论述】● ①《南方草木状》："熏陆香，出大秦。在海边，有大树，枝叶正如古松，生于沙中。盛夏，树胶流出沙上，方采之。"

②《唐本草》："出天竺及邯郸，似松脂，黄白色。天竺者多白；邯郸者夹绿色，香不甚。"

③《海药本草》："《广志》云：（乳头香）生南海，是波斯松树脂也，紫赤如樱桃，透明者为上。仙方多用辟谷，兼疗耳聋，中风口噤不语，善治妇人血气。能发粉酒。" "谨按《广志》云：薰陆香，是树皮鳞甲，采之复生。"

④《本草图经》："出天竺、单于二国及大秦国。"

⑤《梦溪笔谈》："熏陆，即乳香也。本名熏陆，以其滴下如乳头者，谓之乳头香；熔塌在地上者，谓之塌香。如腊茶之有滴乳、白乳之品，岂可各是一物。"

⑥《本草纲目》："乳香，今人多以枫香杂之，惟烧之可辨。南方诸国皆有，《宋史》言乳香有一十三等。按叶廷珪《香录》云：乳香，一名熏陆香，出大食国南，其树类松。以斤斫树，脂溢于外，结而成香，聚而成块。上品为拣香，圆大如乳头，透明，俗呼滴乳，又曰明乳；次为瓶香，以瓶收者；次为乳塌，杂沙石者；次为黑塌，色黑；次为水湿塌，水渍色败气变者；次为斫削，杂碎不堪；次为缠末，播扬为尘者。观此，则乳有自流出者，有斫树溢出者。诸说皆言其树类古松，寇氏言类棠梨，恐亦传闻，当从前说。"

攀倒甑

【图谱来源】

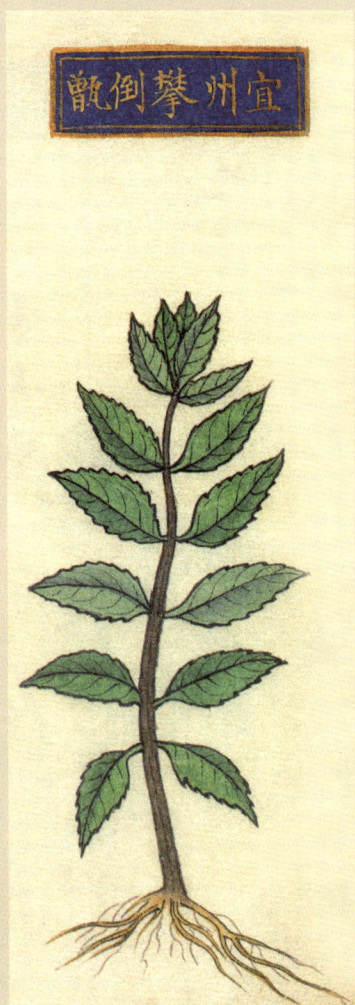

《品汇》弘治本

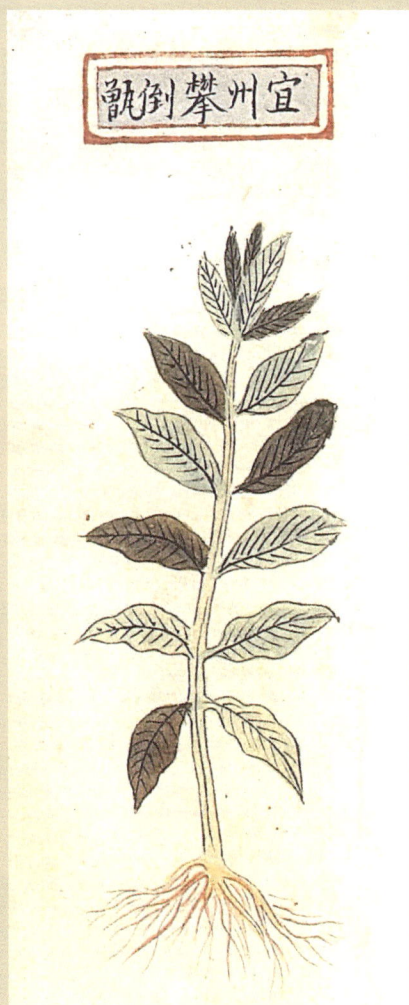

《品汇》东京本

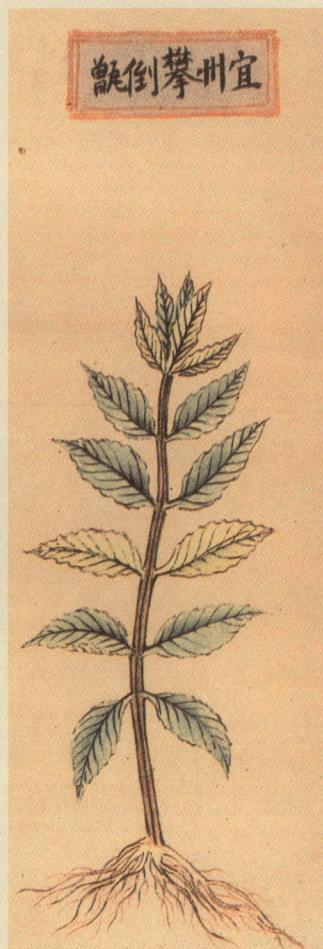

《品汇》罗马本

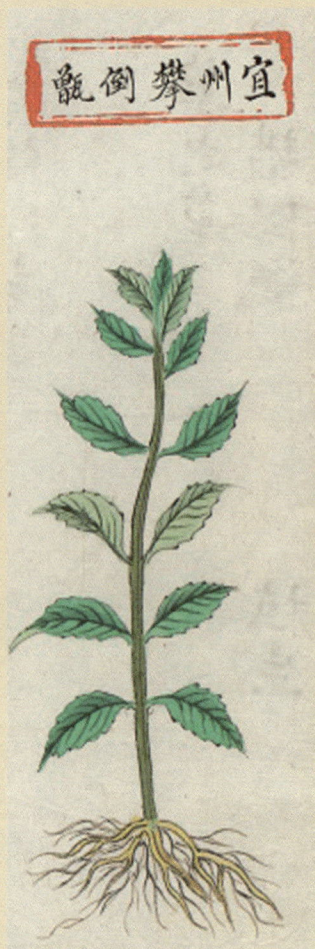

《品汇》柏林本

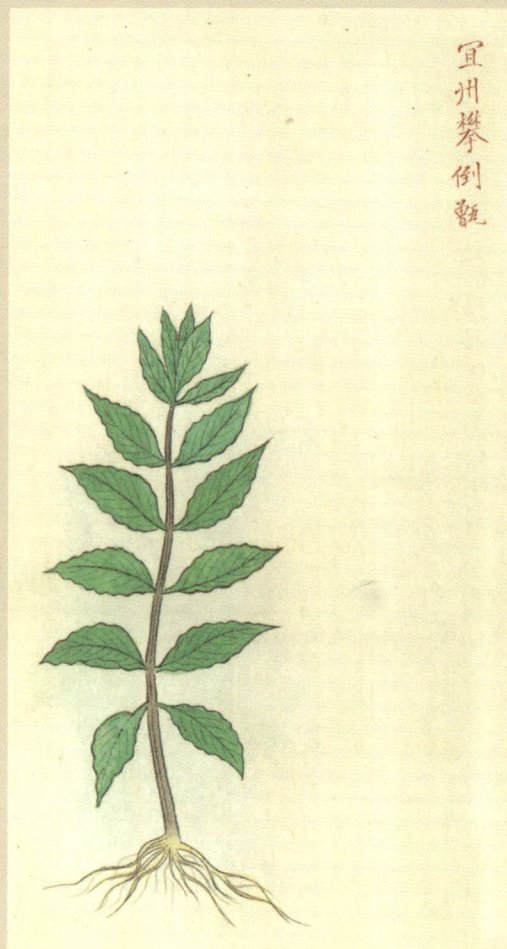

《草木状》

【出处】 宋·苏颂《本草图经》

【别名】 败酱、鹿肠（《神农本草经》），鹿首、马草、泽败（《名医别录》），鹿酱（《药性论》），酸
益（《日华子本草》），苦菜、苦蘵（《本草纲目》），野苦菜（《植物名实图考》），苦猪菜
（《江西中药》），苦斋公（《四川中药志》），豆豉草、豆渣草（《重庆草药》），白苦爹、苦
苴（《闽东本草》）等。

【来源】 为败酱科植物白花败酱 *Patrinia villosa* Juss.、黄花败酱 *Patrinia scabiosifolia* Fisch. ex Trev.
或其近缘植物的带根全草。

【原植物】 ①白花败酱：多年生草本，高 50~100cm。根茎横卧或斜坐，有特殊的臭气，如腐败的酱
味。茎直立，具倒生的白色粗毛，上部稍有分枝。叶对生；叶片卵形，长 3~10cm，宽
1.5~5cm，边缘具粗锯齿，或 3 裂，而基部裂片很小，两面均有粗毛，先端尖锐，基部窄
狭；下部叶有翼柄，上部叶近于无柄。聚伞花序多分枝，呈伞房状的圆锥花丛；花冠 5
裂，白色，筒部短，无距；雄蕊 4；子房下位，3 室，柱头头状。果实倒卵形，长约
2mm，背部有一小苞所成的圆翼，长宽各约 5mm。花期 9 月。全国大部分地区均有分布。

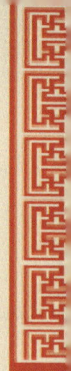

②黄花败酱：多年生草本。形与上一种相似，唯根生叶卵状披针形，有长柄；茎生叶具短柄或近无柄，叶片羽状全裂，上方的叶片较大，裂片 5~11，披针形，先端渐尖、锐尖，边缘具不整齐的大锯齿，两面无毛或被白色刚毛。花黄色。果椭圆形，长 2.5~3.5mm，宽 1.7~2.2mm，不具翼状苞。花期 7—9 月。全国大部分地区均有分布。

【性状】 全株长短不等；根茎有节，上生须状细根。茎圆柱形，外表黄棕色或黄绿色，有纵向纹理，被有粗毛。质脆，易折断，断面中空，白色。叶多皱缩、破碎，或已脱落。全株有陈腐的豆酱气，味苦。以干燥、叶多、气浓、无泥沙杂草者为佳。

【产地】 产四川、江西、福建等地。

【性味归经】 苦，平。归肝、胃、大肠经。

【功能主治】 清热解毒，消痈排脓，祛瘀止痛。用于肠痈，肺痈，皮肤疮痈，产后瘀阻腹痛。

【用法用量】 煎服，9~15g；大剂量 15~30g。

【各家论述】 ①《吴普本草》："败酱，似桔梗，其臭如败豆酱。"
②《名医别录》："败酱，生江夏。八月采根，暴干。"
③《本草经集注》："败酱，出近道，叶似豨莶，根形似茈胡。"
④《唐本草》："败酱，不出近道，多生岗岭间。叶似水茛及薇衔，丛生，花黄，根紫作陈酱色，其叶殊不似豨莶也。"
⑤《本草纲目》："败酱，南人采嫩者，暴蒸作菜食，味微苦而有陈酱气，故又名苦菜，与苦荬、龙葵同名；亦名苦蘵，与酸浆同名，苗形则不同也。"

麒麟竭

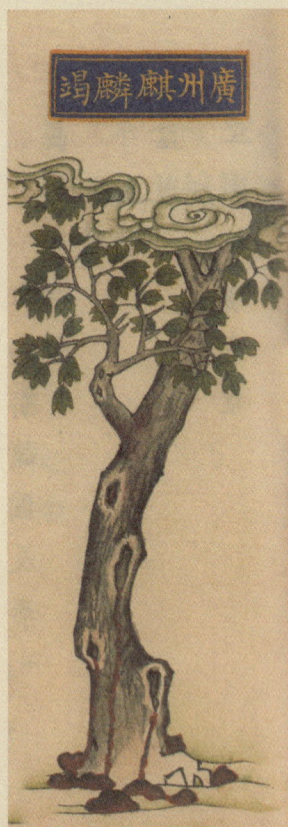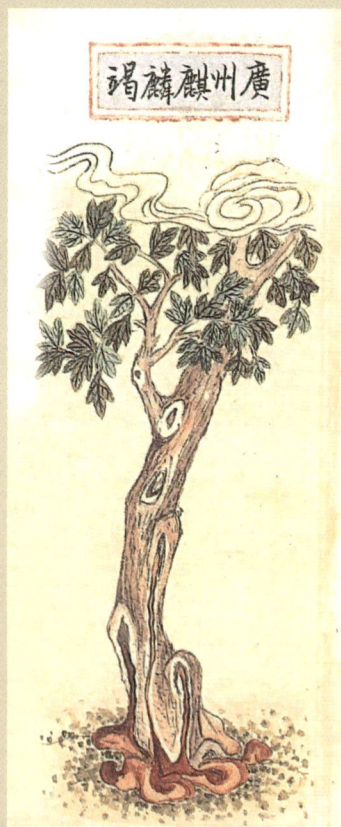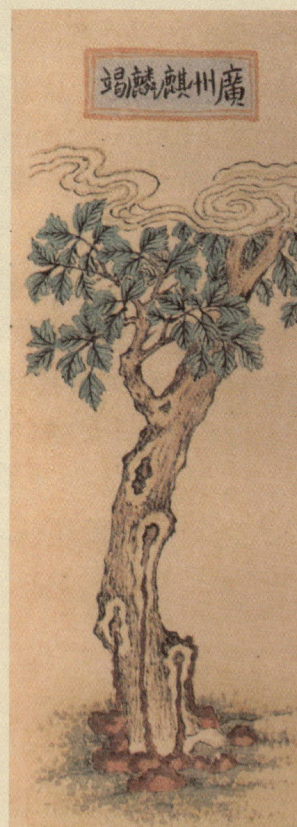

【图谱来源】

《品汇》弘治本　　　　　《品汇》东京本　　　　　《品汇》罗马本

264

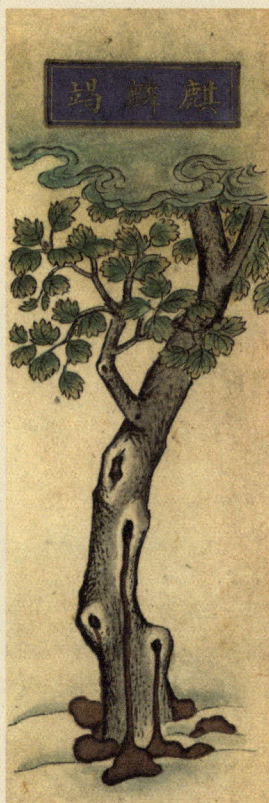

《便览》

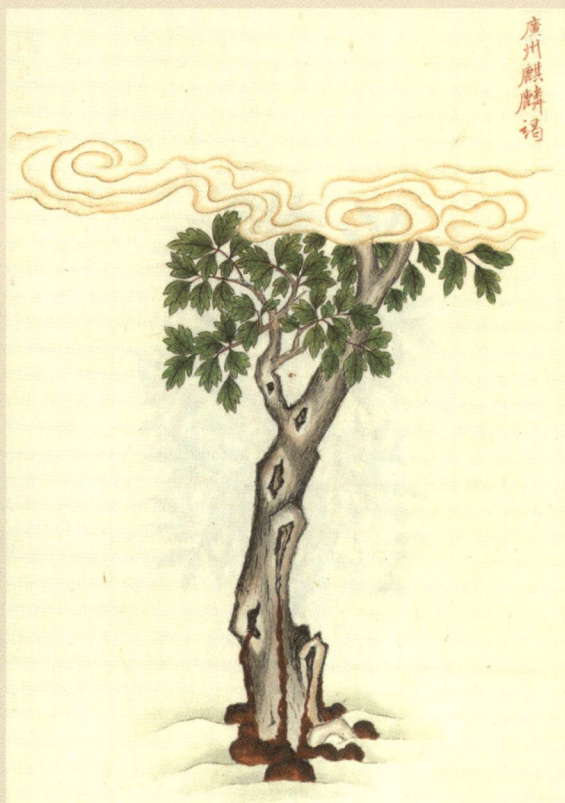

《草木状》

【出处】 南朝宋·雷敩《雷公炮炙论》

【别名】 血竭（《雷公炮炙论》），海蜡（侯宁极《药谱》），麒麟血（《太平圣惠方》），木血竭（《滇南本草》）等。

【来源】 为棕榈科植物麒麟竭 *Daemonorops draco* Bl. 果实渗出的树脂经加工制成。

【原植物】 多年生常绿藤本，长 10~20m，茎被叶鞘并遍生尖刺。羽状复叶在枝梢互生，在下部有时近对生；小叶互生，线状披针形，长 20~30cm，宽约 3cm，先端锐尖，基部狭，脉三出平行；叶柄及叶轴具锐刺。肉穗花序，开淡黄色的冠状花，单性，雌雄异株；花被 6，排成 2 轮；雄花雄蕊 6，花药长锥形；雌花有不育雄蕊 6，雌蕊 1，瓶状，子房略呈卵状，密被鳞片，花柱短，柱头 3 深裂。果实核果状，卵状球形，直径 2~3cm，赤褐色，具黄色鳞片，果实内含深赤色的液状树脂，常由鳞片下渗出，干后如血块样。种子 1 枚。分布于印度尼西亚、马来西亚、伊朗；我国台湾、广东亦有种植。

【性状】 不定形的块状物，大小不等，表面有沟纹及因布包而遗留的布纹，暗红色。质硬而脆，断面红色，有玻璃样光泽，有时有小孔。用火燃之，冒烟呛鼻。研成粉末则呈砖红色。气微，味淡，嚼之砂样。以外表色黑如铁，研末红如血，燃之其烟呛鼻者佳。

265

【产地】 主产马来西亚、印度尼西亚、伊朗等地。

【炮制】 拭去灰尘，敲成小块，于冬季干燥天气，放在石灰坛内使燥，然后乘脆研末。

【性味归经】 甘、咸，平。归心、肝经。

【功能主治】 活血定痛，化瘀止血，生肌敛疮。用于跌打损伤，心腹瘀痛，外伤出血，疮疡不敛。

【用法用量】 内服，研末，0.3~0.9g；或入丸、剂。外用，研末撒或入膏药内敷贴。

【各家论述】
①《海药本草》："谨按《南越志》云：是紫矿树之脂也。其味甘，温；无毒。主打伤折损，一切疼痛，补虚及血气搅刺，内伤血聚，并宜酒服。欲验真伪，但嚼之不烂如蜡者上也。"

②《雷公炮炙论》："骐驎竭，欲使，先研作粉，重筛过。勿与众药同捣，化作飞尘也。"

③《本草图经》："今出南蕃诸国及广州。木高数丈，婆娑可爱，叶似樱桃而有三角。其脂液从木中流出，滴下如胶饴状，久而坚凝，乃成竭，赤作血色，故亦谓之血竭。"

④《证类本草》："木高数丈，婆娑可爱。叶似樱桃而有三角。其脂液从木中流出，滴下如胶饴状，久而坚凝乃成竭，赤作血色，故亦谓之血竭。"

⑤《本草纲目》："骐驎竭是树脂，紫铆是虫造。按《一统志》云：血竭树略如没药树，其肌赤色。采法亦于树下掘坎，斧伐其树，脂流于坎，旬日取之。多出大食诸国。今人试之，以透指甲者为真。独孤滔《丹房鉴源》云：此物以火烧之，有赤汁涌出，久而灰不变本色者，为真也。"

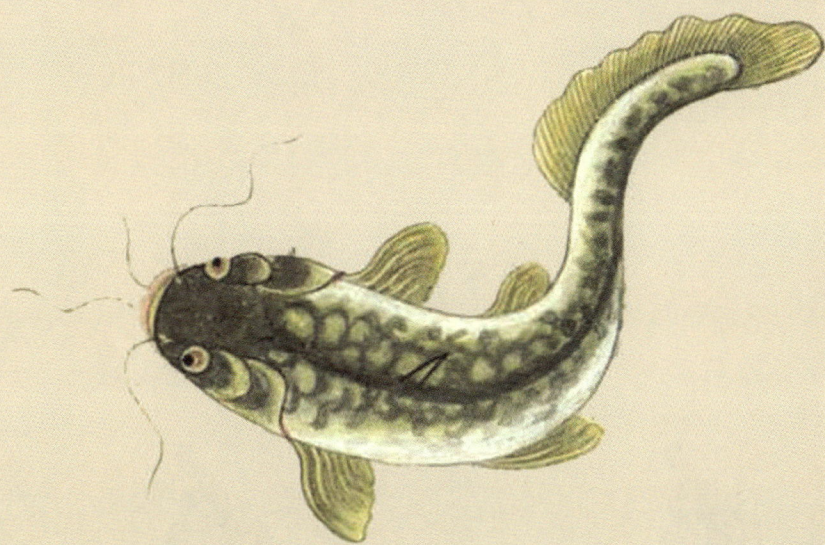

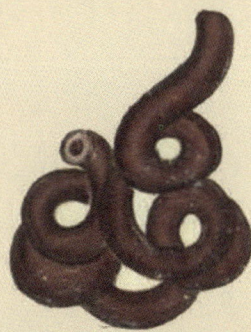

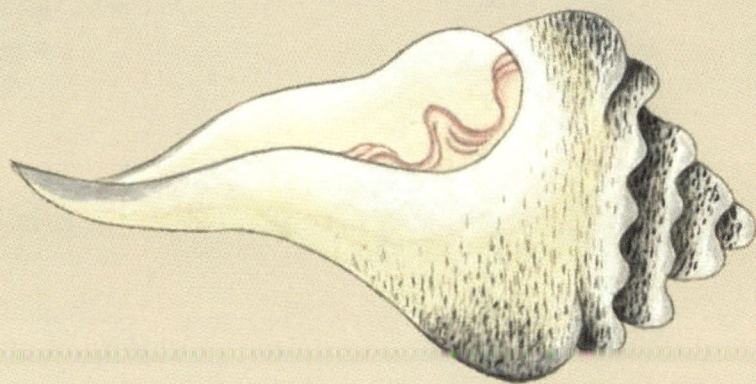

石　蛇

【图谱来源】

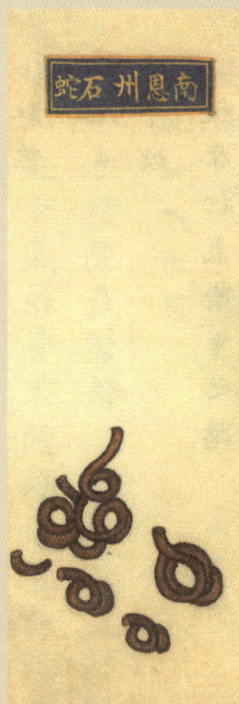

《品汇》弘治本

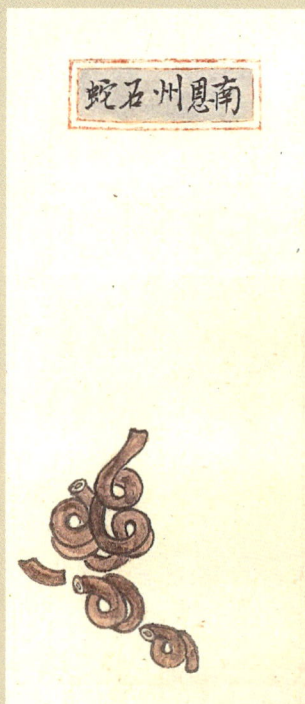

《品汇》东京本

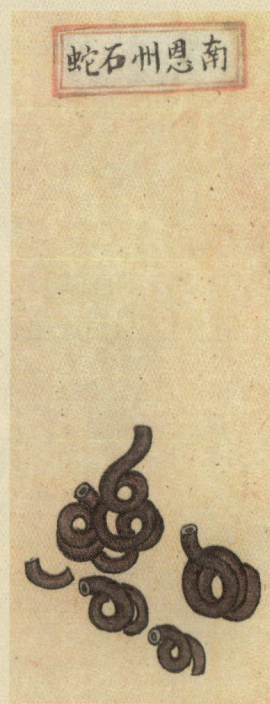

《品汇》罗马本

268

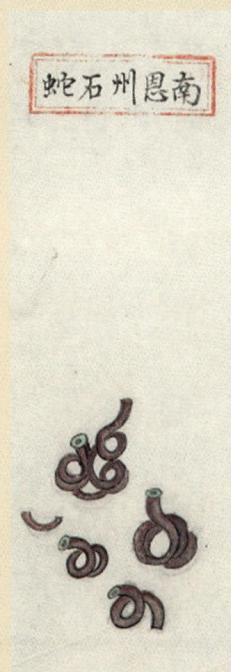
《品汇》柏林本

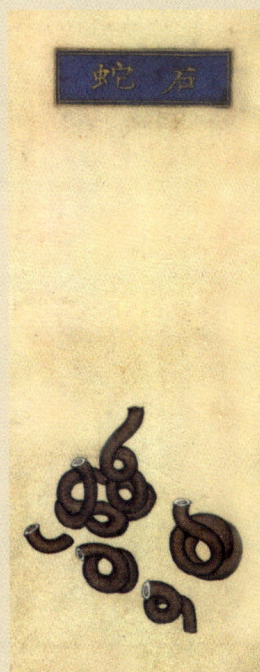
《便览》

《草木状》

【出处】 宋·苏颂《本草图经》

【别名】 蛇螺（《中药大辞典》）。

【来源】 为蛇螺科动物覆瓦小蛇螺 *Serpulorbis imbricata* (Dnuder) 的干燥全体。

【原动物】 贝壳呈管状，壳口圆形或卵圆形，直径约 10mm。幼虫于发生期，具螺旋形贝壳，自壳顶部通常以水平方位逐步向外盘卷，状如蛇卧，全壳大部分固着在岩石上或其他物体上，仅壳口部稍游离。壳面粗糙，具数条较粗的螺肋；粗肋间密布 3~5 条细肋，这些肋上都有不明显的覆瓦状鳞片。生长纹粗糙。壳表面灰黄色或褐色。壳内面褐色，有珍珠样光泽。卵产出后附于管壁上。分布于东海、南海，为浙江以南沿海的习见种类。

【性味归经】 咸、平。

【功能主治】 解毒。用于痈肿。

【用法用量】 外用适量，醋磨敷。

【各家论述】 《本草图经》："石蛇，出南海水旁山石间。其形盘屈如蛇也，无首尾，内空，红紫色，又似车螺，不知何物所化。大抵与石蟹同类，功用亦相近，尤能解金石毒。左盘者良。采无时。味咸，性平，无毒。"

269

石蟹

【图谱来源】

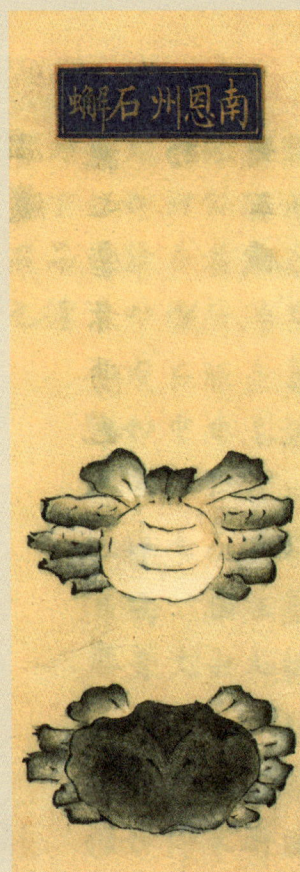

《品汇》弘治本

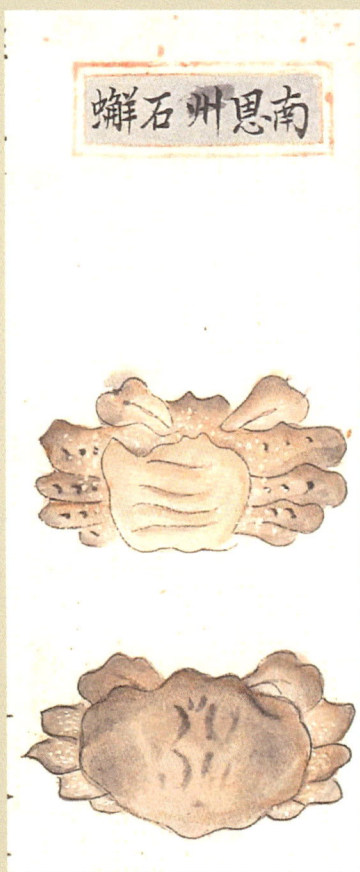

《品汇》东京本

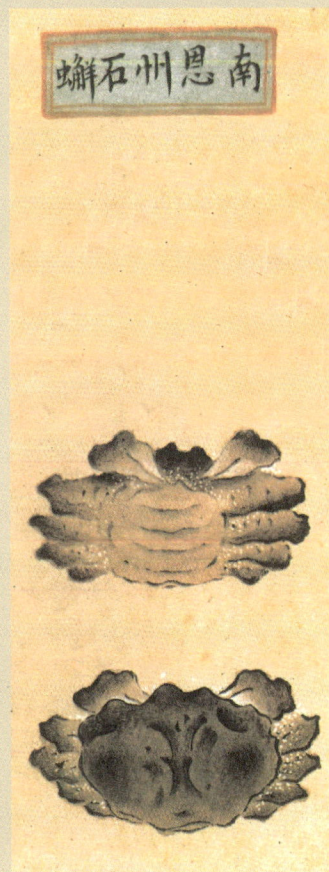

《品汇》罗马本

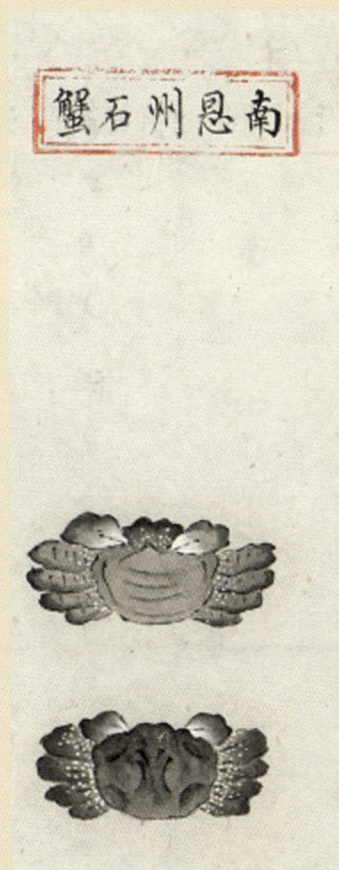

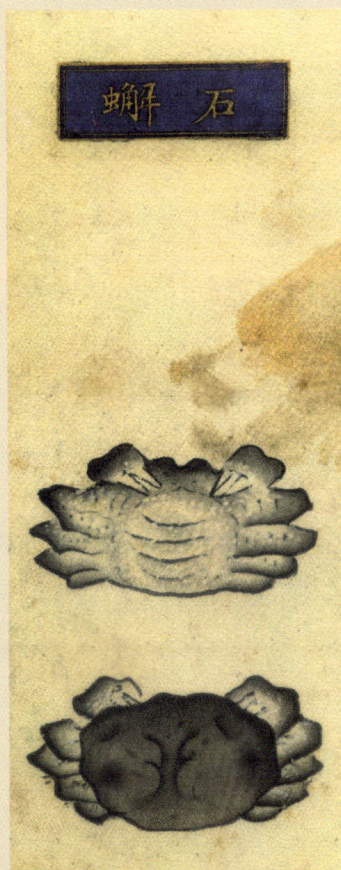

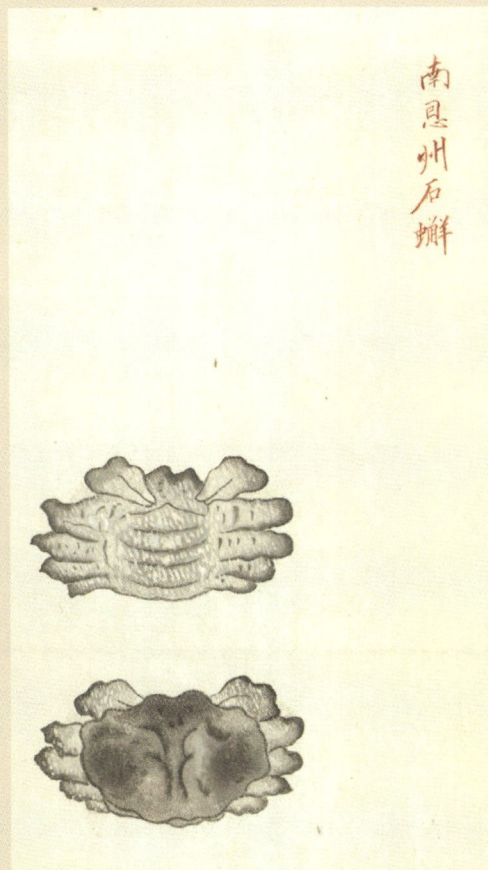

《品汇》柏林本　　　　　　　《便览》　　　　　　　　《草木状》

【出处】 五代吴越·日华子（大明）《日华子本草》

【别名】 蟹化石（《药材学》）等。

【来源】 为古生代节肢动物石蟹 *Telphusa* sp. 及其他近缘动物的化石。

【性状】 全形似蟹，但多残缺不全，通常为扁椭圆形，或留有脚数只而呈不规则形。长 3~5cm，宽 3~13cm，厚约 1.8cm。背面土棕色至深棕色，光滑或有点状小突起，有时尚留有蟹背上之纹理，凹陷处多留有泥土。腹面色较淡，表面多已破坏，或留有节状的脚，凹陷处及脚断处常填有泥土。质坚硬如石，不易碎，互击之，声如击瓷器。断面灰棕色，石质。气微，味微咸。以体完整、色青、质坚者佳。

【产地】 产台湾、四川及马来群岛等地。

【炮制】 洗净泥土，捣碎或水飞用。或煅烧醋淬，晾干，研成细末亦可。

271

【性味归经】 咸，寒。归肝、胆经。

【功能主治】 清肝明目，消肿解毒。用于目赤，翳膜遮睛，喉痹，痈肿，漆疮。

【用法用量】 内服用水磨汁，6~9g；或入丸，散。外用研细点眼或以醋磨涂。

【各家论述】 ①《开宝本草》："石蟹生南海。又云是寻常蟹尔，年月深久，水沫相着，因化成石，每遇海潮即漂出。皆细研水飞过，入诸药相佐用之，点目良。"
②《本草图经》："石蟹，今岭南近海州郡皆有之。体质石也，而都与蟹相似。"
③《本草衍义》："石蟹，直是今之生蟹，更无异处，但有泥与粗石相着。凡用，须去其泥并粗石，只用蟹，磨合他药点目中，须水飞。"

石决明

【图谱来源】

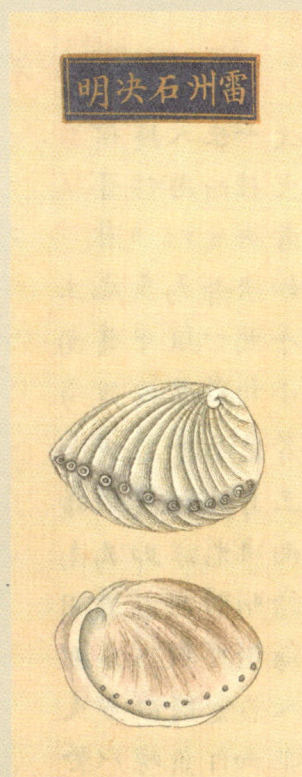

《品汇》弘治本

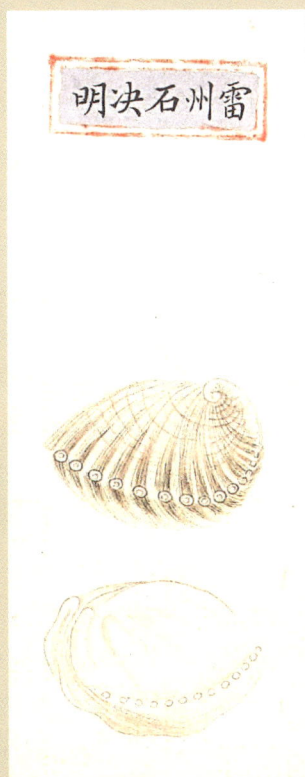

《品汇》东京本

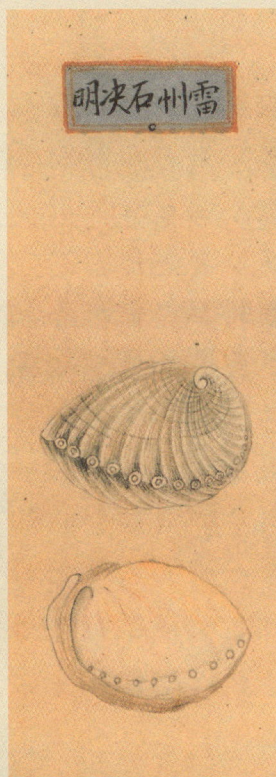

《品汇》罗马本

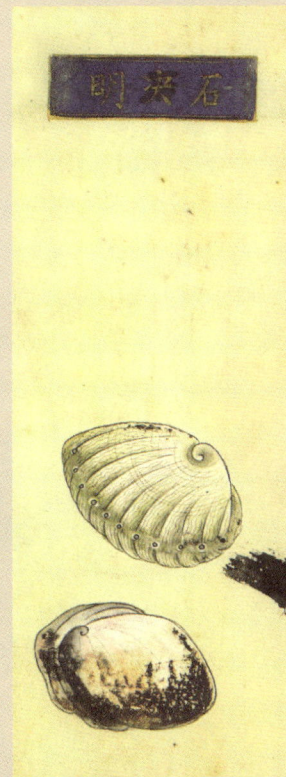

《食物》Ⅰ

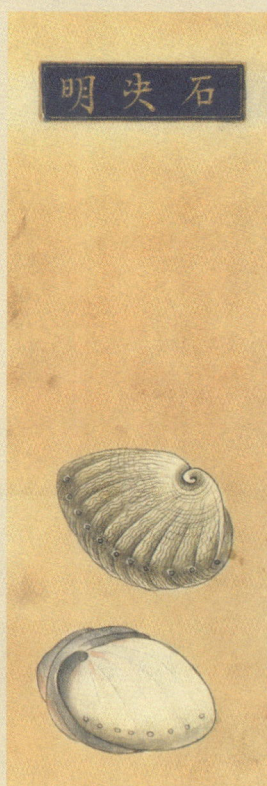

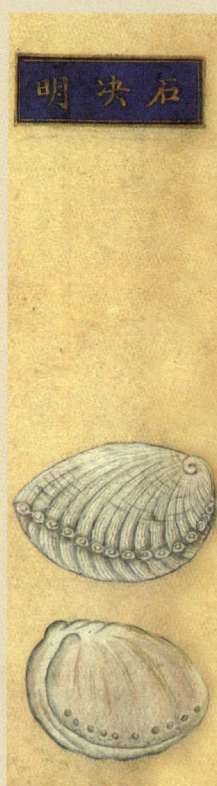

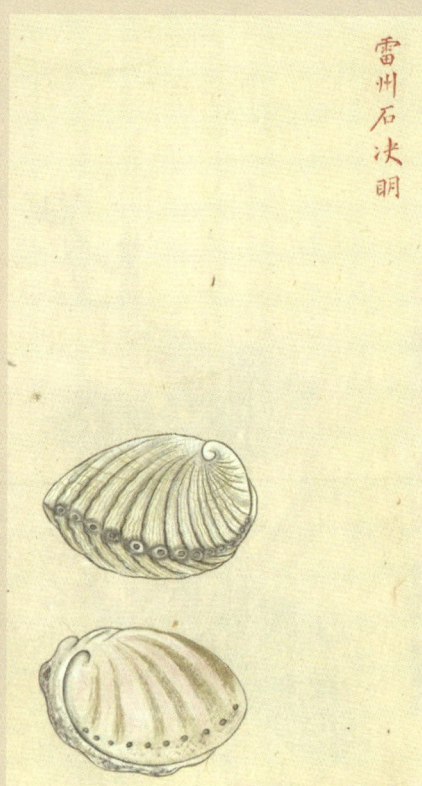

《食物》Ⅱ　　　　　　　　　《便览》　　　　　　　　　　《草木状》

【出处】● 魏晋·佚名《名医别录》

【别名】● 真珠母（《雷公炮炙论》），鳆鱼甲（《本草经集注》），九孔螺（《日华子本草》），千里光（《本草纲目》），鲍鱼皮（《山东中医手册》），金蛤蜊皮（《山东中草药》）等。

【来源】● 为鲍科动物杂色鲍 *Haliotis diversicolor* Reeve 或盘大鲍 *Haliotis gigantea discus* Reeve 等的贝壳。

【原动物】● ①杂色鲍：体外有一坚厚的贝壳，呈椭圆形。螺旋部极小，螺层 3 个，缝合线浅；体螺层极宽大，几占贝壳全部；壳顶钝，略高于体螺层的壳面；自第 2 螺层中部开始至体螺层边缘，有 30 多个排成一列的突起和小孔，前端突起小而不显著，末端 8~9 个特大，且开孔和内部相通。体螺层被突起和小孔形成的螺肋区分成上下两部，上部较宽大，呈一倾斜面；下部窄小，前端与上部略呈垂直；壳面呈绿褐色，生长纹呈一条条极明显的肋状条纹；贝壳内面白色，有彩色光泽；壳口椭圆形，与体螺层大小几相等。体柔软，头部有细长的触角和有柄的眼各 1 对；腹面有吻，内具颚片和舌齿。足广阔，几与壳口相等。足分为上、下两部，上足覆盖下足，边缘生有多数小触手，从贝壳上的小孔伸出。分布广东、福建沿海。

②盘大鲍：贝壳大型，短而宽，呈耳状。螺肋上的突起和小孔共 30 个左右，末端 4~5 个特大，且开孔。壳面常有石灰虫及苔藓虫附生；壳口卵圆形，外唇薄，边缘呈刃状，内唇加厚，由壳口内面延伸形成一上端较宽、基部较窄的片状遮缘。分布于我国北部沿海一带。

274

【性状】 ①杂色鲍的贝壳称为"光底海决"。为长卵圆形贝壳，内面观略呈耳形，大小不一，一般长7~9cm，宽5~6cm，高约2cm。外表暗红色，洁净，略平滑，螺肋末端8~9孔，内外相通，孔口与壳面平。壳内表面显珍珠样彩色光泽。质坚硬，不易破碎。气微，味微咸。以个大壳厚、外表洁净、内表面有彩色光泽者为佳。

②盘大鲍的贝壳称为"毛底海决"。形状与前者略似，一般长5~12cm，宽3~8cm。外表灰棕色或灰黄色，常附有苔藓类或石灰虫、苔藓等杂质而呈绿色或棕色，凹凸不平，极为粗糙，肋状纹理不显著。螺肋末端4~5孔开口，孔口突出于壳面。

【产地】 杂色鲍主产广东、福建等地。盘大鲍主产辽宁、山东等地。

【炮制】 石决明：洗净晾干，敲成碎块。

煅石决明：取刷净的石决明，置无烟的炉火上或坩埚内煅烧，内服的煅至灰白色，外用的煅至白色，取出放凉，碾碎。

盐石决明：将石决明煅至微红，取出，喷淋盐水，碾碎。（每石决明50kg，用盐1.25kg加适量开水化开澄清）

【性味归经】 咸，寒。归肝经。

【功能主治】 平肝潜阳，清肝明目。用于头痛眩晕，目赤翳障，视物昏花，青盲雀目。

【用法用量】 煎服，6~20g。打碎先煎。平肝、清肝宜生用，外用点眼宜煅用、水飞。

【各家论述】 ①《雷公炮炙论》："凡使（石决明），先去上粗皮，用盐并东流水于大磁器中煮一伏时，漉出，拭干，捣为末，研如粉。却入锅子中，再用五花皮、地榆、阿胶三件，更用东流水于磁器中，如此淘之三度，待干，再研一万匝，方入药中用。"

②《海药本草》："主青盲内障，肝肺风热，骨蒸劳极，并良。凡用（石决明），先以面裹熟煨，然后磨去其外黑处并粗皮，烂捣之，细罗，于乳钵中再研如面，方堪用也。"

③《唐本草》："石决明是鳆鱼甲也，附石生，状如蛤，惟一片，无对，七孔者良。今俗用紫贝者，全别，非此类也。"

④《蜀本草》："石决明，今出莱州即墨县南海内，三月、四月采之。"

⑤《开宝本草》："石决明生广州海畔，壳大者如手，小者如三两指；其肉南人皆啖之。亦取其壳，以水渍洗眼。七孔、九孔者良，十孔以上者不佳。"

⑥《本草衍义》："石决明，《经》云味咸，即是肉也。人采肉以供馔，及干致都下，北人遂为珍味。肉与壳两可用，方家宜审用之。然皆治目，壳研，水飞点磨外障翳，登、莱州其多。"

甲 香

【图谱来源】

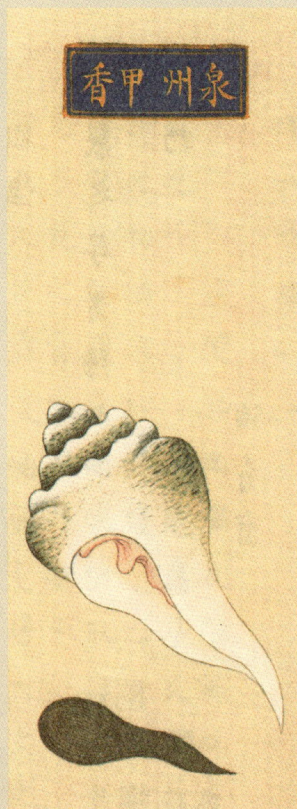

《品汇》弘治本

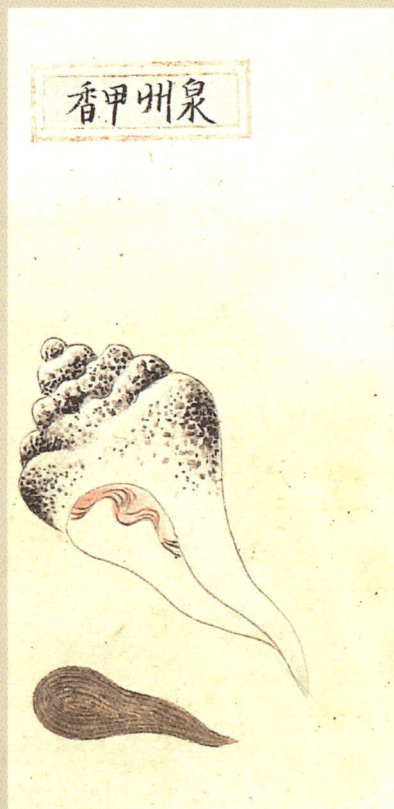

《品汇》东京本

276

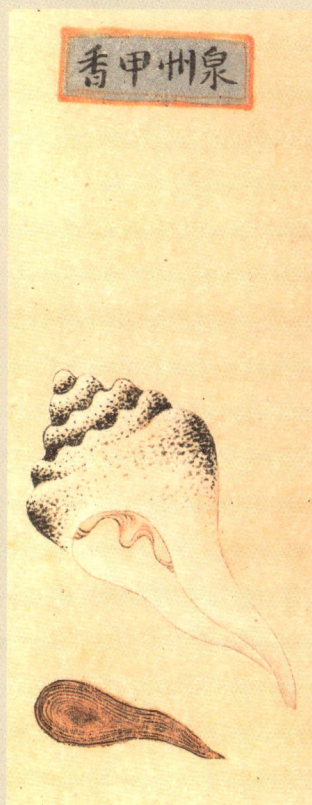

《品汇》罗马本

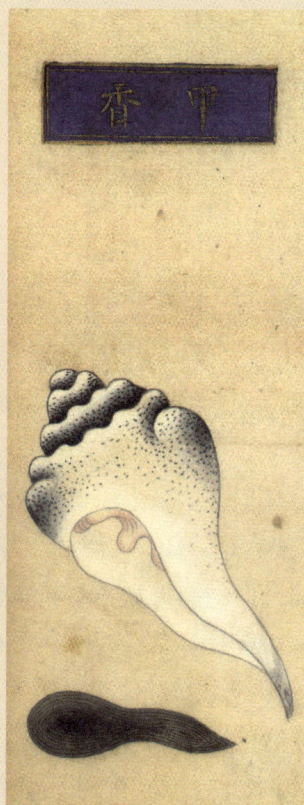

《便览》

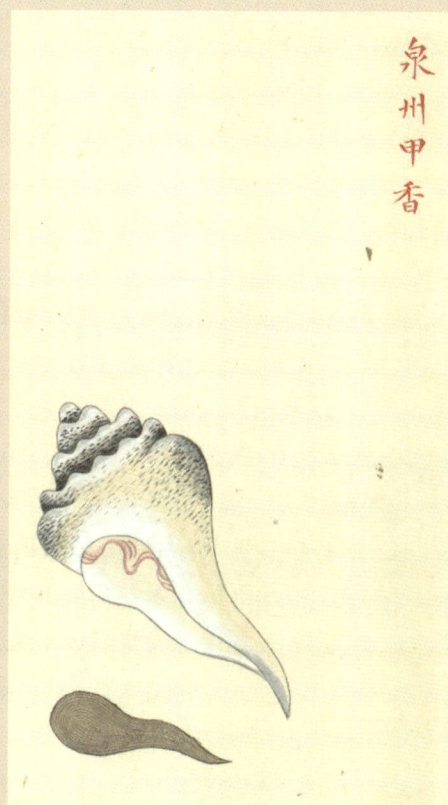

《草木状》

【出处】 ● 唐·苏敬等《唐本草》

【别名】 ● 水云母、海月、催生子（《中药志》）等。

【来源】 ● 为软体动物蝾螺科蝾螺 *Turbo cornutus* Solander 或其近缘动物的贝壳。

【原动物】 ● 壳高约 9cm，宽约 8cm。螺层 5~6 层，缝合线明显，壳顶较高，体螺层较膨圆，各层宽度增加均匀。壳面有发达的螺肋，肋间尚具有细肋，生长纹粗糙而密，呈鳞片状。体螺层上一般具有 2 列强大的半管状棘，每列 10~11 个。壳面灰青色，壳基部膨胀，螺肋生长纹和颜色与壳面类同。壳口大，圆形，内具珍珠样光泽，外唇简单，内唇下方扩展并加厚。无脐。壳石灰质，重厚，外面灰绿色和灰黄色，具密集的小粒状突起，中央偏内下方有一旋涡状雕刻；内面稍平，有螺纹 4 条，核略偏下方。体柔软，触角细长；足甚发达。分布于浙江以南沿海区。

【性状】 ● 为圆形的片状物，直径 1~4cm，厚 0.2~1cm。内面略平坦，显螺旋纹，有时附有棕色薄膜状物质；外面隆起，有显著或不显著的螺旋状隆脊，凹陷处密被小点状突起。质坚硬而重，断面不平滑。气微，味咸。

277

【产地】● 产广东、福建等沿海地区。

【性味归经】● 咸，平，无毒。

【功能主治】● 用于脘腹痛，痢疾，淋病，痔瘘，疥癣。

【用法用量】● 煎服，3~9g。外用煅存性，研末撒。

【各家论述】● ①《雷公炮炙论》："凡使（甲香），须用生茅香、皂角二味煮半日，却漉出，于石臼中捣，用马尾筛筛过用之。"
②《经验方》："甲香修制法，不限多少，先用黄土泥水煮一日，以温水浴过，次用米泔或灰汁煮一日，依前浴过后用蜜酒煮一日，又浴过，焙干任用。"
③《唐本草》："甲香，生南海。""蠡大如小拳，青黄色，长四五寸，取厣烧灰用之。南人亦煮其肉啖，亦无损益也。"
④《海药本草》："和气清神，主肠风瘘痔。陈氏云：主甲疽，瘘疮，蛇蝎蜂螫，疥癣，头疮，馋疮。"
⑤《本草图经》："甲香，生南海，今岭外、闽中近海州郡及明州皆有之。海蠡之掩也。"

没食子

【图谱来源】

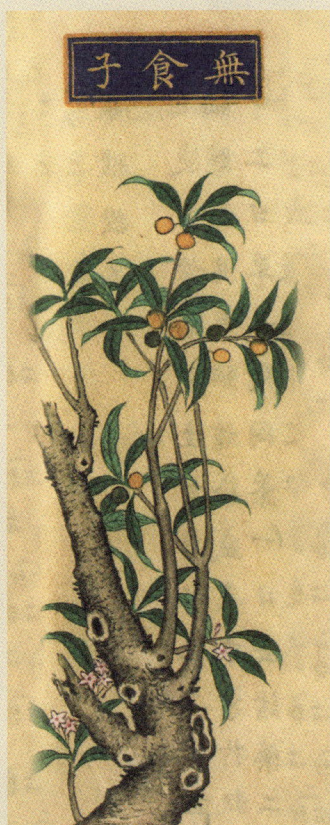

《品汇》弘治本

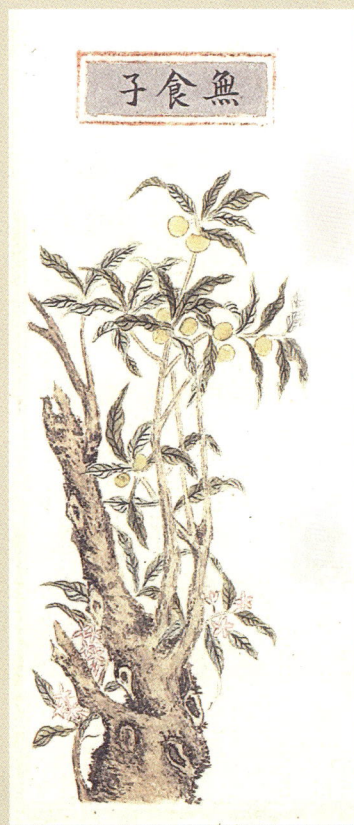

《品汇》东京本

岭南道地药材与外来药物图萃

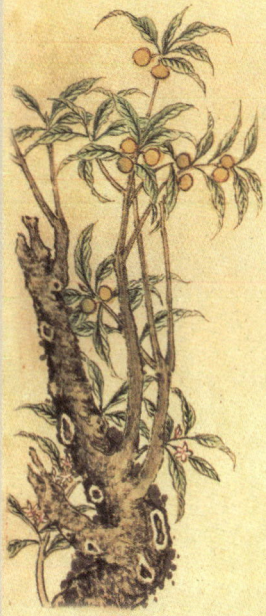

《品汇》罗马本

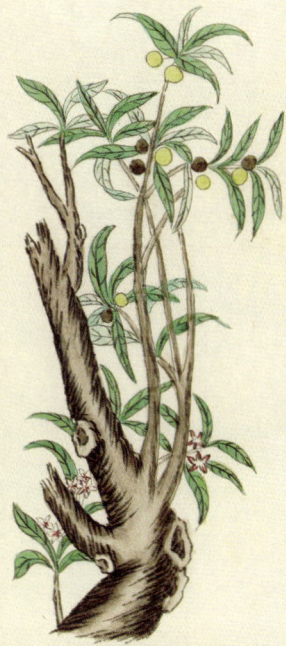

《品汇》巴黎本Ⅱ

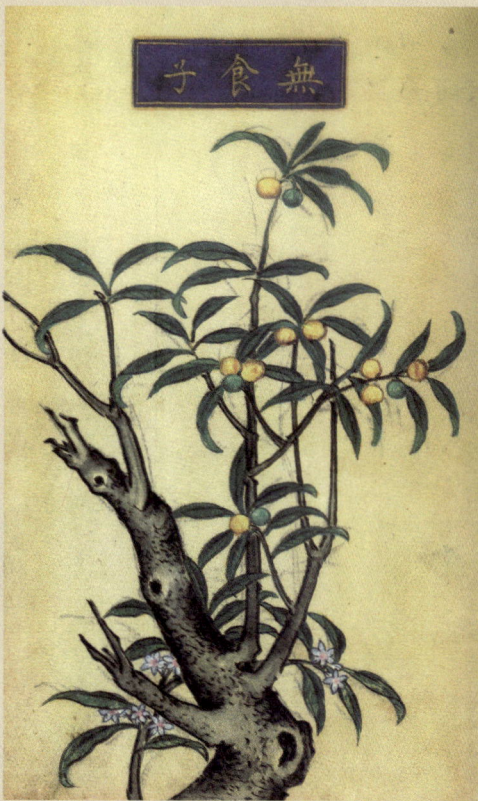

《便览》

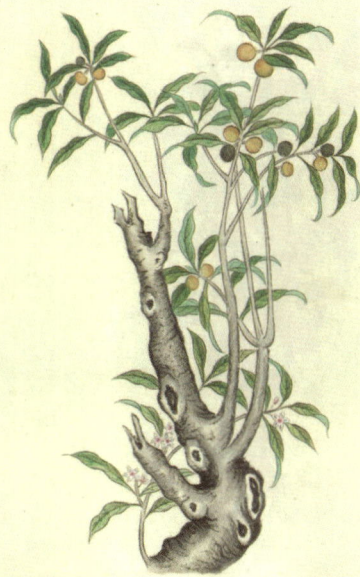

《草木状》

| 【出处】● | 五代·李珣《海药本草》 |

【别名】● 墨石子（《雷公炮炙论》），无食子（《药性论》），没石子（《子母秘录》），无石子（《酉阳杂俎》），麻荼泽（《方舆志》）等。

【来源】● 为没食子蜂科昆虫没食子蜂 Cynips gallae-tinctoriae Olivier 的幼虫寄生于壳斗科植物没食子树 Quercus infectoria Olivier 幼枝上所产生的虫瘿。

【原动物】● 体小，长约 6mm。色黑。头部有复眼 1 对；单眼 3 个。触角 1 对，正直而细长。翅 2 对，膜质，透明；前翅无缘纹，翅脉亦少，静止时平叠。足 3 对，发达。腹部呈球形而侧扁；雌虫的腹下有直沟，中藏产卵器。幼虫形如蛆，体极微小。没食子蜂寄生于没食子树上，当雌虫产卵时，先以产卵器刺伤植物的幼芽，旋即产卵于伤口中，至孵化成幼虫后，能分泌含有酶的液体，使植物细胞中的淀粉迅速转变为糖，从而刺激植物细胞的分生。当幼虫周围细胞中的淀粉粒消失，遂起收缩而形成虫瘿，幼虫成长后，即穿孔飞去。

【性状】● 略呈球形，有短柄；直径 1~2.5cm，外表灰色或灰褐色，有疣状突起。质坚厚，断面不平坦，呈黄白色或淡黄色，有光泽。常见有幼蜂的尸体。虫已飞出者，则中间有一孔道，与表面的小孔相连，内部并遗有虫壳。无臭，味涩而苦。以个大、体重、色灰者为佳，已穿孔者品质较次。

【产地】● 原产希腊、土耳其、伊朗等地。

【炮制】● 洗净，晒干，捣碎。

【性味归经】● 苦，温。归肺、脾、肾经。

【功能主治】● 固气，涩精，敛肺，止血。用于大肠虚滑，泻痢不止，便血，遗精，阴汗，咳嗽，咯血，齿痛，创伤出血，疮疡久不收口。

【用法用量】● 煎服，6~12g，或入丸、散。外用研末撒或调敷。

【各家论述】● ①《唐本草》："出西戎。云生沙碛间，树似柽者。"
②《海药本草》："谨按徐表《南州记》云，产波斯国。大小如药子。味温平，无毒。主肠虚冷痢，益血生精，乌髭发，和气安神，治阴毒痿，烧灰用。张仲景使治阴汗，取烧灰，先以微温水浴了，即以帛微，后傅灰囊上，甚良。波斯每食以代果，番胡呼为没食子，今人呼墨食子，转谬矣。"

牡蛎

岭南道地药材与外来药物图萃

【图谱来源】

《品汇》弘治本

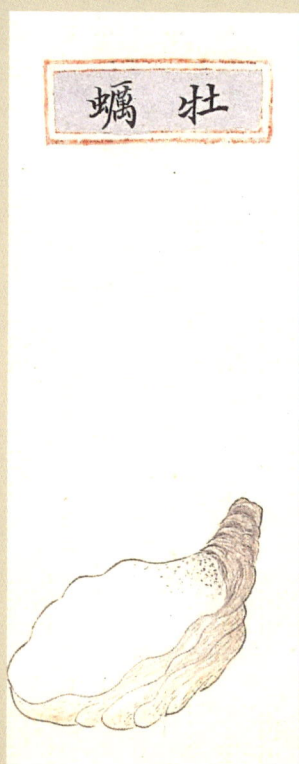

《品汇》东京本

《品汇》罗马本

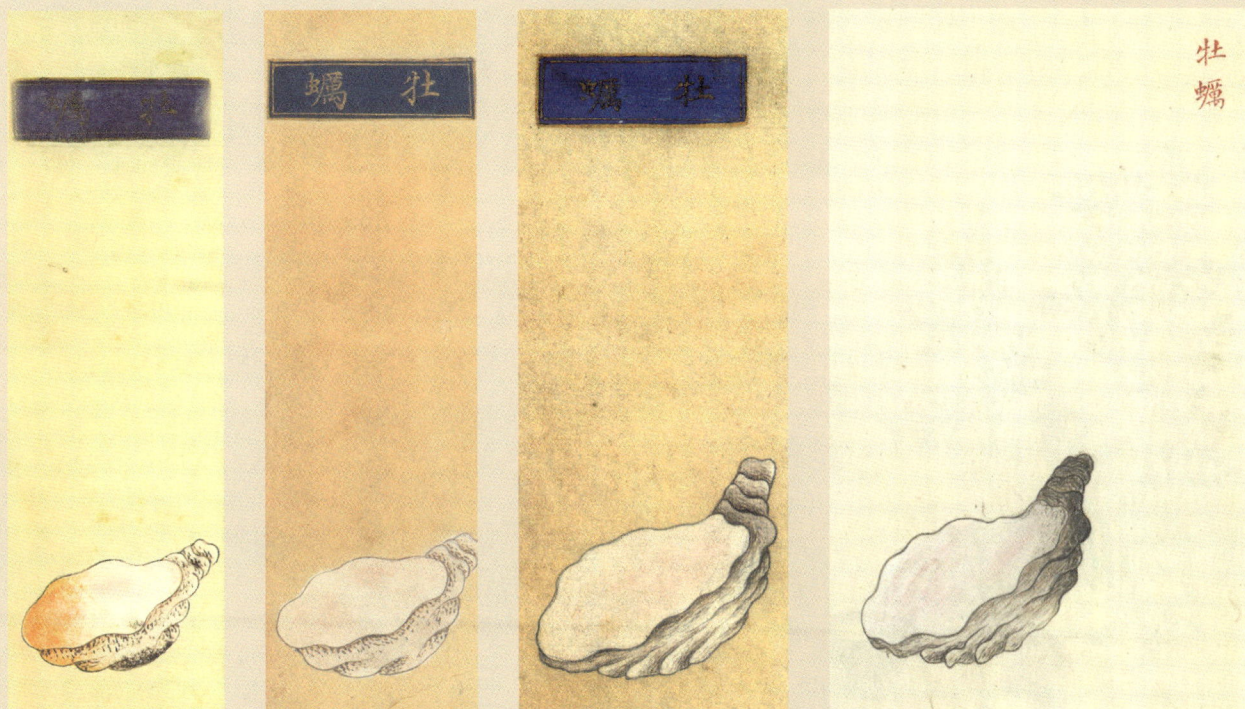

牡蛎

《食物》I　　　　《食物》II　　　　《便览》　　　　《草木状》

【出处】●　《神农本草经》

【别名】●　蛎蛤（《神农本草经》），古贲（杨孚《异物志》），左顾牡蛎（《补缺肘后方》），牡蛤（《名医别录》），蛎房、蚝莆（《本草图经》），蚝壳（《浙江中药手册》），海蛎子壳、海蛎子皮（《山东中药》），左壳（《中药志》）等。

【来源】●　为牡蛎科动物近江牡蛎 *Ostrea rivularis* Gould、长牡蛎 *Ostrea gigas* Thunberg 或大连湾牡蛎 *Ostrea talienwhanensis* Crosse 的贝壳。

【原动物】●　①近江牡蛎：贝壳 2 片，坚厚，呈圆形、卵圆形或三角形。左壳附着，较大而厚。右壳（上壳）略扁平，较左壳（下壳）小，表面环生极薄而平直的黄褐色或紫褐色鳞片；1~2 年的个体，鳞片平、薄、脆，有时呈游离状；2 年至数年的个体，鳞片平坦，有时在后缘起伏成弱小的水波状；生长多年的个体，鳞片层层相叠，坚厚如石。壳面有灰、青、紫、棕等色彩，内面白色，边缘为灰紫色。韧带紫黑色，闭壳肌痕甚大，淡黄色，大多为卵圆形或肾脏形，位于中部背侧。足退化，无足丝。我国沿海地区均有分布。
②长牡蛎：贝壳大型，坚厚，呈长条形，背腹几乎平行，一般壳长比壳高大 3 倍。左壳附着。右壳较平如盖，鳞片坏生，呈波纹状，排列稀疏，层次甚少。壳面淡紫色、灰白色或黄褐色。壳内面瓷白色。闭壳肌痕马蹄形，棕黄色，位于壳的后部背侧。左壳凹下，鳞片较右壳粗大。肉质部软，鳃呈直条状，不弯至背后角。我国沿海地区均有分布。

283

③大连湾牡蛎：贝壳大型，中等厚，前后延长，壳顶至后部渐扩张近似三角形。左壳附着。右壳壳表鳞片起伏成水波状，不如近江牡蛎平伏，放射肋不明显。壳面淡黄色；壳内面白色。闭壳肌痕白色或紫色，位于背后方。肉质部延长形，鳃自前方延伸至后方中央，弯曲度小。分布于我国北方沿海。

【性状】 为不规则的卵圆形、三角形或长圆形贝壳，大小不等，通常长 10~30cm，宽 5~10cm，厚 1~3cm；外表灰色、浅灰棕色或灰蓝色，呈层状，并有弯曲的粗糙层纹。壳内面多为乳白色，平滑而有光泽，基部有横纹，无光泽，边缘有波状层纹。左壳较右壳厚而大，不平坦，壳外面常有海螺、苔藓等附着，表面并常有洞，洞内有小贝壳；右壳薄而小，较平坦。质坚硬，不易破碎，断面白色，层状。气无，味微咸。以个大、整齐、里面光洁者为佳。

【产地】 主产江苏、福建、广东、浙江、河北、辽宁及山东等沿海一带。

【炮制】 生牡蛎：洗净、晒干，碾碎用。
煅牡蛎：将洗净的牡蛎，置无烟炉火上煅至灰白色，取出放凉，碾碎。

【性味归经】 咸，微寒。归肝、胆、肾经。

【功能主治】 重镇安神，潜阳补阴，软坚散结。用于惊悸失眠，眩晕耳鸣，瘰疬痰核，癥瘕痞块。煅牡蛎收敛固涩，制酸止痛。用于自汗盗汗，遗精滑精，崩漏带下，胃痛吞酸。

【用法用量】 煎服，9~30g。宜打碎先煎。收敛固涩、制酸止痛宜煅用，余皆生用。

【各家论述】 ①《海药本草》："按《广州记》云，出南海水中。主男子遗精，虚劳乏损，补肾正气，止盗汗，去烦热，治伤阴热疾，能补养，安神，治孩子惊痫。久服轻身。用之炙令微黄色熟后，研令极细，入丸散中用。"
②《蜀本草》："又有蕚蛎，形短不入药用。《图经》云：海中蚌属，今莱州昌阳县海中多有。二月、三月采之。"
③《本草图经》："今海傍皆有之，而南海闽中及通、泰间尤多。此物附石而生，块礌相连如房，故名蛎房。一名蠔山，晋安人呼为蚝莆。初生海边才如拳石，四面渐长有一、二丈者，崭岩如山。每一房内有蠔肉一块，肉之大小随房所生，大房如马蹄，小者如人指面。每潮来则诸房皆开，有小虫入则合之以充腹。海人取之皆凿房以烈火逼开之，挑取其肉。"

青琅玕

【图谱来源】

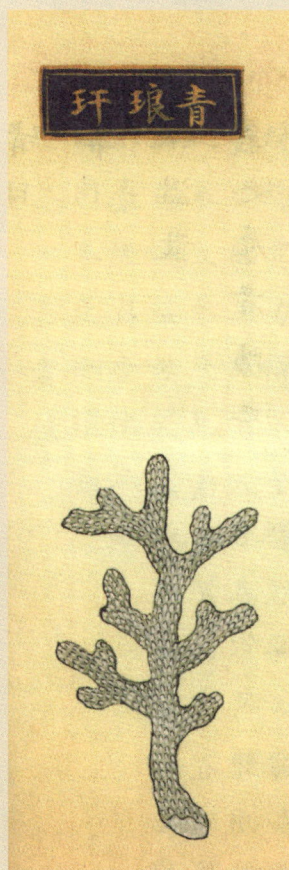

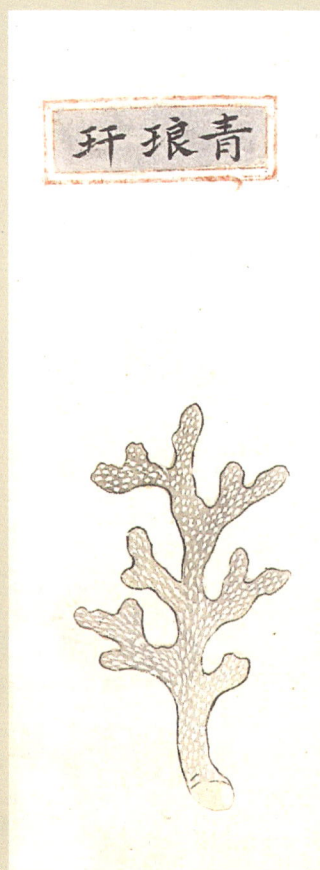

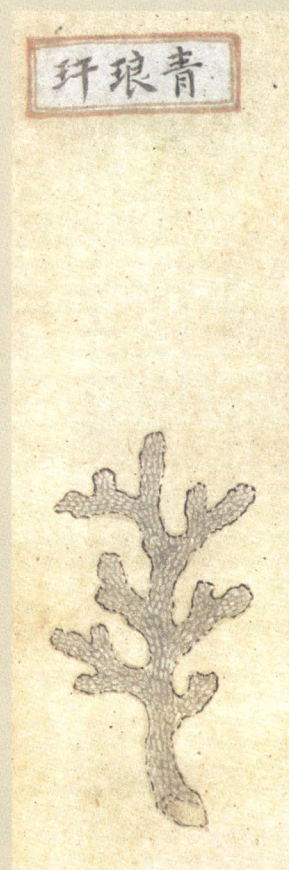

《品汇》弘治本　　　　　　　《品汇》东京本　　　　　　　《品汇》罗马本

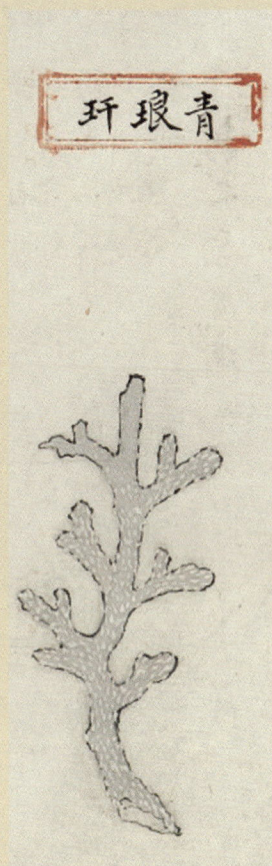

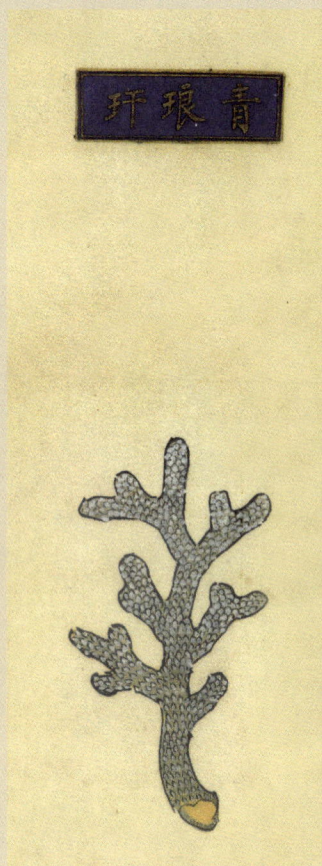

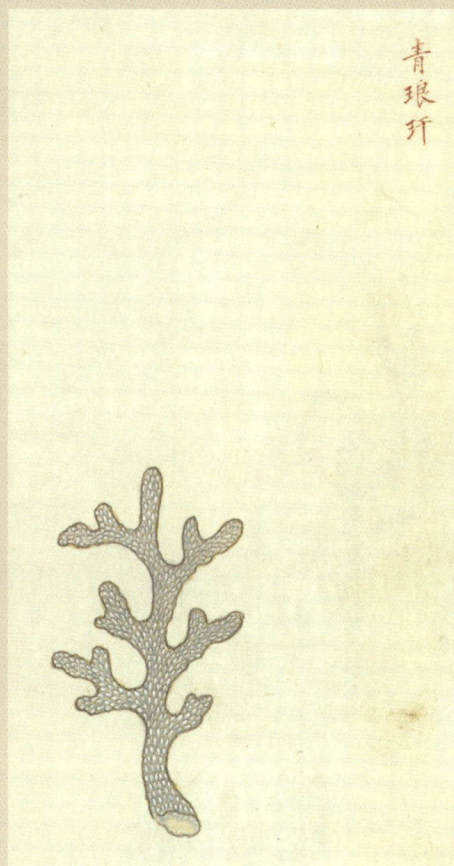

青琅玕

《品汇》柏林本　　　　　　　《便览》　　　　　　　　　《草木状》

【出处】　《神农本草经》

【别名】　石珠（《神农本草经》），青珠（《名医别录》），石栏干（《本草拾遗》）

【来源】　为鹿角珊瑚科动物佳丽鹿角珊瑚 Acropara pulchra （Brook） 和鹿角珊瑚 Acropara sp. 群体的骨骼及其共肉（软体部分）。

【原动物】　①佳丽鹿角珊瑚：珊瑚骨骼树枝状，分枝短粗，由于分枝顶端渐尖，使轴珊瑚体显得更大，为显著特征。轴珊瑚体圆柱形，直径 2.5~3mm，少数径 2mm，杯孔 1.5~2mm，突出 2~3mm，第 1 轮隔片 6 个发育良好，第 2 轮发育不全，较狭，壁沟槽状。辐射珊瑚体半管唇状，于分枝基部为唇状突起或少数隐埋，第 1 轮隔片发育不全，2 个直接隔片显著较大，其余均为刺状或大小不等，壁沟槽刺状或刺网状。生活时为咖啡色，有时为青绿色；基部为咖啡色。
②鹿角珊瑚：鹿角珊瑚绝大部分呈分枝状，在分枝或小枝顶端有一个"轴珊瑚体"和众多的"辐射珊瑚体"，其形状、大小以及颜色和隔片的轮数为分类的主要特征。我国西沙群岛及海南岛均有分布。

【产　地】● 分布广东、海南、台湾。

【性味归经】● 辛，平，无毒。

【功能主治】● 祛风止痒，解毒，行瘀。用于皮肤瘙痒，白秃，痈疡，产后瘀血内停，石淋。

【用法用量】● 内服研末，0.3~0.6g；或煎汤，15~30g。外用研末调涂。

【各家论述】● ①《唐本草》："琅玕乃有数种，是琉璃之类，火齐宝也。"
　　　　　　　 ②《本草图经》："生蜀郡平泽及巂州、西乌、白蛮中于阗国。"

珊　瑚

岭南道地药材与外来药物图萃

【图谱来源】

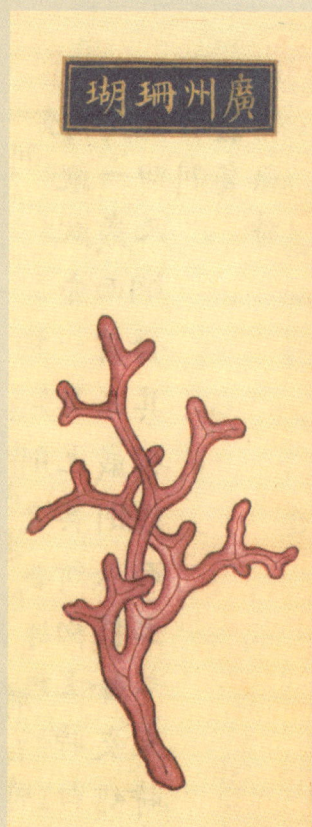

《品汇》弘治本

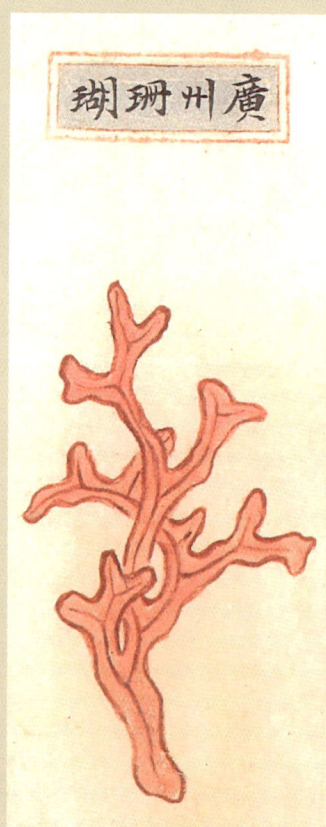

《品汇》东京本

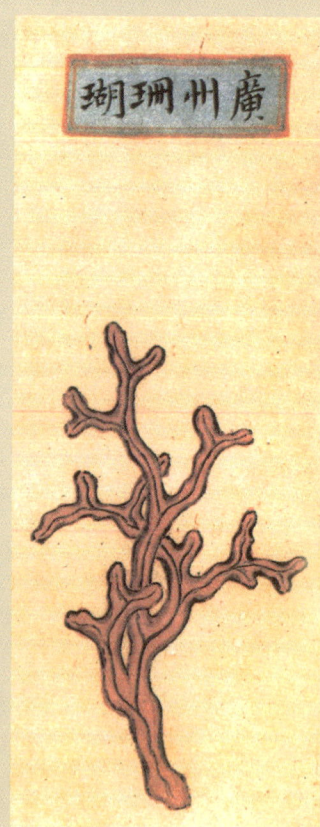

《品汇》罗马本

288

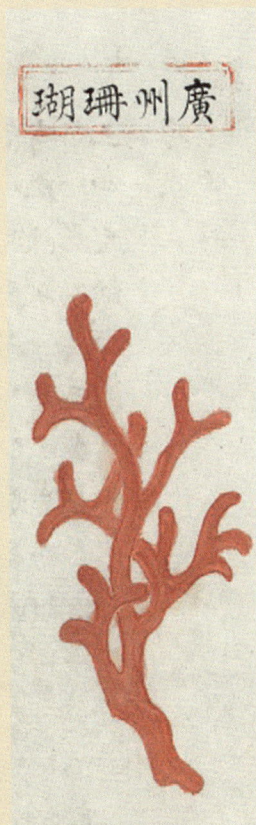
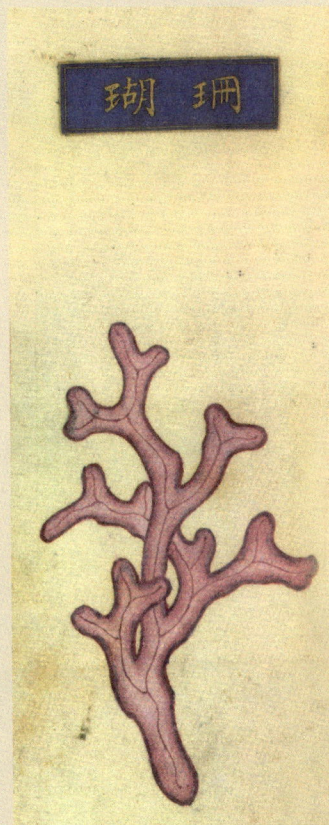
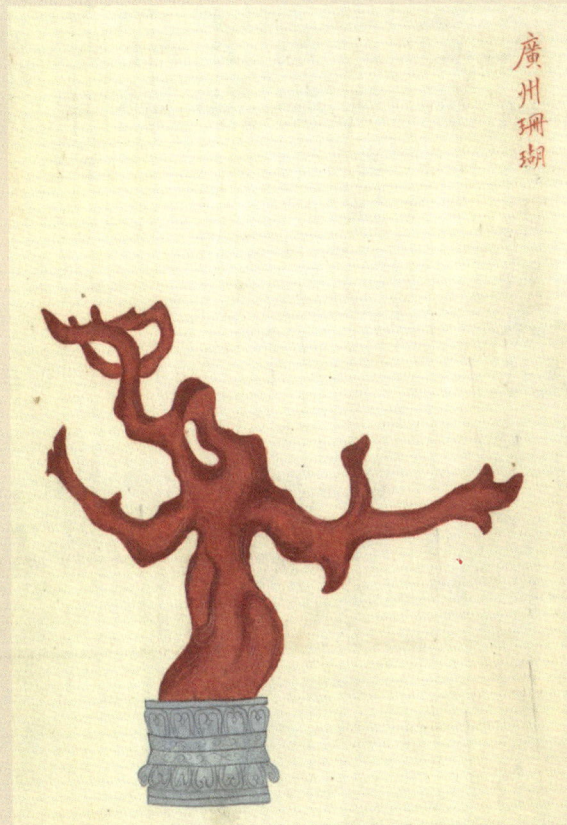

<table>
<tr><td>《品汇》柏林本</td><td>《便览》</td><td>《草木状》</td></tr>
</table>

《品汇》柏林本　　　　　　　　《便览》　　　　　　　　　　　　　《草木状》

【出处】 唐·苏敬等《唐本草》

【别名】 大红珊瑚（《方脉正宗》），红珊、火树（《药材学》）等。

【来源】 为矶花科动物桃色珊瑚 *Corallium japonicum* Kishinouye 等珊瑚虫分泌的石灰质骨骼。

【原动物】 整体呈树枝状。分枝扩展如扇，分歧甚细，其表面生有多数水螅体，称为"珊瑚虫"；虫体呈半球状，上有羽状的触手 8 条，触手中央有口，虫体能分泌石灰质而形成骨骼，即通常所称的"珊瑚"。分布于台湾、南海。

【性状】 完整者如小树。一般均已碎断成短棒状，长 2~3cm，直径 3~5mm。有分枝或小突起，周围有许多小孔，表面红色，中轴白色。质坚硬如瓷，不易折断。气味均无。以内外皆红、体重、坚脆而粗壮者为佳。

【产地】 主产福建、台湾、广东、海南、西沙群岛等地。

【炮制】 洗净晾干，研成细粉。

【性味归经】 甘，平，无毒。

【功能主治】 去翳明目，安神镇惊。用于目生翳障，惊痫，吐衄。

【用法用量】 内服研末，0.3~0.6g。外用研细末点眼。

【各家论述】 ①《唐本草》："珊瑚生南海，又从波斯国及师子国来。"
②《海药本草》："按《晋列传》云，石崇金谷园珊瑚树皮如花生蕊。味甘，平，无毒。主消宿血风痫等疾。按：其主治与金相似也。"
③《证类本草》："云生海底，作枝柯状，明润如红玉。中多有孔，亦有无孔者，枝柯多者更难得。采无时。珊瑚初生盘石上，白如菌，一岁而黄，三岁赤，枝干交错，高三四尺。今广州亦有。"
④《本草衍义》："珊瑚，有一等红油色，有细纵纹，可爱；又一种如铅丹色，无纵纹，为下。入药用红油色者。"
⑤《本草纲目》："珊瑚生海底，五七株成林，谓之珊瑚林。红色者为上；亦有黑色者，不佳；碧色者亦良，昔人谓碧者为青琅玕。"

鱼胶

【图谱来源】

《品汇》弘治本

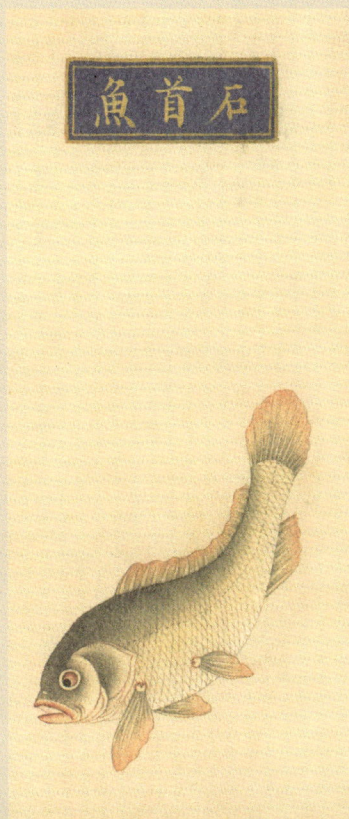

《品汇》弘治本

鱼鱴

《品汇》东京本

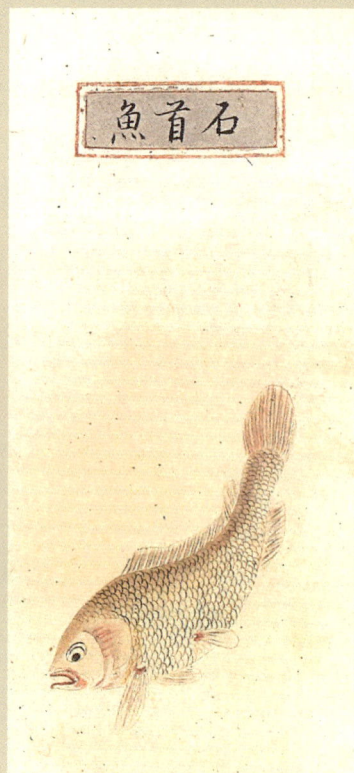

鱼首石

《品汇》东京本

鱼鱴

《品汇》罗马本

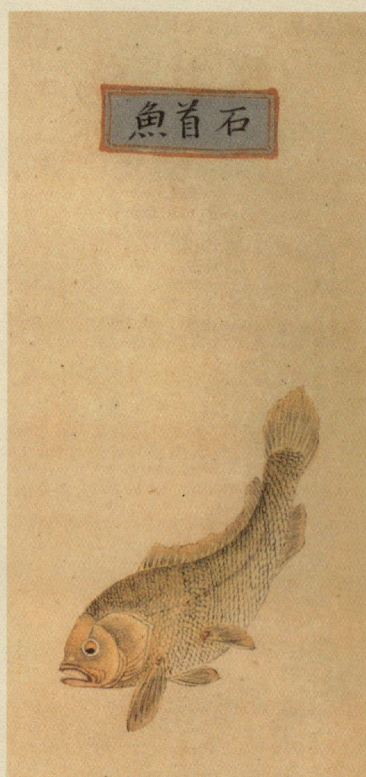

鱼首石

《品汇》罗马本

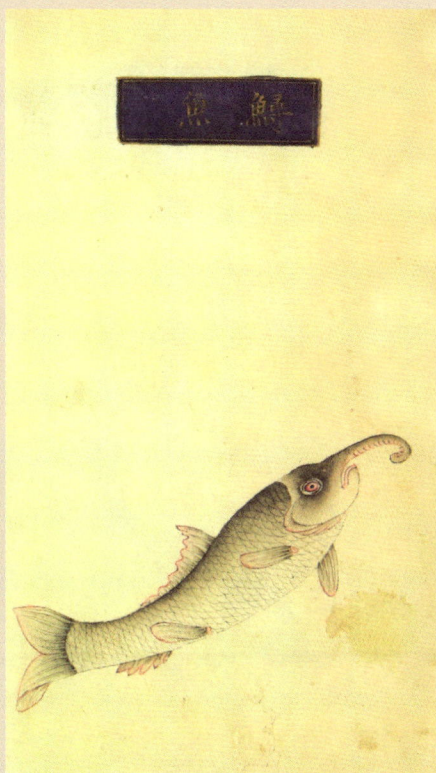

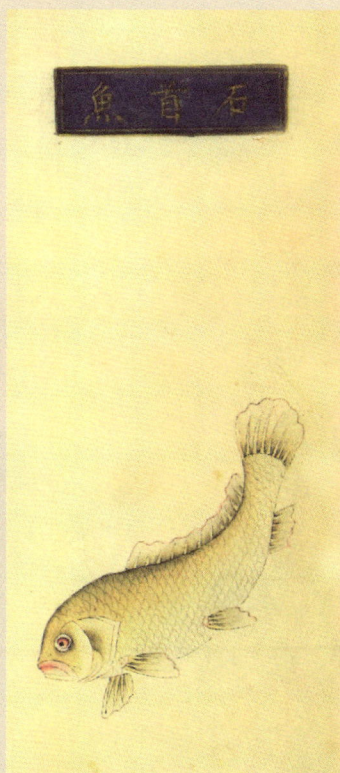

《食物》Ⅰ

《食物》Ⅰ

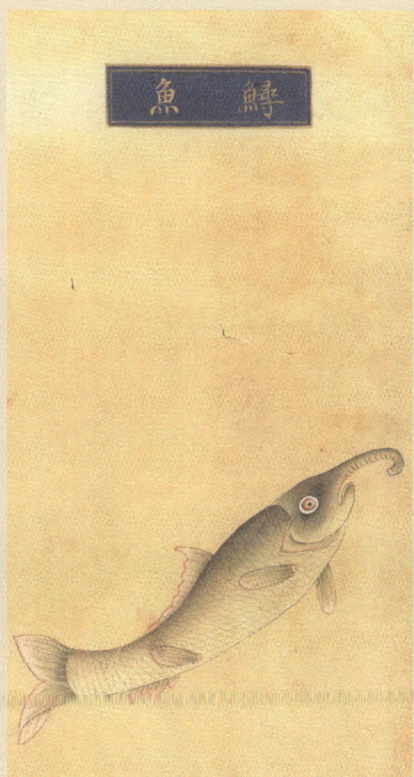

《食物》Ⅱ

《食物》Ⅱ

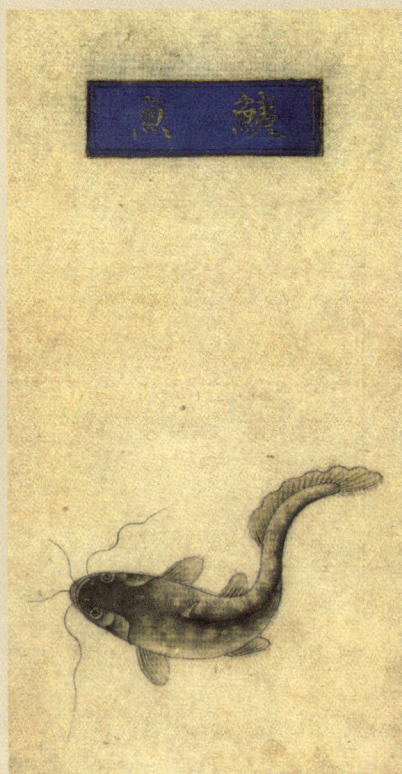

鲶鱼

《便览》

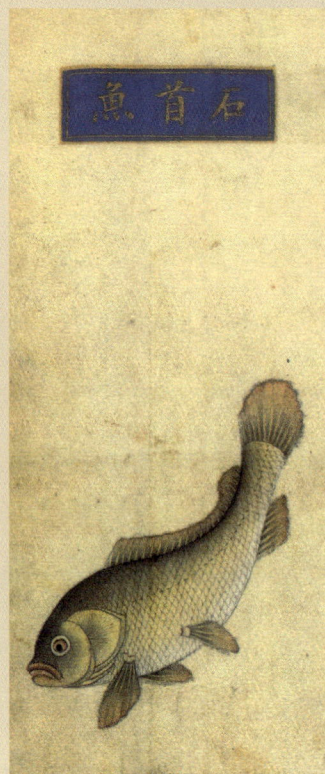

石首鱼

《便览》

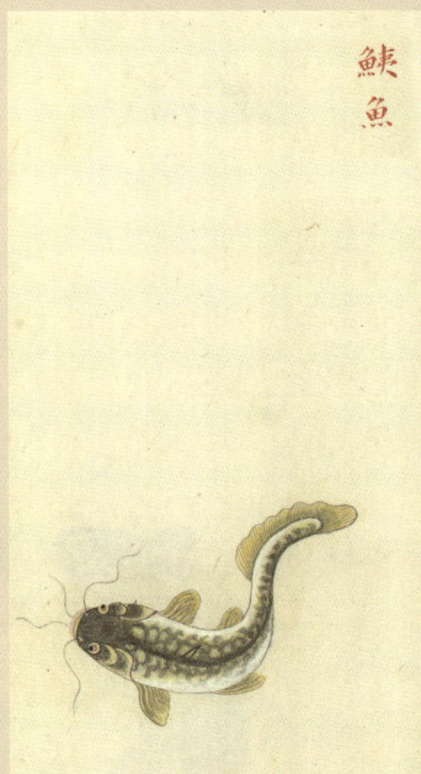

鲶
鱼

《草木状》

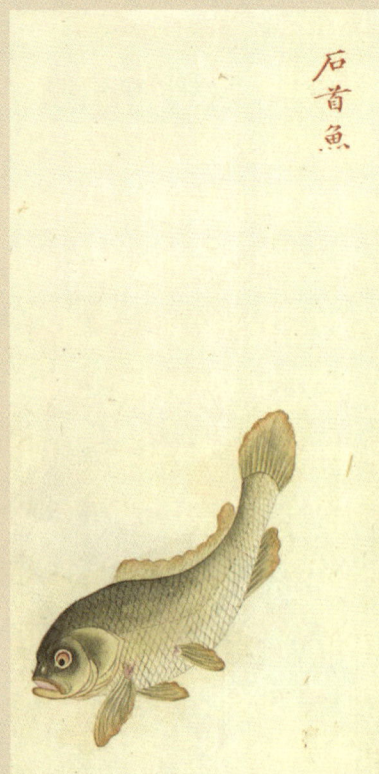

石
首
鱼

《草木状》

【出处】 宋·陈言《三因极一病证方论》

【别名】 鳔鲝（《齐民要术》），鳔鲲是、鱼白、鳔（《本草拾遗》），白鳔（《普济方》），鱼鳔、鱼脬、缥胶（《本草纲要》），鱼肚（《医林纂要》）、花胶等。

【来源】 为石首鱼科动物大黄鱼 *Pseudosciaena crocea*（Rich）、小黄鱼 *Pseudosciaena polyactis* Bleeker 或鲟科动物中华鲟 *Acipenser sinensis* Gray、鳇鱼 *Huso dauricus* Georgi 等的鱼鳔。

【原动物】 ①大黄鱼：又名大黄花鱼。体近长方形而侧扁，背缘及腹缘的前方隆凸而后方为低。体长 30 余厘米，头大而侧扁，吻圆钝。眼中等大，侧上位；眼间隔宽而稍隆凸。鼻孔每侧 2 个，前鼻孔圆而小，后鼻孔长形，较大，接近于眼。口前位，宽阔而斜。上下颌相等，唇薄；上颌骨能伸缩。前鳃盖骨边缘有细锯齿，盖骨后端有一扁棘。鳃孔大，鳃盖膜不与峡部相连。鳃耙较长，鳞片栉状；侧线下鳞较侧线上鳞大。背鳍及臀鳍的鳍条部 2/3 以上均蒙小圆鳞。侧线前部较弯曲，后部较直。背鳍起点在胸鳍起点的上方。臀鳍起点约与背鳍鳍条的中部相对，胸鳍起点在鳃盖后。腹鳍小于胸鳍。尾鳍楔形。体背侧灰黄色，下侧金黄色；背鳍及尾鳍灰黄色，胸鳍、腹鳍及臀鳍为黄色。分布于我国东海、南海；浙江舟山群岛最多，黄海很少见。

②小黄鱼：又名小黄花鱼、花鱼、古鱼、大眼。形状和大黄鱼相近而小。体长约 20cm。背鳍起点与胸鳍的起点相对。臀鳍起点稍后于背鳍鳍条的中部。胸鳍长而尖，末端超过腹鳍的末端。腹鳍稍短于胸鳍。尾鳍楔形。体背侧灰褐色，两侧及腹侧为黄色，背鳍边缘灰褐色。分布于我国黄海、渤海。

③中华鲟：体长 2m 以上，背部狭而腹面平直。吻近犁形，略向上翘，头部被有光滑的骨板。口腹位，成一横裂，吻须 2 对，等长，平行横列。眼小。鳃孔大，鳃耙薄而尖，约 22 枚。颌两侧各有 1 块骨板；体部具骨板 5 行，背正中一行较大，背、腹侧各 2 行，另在臀鳍前后各有 1~2 块；尾鳍上叶有棘状骨板一行，其他部分光滑无鳞。背鳍 54~66；胸鳍发达，着生于腹面；臀鳍 32~41；尾鳍歪形，上叶发达。体背和头部青灰色，腹部白色，鳍均为青灰色。分布于长江、钱塘江流域和其他沿海各地。

④鳇鱼：体长约 2m，最大的有 5m 以上。头略呈三角形，吻长而较尖锐。头部表面被有多数骨板。口下位，宽大，稍呈弧形；口前方有吻须 2 对，内侧的须稍在前方，外侧的须较后。眼小，距吻端较近。左右鳃膜向腹面伸展，彼此愈合。全体被纵列的菱形骨板 5 行，骨板上有尖锐微弯的刺。背骨板 1 行，较大，10~16 块，位于背部正中，从头后直连尾鳍。背、腹侧骨板各 2 行，背侧骨板 32~46 块；腹侧骨板 8~12 块；腹鳍基部之后有不太明显的骨板 1~2 块。身体其他部分光滑无鳞。背鳍 43~57，位于后方；臀鳍 26~36；其起点在背鳍的后部下方。尾鳍歪形，上叶长而尖。体表黑青色，两侧黄色，腹面灰白色；背部骨板黄色，侧骨板黄褐色。分布于东北，黑龙江尤为常见。

【性状】 干燥的鳔多压制成长圆形的薄片，淡黄色，角质状，略有光泽。黄鱼的鳔较小，鲟鱼及鳇鱼的鳔大，并附有垂带 2 条。质坚韧，不易撕裂，裂断处呈纤维性；入水易膨胀，煮沸则几乎全溶，浓厚的溶液冷却后凝成冻胶，黏性很强。气微腥，味淡。

【产 地】 产广东、海南、广西、浙江、福建、上海等地。

【炮 制】 鱼鳔：烘软、切段，晾干。

蛤粉炒鱼鳔：先用蛤粉放锅内炒热，再将切段的鱼鳔倒入，文火拌炒至松泡为度，取出筛去蛤粉即成。（每鱼鳔 5kg，用蛤粉 1.25kg）

【性味归经】 甘，平。归肾经。

【功能主治】 补肾益精，滋养筋脉，止血，散瘀，消肿。用于肾虚滑精，产后风痉，破伤风，吐血，血崩，创伤出血，痔疮。

【用法用量】 煎服，9~15g，亦可熬膏或研末入丸、散。外用溶化涂敷。

【各家论述】 ①《海药本草》："谨按《广州记》云，生南海。无毒，主月蚀疮，阴疮，瘘疮，并烧灰用。"

②《本草纲目》："鳔，即诸鱼之白脬，其中空如泡，故曰鳔。可治为胶，亦名缥胶。诸鳔皆可为胶，而海渔多以石首鳔作之，名江鳔，谓江鱼之鳔也。粘物甚固，此乃工匠日用之物，而记籍多略之。"

③《本经逢原》："凡用鳔胶入丸，切作小块，蛤粉炒成珠，方可磨末。炼蜜调剂，须待凉用，又不可捣，捣则粘韧，难为丸矣。"

海 马

【图谱来源】

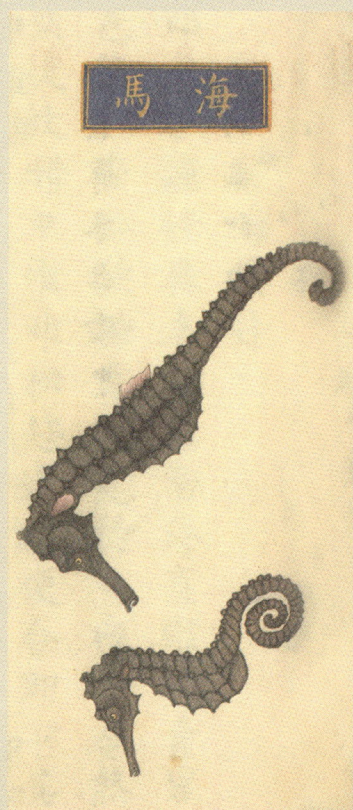

《品汇》弘治本

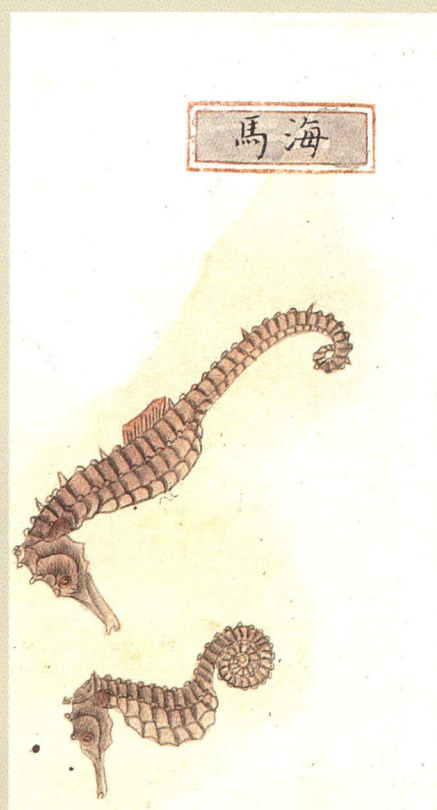

《品汇》东京本

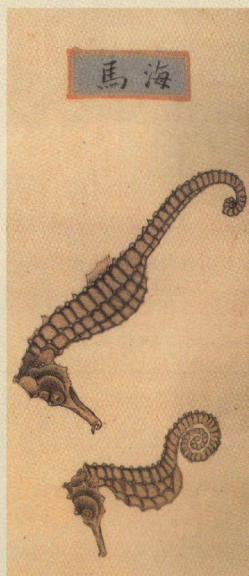

《品汇》罗马本

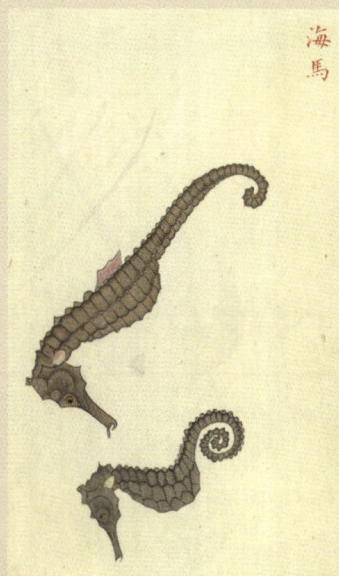

《草木状》

【出处】　唐·陈藏器《本草拾遗》

【别名】　水马（《抱朴子》），鰕姑（《海南介语》），龙落子、马头鱼（《动物学大辞典》）等。

【来源】　为海龙科动物线纹海马 *Hippocampus kelloggi* Jordanet Snyder、刺海马 *Hippocampus histrix* Kaup、大海马 *Hippocampus kuda* Bleeker、三斑海马 *Hippocampus trimaculatus* Leach 或日本海马 *Hippocampus japonicus* Kaup 的干燥体。

【原动物】　①线纹海马：体形侧扁，腹部稍凸出，躯干部呈七棱形，尾部四棱形，为海马中最大的一种。体长 30~33cm。头冠短小，尖端有 5 个短小的棘，略向后方弯曲。吻长，呈管状。眼较大，侧位而高，眼间隔小于眼径，微隆起。鼻孔很小，每侧 2 个，相距甚近，紧位于眼的前方。口小，端位，无牙。鳃盖凸出，无放射状纹。鳃孔小，位近于侧背方。肛门位于躯干第 11 节的腹侧下方。体无鳞，完全为骨质环所包，骨质环体部 11，尾部 39~40；体上各环棱棘短钝呈瘤状。背鳍长，18~19，较发达，位于躯干最后 2 体环及尾部最前 2 体环的背方。臀鳍 4，短小，胸鳍 18，短宽，略呈扇形。无腹鳍及尾鳍。各鳍无棘，鳍条均不分枝。尾端卷曲。全体淡黄色，体侧具白色线状斑点。分布于广东沿海一带，福建、台湾沿海亦有。

②刺海马：体长 20~24cm，头冠不高，尖端具 4~5 细而尖锐的小棘。吻细长，呈管状。吻长大于或等于眶后之头长。骨质环体部 11，尾部 35~36；体上各骨环接结处及头部的小棘特别发达，这是刺海马有别于其他种类的特征。背鳍长，18。臀鳍 4，很小。胸鳍 18，短而宽。体为淡黄褐色，背鳍近尖端具一纵列斑点，臀、胸鳍淡色，体上小棘尖端呈黑色。分布于广东及福建沿海。

③大海马：体长 20~24cm。头冠较低，顶端具 5 个短钝粗棘。吻长恰等于眶后头长。骨质环体部 11，尾部 35~36；头部及体环与尾环上的小棘均不甚明显。背鳍 17，臀鳍 4，

胸鳍16。体呈黑褐色，头部及体侧有细小暗黑色斑点，且有弥散细小的银白色斑点，背鳍有黑色纵列斑纹，臀、胸鳍淡色。分布于广东沿海及海南岛。

④三斑海马：体长10~18cm。头冠短小，顶端具5个小突棘。吻管较短，不及头长的1/2。骨质环体部11，尾部40~41；体节1、4、7、11骨环和尾节1、5、9、13、17骨环的背方接结处呈隆起状嵴，背侧方棘亦较其他种类大。背鳍20~21，臀鳍4，胸鳍17~18。体黄褐色乃至黑褐色，眼上具放射状褐色斑纹，体侧背方第1、4、7节小棘基部各具一大黑斑，是斑海马与其他种类海马的不同特征。分布于福建、广东沿海。

⑤日本海马：体长76~100 mm。头冠低小，上具5个短小钝棘。吻部较短，约为头长的1/3。体侧扁，腹部突出。尾部四棱形，以后渐细，卷曲。骨质环体部11，尾部37~38；躯干部第1、4、7、11和尾部5、9、10、12体环棱棘特别发达。背鳍16~17，臀鳍4，胸鳍13。体灰褐色，头上、吻部及颊部具不规则斑纹，体侧亦有不规则斑纹，腹缘黑褐色。分布于辽宁、河北、山东、广东沿海。

【性状】 ①海马：为线纹海马、大海马、三斑海马、日本海马的干燥全体。体呈长条形，略弯曲或卷曲，长10~25cm，上部粗而扁方，直径2~3cm，下部细而方，直径约1cm，尾端略尖而弯曲。头似马头，具管状长嘴，有1对深陷的眼睛。表面黄白色或灰棕色，略有光泽，上部具6棱，下部有4棱，密生突起的横纹，边缘有齿，背部有鳍。骨质坚硬，不易折断。气微腥，味微咸。以个大、色白、体完整者为佳。
②刺海马：为刺海马的干燥全体。形与海马相似，但较小，长约20cm，通体具硬刺，刺长2~4mm。其他性状同上种。
③海蛆：又名小海驹、小海马。为上述五种海马的幼体。形状与海马相似而较小。

【产地】 海马、海蛆主产广东、福建及台湾等地，以广东产量最大。

【炮制】 海马：用水刷净，切块或打碎。
酒炙海马：取海马用黄酒湿润，微火烘烤至酥松而呈黄色即成。

【性味归经】 甘，温。归肝、肾经。

【功能主治】 补肾壮阳，调气活血。用于阳痿，遗尿，肾虚作喘，癥瘕积聚，跌打损伤；外治痈肿疔疮。

【用法用量】 煎服，3~9g；或入散剂，0.9~3g。外用研末撒。

【各家论述】 ①《本草拾遗》："海马，出海南。形如马，长五六寸，虾类也。"
②《本草衍义》："其首如马，其身如虾，其背伛偻，长二三寸。"
③《本草纲目》："按《圣济总录》云，海马雌者黄色，雄者青色。又徐表《南方异物志》云，海中有鱼，状如马头，其喙垂下，或黄或黑。海人捕得，不以啖食，暴干熁之，以备产患。即此也。"

海狗肾

【图谱来源】

《品汇》弘治本

《品汇》东京本

《品汇》罗马本

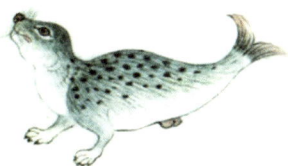

《品汇》柏林本

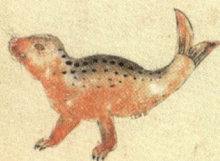

《食物》Ⅰ

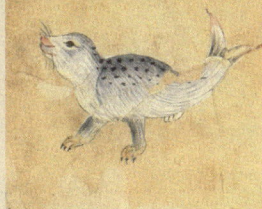

《食物》Ⅱ

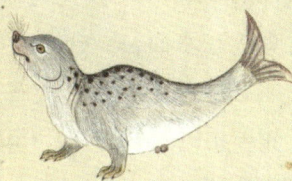

《草木状》

【出处】● 宋·苏颂《本草图经》

【别名】● 腽肭脐（《药性论》）。

【来源】 海豹科动物海豹 *Phoca uitulina* (L.) 的雄性外生殖器。

【原动物】 体肥壮，略呈纺锤形。身长 1.3~1.5m。头圆，眼 1 对，大而圆，无耳壳，口须长，颊须刚硬，鼻孔和两耳均有瓣膜，可自由启闭。颈短。前后肢均具 5 趾，趾端有爪，趾间有蹼，形成鳍足；前肢较小，后肢大，后鳍足呈扇形，与尾相连，不能向前转动。尾短小，夹于后肢之间。体色随年龄而异，成体背部灰黄色或苍灰色，带有许多棕黑色或灰黑色的斑点；体腹面乳黄色，下颌白色少斑。幼崽皆被白色毛。分布于欧洲大西洋沿岸和北太平洋沿岸。我国见于渤海湾内沿海地区。

【性状】 长圆柱形，先端较细，长 28~32cm，干缩有不规则的纵沟及凹槽，有一条纵向的筋。外表黄棕色或黄色，杂有褐色斑块。后端有一长圆形、干瘪的囊状物，约 4cm×3cm，或有黄褐色毛。睾丸 2 枚，扁长圆形，棕褐色，半透明，各有 1 条细长的输精管与阴茎末端相连。输精管黄色，半透明，通常缠绕在阴茎上。附睾皱缩，附在睾丸的一侧，乳黄色。以形粗长、质油润、半透明、无腥臭者为佳。

【产地】 主产加拿大、夏威夷群岛等地。我国辽宁亦产。

【性味归经】 咸，热。归肝、肾经。

【功能主治】 暖肾壮阳，益精补髓。用于虚损劳伤，阳痿精衰，腰膝痿弱。

【用法用量】 煎服，3~9g；或入丸、散。

【各家论述】 ①《雷公炮炙论》："凡使，先须细认。其伪者多。海中有兽，号曰水乌龙，海人采得，取肾以充腽肭脐，入诸药中修合，恐有误。其物自殊，有一对其两重，薄皮裹丸核，核皮上自有肉，黄毛三落共一穴，年年痛湿常如新。""须酒浸一日后，以纸裹，微微火上炙令香，细锉单捣用也。"
②《海药本草》："谨按《临海志》云，出东海水中。状若鹿形，头似狗，长尾。每遇日出，即浮在水面，昆仑家以弓矢而采之，取其外肾，阴干百日。其味甘香美，大温，无毒。主五劳七伤，阴痿，少力，肾气衰弱虚损，背膊劳闷，面黑精冷，最良。凡入诸药，先于银器中酒煎后，方合和诸药；不然以好酒浸炙入药用，亦得。"
③《本草图经》："腽肭脐，今东海旁亦有之。今沧州所图，乃是鱼类而豕首，两足，其脐红紫色，上有紫斑点，全不相类，医家亦兼用此。"
④《本草衍义》："腽肭脐，今出登、莱州。《药性论》以谓是海内狗外肾。《日华子》又谓之兽。今观其状，非狗非兽，亦非鱼也。但前即似兽，尾即鱼，其身有短密淡青白毛，腹胁下全白，仍相间于淡青。白毛上有深青黑点，久则色复淡，皮厚且韧如牛皮，边将多取以饰鞍鞯。"

海螵蛸

【图谱来源】

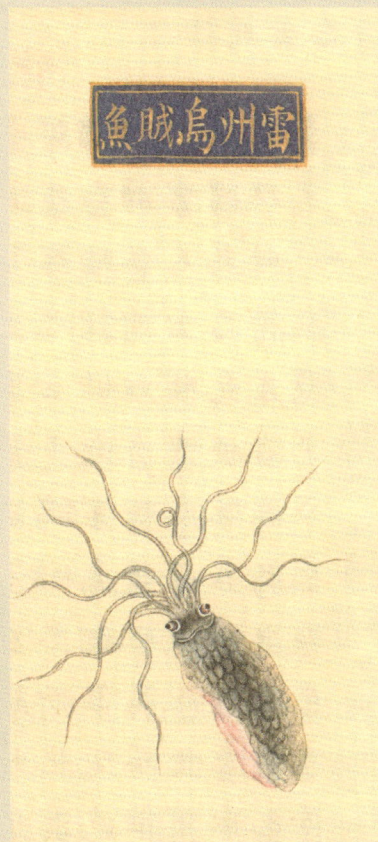

《品汇》弘治本

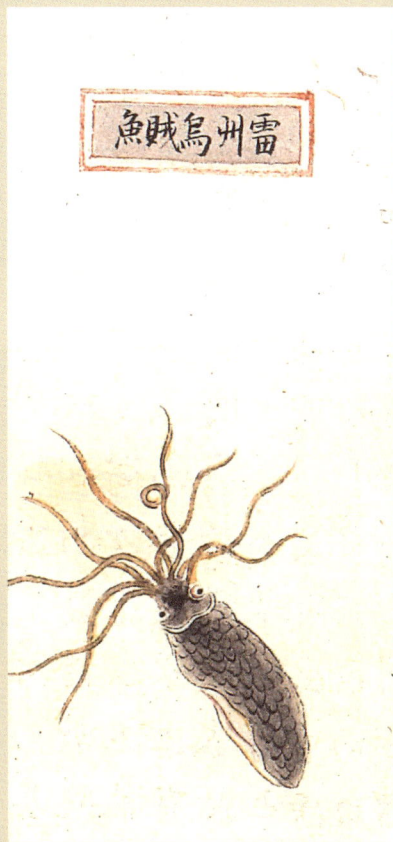

《品汇》东京本

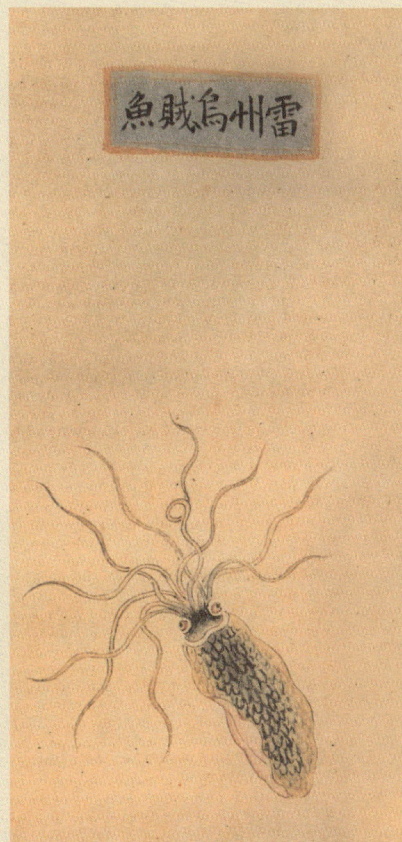

《品汇》罗马本

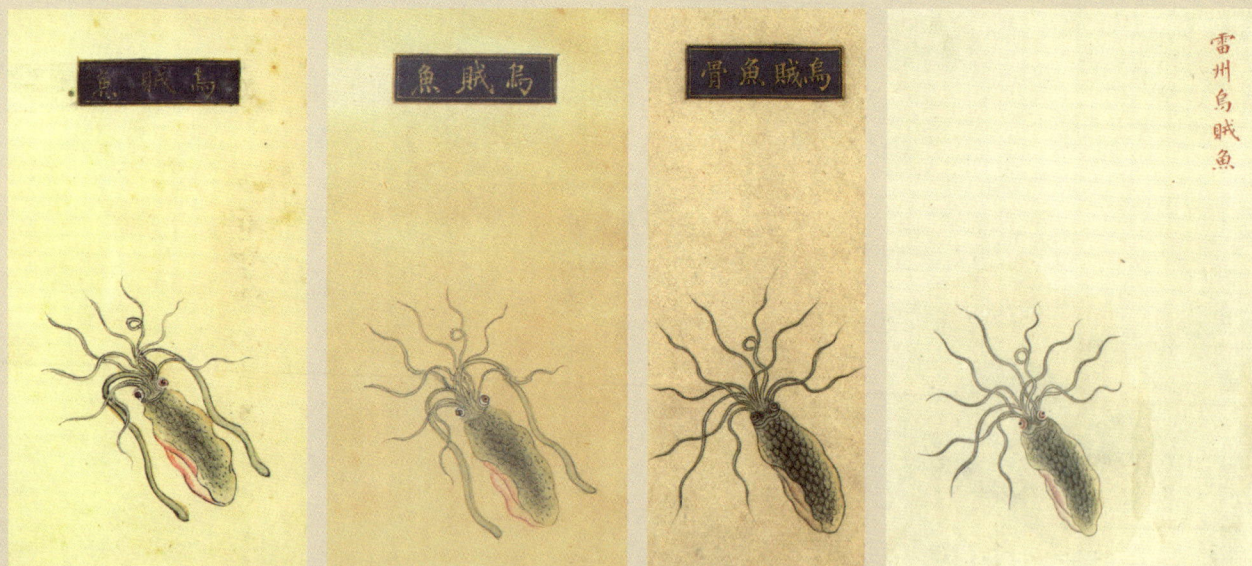

《食物》Ⅰ　　　　　《食物》Ⅱ　　　　　《便览》　　　　　《草木状》

【出处】明·李时珍《本草纲目》

【别名】乌贼骨（《素问》），乌贼鱼骨（《神农本草经》），墨鱼盖（《中药志》）等。

【来源】为乌贼科动物无针乌贼 *Sepiella maindroni* de Rochebrune 或金乌贼 *Sepia esculenta* Hoyle 的干燥内壳。

【原动物】①无针乌贼：头部短，长约 29mm，两侧各有 1 发达的眼；眼后有椭圆形的嗅觉陷窝。前部中央有口，前方有腕 4 对和触腕 1 对，腕呈放射状排列于口的周围，长度相近，内方有吸盘 4 行，其角质环外缘具尖锥形小齿；雄性左侧第 4 腕茎化为生殖腕。触腕长度一般超过胴长；触腕穗狭小，长约 40mm，其上有吸盘约 20 行。头部的腹面有 1 漏斗器。胴部卵圆形，长达 157mm（背面），宽约 65mm；两侧有肉鳍；胴后腹面有 1 腺孔。生活时胴背有明显的白花斑。外套腔背面中央有 1 石灰质的长椭圆形内壳，后端无骨针。肛门附近有墨囊。我国沿海均有分布。

②金乌贼：头部长约 30mm。腕的长短相近，各腕吸盘大小相近，其角质环外缘具不规则钝形小齿；雄性左侧第 4 腕茎化为生殖腕。触腕稍超过胴长，触腕穗呈半月形，上有吸盘约 10 行。胴部呈卵圆形，长可达 20cm，约为宽度的 1.5 倍。生活时体黄褐色，胴背有紫棕色细斑和白斑相间，雄性胴背有波状条纹。内壳后端具粗壮骨针。近漏斗管附近有贮黑水的墨囊。分布于黄海、渤海及东海一带。

【性状】①无针乌贼：内壳呈长椭圆形而扁平，边缘薄，中间厚，长 9~14cm，宽 2.5~3.5cm，中部厚 1.2~1.5cm，腹面白色，有水波状纹，自尾端至中央最厚处，占全长的 1/2 或 1/2 强。背面瓷白色而略带暗红色，有不明显的细小疣状突起，中央有 1 条明显的隆起，表面有一层硬脆皮膜，角质缘呈半透明状。末端无骨针。体轻，质松脆，易折断，断面有明显的微向背面弯曲的平行层纹。除背部硬膜外，其他部分可擦下细粉。气微腥，味微咸。

②金乌贼：内壳呈长椭圆形而扁平，中间厚，边缘薄，长13~20cm，宽5~7cm，中部厚0.7~1.5cm。腹面洁白，有水波状纹，自尾端至最厚处占全长的4/5~5/6。背面瓷白色，微带淡红色，密布小疙瘩状的突起，中央有1条较明显的隆起。末端有1骨针。

以上药材均以身干、体大、色白、完整者为佳。

【产地】 主产浙江、福建、广东、山东、江苏、辽宁沿海地区。

【炮制】 海螵蛸：刷洗干净，晒干，砸成小块。

炒海螵蛸：将海螵蛸块，用文火炒至黄色为度。

煅海螵蛸：海螵蛸放煅罐内，煅至焦黑色，取出放凉。

【性味归经】 咸、涩，温。归脾、肾经。

【功能主治】 收敛止血，涩精止带，制酸止痛，收湿敛疮。用于吐血衄血，崩漏便血，遗精滑精，赤白带下，胃痛吞酸；外治损伤出血，湿疹湿疮，溃疡不敛。

【用法用量】 煎服，5~10g。外用适量研末撒患处。

【各家论述】 ①《本草图经》："乌贼鱼，今近海州郡皆有之。能吸波。喷墨以混水，所以自卫，使水匿不能为人所害。形若革囊，口在腹下，八足聚生，口傍只一骨，厚三、四分，似小舟，轻虚而白；又有两须如带，可以自缆，故别名缆鱼。其肉食之益人。"

②《本草纲目》："乌鲗，无鳞有须，黑皮白肉，大者如蒲扇。背骨名海螵蛸，形似樗蒲子而长，两头尖，色白，脆如通草，重重有纹，以指甲可刮为末。"

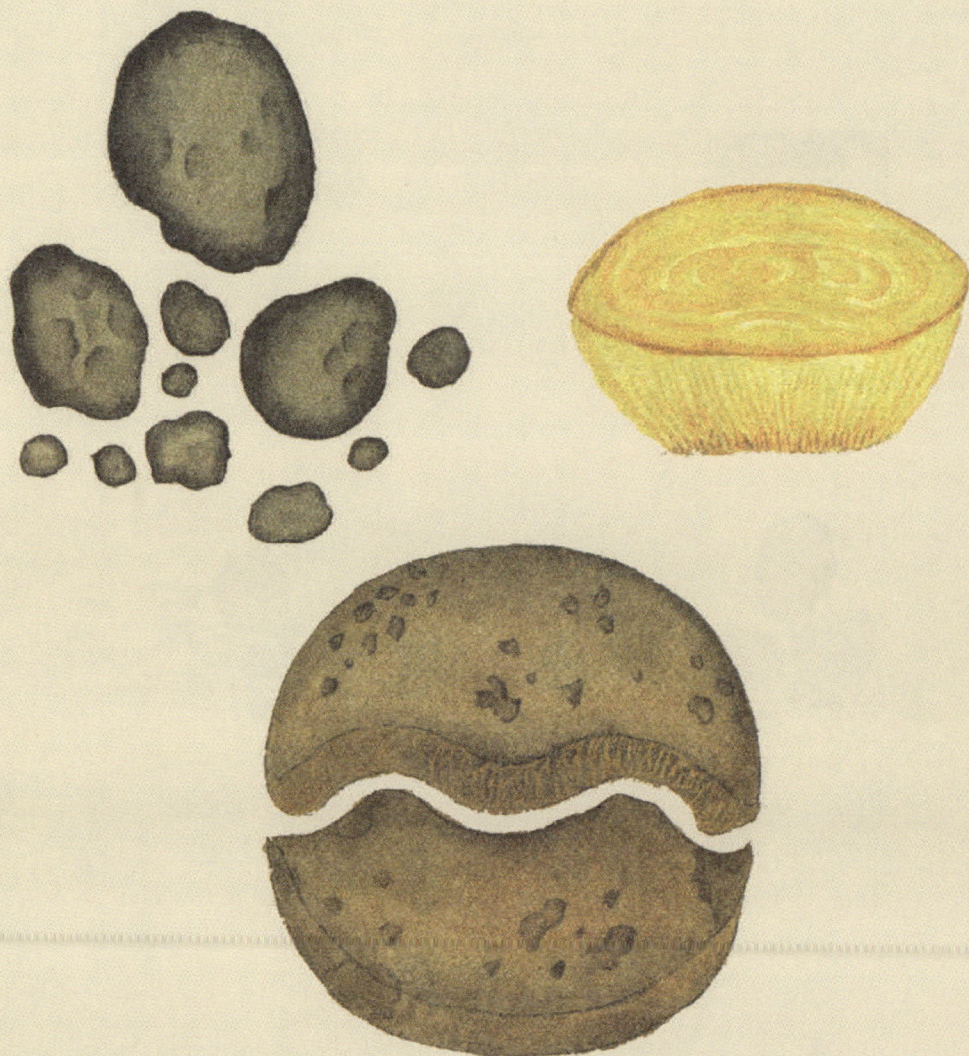

无 名 异

【图谱来源】

《品汇》弘治本

《品汇》弘治本

岭南道地药材与外来药物图萃

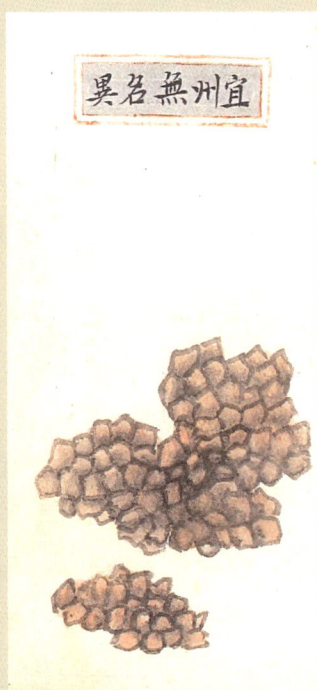

《品汇》东京本

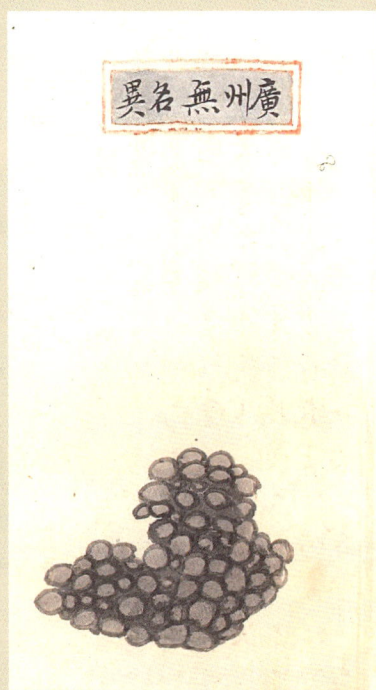

《品汇》东京本

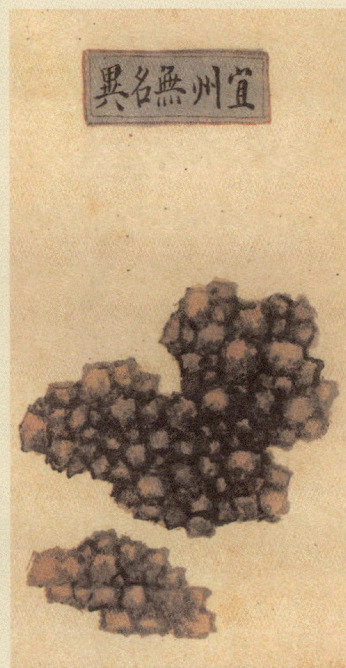

《品汇》罗马本

《品汇》罗马本

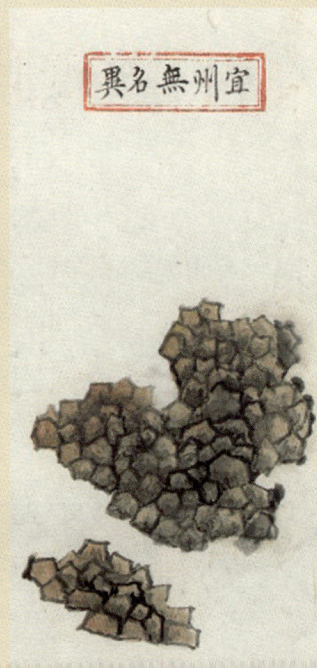

《品汇》柏林本

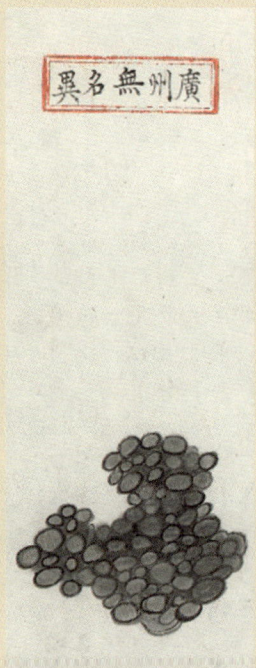

《品汇》柏林本

【出　处】● 南朝宋·雷敩《雷公炮炙论》

【别　名】● 土子（《盛京通志》），干子（《本草求真》），秃子（《青海药材》），铁砂（《药材学》）等。

【来　源】● 为氧化物类矿物软锰矿 Pyrolusite 的矿石。

【原矿物】● 软锰矿为斜方晶系。晶体完好者很少，一般呈针状或纤维状。通常为致密的晶质或隐晶质的土状块体。颜色为黑色至深钢灰色，条痕黑色。半金属光泽至土状光泽。不透明。解理依柱面。硬度一般为 1，其结晶良好者为 5~6。比重 4.7~5。性软。常见于沉积矿床中。

【性　状】● 为不规则球状，凹凸不平或呈瘤状突起，少数光滑，大小不一，一般直径为 7~30mm，细小的直径仅 1~3mm。外表棕色、黑棕色或灰棕色；常覆有黄棕色粉末，大多无光泽；体较轻，质较软，也有坚硬如石者。断面紫棕色，以手摸之，可染成棕黄色，稍有滑腻感。微有土样气味。以粒大、黑棕色、有光泽者为佳。

【产　地】● 产广西、广东、四川、山西、湖北、山东、陕西、青海等地。

【性味归经】● 甘，平。归肾、肝经。

【功能主治】● 去瘀止痛，消肿生肌。用于跌打损伤，金疮，痈肿。

【用法用量】● 内服入丸、散，2.4~4.5g。外用研末调敷。

【各家论述】● ①《大观本草》："状如黑石炭。黑褐色，大者如弹丸，小者如墨石子，采无时。"
②《本草经疏》："无名异，咸能入血，甘能补血，寒能除热，故主金疮折伤内损及止痛生肌肉也。苏颂醋摩敷肿毒痈疽者，亦取其活血凉血之功耳。"

石硫黄

【图谱来源】

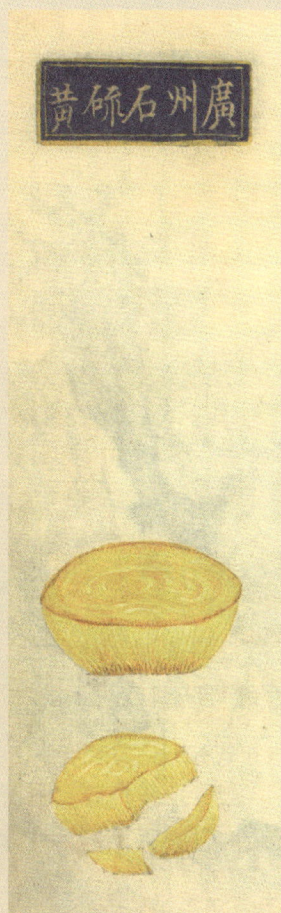

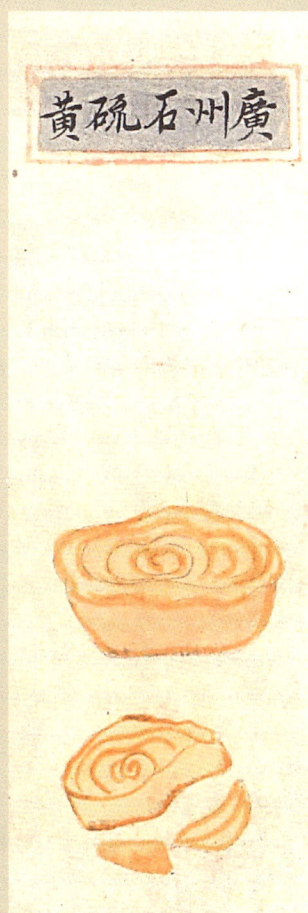

《品汇》弘治本　　　　　《品汇》东京本　　　　　《品汇》罗马本

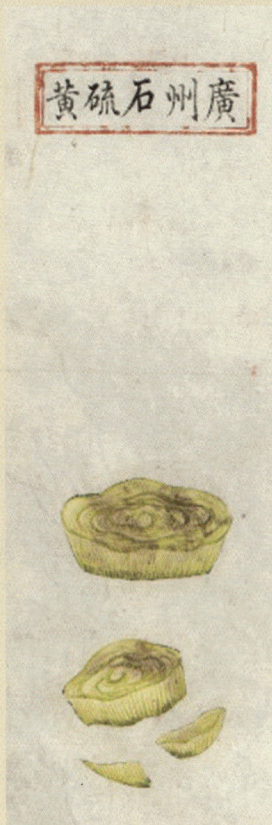

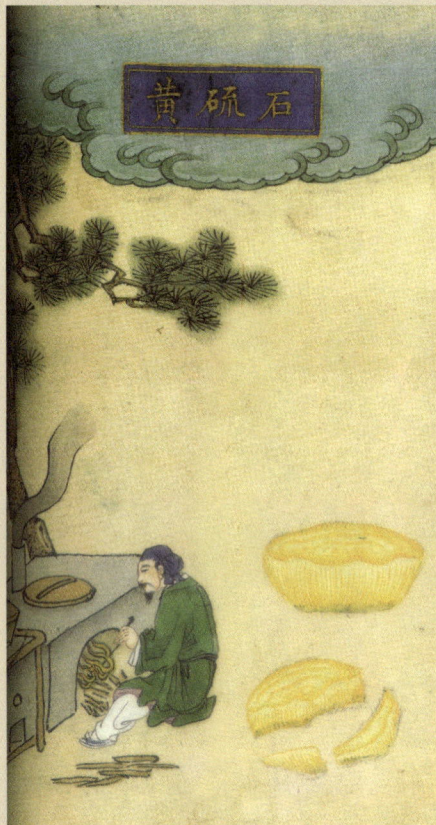

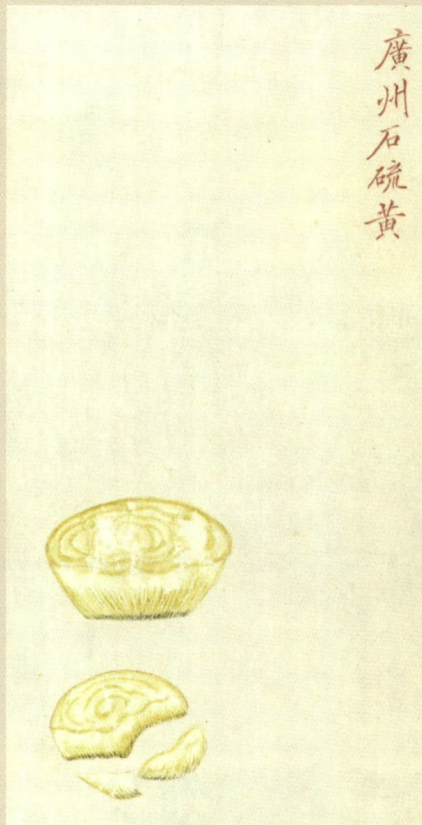

《品汇》柏林本　　　　　　　　　　《便览》　　　　　　　　　　　《草木状》

【出处】 ●《神农本草经》

【别名】 ● 石流黄（《范子计然》），石留黄、硫黄（《吴普本草》），昆仑黄（《本草经集注》），黄牙（《丹房鉴源》），黄硇砂（《海药本草》），舶上硫黄（《博济方》），舶硫（《遵生八笺》），白硫磺（《百草镜》）。

【来源】 ● 为自然元素类矿物硫族斜方晶系自然硫 Sulfur。

【原矿物】 ● 矿体呈致密或疏松块状，黄、蜜黄或褐黄色；因合杂质可带灰、黑或绿、红色调。条痕白色至淡黄色。晶面金刚光泽，断口松脂或油脂状光泽。近透明至半透明。解理多组、不完全。致密块体呈贝壳状至不平坦状断口。硬度 1~2。相对密度 2.05~2.08。性脆、易碎；受热易产生裂纹。有硫黄臭味。热至 270℃ 则燃着，火焰蓝色，并释放出刺鼻臭气味。易溶于二硫化碳、松节油、煤油，但不溶于水及盐酸和硫酸；遇强硝酸和王水则被氧化为硫酸。常见于温泉、喷泉、火山口区域；沉积岩中亦常有之。

【性状】 ● 为不规则的块状，大小不一。黄色或略呈绿黄色。表面不平坦，常有麻纹及细砂孔；有光泽，半透明。体轻，质脆易碎。断面常呈粗针状结晶形。有特异的臭气，味淡。以色黄、光亮、松脆、无杂质者为佳。

【产地】 产山西、陕西、河南、山东、湖北、湖南、江苏、四川、广东、台湾等地。

【炮制】 生硫黄：去净杂质，砸成小块。

制硫黄：取拣净的硫黄块，与豆腐同煮，至豆腐现黑绿色为度，取出，漂去豆腐，阴干。(每硫黄 5kg，用豆腐 10kg)

【性味归经】 酸，温；有毒。归肾、大肠经。

【功能主治】 外用解毒，杀虫，疗疮；内服补火，助阳，通便。用于疥癣，湿疹，阴疽疮疡，阳痿，虚喘冷哮，虚寒便秘。

【用法用量】 外用适量研末敷或加油调敷患处。内服 1.5~3g，炮制后入丸、散服。

【各家论述】 ①《药性论》："石硫黄，有大毒，以黑锡煎汤解之，及食宿冷猪肉。"

②《海药本草》："谨按《广州记》云，生昆仑日脚下，颗块莹净，无夹石者良。主风冷，虚备，肾冷，上气，腿膝虚羸，长肌肤，益气力，遗精，痔漏，老人风秘等。并宜烧炼服。仙方谓之黄砂，能坏五金，亦能造作金色，人能制伏归本色，服而能除万病。如有发动，宜以猪肉、鸭羹、余甘子汤并解之。蜀中雅州亦出，光腻甚好，功力不及舶上来者。"

③《本草图经》："石硫黄，赤色者名石亭脂，青色者名冬结石，半白半黑名神惊石，并不堪入药。又有一种土硫黄（一作'水硫黄'），出广南及荣州（一作资州），溪涧水中流出。"

④《本草纲目》："凡产石硫黄之处，必有温泉，作硫黄气。《庚辛玉册》云，硫黄有二种：石硫黄，生南海硫球山中；土硫黄，生于广南。以嚼之无声者为佳，舶上硫黄亦佳。""凡用硫黄入丸散用，须以萝卜剜空，入硫在内，合定，稻糠火煨熟，去其臭气；以紫背浮萍同煮过，消其火毒；以皂荚汤淘之，去其黑浆。一法：打碎以绢袋盛，用无灰酒煮，三伏时用。又硝石能化硫为水，以竹筒盛硫埋马粪中一月，亦成水，名硫黄液。"

⑤《物理小识》："舶硫如蜜黄，中有金红处，击开如水晶有光。今青硫不佳也。……遇硫毒，研釜底煤泡汤饮。"

密陀僧

【图谱来源】

岭南道地药材与外来药物图萃

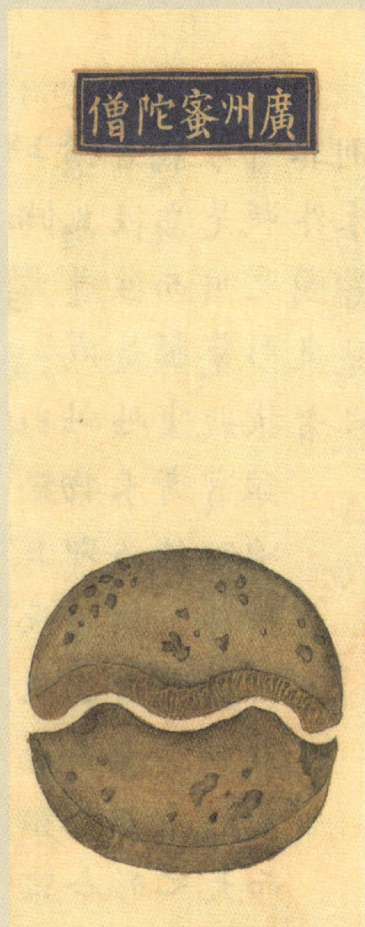

《品汇》弘治本

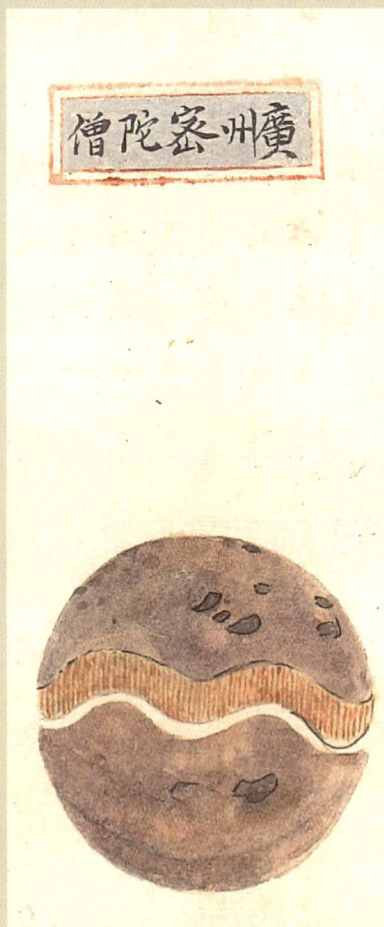

《品汇》东京本

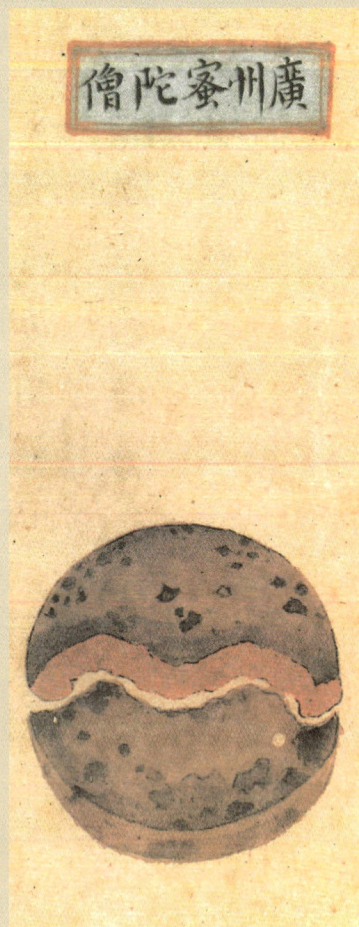

《品汇》罗马本

314

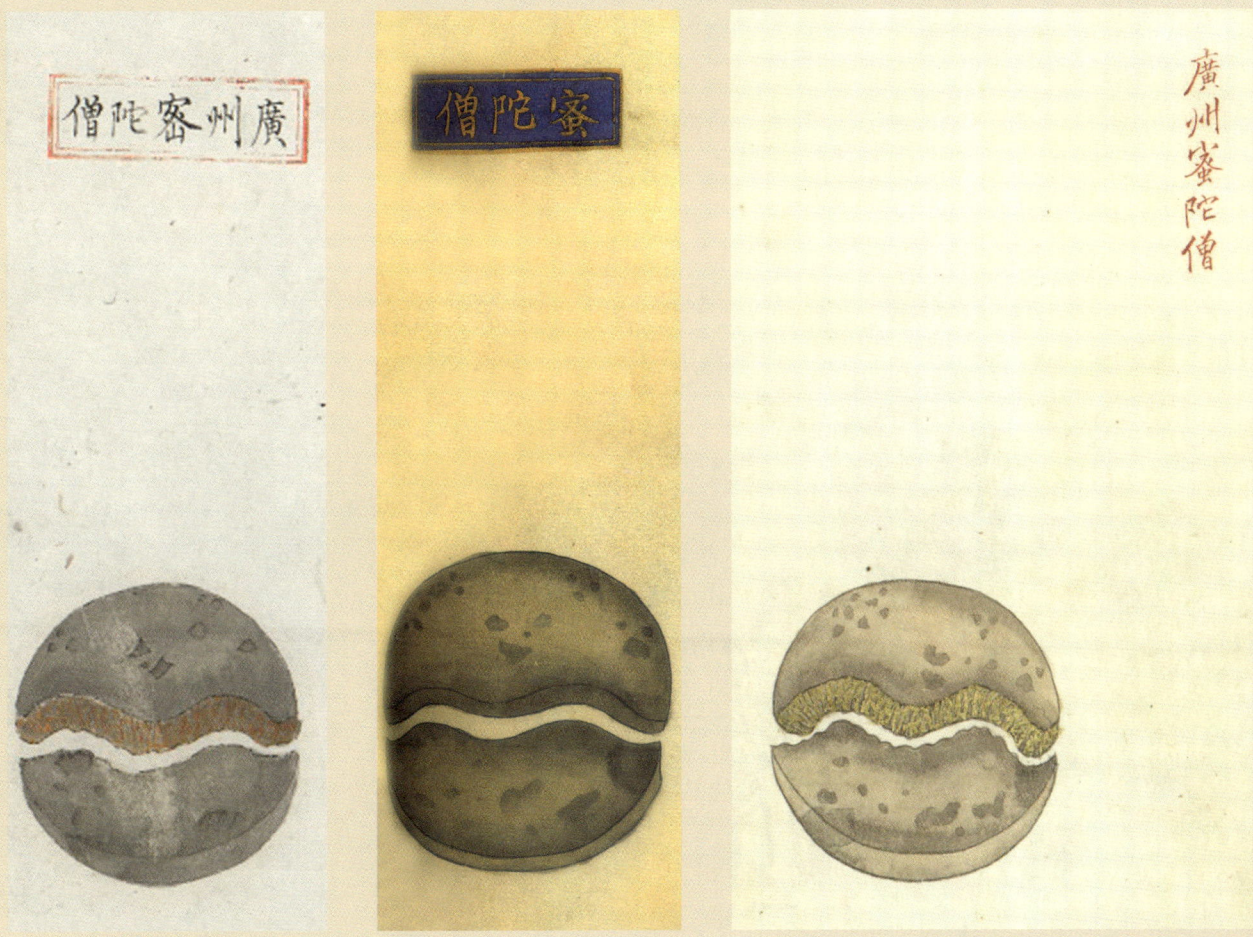

《品汇》柏林本　　　　　　　　　《便览》　　　　　　　　　　　《草木状》

【出　处】● 明·李时珍《本草纲目》

【别　名】● 蜜陀僧（《雷公炮炙论》），没多僧（《唐本草》），炉底（《本草纲目》），银池、淡银（《药物出产辨》），金炉底、银炉底（《现代实用中药》），金陀僧（《中药志》）等。

【来　源】● 为粗制氧化铅 Galena。

【制　法】● 传统上取白方铅矿提炼银、铅时沉积于炉底的副产品。现代系将铅熔融后，用长铁棍在熔铅中旋转几次，部分熔铅黏附于铁棍上。然后取出浸入冷水中，熔铅冷却后变成氧化铅固体。

【性　状】● 为不规则的块状，大小不一。橙红色，镶嵌着具有金属光泽的小块，用光照之闪闪发光。表面粗糙，有时面呈橙黄色而略平滑。质硬体重，易砸碎。断面红褐色。气微。粉末黄色。以色黄有光泽、内外一致、体坚重者为佳。

【产　地】● 产广东、湖南、湖北、福建等地。

【炮制】 研为细粉。

【性味归经】 咸、辛，平；有毒。归肝、脾经。

【功能主治】 消肿杀虫，收敛防腐，坠痰镇惊。用于痔疮，肿毒，溃疡，湿疹，狐臭，创伤，久痢，惊痫。

【用法用量】 外用研末撒或调涂。内服研末 0.3~0.9g；或入丸，散。

【各家论述】 ①《本草图经》："密陀僧，《本经》不载所出州土，注云出波斯国。今岭南、闽中银铜冶处亦有之，是银铅脚。其初采矿时，银、铜相杂，先以铅同煎炼，银随铅出，又采山木叶烧灰，开地作炉，填灰其中，谓之灰池。置银铅于灰上，更加大火煅，铅渗灰下，银住灰上，罢火候冷出银。其灰池感铅银气，置之积久成此物。今之用者往往是此。"
②《医林纂要》："甘草水煮用。"

中文名拼音索引

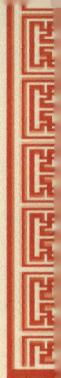

拉丁学名索引

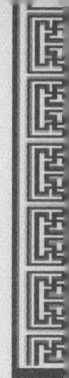

索
引

岭南道地药材与外来药物图萃